国家卫生健康委员会"十四五"规划教材
全国高等学校药学类专业第九轮规划教材
供药学类专业用

生 药 学

第8版

主 编　叶　敏　秦路平

副主编　陈道峰　殷　军　陈随清

编　者（以姓氏笔画为序）

马骁驰（大连医科大学）　　　　　　陈立娜（南京医科大学）

马陶陶（安徽医科大学）　　　　　　陈随清（河南中医药大学）

王汉卿（宁夏医科大学）　　　　　　陈道峰（复旦大学药学院）

王梦月（上海交通大学药学院）　　　周　晔（天津医科大学）

王添敏（辽宁中医药大学）　　　　　秦路平（浙江中医药大学）

方进波（华中科技大学同济药学院）　晁　志（南方医科大学）

叶　敏（北京大学药学院）　　　　　殷　军（沈阳药科大学）

乔　雪（北京大学药学院）　　　　　高建平（山西医科大学）

向　兰（山东大学药学院）　　　　　姬生国（广东药科大学）

杨　华（中国药科大学）　　　　　　韩　婷（中国人民解放军海军军医大学）

杨瑶珺（北京中医药大学）　　　　　谭　睿（西南交通大学医学院）

陈　旭（桂林医学院）

人民卫生出版社
·北　京·

图书在版编目（CIP）数据

生药学 / 叶敏，秦路平主编 . —8 版 . —北京：
人民卫生出版社，2022.7（2024.12 重印）
ISBN 978-7-117-33071-8

Ⅰ.①生…　Ⅱ.①叶…②秦…　Ⅲ.①生药学 – 医学
院校 – 教材　Ⅳ.①R93

中国版本图书馆 CIP 数据核字（2022）第 080450 号

人卫智网	www.ipmph.com	医学教育、学术、考试、健康， 购书智慧智能综合服务平台
人卫官网	www.pmph.com	人卫官方资讯发布平台

生　药　学
Shengyaoxue
第 8 版

主　　编：叶　敏　秦路平
出版发行：人民卫生出版社（中继线 010-59780011）
地　　址：北京市朝阳区潘家园南里 19 号
邮　　编：100021
E - mail：pmph @ pmph.com
购书热线：010-59787592　010-59787584　010-65264830
印　　刷：人卫印务（北京）有限公司
经　　销：新华书店
开　　本：850×1168　1/16　印张：22　插页：12
字　　数：636 千字
版　　次：1986 年 10 月第 1 版　2022 年 7 月第 8 版
印　　次：2024 年 12 月第 5 次印刷
标准书号：ISBN 978-7-117-33071-8
定　　价：82.00 元

打击盗版举报电话：010-59787491　E-mail：WQ @ pmph.com
质量问题联系电话：010-59787234　E-mail：zhiliang @ pmph.com
数字融合服务电话：4001118166　E-mail：zengzhi @ pmph.com

出 版 说 明

全国高等学校药学类专业规划教材是我国历史最悠久、影响力最广、发行量最大的药学类专业高等教育教材。本套教材于1979年出版第1版,至今已有43年的历史,历经八轮修订,通过几代药学专家的辛勤劳动和智慧创新,得以不断传承和发展,为我国药学类专业的人才培养作出了重要贡献。

目前,高等药学教育正面临着新的要求和任务。一方面,随着我国高等教育改革的不断深入,课程思政建设工作的不断推进,药学类专业的办学形式、专业种类、教学方式呈多样化发展,我国高等药学教育进入了一个新的时期。另一方面,在全面实施健康中国战略的背景下,药学领域正由仿制药为主向原创新药为主转变,药学服务模式正由"以药品为中心"向"以患者为中心"转变。这对新形势下的高等药学教育提出了新的挑战。

为助力高等药学教育高质量发展,推动"新医科"背景下"新药科"建设,适应新形势下高等学校药学类专业教育教学、学科建设和人才培养的需要,进一步做好药学类专业本科教材的组织规划和质量保障工作,人民卫生出版社经广泛、深入的调研和论证,全面启动了全国高等学校药学类专业第九轮规划教材的修订编写工作。

本次修订出版的全国高等学校药学类专业第九轮规划教材共35种,其中在第八轮规划教材的基础上修订33种,为满足生物制药专业的教学需求新编教材2种,分别为《生物药物分析》和《生物技术药物学》。全套教材均为国家卫生健康委员会"十四五"规划教材。

本轮教材具有如下特点:

1. 坚持传承创新,体现时代特色 本轮教材继承和巩固了前八轮教材建设的工作成果,根据近几年新出台的国家政策法规、《中华人民共和国药典》(2020年版)等进行更新,同时删减老旧内容,以保证教材内容的先进性。继续坚持"三基""五性""三特定"的原则,做到前后知识衔接有序,避免不同课程之间内容的交叉重复。

2. 深化思政教育,坚定理想信念 本轮教材以习近平新时代中国特色社会主义思想为指导,将"立德树人"放在突出地位,使教材体现的教育思想和理念、人才培养的目标和内容,服务于中国特色社会主义事业。各门教材根据自身特点,融入思想政治教育,激发学生的爱国主义情怀以及敢于创新、勇攀高峰的科学精神。

3. 完善教材体系,优化编写模式 根据高等药学教育改革与发展趋势,本轮教材以主干教材为主体,辅以配套教材与数字化资源。同时,强化"案例教学"的编写方式,并多配图表,让知识更加形象直观,便于教师讲授与学生理解。

4. 注重技能培养,对接岗位需求 本轮教材紧密联系药物研发、生产、质控、应用及药学服务等方面的工作实际,在做到理论知识深入浅出、难度适宜的基础上,注重理论与实践的结合。部分实操性强的课程配有实验指导类配套教材,强化实践技能的培养,提升学生的实践能力。

5. 顺应"互联网+教育",推进纸数融合 本次修订在完善纸质教材内容的同时,同步建设了以纸质教材内容为核心的多样化的数字化教学资源,通过在纸质教材中添加二维码的方式,"无缝隙"地链接视频、动画、图片、PPT、音频、文档等富媒体资源,将"线上""线下"教学有机融合,以满足学生个性化、自主性的学习要求。

众多学术水平一流和教学经验丰富的专家教授以高度负责、严谨认真的态度参与了本套教材的编写工作,付出了诸多心血,各参编院校对编写工作的顺利开展给予了大力支持,在此对相关单位和各位专家表示诚挚的感谢! 教材出版后,各位教师、学生在使用过程中,如发现问题请反馈给我们(renweiyaoxue@163.com),以便及时更正和修订完善。

人民卫生出版社

2022年3月

主 编 简 介

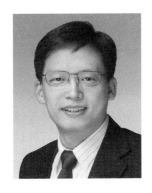

叶 敏

　　北京大学药学院教授、博士生导师。2000 年毕业于北京中医药大学,获得学士及硕士学位。2003 年毕业于北京大学,获生药学专业博士学位。2007 年 12 月受聘于北京大学药学院,2012 年晋升为教授。主要研究领域为中药药效物质与质量控制、天然药物的生物合成与生物催化。发表 SCI 论文 230 余篇,累计引用 7 000 余次。曾获得国家杰出青年科学基金资助,目前担任国务院学位委员会第八届药学学科评议组成员,教育部高等学校药学类专业教学指导委员会委员,国家药典委员会委员,*J Ethnopharmacol*、*J Pharm Biomed Anal* 等杂志的副主编或编委。主讲生药学、中药分析等课程。

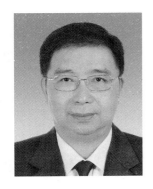

秦路平

　　浙江中医药大学药学院院长、教授、博士生导师。1984 年考入中国人民解放军第二军医大学(现中国人民解放军海军军医大学)药学院,完成本科到博士研究生阶段的学习,1993 年获生药学专业博士学位,并留校任教,2003 年晋升为教授。2017 年 6 月起任职于浙江中医药大学。主要研究领域为中药和生药的药效物质基础及作用机制、品质评价和资源利用。发表 SCI 论文 300 余篇,入选爱思唯尔 2020、2021 "中国高被引学者"、"2020 全球前 2% 顶尖科学家"。担任教育部高等学校中药学类专业教学指导委员会委员、中国康复医学会中药学与康复专业委员会主任委员、世界中医药学会联合会中药鉴定专业委员会副会长、中国植物学会常务理事等学术职务。主讲生药学、中药鉴定学等课程。

副主编简介

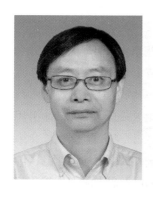

陈道峰

复旦大学特聘教授,药学院天然药物学系主任、博士生导师。1986年毕业于上海医科大学(现复旦大学上海医学院)药学专业,1991年获中国药科大学生药学专业博士学位,同年任职于复旦大学药学院,1997年晋升为教授。主要研究领域为中药的药效物质与品质评价,主持完成国家自然科学基金重点项目等省部级以上科研项目近40项,发表研究论文240余篇,获得授权发明专利60余项。曾获得教育部自然科学奖一等奖和国家中医药科技进步一等奖等奖励,国家杰出青年科学基金获得者。现任国家药典委员会委员、世界中医药学会联合会中药鉴定和中药化学两个专业委员会的副会长。从事生药学教学30余年。

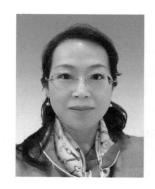

殷 军

沈阳药科大学中药学院教授、博士生导师。主要研究领域为中药及天然药物中药效成分的发现、中药及天然药物的质量控制及生物转化研究,中药新药、保健食品的研发。发表SCI论文100余篇,获得多项国家自然科学基金资助,曾任国家药典委员会委员,日本九州大学、韩国东亚大学及日本富山大学客座教授。目前担任辽宁省东北道地药材资源研发重点实验室主任,全国中医药高等教育学会中药教育研究会副理事长,辽宁省药学会中药和天然药物专业委员会组委。主讲生药学(英文授课)、药学概论等课程。

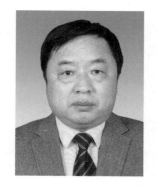

陈随清

河南中医药大学二级教授、博士生导师。毕业于北京中医药大学中药学专业,博士学位。主要研究领域为中药品种整理与质量标准研究。国务院政府特殊津贴专家,河南省中药资源与中药化学重点实验室主任,全国第四次中药资源普查河南省专家委员会主任委员、河南省中药材产业技术体系首席专家。主持国家自然科学基金3项,国家"十一五""十二五""十三五"科技支撑计划3项。在专业杂志上发表论文100余篇;获得省部级科技进步二等奖2项、三等奖1项,河南省教学研究成果一等奖1项。

前　言

本书为全国高等学校药学类专业第九轮规划教材，根据学科发展最新态势，在《生药学》（第 7 版）的基础上进行了修改和增补。主要读者对象为全国综合性大学及医药高等院校药学、中药学等专业的本科师生。

本书总论分为 9 章，介绍了生药学的主要研究内容、研究方法及最新进展等。各论收载了 65 种重点生药和 78 种非重点生药；其中，重点生药（加注 * 号）多为常用大宗药材，绝大部分提供了组织和粉末墨线图，并在书后提供了生药外形及部分显微特征的彩色照片。

本版教材相较上版主要有如下变化：

1. 绪论部分对生药及生药学的定义、研究内容及任务进行了修订，更符合生药学科的发展趋势。

2. 总论部分增加了生药化学成分的生物合成，生药的药理活性、药效物质及其研究方法等章节；对 DNA 分子标记鉴定、生物检定等内容做了较大修订，更贴近学科前沿。

3. 各论部分对临床使用频率较高的品种进行了扩充。增加了重点生药葛根、连翘、钩藤、党参、菊花，扩充了银杏叶、雷公藤、西洋参、姜黄等品种的内容。

4. 各论部分增加了生药学科代表性成果的介绍，特别是已经开发成为临床新药的重要生药化学成分，如青蒿素、砷制剂、甘草酸、人参皂苷 Rg_3 等。

5. 各论部分添加了部分重要生药活性成分的生物合成途径研究进展。

6. 全书按照美国化学会 ACS 格式绘制了全部化学结构式，核对了结构式的英文名称、立体构型。

7. 重新拍摄、制作了书后的大部分彩图。其中，药材图由北京大学药学院杨雁芳讲师拍摄，药材粉末显微图及横切面图由北京大学药学院李耀利讲师拍摄制作。

8. 首次增加了数字资源，以二维码的形式出现在总论每章、各论多个生药项下，包括教学课件、彩图、拓展阅读等。

9. 积极支持传统中医药的发展，在教材中增加了中医药相关内容，如生药所涉及的经典名方、知名中成药等。

10. 更新了生药基源、理化鉴定、含量测定等内容，与《中华人民共和国药典》（简称《中国药典》）（2020年版）保持一致。《中国药典》（2020 年版）普遍增设了重金属、有害元素、黄曲霉毒素等检查项目，这些内容在总论第八章中统一说明。除特例外，各论部分不再逐一叙述。

对于原植物中文名与生药中文名相同的情况，在植物形态、产地、采制项下提到的名称为植物名；在性状、显微特征、化学成分、理化鉴定、药理作用、功效与主治等项下提到的名称为生药名。对于多基源生药，当其中一个基源的原植物名称与生药名相同时，在相应的文字及图表中对基源植物进行注明。例如生药甘草的基源植物为豆科植物甘草 *Glycyrrhiza uralensis* Fisch.、胀果甘草 *Glycyrrhiza inflata* Bat. 或光果甘草 *Glycyrrhiza glabra* L.，则认为形态、产地、采制项下提到的"甘草"为原植物，其他项下提到的"甘草"为生药。以上表达方式在此处统一说明，除特例外，各论不再单独注释。

编委会成员既包括多次参与教材编写的资深专家，又邀请了各高校教学、科研一线的优秀青年教师。编写分工打破章节的限制，优先由熟悉相关章节或各论生药的编委负责编写。本书的编写分工如下：叶敏教授：前言，绪论，第一章，索引，甘草，彩图。秦路平教授：前言，第八章，第九章，第十三章概述。陈道峰教授：第五章第一～六节。殷军教授：第二章，第十三章五加科，五味子，全书化合物结构式的审核。陈随清教授：第十三章唇形科、茄科。乔雪研究员：第三章，第四章第二节，第五章第七节，黄芪，青蒿。陈旭教授：第十三章马钱科、龙胆科、萝藦科。马骁驰教授：第十章，第十三章茜草科、泽泻科、天南星科、百部科。杨华教授：第十三章防己科、忍冬科、百合科、银杏叶，紫杉。马陶陶副教授：第四章第一节，第五章第八节，第十三章玄参科,石斛。谭睿教授:第十三章苋科、毛茛科、木通科。王梦月副教授:第十三章木犀科、葫芦科,第十四章第二节。向兰教授:第十三章蓼科、薯蓣科、鸢尾科、姜科、兰科。高建平教授:第十三章十字花科、景天科、杜仲科、蔷薇科、桔梗科。姬生国教授:第十三章樟科、瑞香科、菊科。晁志教授:第十三章豆科、芸香科、橄榄科、楝科、远志科、大戟科。韩婷教授:第六章,第十一章,第十三章罂粟科、红花。方进波副教授:第十三章木兰科,第十四章第一节,菊花,麦冬,牛黄。王汉卿教授:第十三章漆树科、卫矛科、鼠李科、藤黄科、使君子科、桃金娘科,枸杞子。陈立娜教授:第十三章伞形科、山茱萸科、禾本科、香蒲科、棕榈科。周晔教授:第十五章。王添敏教授:第七章。杨瑶珺教授:第十二章,第十三章马兜铃科、小檗科,何首乌,虎杖,葛根。各论部分的"生物合成"项下的内容由叶敏教授负责编写,"经典名方"由秦路平教授负责编写,全书生药日文名称由殷军教授负责编写或审定。

　　本教材在编写过程中,得到了各编写院校的大力支持。北京大学药学院杨雁芳讲师、浙江中医药大学孙艺琦讲师、复旦大学药学院卢燕教授、沈阳药科大学王东副教授、河南中医药大学孙孝亚讲师作为编写秘书,协助主编参与统稿工作。浙江中医药大学张巧艳教授和廖广辉老师参与"经典名方"内容的编写;北京大学药学院乔雪研究员,以及王子龙、张梦、匡易、陈宽、苏惠飞、张亚群、王昊天、李鸿晔、叶蕾、张嘉贺、刘晨睿、叶果、金郑瞳、熊明、姚明菊、黄昱曦等研究生同学协助完成稿件的整理、校对等工作;部分章节得到郭巧生教授、杨晓达教授的指导与帮助,在此一并向他们致以深切的谢意。最后特别感谢本系列历版《生药学》教材的编写人员。

　　由于编写时间仓促,疏漏、不妥之处在所难免,敬请广大读者朋友们提出宝贵的批评、修改意见。

《生药学》编委会

2022 年 3 月

目　录

第一篇
总　　论

绪 论

生药学（pharmacognosy）是应用植物学、化学、药理学、本草学等学科的理论知识和技术方法研究生药的基源鉴定、采收加工、活性成分、药理作用、品质评价、资源利用、生物合成、新药发现等问题的科学。

生药学是药学的重要分支学科。具体而言，生药学以天然药物为研究对象，基于传统使用经验等信息，综合运用多学科技术方法，研究天然药物的药效，发现活性组分或活性分子，为新药研究提供先导物；研究生药的品种（真伪鉴定）、质量（优劣评价）及其变化规律，保护、培育并发现新的药用资源；研究天然活性分子的生物合成途径，应用合成生物学等现代生物技术实现定向调控、异源合成，推动天然药物资源的可持续利用。在我国，传统中草药是生药学的重要研究内容。

生药学课程是药学专业学生学习中药与天然药物知识的一门重要专业课。学习本课程的学生一般需要掌握药用植物学、天然药物化学等课程的基础知识。生药学与上述两门课程共同构成生药学科的核心课程。

一、生药的定义及特点

（一）生药的定义

"生药"（crude drug）也称"天然药物"（natural medicine），指天然来源的具有医疗或保健作用的植物、动物、矿物、微生物、海洋生物等。依据其来源，可分别称为植物药（phytomedicine）、动物药（animal medicine）、矿物药（mineral medicine）等。

（二）与生药相关的名词

广义地说，生药包括所有来源于天然的药物及其原料。中药、民族药、草药（民间药）等，以及提制化学药的原料药材皆属于生药。

"中药"（Chinese materia medica）是指在中医药学（traditional Chinese medicine and pharmacy）的理论和临床经验指导下应用于医疗保健的药物，包括中药材（Chinese crude drug）、饮片（decoction pieces）、中药汤剂（decoction）和中成药（成方制剂，traditional Chinese patent medicines and simple preparations）。

"中药材"简称"药材"，指供中医使用的、未经加工或只经简单加工的药物原材料，也称为"原药材"。

"饮片"系指药材经过炮制后可直接用于中医临床或中成药制剂生产使用的药品，通常呈现为"片""段""块"等形态；调配中医处方（例如汤剂）和中成药生产均须使用饮片作原料，不得直接使用中药材作原料。

"中药汤剂"也称煎剂，系指将饮片加水煎煮后，去渣取汁而得到的液体制剂。

"中成药"指由饮片按一定治病原则配方制成、随时可以取用的现成药品，包括丸剂、散剂、膏剂、丹剂、片剂、颗粒剂等各种制剂。

"民族药"（ethnic drug）指在我国少数民族医药理论指导下使用的药物，如藏药、蒙药、维药、苗药等。

"草药"（herb）一般指局部地区民间用以治病或地区性口碑相传的民间药（folk medicine）。中药和草药统称为"中草药"（Chinese herbal medicine）。

"道地药材"（dao-di herb；genuine regional drug）是指经过中医临床长期应用优选出来的，产在特定地域，与其他地区所产的同种中药材相比，品质和疗效更好，且质量稳定，具有较高知名度的中药材。简单而言，是指来源于特定产区的优质药材。道地药材是独具特色的中药材质量控制综合判别标准的体现。

（三）生药的特点

与化学药相比，生药具有以下特点：①化学成分复杂；②药理活性多样；③质量不易控制，有效成分含量不稳定。

一般认为，大多数生药的药效作用缓和、持久，毒副作用相对较小。生药的化学成分之间可能会发生体外、体内相互作用，如助溶、协同、拮抗等，产生不同于单一成分药物的效果。

此外，一些生药存在药效较弱、有效成分在体内吸收差、基源复杂易出现混伪品，以及携带、口服不便等问题。

（四）生药的应用历史

人类使用生药的历史源远流长，至少 3 000 年。在发明化学药、生物技术药物之前，人类主要依靠生药预防或治疗疾病。例如古埃及医书 *Ebers Papyrus*（公元前 1552 年）记载了阿片、芦荟、西红花、蜂蜜、莨菪、薄荷、桂皮、松节油、龙胆、秋水仙、无花果、乳香、小茴香、莲花、罂粟、石榴皮、亚麻仁、蓖麻子等。

我国现知记载药物最早的书籍《神农本草经》收载了 365 种中药，分为上、中、下三品。如上品：人参、菊花、灵芝、甘草、薏苡仁、大枣、黄芪、茯苓、枸杞子、酸枣、肉苁蓉、地黄、天麻、石斛、丹参、黄连、柴胡、麦冬、阿胶、熊胆、麝香、牛黄、羚羊角等；中品：干姜、百合、龙眼、赤小豆、麻黄、黄芩、芍药、当归、贝母等；下品：杏仁、附子、乌头、大黄、半夏、蜈蚣等。

我国是世界上药用资源种类最多的国家。第三次中药资源普查统计药用资源种类达 12 807 种，其中植物 11 146 种（占总数的 87%）、动物 1 581 种、矿物药 80 种。

二、生药学的研究内容及任务

学习生药学课程的主要目的和任务是：

（一）鉴定生药的品种

生药种类繁多，来源复杂，加上各地用药历史、用药习惯的差异和生药名称的不统一，造成了"异物同名"（homonym）、"同物异名"（synonym）现象。例如名为"贯众"的药材原植物有 9 科 17 属 50 余种蕨类植物；再如爵床科植物穿心莲 *Andrographis paniculata* (Burm. f.) Nees 在不同地区被称为一见喜、苦草、四方莲等，是典型的同物异名。另外，对于名贵中药材，如冬虫夏草、天麻、西洋参、野山参、麝香、牛黄等，在市场上可以见到多种混伪品，如用人参加工成的"西洋参"、用淀粉铸造的"冬虫夏草"、用土豆加工成的"天麻"等。

对于以上情况，如果缺乏生药鉴定知识，可能会使用错误的药材，严重时会导致毒副作用甚至生命危险。因此，生药学需要运用传统本草学、药用植物学、天然药物化学、药物分析学、分子生物学等知识，准确鉴定生药品种及其基源。一些生药来自多种基源植物，如川贝母、石斛、淫羊藿、大黄、麻黄、甘草等，对它们进行鉴定需要更加丰富的生药学知识。

我国古代记载药物来源及应用知识的书籍称为"本草著作"（herbal classics）或"本草"，因所载的药物以植物药为主，取"以草为本"之意。本草著作记载的内容是我国古人长期同疾病作斗争积累起来的宝贵经验，也是世界医药学的宝贵遗产。但由于历史条件所限，每种药物来源缺乏科学的拉丁名（学名）记载，插图也较粗糙，需要对所记载的内容进行考证。通过考证，判断现代使用的生药名称、产地、基源、性味功用是否与古代记载一致，进一步明确该药物的本草正品。这样的考证工作又称为本草考证或本草学研究,是我国早期生药学研究的重要内容。

(二)阐明生药的药理作用及药效物质

我们对于生药临床功效的了解,最初主要来自历代本草著作的记载,以及临床与民间使用经验的积累。随着现代科学技术的发展,生药的临床功效需要得到科学数据的充分证明。生药学根据临床信息或者通过广泛筛选,阐明生药的体外、体内药理活性,并进一步明确药效物质,即发挥药效的物质基础,包括小分子天然产物及多糖等大分子,可能是单一成分,也可能是多组分。

当前,药理作用及药效物质研究是生药学的最活跃的研究领域之一,对于中药现代化具有重要意义。发现的药效成分不仅可以作为生药的质量控制指标成分,还有可能开发成为新药,例如从青蒿中发现的抗疟药青蒿素、从黄连中发现的抗菌药小檗碱、从甘草中发现的保肝药甘草酸、从丹参中发现的活血化瘀药丹参多酚酸等。

(三)评价生药的品质,制订质量标准

生药的质量受到多种因素的影响,稳定可靠的质量是生药发挥临床疗效的重要保障。生药学根据性状、显微、理化等特征,结合有效成分或指标成分、浸出物、水分、灰分的量,重金属、农药残留、黄曲霉毒素等有害物质的蓄存量,以及药效学检测,建立全面、有效的生药品质优劣评价方法,制订质量标准。

随着中药现代化与医药工业的发展,对中药及其原料质量标准化的要求越来越高。中药标准化(standardization of Chinese materia medica)包括中药材、饮片、中成药的标准化。对于中药材而言,除制订严格的质量标准外,还需要加强药材生产过程的规范化与规模化,按照《中药材生产质量管理规范》(Good Agricultural Practice,GAP)的要求生产药材。要做到这些,需要了解中药材产地生态环境、栽培与养殖管理、采收与产地加工等一系列知识与技能。对于中药饮片与中成药,则分别需要加强炮制工艺与生产工艺的规范化。

(四)推动生药资源的可持续利用

我国的中药材年产量达数百万吨,很多药材主要依赖于野生资源。自 20 世纪以来,随着临床使用需求增加,野生药用资源逐年减少,有的甚至濒临枯竭。例如野生甘草的蕴藏量比 20 世纪 50 年代减少 80%,现在已不足 50 万吨;麝香的野生资源减少 70%;冬虫夏草、霍山石斛、人参、杜仲等野生资源的破坏也十分严重。资源的可持续利用和稳定供应是中药及相关产业健康发展的前提条件。生药学需要研究天然药物在生长过程中的品质变化规律,优化栽培、生产过程;培育优良的种质资源,寻找可替代濒危品种的新资源;阐明天然药物活性成分的生物合成途径,应用分子生物学、合成生物学等技术,实现药效成分生物合成的定向调控或异源合成,减少对自然资源的依赖。这些研究都将推动生药资源的可持续利用。

三、我国古代重要本草著作简介

从最早的《神农本草经》开始,我国历代医药学家不断对中药知识进行归纳总结与增补修订,形成完整的本草著作体系,对于我国中医药学的传承与发展作出重要贡献。

现将历代主要本草著作列于绪表 1 中并简介如下。

四、生药学的起源与我国生药学的发展

"生药学"一词的拉丁文为 pharmacognosia,英文为 pharmacognosy,德文为 pharmakognosic。该词由希腊字 "pharmakon"(药物)和 "gnosis"(知识)联合而成,意即 "药物的知识"。汉文 "生药学" 一词初见于 1880 年日本学者大井玄洞译著的《生药学》,书中称 "凡宇宙直接采取之药物,具有其天然之形状或因机械的制法变换其形貌而贩卖者,皆谓之生药,而讲求此等科学者,谓之生药学"。1934年我国学者赵燏黄与徐伯鋆合编了《现代本草生药学》上册,谓:"利用自然界生产物,截取其生产物

绪表 1　我国历代主要本草著作简介

书名	作者	成书年代	说明
《神农本草经》	不详	东汉(公元 25—220 年)	载药 365 种,分上、中、下三品。上品 120 种,多服、久服不伤人;中品 120 种,无毒、有毒的均有;下品 125 种,多有毒,不可久服。《神农本草经》是现知我国最早的药学著作。原书已失传,现传者均为后人根据后期的本草,从中摘出原书内容的编辑本
《本草经集注》	陶弘景	南北朝(公元 502—549 年)	以《神农本草经》为据,复增《名医别录》所载药 365 种(共 730 种)。凡七卷,首叙药性之源,论病名之诊,次分玉石、草、木、虫兽、果菜、米食各一品,有名未用三品,以朱书神农(旧作),墨书别录
《唐本草》(《新修本草》)	苏敬(苏恭)、李勣等 12 人	唐显庆四年(公元 659 年)	正文 20 卷,目录 1 卷,另有药图 25 卷,图经 7 卷,共 53 卷(一说另有图目 1 卷,计 54 卷),又称《新修本草》,为世界第一部药典。现存有残卷(11 卷半)及日本传抄本
《开宝本草》(《开宝新详定本草》)	刘翰、马志等 9 人	宋开宝 6—7 年(公元 973—974 年)	取《唐本草》与《蜀本草》详校,增药 133 种,新旧药合计 983 种,并目录共 21 卷。开宝七年重加详定,称《开宝重定本草》
《嘉祐本草》	掌禹锡、林亿等	宋嘉祐 2—6 年(公元 1057—1061 年)	以开宝本草为基础,新补 82 种,新定 17 种。共 21 卷,总计 1 083 条(原书记载为 1 082 种)
《图经本草》(《本草图经》)	苏颂等	宋嘉祐七年(公元 1062 年)	全书 20 卷,目录 1 卷,载药 780 条,附图 933 幅。考证详明,颇有发挥,但有的有图无说,或有物失图,或说是图非。原书已失传
《证类本草》(《经史证类备急本草》)	唐慎微	宋徽宗大观二年前(公元 1108 年前)	将《嘉祐补注本草》与《图经本草》合并,增药 500 多种,并增添了许多单方验方和大量药物资料。曾由政府组织修订 3 次,加上了"大观""政和""绍兴"的年号,作为官书刊行,分别简称为《大观本草》《政和本草》《绍兴本草》。为一本集历代本草学大成之作,并分别标示出历代本草各自的记载信息
《本草纲目》	李时珍	明万历二十四年(公元 1596 年)	分 52 卷,列为 16 部,部各分类,类凡六十二,标名为纲,列事为目,增药 374 种,增方 8 161,共载药物 1 892 种,方 11 096 条

之有效部分,备用于治疗方面者曰药材。研究药材上各方面应用之学理,实验而成一种之独立科学,曰生药学。"1937 年叶三多编写了《生药学》下册。这两本书的出版和用作大学教材,标志着我国现代生药学教学和研究的开始。

中华人民共和国成立后,各医(药)科大学的药学专业普遍开设了生药学课程,出版了全国统编和规划教材。早期影响较大的教材包括李承祜(1952 年)、楼之岑(1955 年上册、1956 年下册)、徐国钧和赵守训(1958 年)、徐国钧(1960 年)、楼之岑(1965 年)、徐国钧(1987 年)等版本的《生药学》《药材学》《中草药学》,它们为我国的生药学教学和人才培养作出了重要贡献。人民卫生出版社出版的《生药学》规划教材自第 1 版(1986 年)起,至本书已更新至第 8 版。

半个多世纪以来,我国的生药学研究取得了长足的进步,尤其是与我国传统的中医药学深度融合,有力推动了中药的现代化与国际化。取得的主要进展包括:

1. 文献资料整理　先后出版了一大批生药鉴定的重要专著,如《中华人民共和国药典》《中药志》《中药大辞典》《全国中草药汇编》《新华本草纲要》《中国本草图录》《原色中国本草图鉴》《中国中药资源》《中国中药资源志要》《中华本草》《中国民族药志》《新编中国药材学》等。这些专著是学习、研究生药学的重要工具书。

2. 常用中药材品种整理和质量研究　在"七五""八五"期间(1986—1995),由国家科委、国家中医药管理局组织,在楼之岑教授和徐国钧教授的领导下,组织国内众多医药院校、科研机构对 220 类中药材进行了系统的品种整理和质量研究,研究内容包括本草考证和文献查考、药源调查、分类学鉴定、性状和显微鉴定、理化分析、化学成分、采收加工、药理和毒理等,并出版了《常用中药材品种整理和质量研究》系列著作。其中许多研究成果达到国内外领先水平,获得了我国中医药领域的第一个"国家科技进步一等奖"。在"九五"期间(1996—2000 年)及以后,继续开展了"中药材质量标准的规范化研究"等项目,建立了常用中药材的国家标准。经过以上系列研究,我国中药材市场的混伪品等现象得到遏制,中药材质量得到明显提升。

3. 化学和药理学研究　目前,大多数常用中草药已有较系统的化学与药理学研究,发现了大量的活性成分,为新药发现提供了丰富的化学结构类型。很多研究以中草药的传统临床功效为线索,经过活性跟踪高效分离得到活性成分,甚至进一步发现了新颖的药理作用机制和靶点。经过多年探索,我国科学家建立了成熟的中草药现代研究体系。中草药已经成为我国新药研究的重要来源,尤其在心脑血管疾病、糖尿病、肿瘤、阿尔茨海默病、精神性疾病等治疗领域展现了一定的特色与优势。一批中药活性成分或活性组分开发成为新药,在临床上广泛使用。例如从中药青蒿(黄花蒿 *Artemisia annua* L.)发现了全新结构类型的抗疟药青蒿素(artemisinin)。由于青蒿素的发现,我国科学家屠呦呦获得 2015 年诺贝尔生理学或医学奖。她是第一位获得诺贝尔科学奖项的中国本土科学家,也是第一位获得诺贝尔生理学或医学奖的华人科学家。当前,化学与药理学研究是生药学最活跃的研究领域之一,发表相关成果的主要国际知名期刊包括 *Journal of Natural Products*、*Natural Product Reports*、*Journal of Ethnopharmacology*、*Phytomedicine*、*Phytochemistry*、*Planta Medica*、*Fitoterapia* 等。

4. 中药资源普查　我国已开展了 4 次(1959—1962 年、1970—1972 年、1983—1987 年、2012 年至今)全国中药资源普查工作。第三次中药资源普查基本摸清了我国 20 世纪 80 年代天然药物资源的种类、分布和民间应用情况。在调查研究工作中,各地相继发现许多资源丰富的新药源,如新疆的紫草、甘草、贝母、阿魏,青海的枸杞、党参,西藏的胡黄连、大黄,云南的砂仁、诃子、马钱子、儿茶、芦荟,广西的安息香,广东和广西的降香、苏木等,这些药材中不少品种在过去是依靠进口的。截至 2017 年 12 月,第四次全国中药资源普查已汇总近 1.3 万种野生药用资源、736 种栽培药材、1 888 种市场流通药材的种类和分布信息,新发现 74 个新物种。同时,基本建立了中药资源动态监测体系和种子种苗繁育体系,对于中药资源的可持续利用具有重要意义。

5. 中药炮制研究　对常用中药的传统炮制方法进行了整理和总结,编写出版了《中药炮制经验集成》《历代中药炮制资料辑要》等专著。采用化学、药理学等方法,在中医理论指导下,研究中药炮制的原理,对比中药炮制前后药效成分和药理作用的改变,对改革炮制工艺、制订中药炮制品的质量标准,促进中药炮制学的发展与提高有重要意义。

6. 生产规范研究　《中药材生产质量管理规范》(GAP)的实施促进了中药种植与加工的规范化。在中药制剂生产方面,引入先进的分析检测技术与制剂工艺,加强生产过程的质量控制,为保证中药质量的稳定、推进中药产业的现代化和标准化作出了重要贡献。

(叶　敏)

第一章

生药的分类与记载

第一章
教学课件

学习要求

掌握：生药的基本分类方法。
熟悉：生药的基本记载项目。
了解：生药各种分类方法之间的异同。

第一节　生药的分类

全世界各国家和地区古今使用的生药种类相当多，其中仅我国常用的中草药即有 500 种左右。为了便于生药及其相关信息的归纳、检索、整理、研究，有必要根据不同的性质或采取不同的方式对生药品种进行分类。文献常见的生药分类方法有以下几种。

一、按自然分类系统分类

根据生药的原植（动）物在分类学上的亲缘关系，按门、纲、目、科、属、种分类排列。生药可分为植物药、动物药、矿物药三大类。来自植物与动物的生药品种再根据自然分类系统进行归类，依照进化关系依次排列。这种分类法便于研究同科同属生药在外观形态、组织构造、化学成分、药理活性等方面的共同点，总结规律，有利于寻找具有类似成分、功效的植（动）物，扩大生药资源。本教材对于植物类生药的排列，即是采用自然分类系统。

二、按药用部位分类

植物是生药的最主要的来源，种类多。植物类生药根据其药用部位（medicinal part）可分为根类、根茎类、茎木类、皮类、叶类、花类、果实类、种子类、全草类等。这种分类法便于归纳总结各类生药的外形和组织显微特征，尤其有利于掌握传统的药材性状鉴定方法。中药类专业用的《中药鉴定学》教材大多采用这种分类方法。

三、按化学成分分类

根据生药所含的主要有效成分（active ingredient）或主要成分的类别来分类，如含黄酮类的生药、含生物碱类的生药、含挥发油类的生药等（表 1-1）。这种分类方法便于学习掌握具有类似化学成分的生药，有利于研究化学成分与疗效的关系，以及含同类成分的生药与科属之间的关系（即化学分类学）。随着生药化学成分研究的深入，有些生药含有多类成分或者含有特殊结构类型的成分，采用本方法归类会存在一些困难。因此，本分类方法主要出现于早期文献中，近年已较少采用。

四、按功效或药理作用分类

根据生药的传统功效（efficacy）或现代药理作用（pharmacological action）来分类。按中药功效（表1-2）可分为解表药、清热药、祛风湿药等，如中医、中药学专业使用的《中药学》教材大多采用这种分

表 1-1　按化学成分的生药分类表

化学成分类别	生药举例
含皂苷类的生药	甘草、人参、三七、柴胡、麦冬、远志、桔梗、知母、酸枣仁
含强心苷类的生药	香加皮、洋地黄叶
含黄酮类的生药	葛根、黄芩、槐米、桑白皮、银杏叶、侧柏叶、红花、蒲黄、淫羊藿
含生物碱类的生药	麻黄、益母草、苦参、槟榔、白鲜皮、黄连、防己、延胡索、黄柏、钩藤、吴茱萸、马钱子、洋金花、川贝母、浙贝母、川乌、附子、百部
含蒽苷类的生药	大黄、虎杖、何首乌、番泻叶、决明子、芦荟
含香豆素类的生药	白芷、防风、北沙参、蛇床子、秦皮、茵陈
含木脂素类的生药	厚朴、五味子、连翘
含环烯醚萜类的生药	龙胆、地黄、玄参、栀子
含挥发油类的生药	当归、川芎、苍术、石菖蒲、姜、莪术、郁金、姜黄、木香、白术、香附、沉香、肉桂、丁香、辛夷、陈皮、小茴香、砂仁、枳壳、豆蔻、薄荷、细辛、紫苏、广藿香、藿香、荆芥
含有机酸类的生药	山楂、木瓜
含多糖类的生药	灵芝、茯苓、猪苓、枸杞子、昆布、海藻
含鞣质类的生药	五倍子、儿茶、诃子

表 1-2　按中药功效的生药分类表

功效	生药举例
解表药	麻黄、白芷、防风、辛夷、荆芥、薄荷、葛根、柴胡、升麻、细辛
清热药	石膏、知母、栀子、天花粉、夏枯草、决明子、紫草、白头翁、牡丹皮、黄芩、黄连、黄柏、龙胆、苦参、白鲜皮、金银花、山豆根、板蓝根、大青叶、连翘、蒲公英、青蒿、地骨皮
祛暑药	藿香、广藿香
祛风湿药	虎杖、秦艽、苍术、桑寄生、五加皮、香加皮
温里祛寒药	川乌、附子、姜、肉桂、吴茱萸、丁香、小茴香
泻下药	大黄、番泻叶、芦荟、芒硝、巴豆
利水渗湿药	茯苓、防己、薏苡仁、车前草、猪苓、海金沙、滑石、茵陈
安神药	牡蛎、朱砂、琥珀、远志、酸枣仁、柏子仁
平肝息风药	天麻、钩藤、地龙、僵蚕、全蝎
开窍药	石菖蒲、冰片、麝香、牛黄、苏合香
止咳化痰药	桔梗、桑白皮、枇杷叶、百部、旋覆花、苦杏仁、前胡、川贝母、浙贝母
理气药	沉香、厚朴、陈皮、青皮、砂仁、枳壳、川楝子、白豆蔻
活血化瘀药	川芎、丹参、莪术、郁金、姜黄、牛膝、延胡索、鸡血藤、红花、番红花、桃仁、乳香、没药、益母草、茺蔚子、水蛭、蒲黄、三七
补气药	甘草、黄芪、人参、党参、大枣、山药、白术、太子参、西洋参
壮阳药	菟丝子、肉苁蓉、鹿茸、淫羊藿
补血药	当归、熟地黄、阿胶、龙眼肉
滋阴药	麦冬、北沙参、南沙参、玄参、枸杞子、龟甲、天冬、石斛、玉竹、黄精
收敛药	五味子、桑螵蛸、诃子、山茱萸、五倍子、石榴皮、莲子、乌贼骨、金樱子、乌梅
消导药	山楂、鸡内金、神曲、麦芽、莱菔子
驱虫药	槟榔、雷丸、使君子、南瓜子、贯众、鹤草芽、苦楝皮

类方法。按药理作用可分为作用于神经系统的生药、作用于循环系统的生药等。这种分类法便于学习、掌握和研究具有相同功效或药理作用的生药,有利于与临床用药相结合。

五、其他分类法

《神农本草经》按药物毒性和用药目的,将中药分为上、中、下三品。《本草纲目》根据自然属性,将药物分为 16 部,分别是水、火、土、金石、草、谷、菜、果、木、器服、虫、鳞、介、禽、兽、人。《中华人民共和国药典》《中药大辞典》《中药志》等均按中文名的笔画进行分类编排,这是一种最简单的分类排序,便于检索,但缺少药物之间的相互联系,一般适用于工具书。

第二节　生药的记载

一、记载项目

生药的描述和记载是生药知识传播的重要方式。一般包括以下记载项目:

1. 名称(name)　包括中文名、拉丁名、英文名和日文名。

2. 基源(来源,source,origin)　包括原植(动)物的科名、植(动)物名称、学名和药用部位。

3. 植(动)物形态(morphology of plant or animal)　描述原植(动)物的主要外形特征及生长习性。

4. 采制(collection and preparation)　简述生药的采收(collection)、产地加工(processing in production place)、干燥(drying)、贮藏(storage)和炮制(processing)的要点和注意事项。

5. 产地(place of production)　记载生药的主产地。对栽培的品种来讲,是指主要的栽培地区;对野生的生药来讲,是指主要的采收地区。多数野生植物的分布区比较广,而采收地区比较窄。

6. 性状(characteristics)　记载生药的外部形态、颜色、大小、质地、折断现象、断面特征和气、味等特点。

7. 显微特征(microscopic characteristics)　记载生药在显微镜下能观察到的组织构造、细胞形态和内含物特征,或显微化学反应的结果。

8. 化学成分(chemical constituent)　记载已知化学成分或活性成分的名称、类别及主要成分的结构与含量。必要时记述重要成分在植物体内的分布、积累动态及其与生药栽培、采制、贮藏等的关系。

9. 理化鉴定(physical and chemical identification)　记载利用物理或化学方法对所含化学成分的定性与定量测定。如应用薄层色谱法、气相色谱法、高效液相色谱法等。

10. 药理作用(pharmacological action)　记述生药及其化学成分的现代药理实验研究结果。

11. 功效(efficacy)　包括性味、归经、功能、主治、用法与用量等。性味、归经、功能是中医对中药药性和药理作用的认识,主治是指生药应用于何种疾病或在医学上的价值。

12. 资源利用(resources utilization)　记载同属植物中收载于其他国家药典、我国部颁标准或各省级药材标准的(即有"法定依据"的),以相同部位入药、具有相同或相似用途的药材;同种不同药用部位但用途相同或相似的药材;来源于珍稀濒危动植物类药材的人工替代品。

13. 附(P.S.)　记载与该生药有关的其他内容,如类同品、异物同名的生药、掺杂品、伪品等,或同物种不同药用部位且用途不同的生药。

二、生药的拉丁名

生药的拉丁名是世界通用的名称,便于国际交流与合作。

1. **动植物类生药拉丁名的基本组成**　生药的拉丁名通常由两部分组成,第一部分是来自动植物学名的词或词组,前置;第二部分是药用部位的名称,置于第一部分之后。药用部位的名称用第一格表示,常见的有根 radix、根茎 rhizoma、茎 caulis、鳞茎 bulbus、木材 lignum、枝 ramulus、树皮 cortex、叶 folium、花 flos、花粉 pollen、果实 fructus、果皮 pericarpium、种子 semen、全草 herba、树脂 resina、分泌物 venenum 等。

动植物学名的词或词组有多种形式:①原植(动)物的属名(第二格),如黄芩 Scutellariae Radix(原植物 *Scutellaria baicalensis* Georgi)、牛黄 Bovis Calculus(原动物 *Bos taurus domesticus* Gmelin);②原植(动)物的种名(第二格),如颠茄草 Belladonnae Herba(原植物 *Atropa belladonna* L.);③原植(动)物的属名＋种名(均第二格),用于区别同属他种来源的生药,如青蒿 Artemisiae Annuae Herba、茵陈 Artemisiae Scopariae Herba;④原植物(第二格)和其他附加词,附加词置于药用部位之后用于说明具体的性质或状态,如熟地黄 Rehmanniae Radix Praeparata、附子 Aconiti Lateralis Radix Praeparata、鹿茸 Cervi Cornu Pantotrichum、炙甘草 Glycyrrhizae Radix et Rhizoma Praeparata cum Melle。

2. **动植物类生药拉丁名的特殊情况**　有些生药的拉丁名不用药用部位的名称,而直接用原植(动)物的属名或种名。如①某些菌藻类生药:海藻 Sargassum(属名)、茯苓 Poria(属名);②由完整动物制成的生药:斑蝥 Mylabris(属名)、蛤蚧 Gecko(种名);③动植物的干燥分泌物、汁液等无组织的生药:麝香 Moschus(属名)、芦荟 Aloe(属名)。尚有些生药的拉丁名采用原产地的土名或俗名,如阿片 Opium。

3. **矿物类生药的拉丁名**　矿物类生药的拉丁名一般采用原矿物的拉丁名,如朱砂 Cinnabaris、雄黄 Realgar 等。

生药拉丁名中的名词和形容词的第一个字母必须大写,连词和前置词一般小写。另外,以往《中国药典》和有关教科书中,生药的拉丁名均是药用部位的词排在最前面。根据目前国际通用的表示方法,《中国药典》(2010 年版)起将药用部位排在属名和种名的后面。

第一章
目标测试

（叶　敏）

第二章

生药的化学成分及其检测分析方法

学习要求

掌握：各类成分的结构特征。
熟悉：各类成分的理化性质、鉴别及定量分析方法。
了解：各类成分的分布及生物活性。

0201

第二章
教学课件

一、苷类

1. 结构特征和分类 糖类是植物光合作用的产物，除作为植物的贮藏养料外，还是合成其他有机物质的前体。糖类可分为单糖（monosaccharide）、寡糖（oligosaccharide）和多糖（polysaccharide）。糖类在植物和动物体内常以苷的形式出现。苷（glycoside）是糖或糖的衍生物与苷元（aglycon）通过糖的端基碳原子连接而成的化合物。根据苷键原子不同，可分为氧苷（*O*- 苷）、硫苷（*S*- 苷）、氮苷（*N*-苷）、碳苷（*C*- 苷）。

2. 分布与活性

（1）氧苷（*O*- 苷）：根据苷元成苷官能团的不同，可将氧苷分为醇苷、酚苷、氰苷、酯苷等。

1）醇苷（alcoholic glycoside）和酚苷（phenolic glycoside）：醇苷的苷元为脂肪醇或芳香醇的衍生物，酚苷的苷元为酚类化合物。醇苷在藻类、毛茛科（毛茛）、杨柳科、景天科（红景天）和豆科（黄芪）植物中有分布，有的具有生物活性，如毛柳苷（salidroside）有解热镇痛作用、红景天苷（rhodioloside）有神经保护作用。酚苷以杜鹃花科、木犀科（苦枥白蜡树）、杨柳科杨属和柳属、毛茛科芍药属和松科松属等植物为多见，有的具有一定的生物活性，如白杨苷（populin）有解热利尿作用、芍药苷（paeoniflorin）有抗炎镇痛作用、天麻苷（gastrodin）有镇静作用。

2）氰苷（cyanogenic glycoside）：氰苷是含氰基（—CN）的氰醇衍生物与 1~2 个单糖结合而成的，大多数易被酸或酶水解生成氢氰酸而产生中枢抑制作用，多分布于蔷薇科、忍冬科、豆科、亚麻科、大戟科和景天科等植物中。苦杏仁中所含的苦杏仁苷（amygdalin）是最常见的一种氰苷。

3）酯苷（ester glycoside）：酯苷是苷元以羧基和糖的端基碳结合而成的苷。

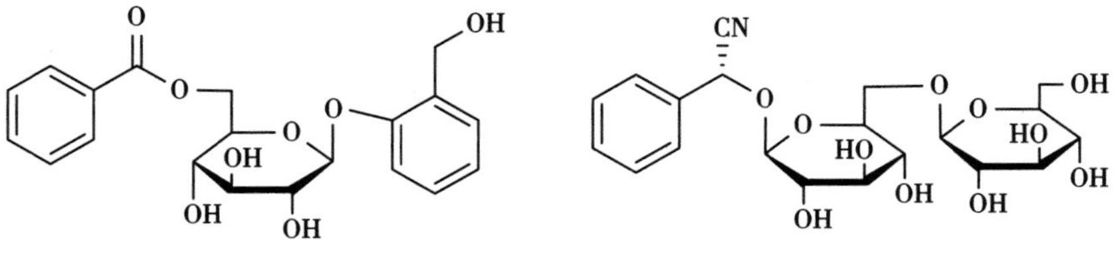

populin

amygdalin

（2）硫苷（sulfuric glycoside，*S*- 苷）：糖端基—OH 与苷元上的巯基（—SH）缩合而成的苷称为硫苷，主要存在于十字花科植物中，如白芥子苷（sinalbin）、芥子苷（sinigrin）、萝卜苷（glucoraphenin）等。芥子苷经其伴存的芥子酶水解，生成的芥子油（mustard oil）含有异硫氰酸酯类、葡萄糖和硫酸盐，具有镇痛和消炎作用。

sinigrin

（3）氮苷（nitric glycoside，N-苷）：糖上的端基碳与苷元上的氮原子相连的苷称为 N-苷，如腺苷和鸟苷等。在中药巴豆中也存在与腺苷结构相似的氮苷，称为巴豆苷（crotonoside）。

（4）碳苷（carbonic glycoside，C-苷）：碳苷是糖端基碳原子直接与苷元的碳原子相连的苷类。碳苷在蒽醌及黄酮类化合物中最为常见，如牡荆素（vitexin）、芦荟苷（barbaloin）。

crotonoside　　　　vitexin　　　　barbaloin

3. 理化性质与鉴别　苷类可以被酸水解或酶解，生成苷元和糖。酶催化反应具有专属性高、条件温和的特点；用酶水解苷键可以获知苷键的构型。多数苷类可溶于水或极性较大的有机溶剂；而苷元多能溶于非极性溶剂，一般不溶于水。

氰苷在水中的溶解度较大，几乎不溶于乙醚、苯等极性小的溶剂，不易结晶而易水解。对水解产生氢氰酸的氰苷，可用碳酸钠溶液润湿的苦味酸试纸进行鉴别。酚苷和醇苷多为无色结晶，味苦，一般易溶于热水，能溶于乙醇或冷水，不溶于乙醚、三氯甲烷等有机溶剂。酚苷的苷元分子量较小者常有挥发性，可升华。碳苷具有溶解度小、难水解的特点。

显色反应：苷类化合物由苷元和糖两部分组成，苷元的结构多种多样，故苷类化合物能发生相应的苷元和糖的各种显色反应。糖是苷类化合物的必需组成部分，故所有苷类化合物都可以发生糖的显色反应，其中最重要的是 Molisch 反应。

4. 定量分析方法　一般用 HPLC 法测定单体成分的含量。如《中国药典》（2020 年版）规定用 HPLC-UV 法测定芍药苷（白芍）、苦杏仁苷（苦杏仁）的含量。

二、皂苷类

1. 结构特征和分类　皂苷（saponin）水溶液经振摇后可产生持久性泡沫，因而得皂苷之名。皂苷广泛存在于植物界中，特别是高等植物中；在海洋动物（海参、海星等）中也有皂苷类成分存在。皂苷由皂苷元和糖或糖醛酸组成，根据皂苷元的结构分为三萜皂苷（triterpenoid saponin）和甾体皂苷（steroidal saponin）两大类。

（1）三萜皂苷：三萜皂苷是由三萜类与糖或糖醛酸等结合的苷类。三萜皂苷的糖基大多与皂苷元

的 C_3—OH 相连,大多数苷元中有羧基,故呈酸性。三萜皂苷元有四环三萜和五环三萜 2 类。

(2) 甾体皂苷:甾体皂苷是一类以螺甾烷(spirostane)为苷元的皂苷类化合物。根据螺甾烷结构中 C_{25} 的构型和环的环合状态分为 4 种类型,即螺甾烷醇类(spirostanols)、异螺甾烷醇类(isospirostanols)、呋甾烷醇类(furostanols)和变形螺甾烷醇类(pseudo-spirostanols)。

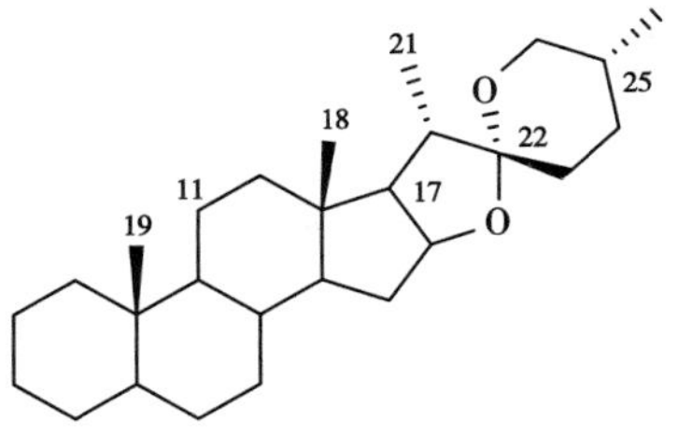

spirostane

2. 分布与活性　三萜皂苷主要分布于豆科(甘草、黄芪)、五加科(人参、三七)、毛茛科、伞形科(柴胡)、桔梗科(党参、桔梗、南沙参)、葫芦科、鼠李科和报春花科等植物中;海洋生物(海参)中亦含有大量的皂苷类化合物。皂苷是很多生药的重要药效成分。例如人参的多种人参皂苷具有抗癌、抑制中枢、兴奋中枢、神经保护及抗疲劳等多种生理活性,甘草中的甘草酸(glycyrrhizic acid)具有抗炎、抗人类免疫缺陷病毒、抗肝炎病毒、免疫调节等活性,黄芪中的黄芪甲苷(astragaloside Ⅳ)可以降血糖、保护心肌细胞、提高免疫水平,三七中的三七皂苷类(notoginsenoside)可以抗血栓、对抗心脑血管疾病。上述成分部分被开发为新药,在临床上广泛应用。

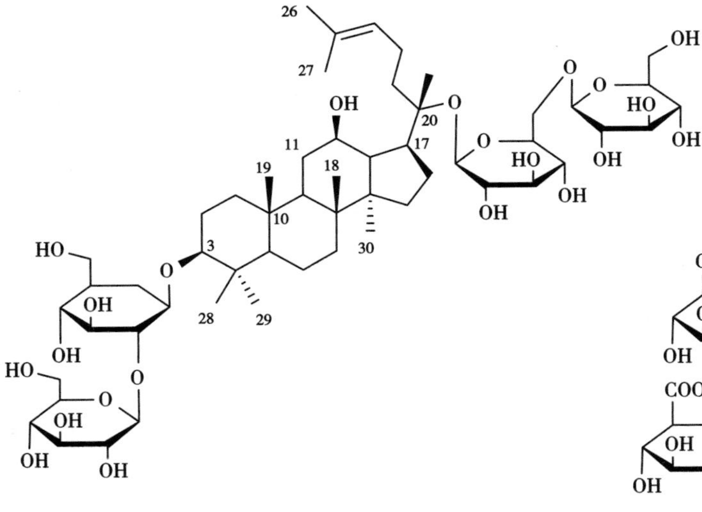

ginsenoside Rb₁

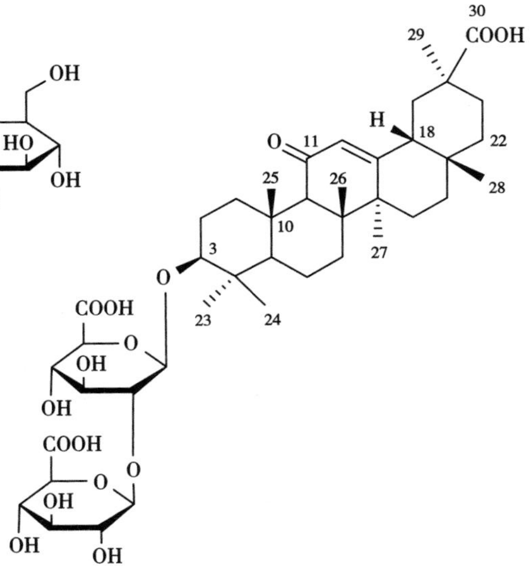

glycyrrhizic acid

甾体皂苷主要分布于单子叶植物中,如百合科(麦冬、天冬、重楼)、薯蓣科和龙舌兰科植物等。玄参科(洋地黄)、豆科、茄科等双子叶植物中也有分布。其中,薯蓣皂苷元(diosgenin)是临床各种激素的前体化合物。从薤白中分离到的薤白皂苷(macrostemonoside)具有抑制血小板聚集的生物活性。临床上治疗冠心病、心绞痛的药物地奥心血康胶囊,其主要有效成分为 8 种从黄山药 *Dioscorea panthaica* Prain et Burk. 中提取的螺甾烷类化合物。

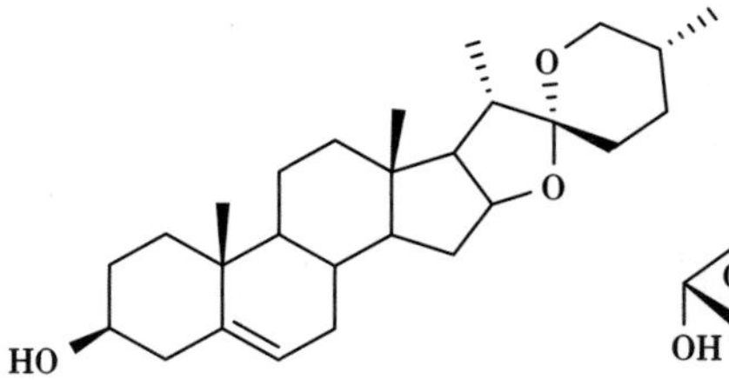

diosgenin

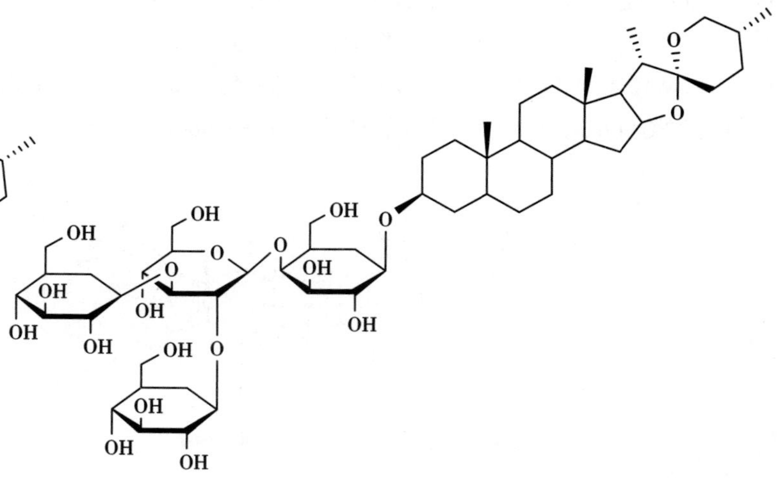

macrostemonoside A

3. 理化性质与鉴别　大多数皂苷为白色无定形粉末,易溶于水、稀乙醇等,不溶于丙酮、乙醚、三氯甲烷等溶剂。皂苷水溶液可被铅盐、钡盐、铜盐沉淀,常用的试剂为醋酸铅试液或碱式醋酸铅试液。皂苷在强酸、碱或酶作用下可水解,但强酸会引起皂苷的结构发生变化,得不到原皂苷元。皂苷水溶液大多能破坏红细胞,有溶血作用,不宜注射用药。

鉴别反应:

(1) 浓硫酸 - 醋酐反应(Liebermann-Burchard reaction):取生药的 70% 乙醇提取液 1ml,水浴蒸干,加醋酐 1ml 溶解残渣,移入小试管中,沿管壁加浓硫酸 1ml,两液的交界处出现紫色环。

(2) 芳香醛 - 硫酸 / 高氯酸反应:芳香醛多用香草醛或对 - 二甲氨基苯甲醛,以香草醛应用最为普遍,且显色灵敏。反应机制可能是皂苷在强氧化性酸的作用下脱氢,氧化后再与香草醛加成,生成有色化合物。

(3) 三氯醋酸反应(Rosen-Heimer reaction):将生药水提液滴于滤纸上,喷 25% 三氯醋酸乙醇溶液,三萜皂苷加热至 100℃生成红色渐变成紫色,甾体皂苷加热至 60℃即发生颜色变化。

(4) 泡沫试验:取生药粉末 1g,加水 10ml,煮沸 10 分钟,滤过,滤液在试管中强烈振摇,产生持久性泡沫(15 分钟以上)为阳性反应。

(5) 溶血试验:取生药粉末 1g,加水 10ml,加热提取,滤过,取滤液 1ml,加 2% 红细胞悬浮液及生理盐水各 5ml,摇匀,放置 5 分钟后,呈现红色透明溶液。

4. 定量分析方法　生药中总皂苷的含量可以利用皂苷与香草醛 - 高氯酸的显色,应用紫外 - 可见分光光度法测定,如麦冬、蒺藜中总皂苷的含量测定。皂苷单体化合物的测定多采用 HPLC-UV 法(如北柴胡中柴胡皂苷 a 和柴胡皂苷 d 的含量测定);但由于皂苷的紫外吸收多是在 203nm 左右的末端吸收,有时不适用于某些皂苷类成分的测定,此时多用蒸发光散射检测器(ELSD)代替 UV 检测器,如黄芪中黄芪甲苷的含量测定。

三、强心苷类

1. 结构特征和分类　甾体苷类化合物中对心肌有高度特异性而明显兴奋作用的化合物称为强心苷(cardiac glycoside)。

强心苷根据其苷元的结构可分为强心甾(cardenolide)型与海葱甾(scillanolide)型或蟾蜍甾(bufanolide)型 2 类。自然界中以前者为多,具 23 个碳原子,C_{17} 处连五元不饱和内酯环;海葱甾型具 24 个碳原子,C_{17} 处连六元不饱和内酯环。

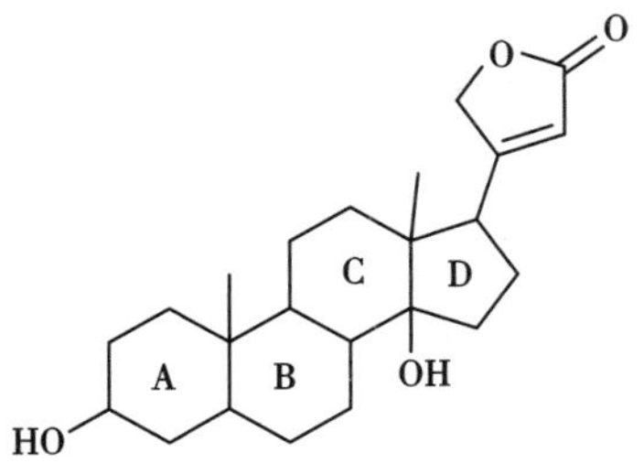

cardenolide

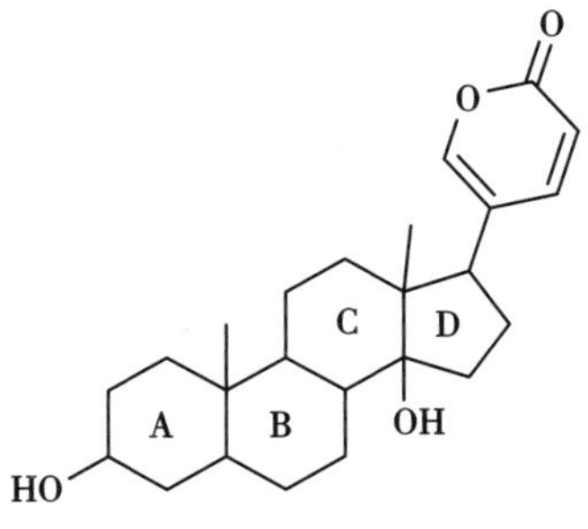

scillanolide

强心苷中糖均与苷元的 C_3-OH 结合形成苷,可多至 5 个单元糖。除 α- 羟基糖外,还有仅存在于强心苷中特殊的 2,6- 二去氧糖,如 D- 洋地黄毒糖(D-digitoxose)、L- 夹竹桃糖(L-oleandrose)、D- 加拿大麻糖(D-cymarose)等。

强心苷的强心作用与以下结构特点密切相关:C/D 环必须是顺式稠合,C_{17} 位必须连有不饱和内酯环,且为 β- 构型,C_{14}-OH(或 -H)应为 β- 构型,否则强心作用减弱甚至消失。糖部分虽无强心作用,但是糖的种类及数目对强心作用有影响。一般来讲,葡萄糖苷的强心活性和毒性均随着分子中糖的数目增加而减弱;2,6- 二去氧糖苷则是糖数目的增加不显著影响强心苷的活性,但毒性却随之增大。葡萄糖苷的强心活性不及 2,6- 二去氧糖苷,但毒性较弱。

2. 分布与活性　强心苷类化合物主要分布于夹竹桃科(羊角拗、黄花夹竹桃、罗布麻根)、玄参科(洋地黄、毛花洋地黄)、百合科(万年青)、十字花科、毛茛科(福寿草)、萝藦科(香加皮)和卫矛科等植物中。源于洋地黄、毛花洋地黄中的地高辛(digoxin)、毛花苷 C(lanatoside C)及洋地黄毒苷(digitoxin)等化合物的制剂已广泛应用于临床,治疗充血性心力衰竭及节律障碍等心脏疾病。强心苷类能兴奋延髓催吐化学感受区而引起恶心、呕吐等胃肠道反应,且有剧毒,若超过安全剂量时可使心脏中毒而停止搏动,使用时须注意。

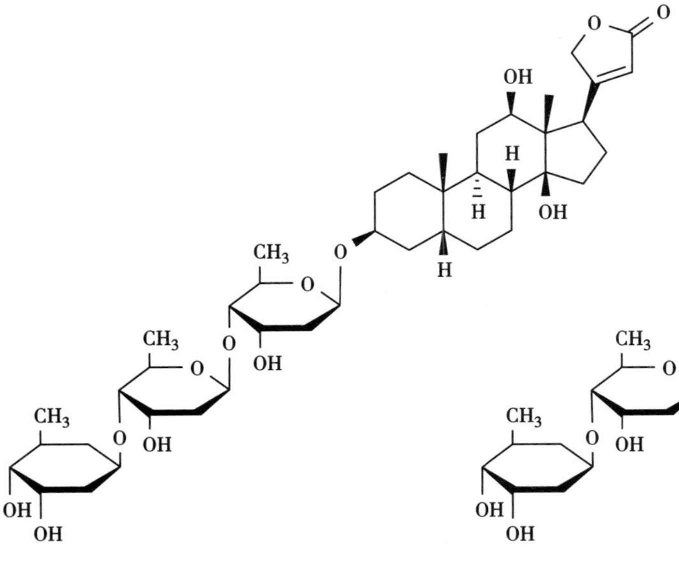

digoxin

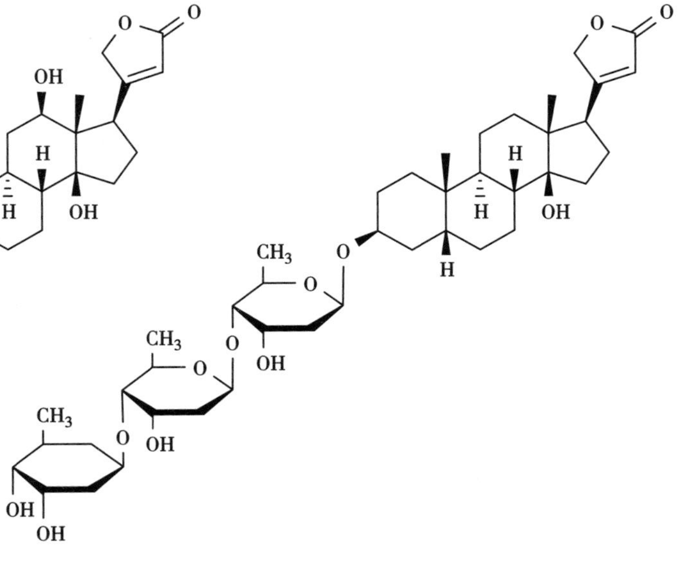

digitoxin

3. 理化性质与鉴别　强心苷多为无色结晶或无定形粉末,为中性物质,有旋光性,C_{17} 侧链为 β- 构型的味苦,α- 构型味不苦,但无效,对黏膜有刺激性。强心苷的溶解性与所连糖的种类和数目有关,连羟基多的糖苷类水溶性好,含 2,6- 二去氧糖的苷类水溶性差。一般可溶于水、甲醇、乙醇、丙酮等极性溶剂,难溶于乙醚、苯、石油醚等非极性溶剂。弱亲脂性强心苷微溶于三氯甲烷-乙醇(2∶1),亲脂性强心苷则微溶于乙酸乙酯、含水三氯甲烷、三氯甲烷-乙醇(3∶1)。苷元难溶于极性溶剂而易溶于三氯甲烷、乙酸乙酯。

鉴别反应:

(1) Keller-Kiliani 反应:取生药粉末 1g,加 70% 乙醇热浸,滤过,滤液蒸干,残渣溶于 1ml 0.5% 三氯化铁-冰醋酸溶液后倾入试管中,沿管壁滴加硫酸 1ml,两液层接触处显棕色环,冰醋酸层显蓝绿色(鉴别 α- 去氧糖)。

(2) Kedde 试验:将生药甲醇提取液滴于滤纸上,再滴加 Kedde 试液(3,5- 二硝基苯甲酸 1g 溶于 50ml 甲醇中,加 1mol/L 氢氧化钾溶液 50ml),斑点呈红棕色(鉴别五元不饱和内酯环)。

4. 定量分析方法　利用强心苷中的 α,β- 五元不饱和内酯易与某些芳香硝基化合物(如间二硝基苯)形成有色加成物的特性,采用紫外 - 可见分光光度法测定生药中总强心苷的含量。

单体强心苷可用 HPLC 法或柱前衍生化 GC 法测定,如《中国药典》(2020 年版)二部以 HPLC-UV 法测定地高辛注射液中地高辛的含量。

四、黄酮类

1. 结构特征和分类　黄酮类化合物(flavonoid)为 2 个苯环之间通过三碳链连接而成 C_6-C_3-C_6 的基本结构。

C_6-C_3-C_6　　　　　　　　　　　C_6-C_3-C_6

根据黄酮类中间三碳链的氧化程度、B 环在 C 环上的连接位置,以及三碳链是否构成环等特点,将黄酮类化合物分为不同类型(表 2-1)。此外,由黄酮、二氢黄酮、查耳酮或二氢查耳酮以 C—C 或 C—O—C 键方式连接而成的二聚体为双黄酮(biflavone)。

biflavone

黄酮类化合物除少数以游离方式存在外,大多数以苷的形式存在(O- 苷或 C- 苷)。黄酮类化合物的颜色与分子中存在的交叉共轭体系和助色团的类型、数目及取代位置有关。黄酮、黄酮醇及其苷类多呈灰黄色至黄色,查耳酮为黄色至橙黄色,二氢黄酮、二氢黄酮醇和异黄酮类因不存在共轭体系或共轭较少而不显色。

2. 分布与活性　黄酮类化合物在植物界中广泛分布,主要分布于高等植物的水龙骨科、银杏科(银杏)、桑科(桑)、小檗科(淫羊藿)、豆科(槐、野葛、甘草)、芸香科、唇形科(黄芩)、菊科(苍耳)和鸢尾科等植物中;在菌类、藻类和地衣类等低等植物中较少见。主含黄酮类的生药有槐花、葛根、石韦、淫羊

表 2-1 黄酮类化合物的主要结构类型

名称	三碳链部分结构	名称	三碳链部分结构
黄酮类 （flavone）	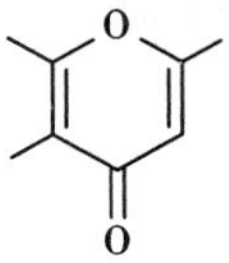	查耳酮类 （chalcone）	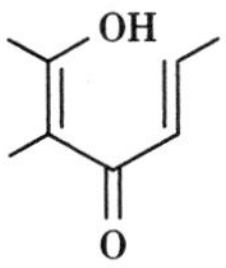
黄酮醇类 （flavonol）	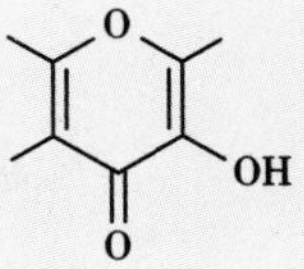	二氢查耳酮类 （dihydrochalcone）	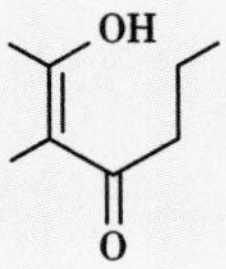
二氢黄酮类 （flavanone）	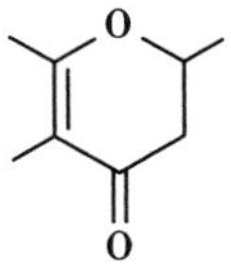	黄烷 -3- 醇类 （flavan-3-ol）	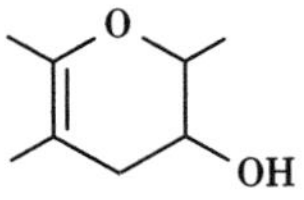
二氢黄酮醇类 （flavanonol）	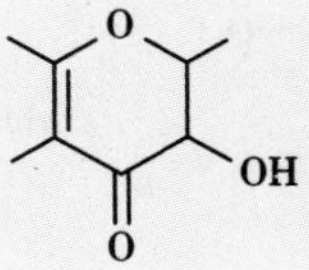	黄烷 -3,4- 二醇类 （flavan-3,4-diol）	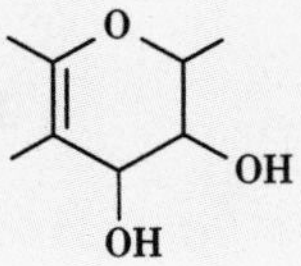
异黄酮类 （isoflavone）	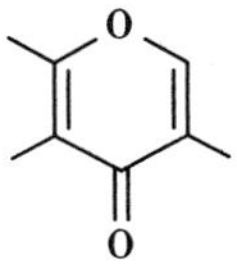	花色素类 （anthocyanidin）	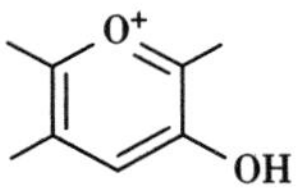
二氢异黄酮类 （isoflavanone）	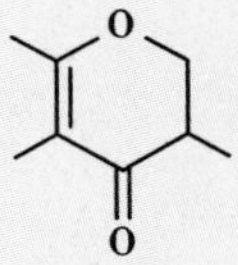	橙酮类 （aurone）	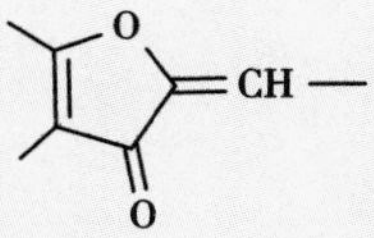

藿、桑白皮、苍耳子、密蒙花、槲寄生等。

已发现的天然黄酮类化合物多数具有较强的生物活性。如银杏双黄酮（ginkgetin）、槲皮素（quercetin）、葛根素（puerarin）、芦丁（rutin）等均具有扩张血管作用，用于治疗冠心病。异甘草素（isoliquiritigenin）、大豆素（daidzein）具有解除平滑肌痉挛作用。黄芩苷（baicalin）、水飞蓟宾（silybin A、B）有很强的保肝作用，用于治疗急、慢性肝炎，肝硬化及多种中毒性肝损伤。从南美产药用植物 *Verbena littoralis* H. B. K. 中分离到的 verbenachalcone 是一种由 2 分子二氢查耳酮通过 C—O—C 连接形成的双黄酮类化合物，具有增强脑神经生长因子（nerve growth factor，NGF）活性的药理作用，有望开发成为治疗阿尔茨海默病的药物。

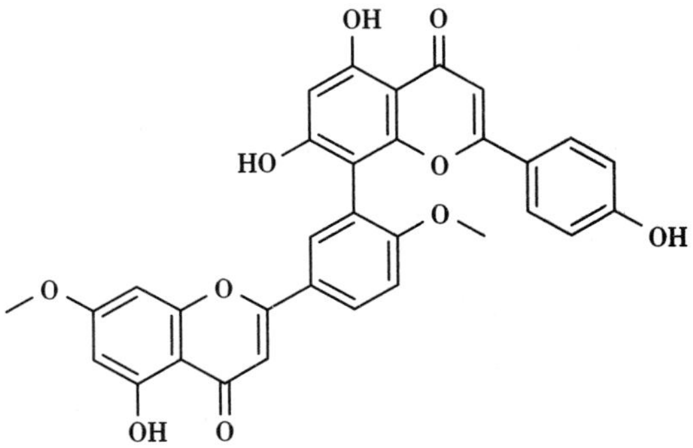

ginkgetin

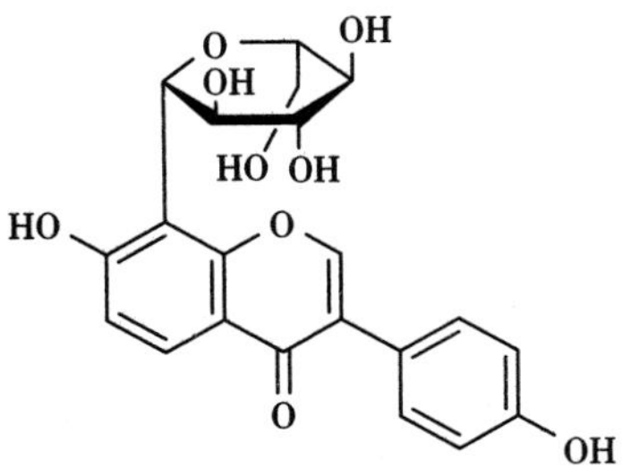

puerarin

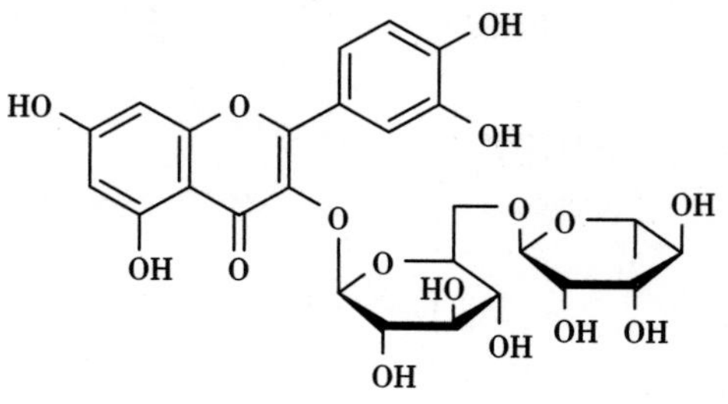

rutin

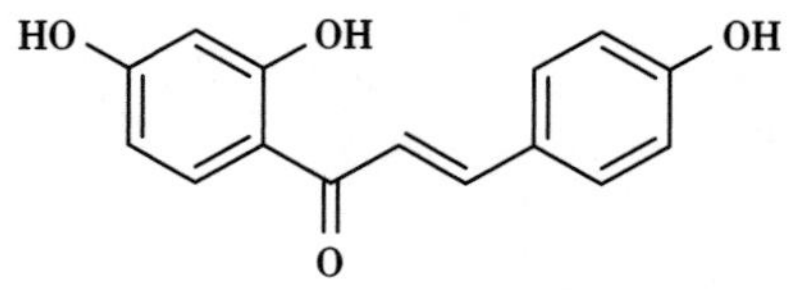

isoliquiritigenin

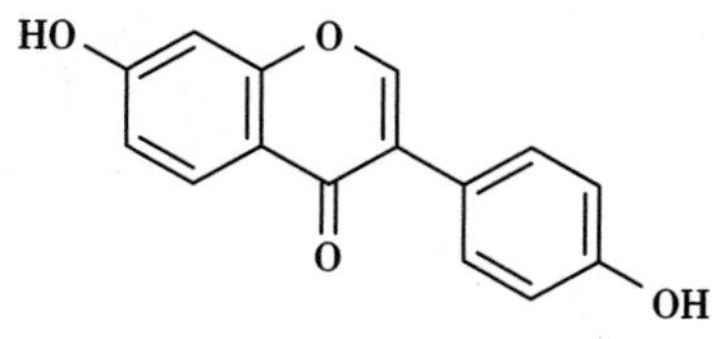

daidzein

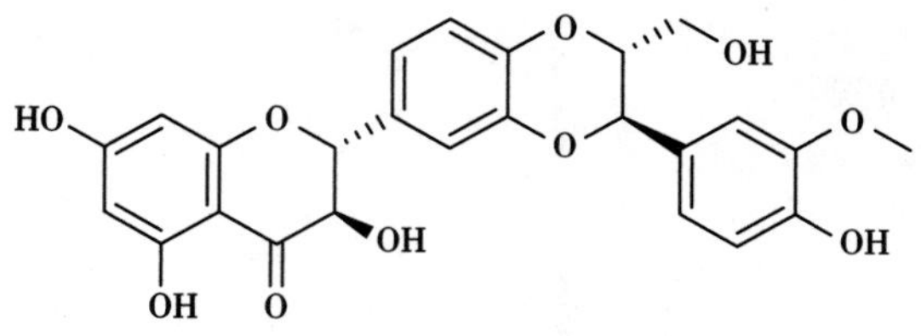

silybin A

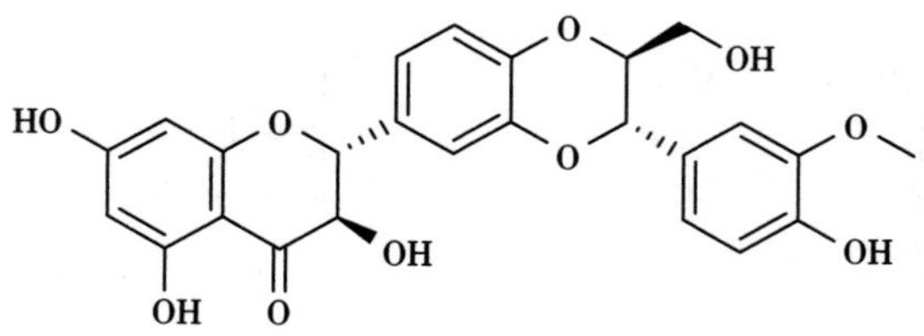

silybin B

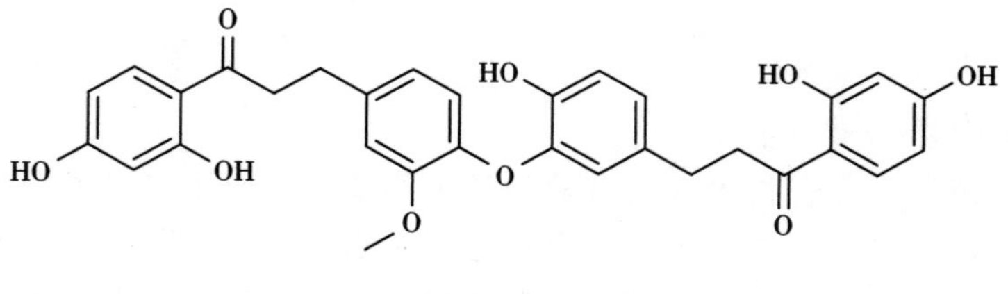

verbenachalcone

3. 理化性质与鉴别　黄酮类化合物因分子中多有酚羟基,故显酸性,可溶于碱性水溶液。又因分子中 γ- 吡喃环上的 1 位氧原子有未共用的电子对,故表现微弱的碱性,可与强无机酸生成盐(呈特殊颜色),但生成的盐极不稳定,加水后即可分解。黄酮苷一般易溶于热水,能溶于水、甲醇、乙醇、乙酸乙酯等溶剂,在乙醚、三氯甲烷中难溶。游离的黄酮一般难溶于水,而溶于甲醇、乙醇、乙酸乙酯、乙醚等。

鉴别反应:

(1) 盐酸 - 镁粉还原反应:取生药粉末少许置于试管中,用乙醇或甲醇数毫升温浸,滤液加新鲜镁粉少许,振摇,滴加数滴浓盐酸。黄酮、二氢黄酮、黄酮醇、二氢黄酮醇类显红色至紫红色,异黄酮类、查耳酮类、花色素类及部分橙酮不显色。本反应机制多认为是生成阳碳离子。

(2) 与金属盐类试剂的络合反应:具有 3-OH、5-OH 或邻二羟基的黄酮类化合物与铝盐、镁盐、铅盐、锆盐等试剂反应,生成有色络合物。常用的试剂有三氯化铝、醋酸铅、醋酸镁、二氯氧化锆等。

(3) 薄层色谱:黄酮在可见光及荧光下均会呈现黄色斑点,用氨气熏后斑点会更明显;也可使用三氯化铝喷雾显色,不同的黄酮类化合物显色后的颜色略有差异。

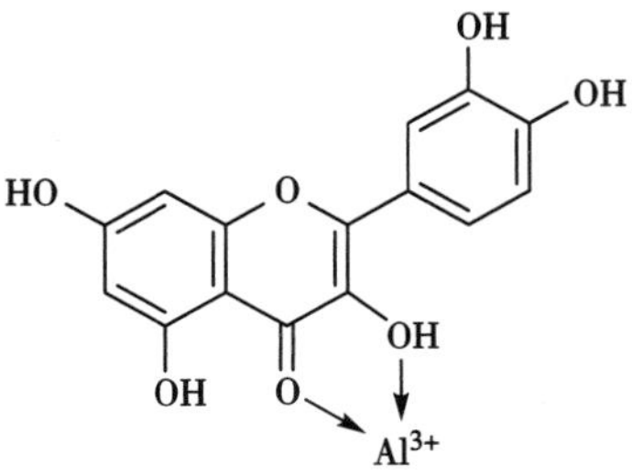

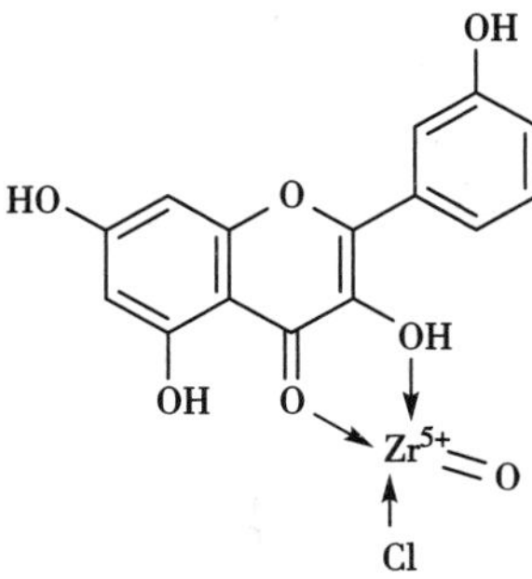

4. 定量分析方法 利用黄酮类化合物可与金属盐类试剂产生有色络合物的反应,可用紫外 - 可见分光光度法测定总黄酮类的含量,如用比色法测定山楂叶中总黄酮的含量。也有用 HPLC-UV 法测定总黄酮,如《中国药典》(2020 年版)中通过测定银杏叶中槲皮素、山奈素及异鼠李素的含量,进而计算出总黄酮醇苷的含量。黄酮单体化合物的测定一般采用 HPLC-UV 法,如甘草苷(甘草)、葛根素(葛根)、黄芩苷(黄芩)及山奈酚(红花)的含量测定。

五、生物碱类

1. 结构特征和分类 生物碱(alkaloid)是一类存在于天然生物界中的含氮原子的碱性有机化合物。大多数生物碱一般可与有机酸(草酸、柠檬酸、苹果酸、酒石酸等)结合成盐,有的结合成苷。在生物体内,除以酰胺形式存在的生物碱外,仅少数碱性极弱的生物碱以游离状态存在,如秋水仙碱(colchicine)、咖啡因(caffeine)、那可丁(narcotine)。

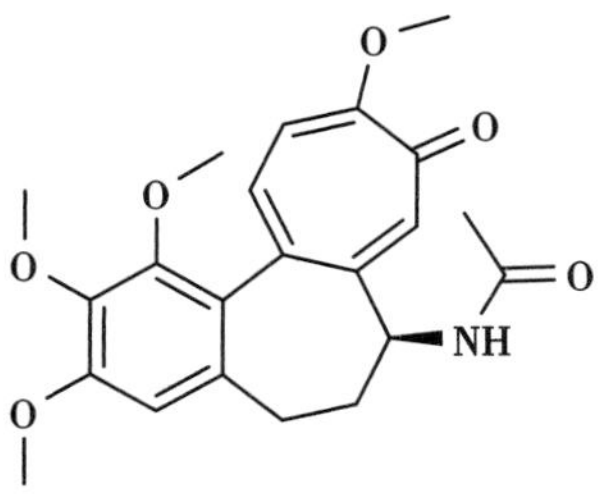

colchicine

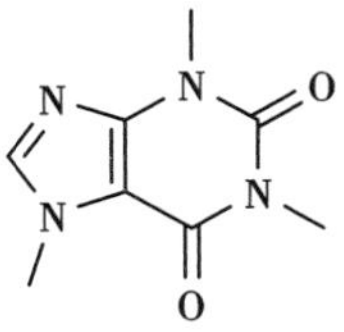

caffeine

生物碱的分类:按照生物碱的基本结构可分为 60 余种类型,常见的结构类型如下。

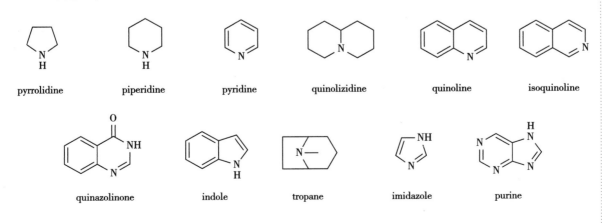

pyrrolidine   piperidine   pyridine   quinolizidine   quinoline   isoquinoline

quinazolinone   indole   tropane   imidazole   purine

（1）有机胺类（amine）：氮原子位于直链上，如麻黄碱、益母草碱、秋水仙碱等。

（2）吡咯烷类（pyrrolidine）：如红古豆碱、千里光碱、野百合碱、娃儿藤碱等。

（3）哌啶类（piperidine）：如胡椒碱、洛贝林等。

（4）吡啶类（pyridine）：如烟碱、槟榔碱、半边莲碱等。

（5）喹诺里西啶类（quinolizidine）：如羽扇豆碱、金雀花碱、苦参碱（matrine）等。

（6）喹啉类（quinoline）：如奎宁、喜树碱（camptothecin）等。

（7）异喹啉类（isoquinoline）：如小檗碱、吗啡（morphine）、粉防己碱、石蒜碱、可待因、青藤碱等。

（8）喹唑啉酮类（quinazolinone）：如常山碱等。

（9）吲哚类（indole）：如利血平（reserpine）、长春碱、麦角新碱（ergonovine）、士的宁等。

（10）莨菪烷类（tropane）：如莨菪碱（hyoscyamine）、东莨菪碱、可卡因等。

（11）咪唑类（imidazole）：如毛果芸香碱等。

（12）嘌呤类（purine）：如咖啡因、茶碱、香菇嘌呤、石房蛤毒素等。

（13）甾体类（steroid）：如茄碱、浙贝碱（peimine）、藜芦碱、澳洲茄碱等。

（14）萜类（terpenoid）：如乌头碱、石斛碱、猕猴桃碱、飞燕草碱、黄杨碱等。

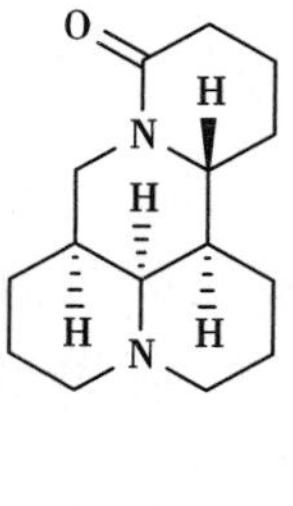

matrine

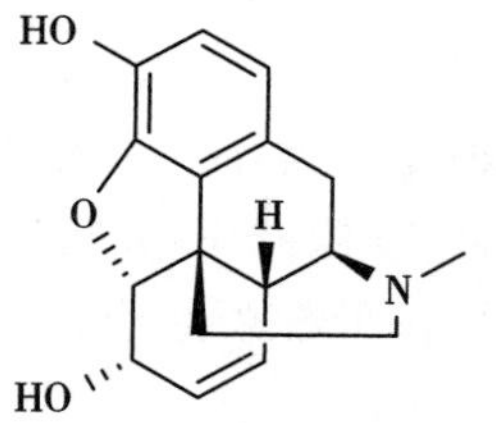

morphine

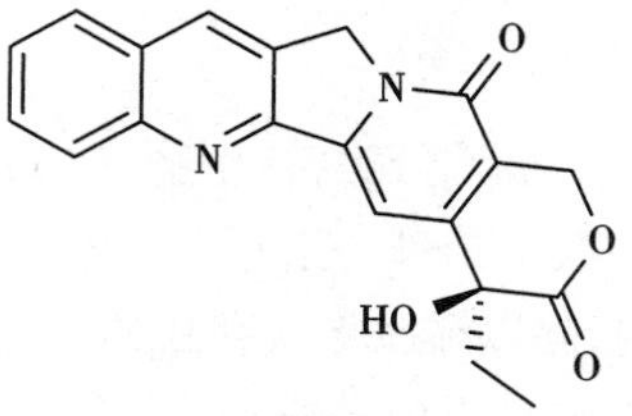

camptothecin

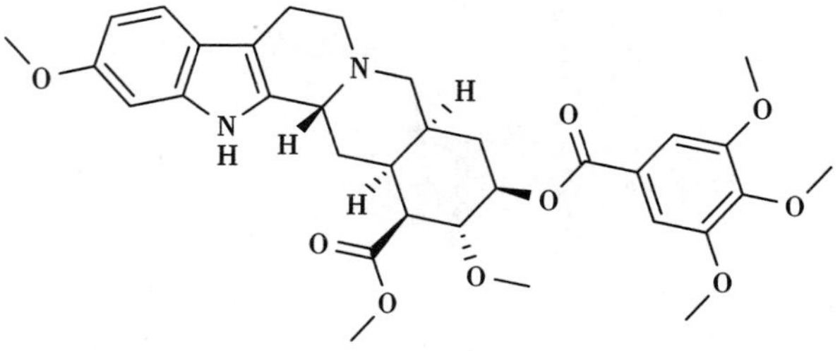

reserpine

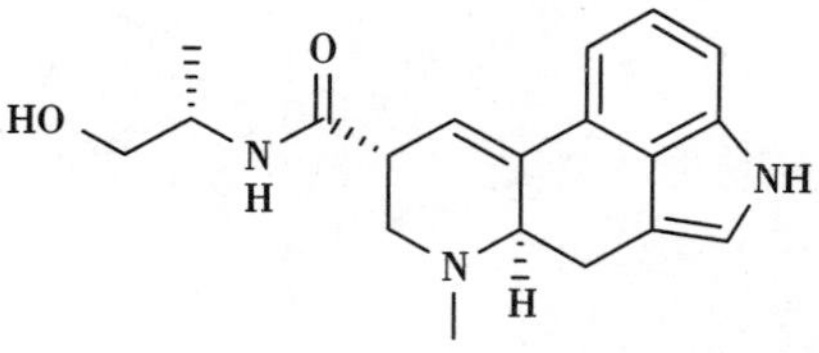

ergonovine

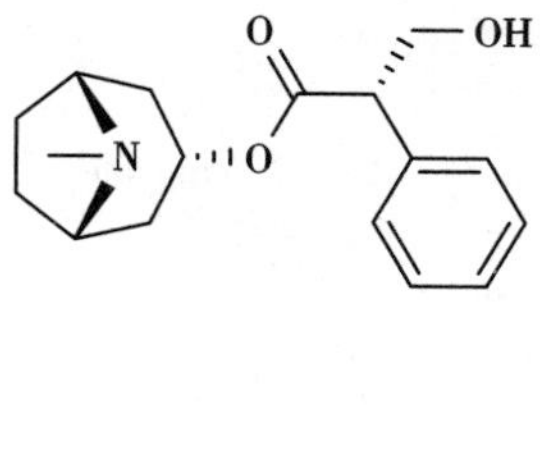

hyoscyamine

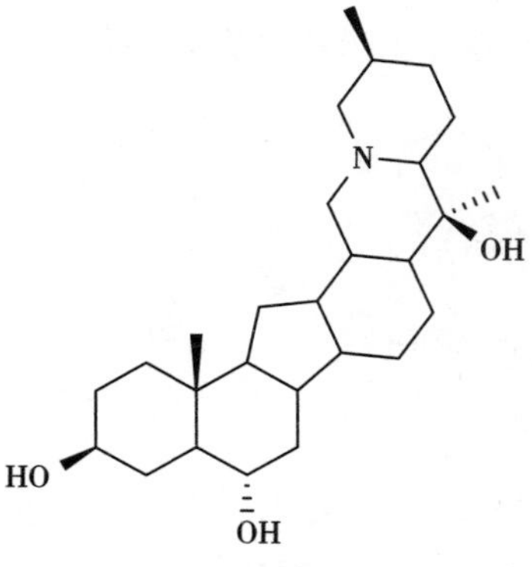

peimine

2. 分布与活性　生物碱广泛分布于植物界100余科的植物中，如毛茛科（乌头、黄连）、小檗科（十大功劳、毛叶小檗）、芸香科（毛果芸香）、唇形科（益母草）、防己科（粉防己）、罂粟科（延胡索）、豆科（苦参)、马钱科(马钱子)、夹竹桃科(长春花)、茄科(颠茄草、洋金花)、菊科、百合科(贝母)和石蒜科等植物多含有大量的生物碱。生物碱是生药中一类重要的生物活性成分,迄今已从自然界分离出 1 万多种生物碱,已有 80 余种用于临床,如麻黄中的麻黄碱(ephedrine)具有松弛支气管平滑肌、收缩血管、兴奋中枢神经的作用,临床用于治疗哮喘。小檗碱(berberine)分布于黄连、黄柏、十大功劳及三颗针等植物中,具有抗菌、消炎作用,用于治疗肠道感染、细菌性痢疾,近年来发现小檗碱还有降血脂、降血压、降血糖等作用。夹竹桃科植物长春花中的长春碱(vinblastine)、长春新碱(vincristine)具有抗肿瘤作用。芸香科植物毛果芸香中的毛果芸香碱(pilocarpine)具有兴奋胆碱能反应系统、缩瞳及收缩平滑肌作用,用于治疗青光眼。唇形科植物益母草中的益母草碱(leonurine)具有改善微循环、降血脂作用,可用于治疗脑卒中。近年来发现,吡咯里西啶类的千里光碱(senecionine)、野百合碱(monocrotalin)有很强的肝毒性,是造成中药肝毒性的主要成分。

3. 理化性质与鉴别　大多数生物碱为结晶性固体,少数为液体(如烟碱、槟榔碱),味苦;一般生物碱为无色,但少数例外,如小檗碱为黄色。多数具有旋光性。多数生物碱呈碱性,碱性的强弱与分子中氮原子存在的状态有密切关系,一般为季铵碱 > 叔胺碱 > 仲胺碱。如氮原子呈酰胺状态,碱性极弱或消失。有的生物碱分子具有酚羟基或羧基,因而具有酸碱两性,如槟榔中的槟榔次碱(arecaidine)和阿片中的吗啡(morphine)。生物碱大多不溶或难溶于水,溶于甲醇、乙醇、乙醚、三氯甲烷等有机溶剂。但少数例外,如麻黄碱可溶于水或有机溶剂,季铵类生物碱由于离子化而易溶于水,小檗碱可溶于水,其盐类在冷水中反而难溶;酚性生物碱可溶于氢氧化钠溶液;生物碱的盐类易溶于水而不溶于有机溶剂。生物碱一般无挥发性,但少数例外,如麻黄碱或其他液态生物碱。

鉴别反应:

(1) 生物碱的沉淀反应:生物碱一般在酸性溶液中可与某些沉淀试剂反应,生成难溶性的盐类或络合物。本反应可鉴别生药中生物碱的存在。为了排除水浸液中某些能与生物碱沉淀剂反应的其他成分(如蛋白质、鞣质、胺类等)的干扰,必须将水浸液精制后再进行试验。一般用 3 种沉淀试剂试验,如都呈阴性反应,可以肯定不含生物碱;如都呈阳性反应,可能含有生物碱。常用的生物碱沉淀试剂有:

1) 碘化铋钾试液(Dragendorff 试剂,$BiI_3 \cdot KI$):在酸性溶液中与生物碱反应生成橘红色沉淀[$Alk \cdot HI \cdot (BiI_3)_n$,其中 Alk 表示生物碱]。

2) 碘化汞钾试液(Mayer 试剂,$HgI_2 \cdot KI$):在酸性溶液中与生物碱反应生成白色或黄色沉淀[$Alk \cdot HI \cdot (HgI_2)_n$]。

3) 碘化钾碘试液(Wagner 试剂,$I_2 \cdot KI$):在酸性溶液中与生物碱反应生成棕红色沉淀($Alk \cdot HI \cdot I_n$)。

4) 硅钨酸试剂(Bertrand 试剂,$SiO_2 \cdot 12WO_3$):在酸性溶液中与生物碱反应生成白色沉淀。

5) 磷钼酸试剂(Sonnenschein 试剂,$H_3PO_4 \cdot 12MoO_3$):在酸性溶液中与生物碱反应生成鲜黄色或棕黄色沉淀。

(2) 生物碱的显色反应:有些生物碱能与某些试剂反应产生独特的颜色,称显色反应。常用的显色试剂有:

1) 钒酸铵(钠)- 浓硫酸试液(Mandelin 试剂):为 1% 钒酸铵的浓硫酸溶液。与阿托品反应显红色,与可待因反应显蓝色,与士的宁反应显紫色。

2) 钼酸铵 - 浓硫酸试液(Frohde 试剂):为 1% 钼酸钠或钼酸铵的浓硫酸溶液。与乌头碱反应呈黄棕色,与小檗碱反应显棕绿色,与阿托品或士的宁反应不显色。

3) 甲醛 - 浓硫酸试剂(Marquis 试剂):为 30% 甲醛溶液 0.2ml 与 10ml 浓硫酸的混合溶液。与吗啡反应显橙色至紫色,与可待因反应显红色至黄棕色,与咖啡因反应不显色。

4) 浓硫酸:与乌头碱反应显紫色,与小檗碱反应显绿色,与阿托品反应不显色。

5) 浓硝酸:与小檗碱反应显棕红色,与秋水仙碱反应显蓝色,与乌头碱反应显红棕色,与咖啡因反应不显色。

4. 定量分析方法　生物碱的定量分析方法大多是根据它的氮原子、双键或分子中官能团的理化性质而设计的。如重量法测定总生物碱是根据游离生物碱和生物碱盐在水和与水不相溶的有机溶剂中的溶解度不同而设计的,也可以利用与沉淀试剂发生反应形成不溶性盐来设计。容量法则利用氮原子的碱性在水介质中进行中和滴定;又由于大多数生物碱在酸性溶液中可与某些重金属络盐定量发生沉淀,沉淀中金属或剩余试剂中的金属,经适当处理后,可以按络量法测定。比色法测定总碱含量是根据生物碱的官能团与特定试剂发生反应产生颜色,如生物碱与酸性染料(如溴甲酚绿和溴麝香草酚蓝)在一定条件下生成的复合物颜色,可用比色法测定。另外,大多数生物碱分子结构中含有双键,在紫外区有吸收。因此,可用紫外 - 可见分光光度法在特定波长处测定吸收系数相近的总碱含量。同理,有荧光的生物碱可用荧光分光光度法测定。

单体生物碱多采用薄层色谱或柱色谱进行预分离,然后用 HPLC-UV 法测定,如《中国药典》(2020 年版)规定黄连中 4 种生物碱(小檗碱、表小檗碱、黄连碱和巴马汀)、黄柏中小檗碱和黄柏碱的含量测定等。益母草中盐酸水苏碱、盐酸益母草碱的含量测定分别采用 HPLC-ELSD、HPLC-UV 法。挥发性生物碱还可以用 GC 法测定。

六、醌类

1. 结构特征和分类　醌类(quinones)化合物主要有苯醌(benzoquinone)、萘醌(naphthoquinone)、菲醌(phenanthraquinone)、蒽醌(anthraquinone)4 种基本母核。

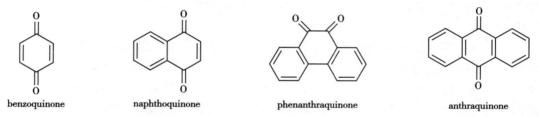

benzoquinone　　　naphthoquinone　　　phenanthraquinone　　　anthraquinone

2. 分布与活性　丹参中的丹参酮类为邻菲醌和对菲醌类,如丹参酮ⅡA(tanshinone ⅡA)具有抗动脉粥样硬化、保护心肌、减少心律失常等作用,是丹参的重要有效成分。紫草中的紫草素(shikonin)和异紫草素(alkannin)等萘醌类衍生物具有止血、抗炎、抗菌、抗病毒及抗癌作用。

蒽苷(anthra glycoside)中以蒽醌苷类最为普遍。天然存在的蒽醌类多为羟基蒽醌,已知有 40 余种,以苷或苷元的形式存在于生药中。主要分布于蓼科(大黄、何首乌、虎杖)、豆科(番泻叶、决明子)、茜草科(茜草、巴戟天)、鼠李科(鼠李皮)、百合科(芦荟)等植物中。

8- 葡萄糖大黄酸蒽酮和大黄酸蒽酮是大黄的泻下活性成分。番泻苷 A(sennoside A)本身没有泻下作用,口服后经肠内细菌代谢为以上 2 种化合物后才具有泻下作用。大黄中的其他游离蒽醌类化合物具有很强的抗菌活性。

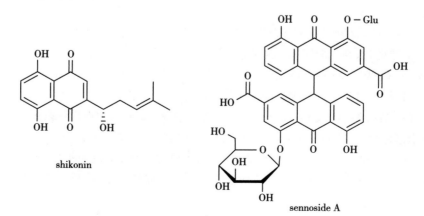

shikonin　　　　　　　sennoside A

3. 理化性质与鉴别　蒽苷及其苷元多呈黄色或橙红色,苷元常为结晶体。游离蒽醌具有升华性,能溶于乙醇、乙醚、三氯甲烷等有机溶剂;蒽苷则易溶于水和稀乙醇,可溶于乙醇,难溶于乙醚、三氯甲烷等极性较小的有机溶剂。

蒽醌类化合物由于分子中具有酚羟基而显酸性,α- 酚羟基的酸性很弱,β- 酚羟基的酸性较强,带有多数 β- 酚羟基或羧基则酸性更强,根据酸性强弱可用 pH 梯度法进行分离。蒽醌、蒽酚类衍生物多具有荧光。

羟基蒽醌类衍生物常用如下方法检查:

(1) 与碱的显色反应:羟基蒽醌类能与碱液反应生成红色或紫红色,加酸后红色消失,若再加碱又显红色。

(2) Bornträger 反应:生药粉末 0.1g 置试管中,加碱液数毫升浸出,滤液呈红色;加盐酸酸化,红色转为黄色;加乙醚 2~3ml 振摇,醚层显黄色;分取醚层,加碱液振摇,醚层褪为无色,水层显红色。

本反应指示存在游离羟基蒽醌类成分,主要用于鉴别羟基蒽醌及具有游离羟基的蒽醌苷类化合物,而蒽酚、蒽酮、二蒽酮类化合物需要氧化成羟基蒽醌后才能显色。

(3) 醋酸镁反应:取生药粉末的乙醇浸出液滴于滤纸上,干后喷 0.5% 醋酸镁甲醇试液,加热片刻即显色。在羟基蒽醌类化合物分子中,如果有 1 个 α- 酚羟基或 1 个 β- 酚羟基,或 2 个酚羟基位于不同苯环的 α- 位上,则显橙色至橙黄色;如果有 1 个 α- 酚羟基并另有 1 个酚羟基在邻位时显蓝色至蓝紫色,在间位时显橙红色至红色,在对位时显红色至紫色。

4. 定量分析方法　利用蒽醌类可与醋酸镁生成稳定的有色络合物的性质,可用紫外 - 可见分光光度法测定生药中总蒽醌的含量。例如,由于结合蒽醌和游离蒽醌的生物活性不同,《中国药典》(2020年版)规定先用 HPLC 法测定何首乌中总蒽醌和游离蒽醌的含量,再计算出结合蒽醌的含量,进而制订限量指标。

七、香豆素类

1. 结构特征和分类　　香豆素(coumarin)为顺式邻羟基桂皮酸的内酯,具有芳香气味。环上常有羟基与糖结合形成苷,称为香豆素苷。

香豆素因环外基团不同而有多种衍生物,如羟基香豆素类(七叶树苷 esculin)、呋喃香豆素类(补骨脂内酯 psoralen)、吡喃香豆素类(美花椒内酯 xanthoxyletin)、双香豆素类(双七叶树内酯 euphorbetin)、双氢异香豆素类(岩白菜内酯 bergenin)等。

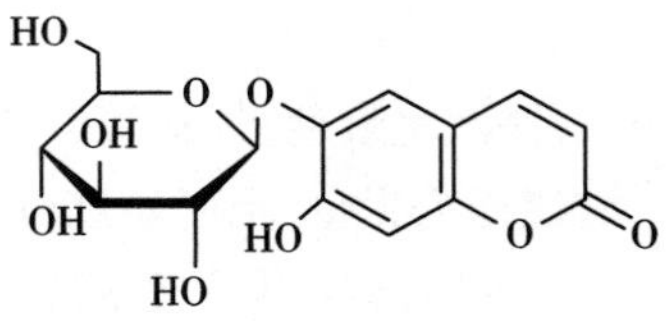

esculin

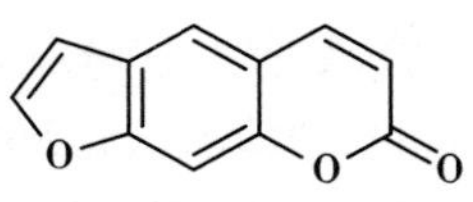

psoralen

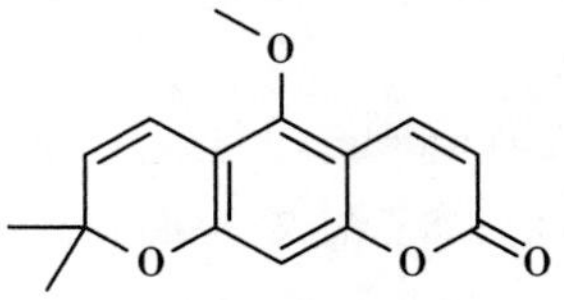

xanthoxyletin

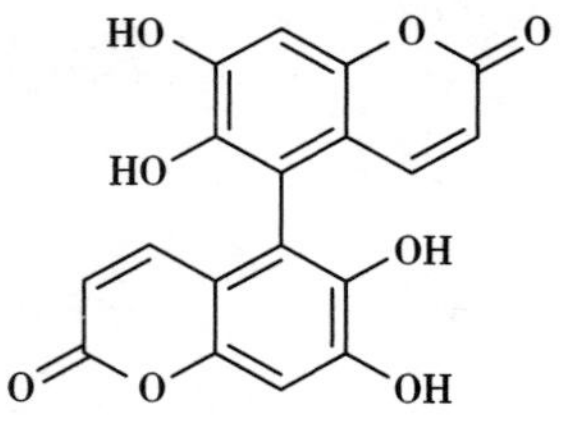

euphorbetin

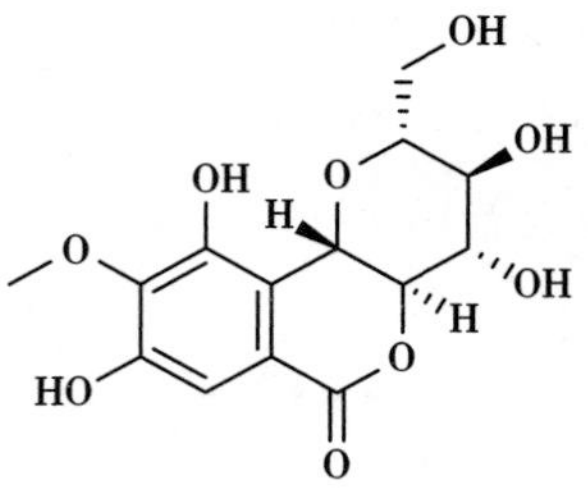

bergenin

2. 分布与活性　　香豆素类主要分布于伞形科(白芷、独活、前胡、蛇床子、防风、羌活、藁本)、豆科(补骨脂)、菊科(茵陈、青蒿、菊花)、芸香科(佛手、花椒)、茄科(颠茄草、东莨菪)、木犀科(秦皮)、五加科(刺楸)、瑞香科、兰科等植物中,具有多种生物活性。例如补骨脂内酯具有光敏活性,用于治疗白斑病;双七叶树内酯有很强的抗菌活性;岩白菜内酯(bergenin)具有抗氧化和抗肿瘤作用;蛇床子总香豆素有抗骨质疏松作用等。

3. 理化性质与鉴别　　香豆素类多为无色结晶,有时呈浅黄色,具特异性香气,味苦。香豆素苷能溶于水、甲醇、乙醇与碱液;香豆素类可溶于沸水、甲醇、乙醇、乙醚、三氯甲烷及碱液。有升华性,在日光或紫外线下显蓝色荧光。

异羟肟酸铁反应:取生药粉末的甲醇提取液,加 7% 盐酸羟胺的甲醇溶液与 10% 氢氧化钠的甲醇溶液各数滴,水浴微热,冷后,加稀盐酸调节 pH 至 3~4,加 1% 三氯化铁试液,溶液显红色或紫色。

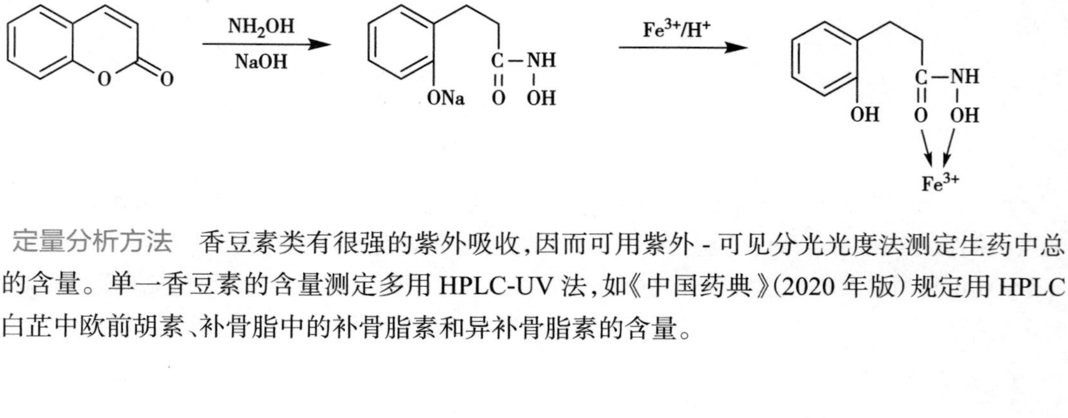

4. 定量分析方法　　香豆素类有很强的紫外吸收,因而可用紫外 - 可见分光光度法测定生药中总香豆素的含量。单一香豆素的含量测定多用 HPLC-UV 法,如《中国药典》(2020 年版)规定用 HPLC 法测定白芷中欧前胡素、补骨脂中的补骨脂素和异补骨脂素的含量。

八、木脂素类

1. 结构特征和分类　木脂素(lignan)是由 2 分子苯丙素(C_6-C_3)聚合而成的化合物,有二聚物、三聚物或四聚物。这类化合物多数游离存在,少数与糖结合成苷。母核结构主要有 8-8′、3-3′ 和 8-3′ 3 种类型。

8-8′　　　　　　　　　　3-3′　　　　　　　　　8-3′

2. 分布与活性　主要分布于芸香科、小檗科(鬼臼)、木兰科(厚朴、五味子)、木犀科(连翘)、蒺藜科等植物中。具有多种生物活性,如五味子中的五味子甲素(deoxyschizandrin)及其同系物是联苯环辛烯类木脂素,具有保肝、降低血清谷丙转氨酶的作用,临床上用于治疗慢性肝炎;五味子醇甲(schizandrin)还具有中枢神经镇静作用;厚朴酚(magnolol)与和厚朴酚(honokiol)具有镇静和肌肉松弛作用;鬼臼毒素(podophyllotoxin)对人类免疫缺陷病毒(HIV-1)的增殖具有明显的抑制作用等。

deoxyschizandrin　R=H
schizandrin　　　　R=OH

magnolol

3. 理化性质与鉴别　木脂素多为无色结晶,无挥发性,少数能升华。游离木脂素难溶于水,其苷类的水溶性增大,并易被酶或稀酸水解。木脂素类在紫外线下呈暗斑,喷 1% 三氯化锑三氯甲烷溶液显色,此反应可用于木脂素的鉴别。

4. 定量分析方法　具有亚甲二氧基的木脂素可与变色酸反应生成有色络合物,可用紫外 - 可见分光光度法测定此类总木脂素的含量;具有联苯环辛烯结构的木脂素均有相近波长的紫外吸收,可用紫外分光光度法测定此类总木脂素的含量。单一木脂素化合物的测定多用 HPLC 法,如《中国药典》(2020 年版)规定五味子中五味子醇甲和南五味子中五味子酯甲的含量测定,厚朴中厚朴酚、和厚朴酚的含量测定等。

九、萜类

1. 结构特征　凡是由异戊二烯(isoprene)衍生的化合物,其分子式符合 $(C_5H_8)_n$ 通式的均称为萜类化合物(terpene)。萜类化合物在自然界中广泛分布,已超过 2 万种,是天然产物中最多的一类化合物,常按其分子中的碳原子数目进行分类。

2. 分类与活性

（1）单萜（monoterpene）：由 2 个异戊二烯单位构成的碳原子数为 10 的萜类化合物称为单萜。单萜是挥发油的主要成分，其含氧衍生物（醇类、醛类、酮类）具有较强的香气和生物活性，是医药、食品和化妆品工业的重要原料。代表性的单萜类化合物有柠檬醛（citral）、香茅醇（citronellol）、薄荷醇（menthol）、薄荷酮（menthone）、樟脑（camphor）、龙脑（camphol）。

citral　　　citronellol　　　menthol　　　menthone　　　camphor　　　camphol

薄荷醇（menthol）、薄荷酮（menthone）可以兴奋中枢、祛痰；龙脑（camphol）具有发汗、兴奋、镇痉等作用，它和苏合香配合制成苏冰滴丸，可代替冠心苏合丸治疗心绞痛、冠心病。

（2）倍半萜（sesquiterpene）：倍半萜是由 3 个异戊二烯单位构成的含 15 个碳原子的化合物。倍半萜多存在于挥发油中，是挥发油高沸程部分的主要组成成分，也有一些成分没有挥发性，但具有较强的生物活性。代表性的倍半萜类成分有麝子油醇（farnesol）、姜烯（zingiberene）、β- 桉油醇（β-eudesmol）、α- 山道年（α-santonin）。

farnesol　　　zingiberene　　　β-eudesmol

α-santonin　　　artemisinin

倍半萜类化合物具有抗炎、解痉、抑菌、强心、降血脂、抗病原微生物和抗肿瘤等多种生物活性。从青蒿中分离得到的青蒿素（artemisinin）具有很强的抗疟原虫的生物活性，临床上用于治疗恶性疟疾；青蒿素经结构改造而成的半合成衍生物双氢青蒿素（dihydroartemisinin）、蒿甲醚（artemether）、青蒿琥酯（artesunate）等具有抗疟效价高、原虫转阴快、速效、低毒等特点，现已制成多种制剂应用于临床。近年来，在海藻、海绵、腔肠和软体动物等海洋生物中发现了大量的倍半萜类化合物。

（3）二萜（diterpene）：二萜是由 4 个异戊二烯单位构成的含 20 个碳原子的化合物。有的二萜与糖结合成苷，有的以生物碱的形式存在。二萜的含氧衍生物具有多种生物活性，如维生素 A（vitamin A）与眼睛视网膜内的蛋白质结合生成光敏感色素，是保持夜间正常视力的必需物质；紫杉醇（paclitaxel）是从红豆杉等植物中分离到的抗肿瘤化合物，临床上用于治疗卵巢癌、乳腺癌和肺癌；银杏内酯（ginkgolide）类化合物具有抑制血小板活化因子的药理作用；穿心莲内酯（andrographolide）用于治疗急性菌痢、胃肠炎、咽喉炎、感冒发热等。

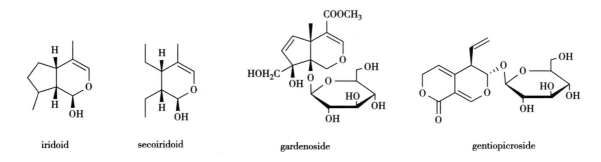

（此处为 paclitaxel 与 ginkgolide A 结构图）

paclitaxel　　　　　　　　　　　　　ginkgolide A

（4）三萜（triterpene）：三萜是由 6 个异戊二烯单位构成的含 30 个碳原子的化合物。三萜以游离或与糖结合成皂苷的形式存在。三萜类化合物由于分子结构中的官能团不同，如双键、醇羟基、酚羟基、醛基、酮基、酯、内酯、羧基、醚、过氧化物等，因而具有多种多样的化学性质和生物活性。如齐墩果酸（oleanolic acid）具有护肝、抗高血脂、抗动脉粥样硬化及抗肿瘤等生物活性；乌苏酸（ursolic acid）有抑菌活性。

3. 理化性质与鉴别　　萜类的挥发性随着分子量、双键的增加而降低。它们的亲脂性强，易溶于醇及脂溶性有机溶剂，难溶于水；成苷后水溶性增加；具有内酯结构的萜类溶于碱水，酸化后析出。萜类对高热、光和酸、碱较为敏感，或氧化，或重排而引起结构改变。

对萜类的定性鉴别一般使用薄层色谱法，以香草醛 - 硫酸或香草醛 - 高氯酸溶液为显色剂。

4. 定量分析方法　　单萜类和倍半萜类成分常用 GC 及气相色谱 - 质谱联用技术测定（见挥发油类部分）；二萜以上的单体成分一般用 HPLC 法测定，针对结构特点选用 UV 或 ELSD 检测。

十、环烯醚萜类

1. 结构特征　　环烯醚萜（iridoid）是臭蚁二醛（iridodial）的缩醛衍生物，是具有环烯醚萜（iridoid）和裂环烯醚萜（secoiridoid）2 种基本骨架的单萜类化合物。

2. 分布与活性　　主要分布于玄参科（玄参、地黄）、龙胆科（龙胆、秦艽）、茜草科、忍冬科等植物中。生药山栀子的主要活性成分栀子苷（gardenoside）和京尼平苷（geniposide）具有显著的生物活性，均具有泻下和促进胆汁分泌的利胆作用；龙胆的主要有效成分龙胆苦苷（gentiopicroside）具有保护肝脏、抗氧化、抗炎、镇痛及抗肿瘤等作用；地黄中降血糖的活性成分为梓醇（catalpol），该化合物还具有利尿和缓下功效。

（此处为 iridoid、secoiridoid、gardenoside、gentiopicroside 结构图）

iridoid　　　　secoiridoid　　　　gardenoside　　　　gentiopicroside

3. 理化性质与鉴别　　环烯醚萜苷大多为无色结晶，味苦，具吸湿性；易溶于水和甲醇，可溶于乙醇、丙酮和正丁醇等极性较大的溶剂；易水解，所得的苷元易进一步分解或聚合。如地黄或玄参炮制后变黑的现象就是这类成分分解、聚合所致。这类成分常与酸、碱、氨基酸等发生有特殊颜色的反应，如与 Shear 试剂（盐酸与苯胺 1∶15 混合）反应产物显各种颜色。

4. 定量分析方法   一般是环烯醚萜苷类与 Shear 试剂等反应稳定后,利用紫外 - 可见分光光度法测定其总量。单体环烯醚萜苷类化合物一般采用 HPLC-UV 法测定,如《中国药典》(2020 年版)规定玄参中的环烯醚萜苷类成分哈巴苷的含量测定、生地黄中梓醇的含量测定等。

十一、挥发油类

1. 性质及组成   挥发油(volatile oil)又称精油(essential oil),是一种常温下具有挥发性,可随水蒸气蒸馏,与水不相混溶的油状液体。挥发油所含的成分复杂,主要由萜类(单萜、倍半萜)、芳香化合物、脂肪族化合物等组成。大多数挥发油无色或呈淡黄色,具特殊的香气或辛辣味,一般在室温下可以挥发。大多数挥发油比水轻,少数挥发油比水重,如丁香油、桂皮油等,相对密度一般在0.850~1.180。挥发油难溶于水,能完全溶解于无水乙醇、乙醚、三氯甲烷和脂肪油中。挥发油均有一定的旋光性和折光率。折光率是挥发油质量鉴定的主要依据,一般在 1.450~1.560。挥发油放置过久或受空气、水分、光线的影响会产生氧化、聚合反应而颜色变深,并能形成树脂物质,故贮藏时要密闭、低温和避光保存。

2. 分布与活性   挥发油主要分布于松科、柏科、木兰科、樟科、芸香料、桃金娘科、伞形科、唇形科、败酱科、菊科、姜科等植物中,蔷薇科、杜鹃花科、马兜铃科、禾本科、莎草科等植物也含有挥发油。含挥发油的生药有薄荷、细辛、枳实、沉香、川芎、白术、木香、藿香、陈皮、砂仁、肉豆蔻、豆蔻、香附、生姜等。挥发油主要存在于植物的腺毛、油室、油细胞及油管中。挥发油具有发散解表、芳香开窍、理气止痛、祛风除湿、活血化瘀、温里祛寒、清热解毒、抗菌消炎、止咳祛痰等作用。如薄荷油具有清凉、祛风、消炎、局部麻醉作用;柴胡油解热;当归油镇痛;丁香油有局部麻醉、镇痛作用;茉莉花油具有兴奋作用;香柠檬油有抑菌作用;水泽兰油有抑制流感病毒的作用等。

3. 定性、定量分析方法   挥发油一般遇香草醛硫酸试液(0.2g 香草醛→ 10ml 硫酸)显多种颜色,可用于定性检查。挥发油的含量可用水蒸气蒸馏法测定,《中国药典》(2020 年版)挥发油测定法(通则 2204)记载有甲法和乙法,分别用于相对密度 <1 和 >1 的挥发油的测定。分析其组成成分常用 GC或 GC-MS 法,如《中国药典》(2020 年版)规定八角茴香提取的八角茴香油的含量测定、丁香罗勒提取的丁香罗勒油的含量测定等。

十二、有机酸类

1. 结构特征和分类   有机酸(organic acid)是分子结构中含有羧基的化合物。有机酸分为脂肪族、芳香族及萜类有机酸。例如脂肪族有一元、二元和多元羧酸,如酒石酸、草酸、苹果酸、柠檬酸、维生素 C(抗坏血酸)等;苯甲酸、水杨酸(salicylic acid)、咖啡酸(caffeic acid)为芳香族有机酸;萜类有机酸有齐墩果酸、甘草酸及熊果酸(ursolic acid)等。

2. 分布与活性   有机酸在中草药的叶、根,特别是花及果实中广泛分布,如金银花、连翘、乌梅、山楂、五味子、覆盆子、山茱萸、陈皮、枳实、木瓜、青皮等。除少数以游离状态存在外,一般都与钾、钠、钙等结合成盐,有些与生物碱类结合成盐。一般认为脂肪族有机酸无特殊的生物活性,但有些有机酸如酒石酸、柠檬酸也作药用。有些特殊的有机酸是某些中草药的有效成分,如土槿皮中的土槿皮乙酸(pseudolaric acid B)有抗真菌作用;咖啡酸的衍生物有一定的生物活性,如绿原酸(chlorogenic acid)是许多中草药的有效成分,有抗菌、利胆、升高白细胞等作用;五味子中的有机酸有止咳、平喘的功能;甘草酸具有抗炎、抗病毒、增强免疫力的功能;齐墩果酸具有消炎、镇静、强心、利尿、降血脂、降血糖、护肝等活性;丹参中的丹酚酸有抗氧化、改善心肌细胞损伤、抗炎、改善记忆等活性。有机酸因具有较强酸性,因而不宜与制酸药或某些在酸性条件下水解的药物同服,如磺胺类、大环内酯类及氨基糖苷类抗生素。

ursolic acid　　　　　　　　　　pseudolaric acid B

3. 理化性质与鉴别　有机酸多溶于水或乙醇,呈显著的酸性反应,难溶于其他有机溶剂,有或无挥发性。在有机酸的水溶液中加入氯化钙、醋酸铅或氢氧化钡溶液,能生成水不溶的钙盐、铅盐或钡盐沉淀。

4. 定量分析方法　总有机酸的含量可用电位滴定法及紫外 - 可见分光光度法(芳香族有机酸)测定;单体有机酸可用 HPLC-UV 法测定,如《中国药典》(2020 年版)中金银花中绿原酸、川芎和当归中阿魏酸的含量测定。

十三、多糖类

1. 结构特征和分类　多糖类(polysaccharide)是由 10 个以上的单糖分子组成的。植物多糖通常由几百到几千个单糖基通过苷键连接而成。由 1 种单糖组成的多糖称为均多糖,由 2 种以上的单糖组成的多糖称为杂多糖。多糖的结构中除单糖基外,有的多糖还含有糖醛酸、氨基糖、去氧糖、糖醇、O-乙酰基、N- 乙酰基、磺酸酯等。多糖是天然存在数量最多的大分子化合物。

2. 分布与活性　多糖几乎存在于所有植物中,尤其是真菌多糖具有显著的生理活性,如香菇多糖、银耳多糖、灵芝多糖、猪苓多糖都具有增强免疫及抗肿瘤作用。高等植物中的刺五加多糖、黄芪多糖、人参多糖、女贞子多糖等都具有免疫增强作用;茶叶多糖有抗血栓、降血脂作用。动物多糖肝素(heparin)有抗凝作用,硫酸软骨素(chondroitin)有防止血管硬化的作用。近年来,多糖的研究正在引起人们的重视。

3. 理化性质与鉴别　多糖大多为无定形化合物,无甜味,无还原性。直链型多糖如纤维素(cellulose)、甲壳素(chitin)等不溶于水;支链型多糖如淀粉(starch)、黏液质(mucilage)、菊糖(inulin)、肝糖(glycogen)等一般可溶于水,其溶解度随分子量增大而降低。

多糖的鉴别反应:多糖水解后可以用单糖的定性反应鉴别,如用 Fehling 反应、Molisch 反应、成脎试验。也可用纸色谱或薄层色谱法鉴别,以正丁醇 - 醋酸 - 水(4∶1∶5 上层)作展开剂,以新配制的氨化硝酸银为显色剂,还原糖显黑色斑点。还可以将多糖水解后制成甲醚、乙酰化或三甲基硅烷化衍生物,采用 GC 或 GC-MS 法进行单糖的定性、定量分析。

4. 定量分析方法　总多糖的含量测定多采用容量滴定法或紫外 - 可见分光光度法,多以无水葡萄糖为对照品。《中国药典》(2020 年版)规定,灵芝中灵芝多糖的含量、黄精的多糖含量、昆布的多糖含量以蒽酮 - 硫酸反应后用紫外 - 可见分光光度法测定;云芝中的多糖含量用容量滴定法测定;玉竹中的多糖含量以苯酚 - 硫酸反应后用紫外 - 可见分光光度法测定。

十四、鞣质类

1. 结构特征和分类　鞣质(tannin)又称鞣酸或单宁,是一类广泛分布于植物界中的多元酚类化合物,分子量为 500~3 000Da。根据化学结构,可将鞣质类分为可水解鞣质和缩合鞣质。

(1)可水解鞣质(pyrogallol tannin):可水解鞣质是由酚酸和多元醇通过苷键或酯键形成的化合物,

可被酸、碱或鞣酶水解,如五倍子鞣质(gallotannin)。经水解后的酚酸一般为没食子酸(gallic acid)或逆没食子酸(ellagic acid)。多元醇中最常见的是葡萄糖,其他还有木糖、奎宁酸(多元醇酸)等。

(2) 缩合鞣质(condensed tannin):缩合鞣质是由羟基黄烷 -3- 醇类化合物以 C—C 键相连缩合而成的,不能被水解,如肉桂鞣质 A₁(cinnamtannin A₁)。黄烷 -3- 醇类最常见的是儿茶素(catechin)和没食子儿茶素(gallocatechin)。缩合鞣质按其聚合度有 3~6(~9)聚体。

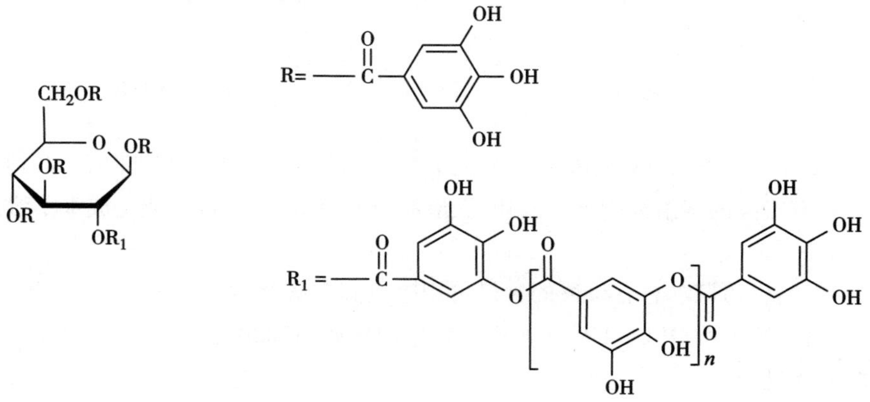

gallotannin

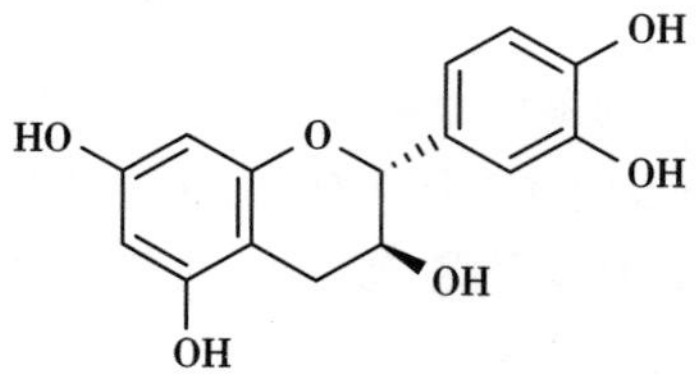

（＋）-catechin

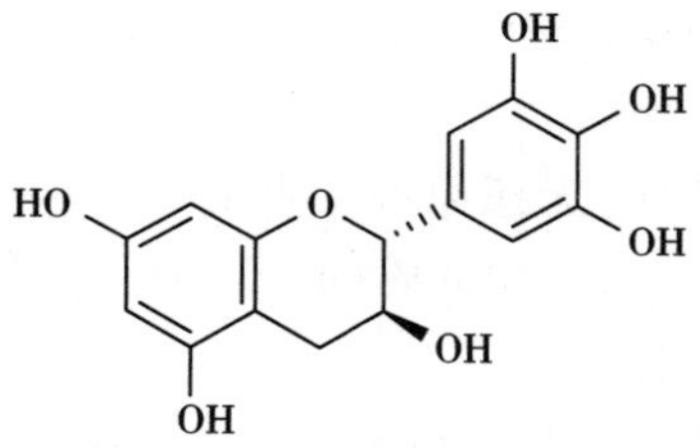

（＋）-gallocatechin

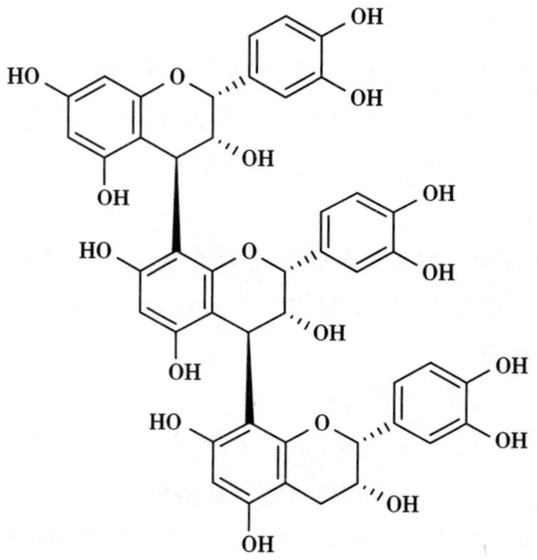

cinnamtannin A₁

2. **分布与活性**　很多生药都含有鞣质。在五味子、没食子、诃子、大黄、桉叶、丁香(含可水解鞣质)、儿茶、茶叶、虎杖、桂皮、钩藤、金鸡纳皮、绵马贯众、槟榔(含缩合鞣质)等生药中的鞣质被视为收敛、止泻和抗菌成分,现代研究表明鞣质类化合物还具有抗氧化、抗肿瘤、抗病毒、降血糖等作用。鞣质还能与蛋白质相结合,形成不溶于水的沉淀,故鞣质又是制革工业的重要原料。FDA 于 2012 年批准的植物药"龙血树提取物"的主要成分是缩合鞣质。

3. **理化性质与鉴别**　鞣质大多为无定形固体,味涩、易潮解、较难提纯,大多能溶于水、甲醇、乙醇,成为胶体溶液;可溶于乙酸乙酯、丙酮,不溶于三氯甲烷、石油醚等。鞣质有强还原性,在空气中尤其在碱性条件下易被氧化而颜色加深。

鉴别反应:

(1) 鞣质的水溶液遇三氯化铁试液产生蓝色→蓝黑色(可水解鞣质)或绿色→绿黑色(缩合鞣质)。

（2）鞣质的水溶液加饱和溴水，缩合鞣质产生黄棕色沉淀，可水解鞣质无此反应。

（3）鞣质的水溶液加稀酸共沸，缩合鞣质产生暗红色沉淀，可水解鞣质则被水解产生酚酸。

4. **定量分析方法**　总鞣质的测定有很多方法，如重量法、容量法、紫外-可见分光光度法等。《中国药典》(2020 年版)应用紫外-可见分光光度法，记载中药和饮片中总鞣质的测定方法（通则 2202），分别测得总酚量和不被吸附的多酚量（干酪素做吸附剂），鞣质含量＝总酚量－不被吸附的多酚量，如测定石榴皮、地榆和五倍子中总鞣质的含量。单体鞣质应用 HPLC 法测定，如测定儿茶和五倍子中单体鞣质的含量。

除以上类型的化学成分外，生药中还有氨基酸、肽类、蛋白质类、色素类及无机成分，它们也都有各自的生物活性，在此不一一赘述。

第二章
目标测试

（殷　军）

第三章

生药化学成分的生物合成

第三章
教学课件

学习要求

掌握: 天然产物的主要生物合成途径。
熟悉: 生药化学成分生物合成研究的意义。
了解: 紫杉醇、大黄素、可待因等天然产物的生物合成途径。

第一节 概 述

生药的化学成分具有丰富的结构多样性。随着天然药物化学研究的深入,新发现的化学成分越来越多。人们逐渐认识到有必要阐明这些成分在生物体内的形成机制,即它们的生源与生物合成途径,以便了解生药化学成分生成与积累的规律,为药物利用奠定基础。

对于来源于植物、微生物、动物的生药而言,化学成分是其体内代谢物。生物体的代谢物可分为2类。一类是由生物大分子(核酸、蛋白质、多糖等)的合成和降解而形成的,在生物体内普遍存在,是维持机体生命活动所必需的物质,称为初生代谢物(primary metabolite)。在特定条件下,一些初生代谢物经过进一步的代谢,生成具有种属特异性、对生命活动非必需的物质,称为次生代谢物(secondary metabolite)。这些次生代谢物一般是分子量 <1 500Da 的有机小分子,结构骨架往往比初生代谢物复杂得多,也常称为天然产物(natural product)。生药的活性成分大多为次生代谢物,因此本章主要介绍次生代谢物的生源与生物合成。

生源(biogenesis)是探讨代谢物在生物体内的合成前体(precursor),即由哪些基本的结构单元所产生。生物合成(biosynthesis)是研究代谢物的体内合成途径,阐明从前体经过一系列中间体直至形成最终产物的化学反应过程,以及参与这些反应的催化酶。生源与生物合成之间有着密不可分的联系。

早期的生源与生物合成研究是一项艰苦的探索,科学家提出大量的设想和假说。例如 Wallach 和 Ruzicka 很早就发现萜类化合物是由一个共同的建筑单元"异戊烯单元"(isoprene unit)所组成的;Winterstein 和 Trier 在前人工作的基础上提出生物碱是由 α- 氨基酸形成的假说,后来都被他人用实验方法证实。从此打开了活细胞合成工厂的秘密,各类化合物的生物合成途径逐步得到阐明,一些前体和中间体也被鉴定。

植物次生代谢的主要途径如图 3-1 所示。大多数次生代谢物起源于数量很有限的几个前体,这些前体是连接初生与次生代谢的纽带,在初生代谢中也起重要作用。乙酸以其硫酯即乙酰辅酶 A(acetyl CoA)的形式在次生代谢物的生物合成过程中发挥枢纽作用。乙酰辅酶 A 由丙酮酸或脂肪酸合成,也可直接由乙酸乙酯与辅酶 A 在三磷酸腺苷(ATP)的作用下形成。由乙酸可以合成甲羟戊酸(mevalonic acid,MVA),再由 MVA 经 3,3- 二甲基烯丙基焦磷酸酯(DMAPP)和异戊烯焦磷酸酯(IPP)等中间体,最终形成萜类化合物。莽草酸由糖衍生而来,进而合成一系列芳香化合物。大量的含氮有机化合物(如生物碱)则以氨基酸作为重要的生物合成前体。有些次生代谢物具有复合的生源途径,如黄酮类是由聚酮(3 个 C_2 单元生成黄酮 A 环)和肉桂酸(莽草酸途径生成黄酮 B 环)衍生而来的,

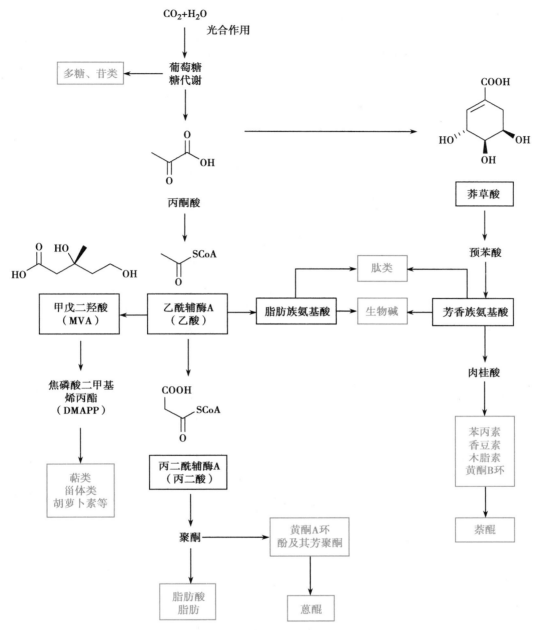

黑色方框为重要前体；蓝色方框为产物类型。

图 3-1　植物次生代谢的主要途径

吲哚生物碱起源于莽草酸途径和单萜（甲羟戊酸途径）。

　　过去通常将天然产物按照其结构类型或天然来源进行分类，如脂肪酸、萜类、糖类、生物碱类、真菌代谢物等。生物合成体系则按照细胞所采取的合成途径对化合物进行分类，两者之间会有交叉。随着天然产物生物合成研究的不断深入，现在已经能够将大量结构复杂的天然产物以合理的方式进行归类并使之相互关联，但其中诸多酶催化反应及其机制有待进一步阐明，这也是今后生药学科的重要研究方向。

　　开展生药化学成分的生物合成研究有以下几个方面的意义：

　　1. 提供绿色、高效的天然产物制备新途径　　目前，生药活性成分的制备主要依赖于从植物等天然资源提取分离纯化，不仅消耗大量自然资源，而且耗时费力。生物合成则为天然产物的制备提供绿色、高效的新途径，不仅环境友好(大多在水溶液体系中发生反应)，而且很多酶催化反应具有很高的催化效率和选择性(包括立体选择性和位置选择性)，能够实现目标产物的定向制备。

近年来，随着合成生物学技术的发展，已经实现了将植物的整条生物合成途径相关基因都构建于微生物菌株内，从头(de novo)合成目标天然产物，也称生物全合成(total biosynthesis)。例如青蒿素等的生物全合成已经实现了工业化规模生产，大大减少了对自然资源的依赖。更多内容详见本章第四节。

2. 有助于培育药用植物优良品种　近年来，随着药用植物生物合成研究的深入，以及分子生物学、生物技术、基因测序技术、化学分析检测技术等的快速发展，各类催化酶及影响生物合成过程的调控因子逐渐被发现。这些催化酶和调控因子可以被用于调控药用植物(或动物、微生物)生长，实现提高活性化学成分产量的目的。例如通过青蒿素合成途径上、中、下游多基因转化策略，成功培育出了高产青蒿素的黄花蒿代谢工程改良品种。这些研究将对生药材品质的提升发挥重要作用。

3. 有助于天然产物化学等相关领域的研究　当以传统方法确定天然产物的结构有困难时，生物合成假说对于结构鉴定是非常有意义的，其中最著名的例子是 Robinson 对吗啡结构的推导。随着现代仪器分析技术的飞速发展，特别是核磁共振、质谱、圆二色谱、X 射线单晶衍射等，目前已经能够完全依靠谱学技术确定天然产物的结构，过去直到实现全合成才能确定一个天然产物结构的时代已经成为历史。但不可否认，生物合成假说在天然产物结构推导方面发挥过并将继续发挥重要作用。

复杂结构天然产物的化学全合成通常是一项非常艰巨的工作。生物合成途径是自然进化的结果，合成过程往往比较简洁，因此很多天然有机化学家模仿生物合成途径设计天然产物的化学全合成步骤，这种策略称为仿生合成(biomimetic synthesis)。也有人将化学合成与酶催化结合起来，实现了很多复杂天然产物的简洁高效合成。

总之，天然产物的生物合成作为合成生物学的重要分支，是近年来生药学科发展最迅速的新兴领域之一，将推动植物分子生物学、微生物学、结构生物学、生物信息学、代谢工程等现代生物技术的发展，也将促进活性天然产物的药物开发与利用。

第二节　生物合成的基本研究方法

生物合成研究的主要思路是：先根据目标化学成分的结构及已知的生物合成途径，提出一个假设，再通过实验证明该假设。早期，主要通过饲喂假设前体到生物体内，然后分离代谢产物，分析饲喂的前体是否结合到代谢产物中。如今，则可以根据基因组和转录物组数据，通过生物信息学分析，直接寻找假设中的功能基因。本节将对常用的研究方法进行介绍。

一、同位素示踪

同位素(isotope)分为 2 类，一类是放射性同位素(radioactive isotope)，另一类是稳定性同位素(stable isotope)。表 3-1 给出在生物合成研究中经常使用的一些同位素的性质。

表 3-1　用于示踪实验的同位素的性质

同位素	相对自然丰度 /%	辐射能量 /MeV		半衰期	自旋
		β	γ		
^2H	0.015			稳定	1
^3H		0.018		12.5 年	1/2

续表

同位素	相对自然丰度 /%	辐射能量 /MeV		半衰期	自旋
		β	γ		
^{13}C	1.1			稳定	1/2
^{14}C		0.155		5 700 年	
^{15}N	0.37			稳定	1/2
^{18}O	0.2			稳定	
^{24}Na		1.39	1.38	14.9h	
^{42}K		3.6	1.5	12.4h	
^{35}S		0.167		87.1d	
^{32}P		1.718		14.3d	

在早期的生物合成研究中,最常使用的放射性同位素是 ^3H 和 ^{14}C。通常的做法是对目标成分的假设前体进行同位素标记,然后饲喂到植物体或植物组织培养体系中,经过一定时间的培养后,分离纯化代谢产物,并测定其放射性。如果饲喂前体的某些特定原子被标记,可以对分离到的产物进行降解,并确定分子中放射性的分布是否与假设相符。双标记或三标记方法可获得更多信息。这种方法被广泛地应用于早期的生物合成研究。例如诺贝尔奖获得者 Bloch 和 Cornforth 等应用降解代谢产物测定碎片的方法,成功地阐明了胆固醇的生物合成途径及其标记类型。在吗啡的生物合成研究中,饲喂放射性前体后,放射性首先出现在蒂巴因,然后是可待因,最后是吗啡,说明甲基化并不像原来预料的那样是该合成途径的最后步骤。放射性同位素通常用液体闪烁计数器进行检测。

稳定性同位素示踪的实验方法与放射性同位素类似。其优点是样品安全,对人体无害,不需要特殊的实验室和放射性检测设备。生物合成研究中最常用的稳定性同位素有 ^2H 和 ^{13}C,代谢产物可采用质谱或核磁共振谱进行检测分析,不仅能判断饲喂的标记前体物质是否结合到目的产物中,还能了解标记原子的位置,较放射性同位素示踪可以获得更多的结构信息。

近年来,由于放射性辐射对人体的危害,以及同位素标记化合物的获取受到很多限制,如今的生物合成研究已较少使用同位素示踪技术(尤其是放射性同位素),而更多地采用分子生物学方法结合波谱等分析技术阐明天然产物的生物合成途径。

二、器官与组织培养

从植物分离出器官或组织进行培养,可以消除来自植物其他部位的干扰。这种方法不仅可以用于饲喂同位素标记物的实验,还可以测定目标成分的合成部位。例如证明了许多茄科植物的莨菪烷类生物碱是在根中形成的。该技术的延伸即是植物组织细胞培养(详见第九章)。组织培养的实验条件易于控制,不受季节限制,是药用植物生物合成研究常用的技术方法。

三、突变体与生物合成抑制剂

突变体(mutant)是研究生物合成途径的非常有效的手段。目前已经建立了许多缺乏某种特定酶的微生物突变体系,其某一特定步骤的次生代谢被阻断,从而积累被阻断步骤之前的中间体化合物。通过鉴定中间体的结构推测催化酶的功能,也可以通过饲喂下游产物恢复正常的代谢途径。使用针对某个特定催化酶的生物合成抑制剂(biosynthetic inhibitor),也可以积累中间体,产生与突变体相同的效果。

四、催化酶及其基因的分子克隆

生物合成途径中的各步反应是由生物合成酶催化完成的。通过鉴定这些催化酶,可以了解生物合成途径的每个步骤。获得催化酶的方式有以下 2 种：

第一，采用传统的生物化学方法，从粗酶中纯化。提取粗酶并验证催化活性后，从中逐步分离纯化得到纯酶，再鉴定氨基酸序列。得到纯化的酶以后，可以通过体外酶促反应，了解该酶的功能、酶促动力学参数、底物特异性等性质。对于难以纯化的酶，也可以采用组织破碎、高速离心等手段获得微粒体(microsome)，用于酶促反应分析。这种方法在早期应用较多，现在已逐渐减少。但是，在催化酶类型未知、无法通过转录物组获得基因信息的情况下仍然十分有用。

第二，利用分子生物学方法，克隆表达生物合成基因。随着分子生物学的快速发展，目前大多数生物合成研究通过对原植物(动物、微生物)进行转录物组和基因组分析，以已知类似功能的基因为模板，寻找目标基因。催化酶基因经过克隆后，可以在大肠埃希菌或酵母中建立高效的表达体系，并对表达后的酶进行纯化和体外功能表征，以确定生物合成途径的天然底物。目前已有许多天然产物生物合成催化酶的基因被克隆。例如紫杉醇生物合成途径已经鉴定了 14 个基因，包括萜类合成酶、羟基化酶、还原酶、酰基化酶等。

五、调控因子的研究

随着生物合成研究的深入，人们逐渐认识到活性成分的合成过程不仅与催化酶相关，还与多种调控因子相关。次生代谢会受到各种外部因素的诱导，而引发代谢变化的内部因素则是源于基因组水平、转录水平及转录后水平的调控。在转录水平，研究较多的调控因子是转录因子。转录因子是指能够与真核基因启动子区域的顺式作用元件发生特异性相互作用，并对转录有激活或抑制作用的 DNA 结合蛋白，对植物的生长、发育、代谢等各个方面起到重要的调控作用。

研究转录因子的目的是阐明其自身结构、目标基因、结合方式、影响次生代谢的机制等。研究方法包括：①DNA 电泳迁移率变动分析(EMSA)，通过探针与蛋白结合后迁移速率变化的原理，在体外快速评价 DNA 与蛋白质是否存在相互作用；②酵母单杂交，在酵母细胞内分析鉴定转录因子与 DNA 的结合，已被广泛应用于克隆和鉴定各种转录因子；③染色质免疫沉淀(ChIP)，利用抗原抗体结合的原理反映蛋白质与基因组结合的情况，可用于研究体内的 DNA 与蛋白质的相互作用；④荧光素酶报告基因，将报告基因与转录因子的靶基因相连，用于监测基因表达的变化情况。目前研究最深入的是黄酮类和生物碱类生物合成途径的转录因子，萜类转录因子则刚刚起步。这些转录因子主要包括 MYB 类、bHLH 类、WD40 类、AP2/ERF 类、WRKY 类、SPL 类等。

六、植物体内的基因操作

针对生物合成催化酶与调控因子的研究大多在体外完成。为了获得功能基因在植物体内功能的直接证据，需要对缺失、抑制表达或过量表达相应基因的突变体进行功能分析，这就涉及基因敲除或基因工程技术。相关技术在第九章详细介绍。

基因敲除包括定点敲除和随机插入突变。随机插入突变是植物常用的方法，科学家已针对拟南芥等模式植物及水稻、小麦等作物建立了多个随机插入突变的突变体库。近年来，CRISPR/Cas9 基因编辑技术被应用于多种模式植物，实现了传统方法难以完成的定点突变诱导(插入、缺失或修饰等)。

对于突变体库尚不完善的药用植物，主要通过建立植物离体再生系统，采用农杆菌介导基因转化。通过农杆菌可向毛状根等离体培养系统中导入目标基因，介导其过表达；或导入特定的 RNA 片段，介导其同源 mRNA 特异性降解使得基因被抑制，称为 RNA 干扰(RNA interference，RNAi)。

第三节 常见生药成分的生物合成途径

绝大多数生药活性成分是次生代谢物，它们以一些重要的初生代谢物为前体，经进一步代谢生成。这些初生代谢物包括莽草酸、乙酰辅酶 A、丙二酸单酰辅酶 A、氨基酸等。常见生药成分的生物合成途径即是以这些重要的前体化合物命名。大多数生物合成途径已通过放射性同位素示踪实验得到确证,本节将详细介绍。经过这些途径生成基本结构骨架以后,还需经过大量的后修饰反应,包括氧化、还原、糖基化、酰基化、异戊烯基化、甲基化、酯化等,最终生成结构多样的天然产物。催化这些后修饰反应的酶统称为后修饰酶(tailoring enzyme)。

一、莽草酸途径

莽草酸由日本学者 1885 年从八角属植物 *Illicium religiosum* 的果实中分离得到,是植物和微生物中芳香族氨基酸生物合成的关键前体。通过莽草酸到芳香族氨基酸,再进一步合成其他次生代谢物的生物合成途径称为莽草酸途径(shikimic acid pathway)。芳香族氨基酸类、苯甲酸类(C_6-C_1)和肉桂酸类(C_6-C_3)化合物均由莽草酸途径合成。

莽草酸经一个简单的依赖 ATP 的磷酸化反应得到莽草酸 -3- 磷酸酯,最后转化为分支酸,再经其异构体预苯酸的转化生成 L- 苯丙氨酸和酪氨酸,如图 3-2 所示。一些简单的羟基苯甲酸类化合物如没食子酸和对羟基苯甲酸,可直接由莽草酸途径的早期中间产物如 3- 去氢莽草酸或分支酸合成。

天然产物中具有 C_6-C_3 骨架的苯丙素类化合物如香豆素、木脂素等,以及具有 C_6-C_3-C_6 骨架的黄酮类化合物均极为多见。其中的 C_6-C_3 骨架均由苯丙氨酸经苯丙氨酸脱氨酶(phenylalanine ammonialyase,PAL)脱去氨基后生成的肉桂酸而来。苯丙素类经环化、氧化、还原等反应,还可生成 C_6-C_2、C_6-C_1 等类型的化合物。2 分子苯丙素类通过聚合,可得到木脂素类化合物。

香豆素类化合物在药用植物中分布广泛,具有多种药理活性。莨菪亭、秦皮素等香豆素的生物合成途径如图 3-3 所示。具有抗菌、消炎和抗病毒作用的萘醌类化合物紫草素是紫草的主要药效成分,也是由莽草酸途径合成的。

二、聚酮途径

聚酮途径(polyketide pathway)也称为乙酸 - 丙二酸途径(acetate-malonate pathway,AA-MA 途径),因为聚酮的前体为乙酸和丙二酸。这 2 种化合物在该途径中均以辅酶 A 酯的形式存在,即乙酰辅酶 A 和丙二酸单酰辅酶 A。它们是非常活泼的硫酯,可以通过还原和反复聚合形成多聚 -β- 酮酸酯链(图 3-4),进一步生成酚类、芳聚酮类、饱和或不饱和脂肪酸。乙酰辅酶 A 也是芳香化合物和萜类化合物生物合成的最初原料。

1. 酚类及芳聚酮类　在合成过程中,乙酰辅酶 A 通常作为起始单元。丙二酸单酰辅酶 A 起到延伸碳链的作用,通过酶催化的脱羧反应不可逆性地脱去 CO_2,直接生成乙酰辅酶 A 的 C_2 位碳负离子。脱羧后即发生硫代克莱森缩合,使碳链延伸(图 3-4)。克莱森缩合反应反复进行,最终生成多聚 -β- 酮酸酯链。多聚 -β- 酮酸酯的 2 个羰基中间的亚甲基非常活泼,它能形成碳负离子或烯醇,发生多种分子内的 Claisen 或 Aldol 反应,然后与酮或酯中的羰基反应可以生成没有张力的六元环。所形成芳环上的含氧取代基(羟基、甲氧基)多互为间位。进一步可生成芳酮类,如黄酮 A 环,或大黄素型蒽醌类化合物(图 3-5)。

2. 脂肪酸类　脂肪酸生物合成的合成砌块、化学原理和酶促机制均与聚酮组装类似。乙酰辅酶 A 为起始单元,丙二酰辅酶 A 为延伸单元。碳链的延伸由缩合及还原 2 个步骤交替而成,得到的饱和脂肪酸均为偶数碳。碳链为奇数碳的脂肪酸的起始物质不是乙酰辅酶 A,而是丙酰辅酶 A(propionyl CoA),支链脂肪酸的前体则为异丁酰辅酶 A、α- 甲基丁酰辅酶 A、甲基丙二酸单酰辅酶 A 等,其缩合及还原过程均类似。

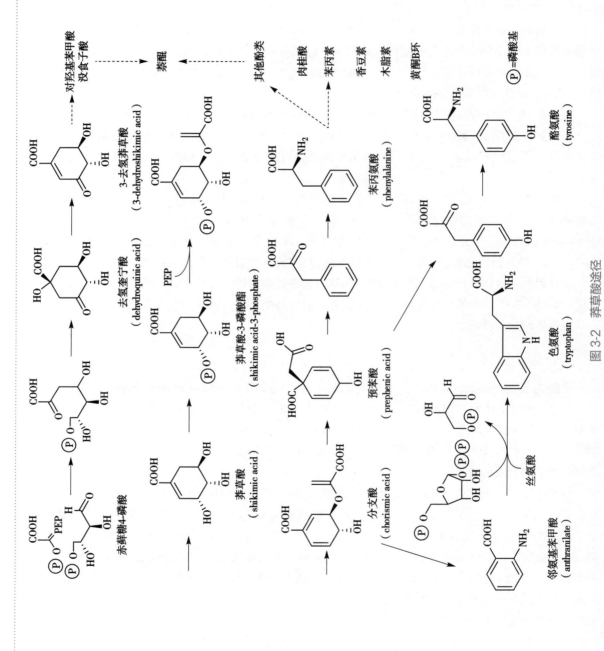

图 3-2　莽草酸途径

图 3-3　香豆素的生物合成途径

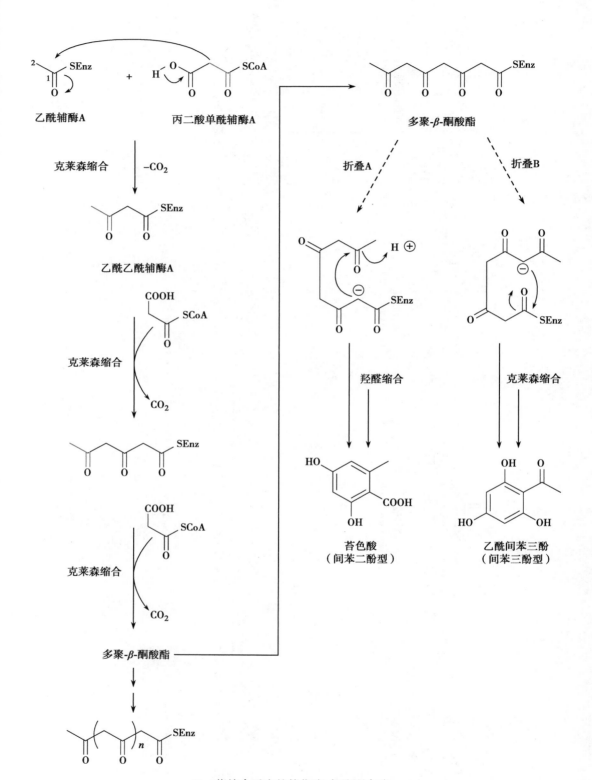

Enz 指缩合反应的催化酶,如聚酮合酶。

图 3-4　聚酮途径

图 3-5 大黄素型蒽醌类化合物的生物合成途径

三、甲羟戊酸途径

19 世纪后叶,科学家们发现挥发油和橡胶的组成成分都具有 C_5 单元,因此猜测这些化合物是由异戊二烯首尾相连而成的。Ruzicka 在 1953 年提出"生源的异戊二烯法则",即萜类是由类异戊二烯的 C_5 单位集合而成的。经过 Block、Lynen、Cornforth 和 Pojak 等的开拓性研究工作,阐明了甲羟戊酸的生物合成途径及它转化为 C_5 单元的过程。Block、Lynen 和 Cornforth 3 人也主要因为在这方面的出色工作分别获得诺贝尔奖。

在生物合成过程中,异戊二烯以焦磷酸二甲基烯丙酯(DMAPP)和焦磷酸异戊烯酯(IPP)的形式参与反应,它们均由甲羟戊酸(mevalonic acid,也称甲瓦龙酸)生成,因此称为甲羟戊酸途径(也称甲瓦龙酸途径)(mevalonic acid pathway,MVA 途径)。萜类和甾类化合物均来源于这条途径,由异戊二烯单位聚合而成。根据聚合的异戊二烯单位数目可分为半萜、单萜、倍半萜、二萜、二倍半萜、三萜、四萜和多聚萜(图 3-6)。甾类化合物由三萜经进一步修饰降解形成。由于甲羟戊酸是由乙酰辅酶 A 生成的,故其生源前体也可以说是乙酰辅酶 A。萜类骨架再经氧化、还原、脱羧、环合或重排,生成种类繁多的萜类及甾类天然产物。例如著名的抗肿瘤药紫杉醇(paclitaxel,taxol®)是由 GGPP 环合成基本骨架紫杉二烯,再经过一系列羟基化、酰基化后修饰后产生的(图 3-7)。紫杉醇具有 47 个碳,11 个手性中心,结构非常复杂,它的生物合成研究已历经 20 余年,目前已发现 14 种催化酶,还有 5 种未能鉴定。近十几年来,在某些细菌、原虫、植物原生质体中发现另一条途径——脱氧木酮糖 5- 磷酸途径(DXP 途径),又称 2- 甲基 - 赤藓糖醇 -4- 磷酸途径(MEP 途径),也被认为与萜类和甾类的生物合成有关。该途径起始于丙酮酸和 3- 磷酸甘油醛脱羧形成的 1- 去氧 -D- 木酮糖 -5- 磷酸酯,经过多步反应转化成焦磷酸异戊烯酯(IPP),与 MVA 途径重合。该途径在维生素 B_1 和维生素 B_6 前体的合成中起重要作用。

四、氨基酸途径

生物碱类成分多由氨基酸途径(amino acid pathway)生成。有些氨基酸脱羧成为胺类,再经过一系列化学反应(甲基化、氧化、还原、重排等)转变为生物碱。已知作为生物碱前体的氨基酸,在脂肪族氨基酸中主要有鸟氨酸、赖氨酸,芳香族氨基酸中则有苯丙氨酸、酪氨酸、色氨酸等。其中,芳香族氨基酸来自莽草酸途径,脂肪族氨基酸则基本上来自三羧酸循环(TCA)及糖酵解途径中形成的 α- 酮酸经还原氨化(transamination)生成。具体如下式所示:

$$R \overset{O}{\underset{O}{\text{C}}} OH \xrightarrow{\text{还原氨化}} \overset{HO\quad NH_2}{R \underset{O}{\text{C}} OH}$$

各类生物碱的前体氨基酸如表 3-2 所示。鸟氨酸为生物碱的形成提供 C_4N 单元,主要生成吡咯烷类与莨菪烷类,如阿托品及东莨菪碱;赖氨酸则提供 C_5N 单元。其他多数氨基酸作为生物碱的前体,由于结构中不含有 δ- 氨基或 ε- 氨基,只能由 α- 氨基提供氮原子。邻氨基苯甲酸是色氨酸生物合成的关键中间体之一,可脱羧形成 C_6N 骨架,合成喹啉类、吖啶类生物碱。色氨酸在吲哚生物碱的生物合成中发挥重要作用,如麦角酸。小檗碱、罂粟碱、可待因等均以酪氨酸为前体(图 3-8)。

大多数生物碱的生物合成途径是将氨基酸中的氮原子和整个碳骨架或大部分碳骨架引入生物碱的结构中。但有些生物碱并非如此,它们是以非氨基酸前体为底物,在生物合成相对较晚的阶段才引入氮原子。这样的生物碱经常以萜类和甾类化合物为基本骨架,氮原子是通过氨基酸与萜类、甾类骨架中的醛基或酮基发生转氨反应而引入的。例如茄科植物的螺甾烷类生物碱就是在甾体侧链末端发生氨基化,再脱水形成含氮的六元环。

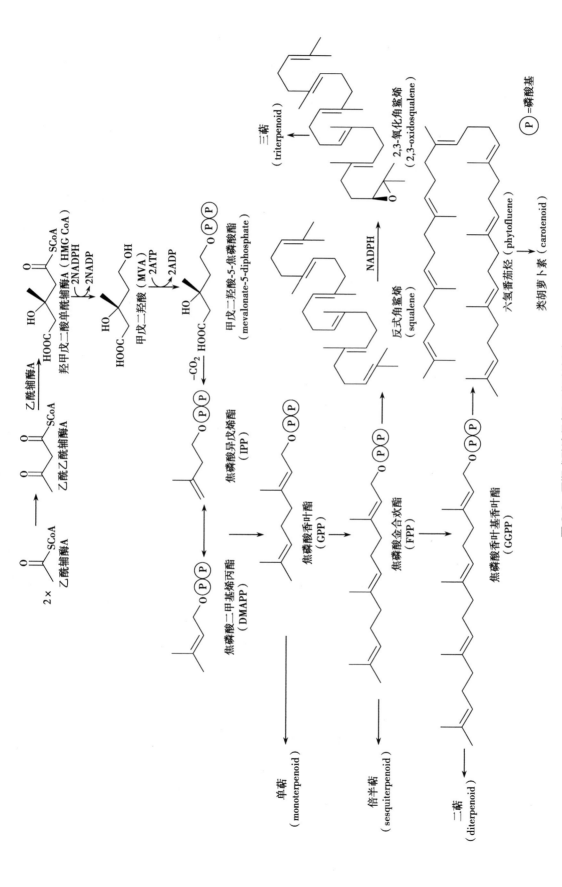

图 3-6　甲羟戊酸途径（甲瓦龙酸途径）

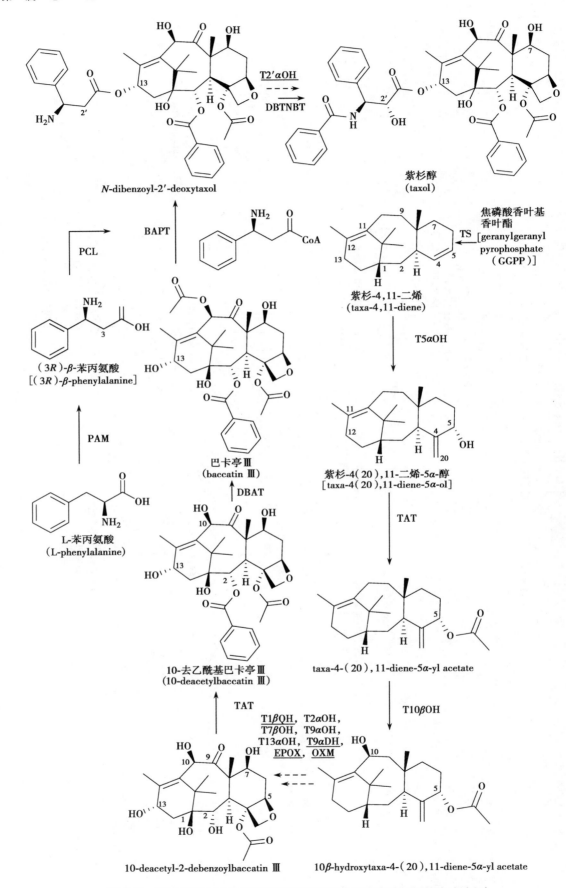

图 3-7 紫杉醇的生物合成途径（下划线标记为尚未完成解析的合成途径）

表3-2 生物碱生物合成的前体氨基酸

生物碱类别	吡啶类与吡咯烷类	莨菪烷类	有机胺类	异喹啉类	喹啉类	吲哚类	嘌呤类
前体	鸟氨酸、赖氨酸	鸟氨酸	苯丙氨酸	酪氨酸	色氨酸	色氨酸	天冬酰胺、甘氨酸
	阿托品（atropine）	东莨菪碱（scopolamine）	麻黄碱（ephedrine）	小檗碱（berberine）	喜树碱（camptothecin）	麦角酸（lysergic acid）	咖啡因（caffeine）

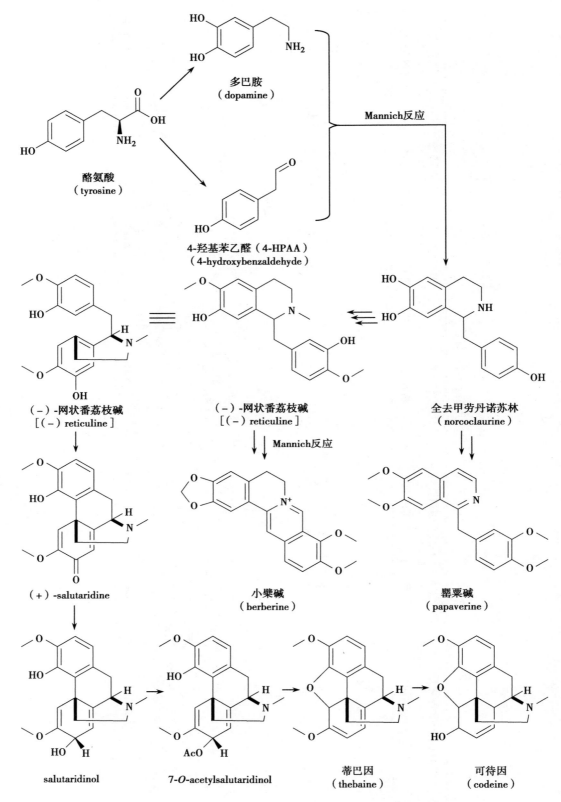

图 3-8 代表性生物碱的生物合成途径

五、复合途径

复杂结构天然产物的不同结构片段可能来自不同的途径,即复合生物合成途径,如大麻二酚酸、查耳酮、二氢黄酮等(图 3-9)。常见的复合生物合成途径有以下几种:①聚酮 - 莽草酸途径;②聚酮 - 甲羟戊酸途径;③氨基酸 - 甲羟戊酸途径;④氨基酸 - 聚酮途径;⑤氨基酸 - 莽草酸途径。

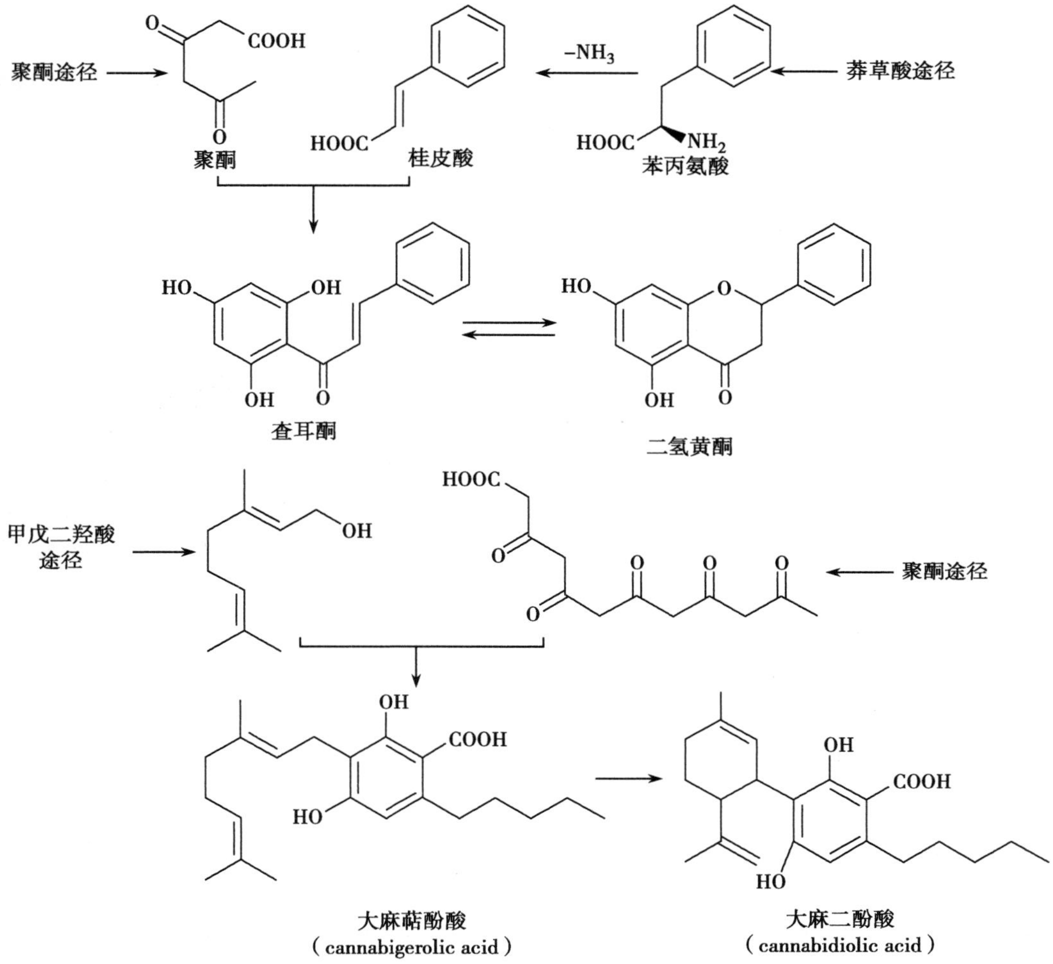

图 3-9　复合生物合成途径生成查耳酮类和大麻二酚酸

迄今为止,已有很多重要天然产物的生物合成途径被解析,如青蒿素(倍半萜)、紫杉醇(二萜)、秋水仙碱(生物碱)、大黄素(蒽醌)、黄芩苷(黄酮苷)、甘草酸(三萜皂苷)、人参皂苷(三萜皂苷)、枸杞素(环肽)等。本章的数字资源给出部分化合物合成途径的代表性研究文献。青蒿素、甘草酸、黄芩苷等的生物合成将在各论中详细介绍。

第四节　利用生物合成获取生药的活性成分

大多数生药来自植物,通过栽培药用植物从中分离制备活性成分是最常见的获取途径。然而,由于大多数植物的化学成分种类多、结构复杂、含量低,因此引发了一系列问题。例如紫杉醇(0.02%)、长春新碱(0.003%)等在原植物中的含量非常低,分离纯化困难;从中药复杂体系中分离纯化特定成分的技术难度高;过量开采药用植物造成资源匮乏等。因此,非常有必要为生药活性成分的获取建立新的途径。化学全合成可以获得部分天然产物,但由于天然产物的结构复杂,往往具有多个手性中心,全合成难度大,而且产率低,不能满足工业生产的要求。在了解活性成分生物合成途径及相关催化酶的基础上,可以采用一系列生物技术(biotechnology)获取活性成分。根据生物技术所利用的对象可以分为 2 类:基于植物组织培养的生物合成和基于微生物发酵的生物合成。

一、基于植物组织培养的生物合成

基于植物组织培养开展生物合成,优势在于植物组织已具备目标化合物的基本合成途径,只需对其合成通路或关键基因进行诱导与调控,增加目标化合物的产率。主要手段包括植物细胞组织培养、植物转基因技术、转基因器官培养等。这些技术将在第九章详细介绍。以上技术所产生的细胞、组织、毛状根、转基因植物等可以用于直接生产活性成分,也可以作为底盘细胞提供工具酶,对外源性底物进行结构修饰。

二、基于微生物发酵的生物合成

基于微生物发酵体系开展天然产物的生物合成,优势在于微生物载体繁殖速度快,对培养条件要求低,适合基础研究及工业生产。具体而言,有生物转化和合成生物学这 2 种方法。

微生物的生物转化(biotransformation)是利用细菌、真菌等酶系统,对外源性底物进行结构修饰的生物化学过程,其本质是微生物体系的酶对外源性底物的酶催化反应。微生物丰富而强大的酶系构成高效的生物催化体系,目前已发现 3 000 余种能催化各种化学反应的酶,所催化的反应类型多种多样。生物转化具有反应条件温和、选择性强、绿色高效等特点,还能够催化一些有机合成难以完成的化学反应。例如通过微生物转化可实现环黄芪醇 9,19 位环丙烷的扩环反应,这是化学反应难以实现的。再例如构建高表达特定水解酶的大肠埃希菌,饲喂人参提取物,可以高效生产抗肿瘤药人参皂苷 Rg_3,产率可达到 144g/5L。

合成生物学(synthetic biology)是基于系统生物学的遗传工程,从人工碱基 DNA 分子、基因片段、基因调控网络与信号转导路径到细胞的人工设计与合成。合成生物学包括生物合成元件的挖掘与改造、生物合成途径的高效组装,以及代谢途径的优化。基于合成生物学原理,设计和改造微生物菌株用于发酵生产天然药物的方法已被广泛认可。例如在酵母工程菌中生产青蒿素的前体青蒿酸可达 25g/L 的产业化水平,再与化学合成相结合,可实现青蒿素的吨级规模生产。近年来,不断有利用合成生物学方法从头合成植物活性天然产物的研究报道,涉及的天然产物包括萜类(紫杉

代表性生药药效成分的生物合成途径(拓展阅读)

二烯、甜菊苷、丹参酮、人参皂苷、甘草次酸)、黄酮类(灯盏乙素、黄芩苷)、酚类(天麻素、丹参素、红景天苷)、生物碱(秋水仙碱、那可丁、氢可酮、莨菪碱)等。药用植物活性成分的合成生物学将革新传统的生产方式,成为药用资源可持续利用的重要途径之一。同时我们也应该认识到,由于大部分植物成分的生物合成途径长、关键酶的催化效率低、与微生物宿主的适配性差等问题,导致微生物发酵的最终产量较低。因此,合成生物学的产业化仍有待进一步发展。其中,酶活性和代谢效率的优化是植物成分异源生物合成面临的主要挑战。

第三章
目标测试

（乔　雪）

第四章

生药的药理活性、药效物质及其研究方法

学习要求

掌握：中药药理学与药效物质研究的意义与特色。
熟悉：中药药效物质研究的基本思路与方法。
了解：中药药理的研究方法及新药研发思路。

第四章
教学课件

第一节　生药的药理活性

生药对于代谢性疾病、心脑血管疾病、神经系统疾病、肿瘤等慢性疾病、复杂疾病的治疗具有独特的优势。以心血管疾病为例，复方丹参方能有效缓解心绞痛症状，改善缺血性心电图及血液流变学指标，调节血脂，缓解伴发症状，且没有硝酸酯类化学药的血管扩张性头痛、直立性低血压等不良反应。再以感染性疾病为例，清热解毒中药的抗菌效价一般不及抗生素，但可以通过抗炎、调节免疫功能产生良好的抗感染作用。

生药的药理活性（连花清瘟胶囊）（拓展阅读）

中药治疗疾病是在中医药理论指导下，通过辨证论治，利用药物的偏性调节机体平衡。随着现代医学的发展，为了保证中药在临床的有效安全使用，有必要采用现代科学技术评价中药的药理活性与毒性，这就涉及药理学与毒理学知识。本节将重点介绍中药药理的研究方法，并简要介绍中药毒理学。

一、中药药理学与中药毒理学

（一）中药药理学概述

中药药理学是在中医药理论指导下，应用现代科学技术和方法，研究中药与机体相互作用及作用规律的科学。中药药理学的研究内容分为中药药效学和中药药动学。中药药效学主要研究中药对机体的作用、作用环节与效应，以及产生作用和效应的物质基础及机制。中药药动学是应用药动学的基本原理研究机体对中药吸收、分布、代谢、排泄的动态变化规律及特点。

根据中药自身的特性，中药药理学的研究内容还包括阐明中药药性、功效、配伍的科学内涵，推动中药现代化；提高中药的临床疗效，指导临床科学合理地使用中药；发现创新中药，科学评价中药新药的有效性和安全性，为中药新药的开发奠定基础。

中药药理研究有两大特色，**一是阐释中药传统功效的现代药理学内涵**。例如麻黄发汗解表功效的现代药理学内涵是麻黄具有发汗、抗病原微生物、抗炎等药理作用；丹参活血化瘀功效的现代药理学内涵是丹参具有改善血液流变、抗血栓、改善微循环、抗心肌缺血等药理作用；人参等中药能调节机体的功能状态，与兴奋下丘脑-垂体-肾上腺皮质轴、调节中枢单胺类神经递质能神经系统等密切相关。**二是基于中药整体观**，阐明中药多成分、多靶点、多途径的整合作用。复方是中药的临床主要使用形式，针对疾病的复杂病理机制，遵循君臣佐使配伍规律，通过各成分的协同作用而取得疗效。

（二）中药毒理学概述

中药毒理学属于中药药理学的分支学科，是一门研究中药对生物体有害效应、机制、安全性评价

49

与危险度评定的科学。研究内容包括发现毒性成分,阐明毒性成分对机体作用的靶器官、细胞、分子和生化机制,以及有毒中药的加工、炮制、配伍和制剂等。中药毒理学的研究方法与中药药理学基本一致,在本节中重点介绍中药药理学的研究方法。

《中国药典》(2020年版)一部收载了83种毒性中药材,提示不可过量、不可久服、孕妇慎用或禁用等。中药具有毒性与活性相关、毒性成分复杂、毒性表现多样、毒性可控等特点。在不同的病理状态下,毒性物质与药效物质的角色可以发生转化,毒效关系密切。例如砒霜中的As_2O_3是毒性物质,但在治疗白血病时则是药效物质。毒性物质可分为有机类(包括生物碱、糖苷、二萜、毒蛋白等)和无机类(主要为重金属),所引起的毒性反应可能表征于人体的各大系统,其中最常见的是对肝和肾的毒性。例如含马兜铃酸类中药具有严重的肾毒性,含吡咯里西啶类生物碱的中药具有明显的肝毒性。近年发现,长期服用炮制不当的何首乌也可能导致肝毒性。针对这些毒性,中医药在长期的临床应用和实践过程中积累了大量减毒增效或控制毒效的方法,主要包括选用正品药材、依法炮制、合理配伍、特定的煎服方法等。这些特点将成为中药毒理学研究及安全性评价的重要参考。

二、中药药理的研究方法

随着生命学科的飞速发展,中药药理研究一方面吸纳现代药理学的新理论、新技术,另一方面根据中药的作用方式发展特色的评价体系和方法。常用的中药药理研究方法可以分为以下几个层次:

(一)整体(动物)水平的中药药理研究

用整体动物进行中药药理研究,最大的优点是可以从整体水平直观地反映中药的治疗作用、不良反应及毒性作用。由实验动物获得的结果对于预测中药的临床价值和应用前景具有十分重要的意义。中药药理研究中最常用的整体动物模型是大鼠和小鼠,其次为仓鼠、兔、斑马鱼、线虫等。

整体动物模型包括正常动物和病理动物模型。病理动物模型又分为自发性和诱发性2种。自发性疾病动物模型是指实验动物未经人工处理,在自然情况下发生,并通过定向培育而保留下来的疾病模型;诱发性疾病动物模型是使用物理、化学、生物等诱因作用于动物,造成动物的组织、器官或全身性损害,出现疾病症状。近年来,使用基因敲除方法制造动物模型越来越普遍,为药物作用机制研究提供很好的条件。中药病理模型的建立,关键在于如何反映中医证候。

随着现代医学和药理学的发展,采用动物组织、器官制备的模型越来越多,如离体血管实验、心脏灌流实验等。组织器官模型可以反映生理条件下的中药作用,也可以制备成病理模型。应用组织器官模型,能够减少影响因素,更好地评价中药对特定靶器官的作用;同时,也可降低筛选样品的用量,提高实验通量和筛选效率。

(二)细胞水平的中药药理研究

细胞模型是常用的体外水平中药药理研究方法,其优点是药物用量少、成本低、速度快,适合高通量筛选,可以在平行的条件下比较中药各部位、各单体成分的药理作用。根据不同的实验目的,可从不同的来源获得细胞,如从器官组织中直接分离细胞、通过组织细胞培养分离提纯细胞或破坏细胞结构获得细胞器。

细胞模型可分为基于表型的细胞模型和基于靶点的细胞模型。前者采用未经特殊处理的细胞,给药后观察细胞的表型变化,包括存活率、mRNA及蛋白水平变化、代谢物变化等,筛选能够产生预期生理变化的药物。例如使用肿瘤细胞筛选抗肿瘤活性、利用胰岛素抵抗细胞模型筛选抗糖尿病药。后者是基于已知作用靶点,将靶基因在细胞中过表达所建立的模型。通常将靶基因与报告基因联合表达,从而快速直观地观察目的基因表达量的改变。萤光素酶是最常用的报告基因之一。

类器官是一种新型的体外研究系统,属于三维细胞培养物,可高度模拟体内组织、器官的功能结构和遗传特征。目前,肠道、视网膜、脑、肾、胰腺和肺等健康组织的类器官模型已逐渐建立。类器官可用于研究疾病发生与发展,适用于中药药效学和中药毒理学评价、临床前药物筛选和早期毒性评估等。

(三) 分子水平的中药药理研究

分子生物学技术的发展为中药药理研究提供新技术、新方法。许多疾病与基因结构、基因调控和表达异常有关。常规分子生物学实验通过聚合酶链反应(PCR)、蛋白质印迹法等方法,可检测中药对相关基因、蛋白表达的影响;通过蛋白质荧光偏振、表面等离子共振、质谱分析、分子对接等方法,可研究中药小分子与生物大分子的相互作用。此外,还可以对基因进行定点突变、敲除、敲低等操作进一步验证中药的作用靶点与机制。近年来,一系列新技术被用于中药药理研究。

1. 生物芯片　生物芯片(biochip)是根据生物分子间特异性相互作用的原理,将生化分析过程集成于芯片表面,从而实现对 DNA、RNA、多肽、蛋白质及其他生物成分的高通量快速检测。例如基因芯片是将高密度 DNA 片段附在固相表面,以同位素或荧光标记的 DNA 探针,借助碱基互补杂交原理,进行大量的基因表达监测。例如采用基因芯片技术观察黄连对大鼠肝脏全基因表达的影响,提示黄连可上调炎症反应、免疫反应、防御反应相关基因,从而发挥抗感染作用。

2. 微流控芯片　微流控芯片(microfluidic chip)是将采样、预处理、加试剂、反应、分离和检测等集成在微芯片上进行的技术。该技术具有体积小、操作简单、样品用量少、分析速度快、操作易自动化等优点,能够进行酶及细胞水平的分析。例如以凝血酶与血管紧张素转换酶为靶点设计微流控芯片,并用于不同批次的芪参益气滴丸的生物活性评价,可识别不合格样品,并筛选具有酶抑制活性的化合物。

3. 分子靶点垂钓技术　该技术是国际上靶点识别的主流方法。基于蛋白质可与药物分子发生特异性结合的原理,并以药物分子为诱饵"垂钓"靶蛋白。在实验中,首先将药物分子通过化学修饰链接一个标签分子(如生物素),标签分子与固相载体微球表面的活性反应基团相互作用,将药物分子连接在微球表面,继而将微球与细胞裂解液混合,使药物分子捕捉靶点蛋白。所捕获的蛋白经凝胶电泳分离纯化、蛋白质组学分析、数据库比对等进行鉴定。分子靶点垂钓技术在天然产物中的应用已十分成熟,例如发现黄芩苷减肥的靶点肉碱棕榈酰转移酶 -1(CPT-1)、苏木酮 A 抗神经炎症的靶点肌苷 -5′- 单磷酸脱氢酶 2(IMPDH2)。

在中医药理论指导下,我国的学者创立了一系列有特色的中药药理研究方法,例如中医证候模型、病症结合模型等。近年来,代谢组、转录物组、蛋白质组等多组学方法及网络药理学越来越多地应用于中药研究,揭示中药的多成分、多靶点作用机制。

在常规药理实验方法的基础上,中药还涉及一些特殊的研究步骤。例如中药方剂的煎煮、有效部位的提取、有效剂量的换算、样品的溶解与制备、复方配伍对药效的贡献等。此外,中药质量均一性也是药理研究重现性的重要保障。

中药与化学药联合应用在临床上较为普遍,中西药相互作用(herb-drug interaction)不容忽视。最常见的影响是药物代谢动力学行为改变,导致药效减弱或毒副作用增强。例如银杏叶与华法林合用时,银杏叶可以通过影响肝药酶,延缓华法林在体内的代谢,从而增强抗凝作用,导致出血风险增加;银杏叶制剂中的黄酮类成分对肝药酶 CYP3A4 有抑制作用,可抑制体内硝苯地平的代谢,导致不良反应发生。

三、中药新药药理研究

(一) 中药新药的定义及申报要求

中药新药研究是我国药物研发的重要组成部分。中药新药申报需符合国家药品监督管理局制定的《中药注册分类及申报资料要求》。中药注册可分为四大类,分别是中药创新药、中药改良型新药、古代经典名方中药复方制剂、同名同方药。

在新药研究过程中,为保证各项试验的科学性和实验结果的可靠性,国家药品监督管理局于2017年颁布了最新版《药物非临床研究质量管理规范》(GLP),新药临床前研究的各项试验必须符合相关要求。在完成符合法规要求的药学、药理、毒理研究后,可以开展临床研究,需遵循《药物临床试验质量管理规范》(GCP)的相关规定。中药新药的临床试验包括Ⅰ、Ⅱ和Ⅲ期,为客观评价药物的安全性和有效性,一般须经过随机对照试验。

国外对于中药或传统药物的新药审批流程各不相同。日本药品审批部门认同汉方药长期以来的疗效和安全性,在注册审批方面,不要求申请企业提交药效学研究和临床试验资料,因此企业将汉方药生产的重心放在药物的质量控制上。在欧美国家,由于缺乏可靠的临床记载,部分国家对中药新药管理严格,在欧盟上市的植物药须遵循《欧盟传统草药指令》(2004/24/EC)。多年来在欧美成功上市的中药品种甚少,如地奥心血康胶囊、愈风宁心片、丹参胶囊等。如何突破国外对多组分植物药的审批和新药临床试验的门槛,还需大量深入的科学研究。

(二)中药新药的研发思路

中药新药的研发可以通过以下几种途径:

1. 从传统中药发现新药

(1)根据文献古籍调研,从临床复方、中草药、民族药、民间药中选择植物、矿物、动物、微生物进行基源鉴定,样品收集后进行提取,或采用溶剂萃取分成几个部位,得到粗提物和有效部位。

(2)根据拟开发药物的适应证,建立药理模型,进行活性筛选。如果粗提物或某一提取部位有效,可开发成新药,即提取物或有效部位。

(3)对提取物进一步分离得到单体化合物,进行活性筛选。如果发现某一单体化合物的活性很强,具有临床应用前景,可开发为有效成分新药。

(4)如果单体化合物具有一定活性,但强度不足,或毒性大,可进行结构改造。这类化合物称为活性先导化合物。

2. 以药物靶标为基础的中药新药发现   药物的发现经历了偶然发现、随机筛选发现到以药靶结构为基础的新药发现,该过程也是从随机发现药物到理性设计发现药物的历程。主要过程如下:

(1)选定药物作用靶点,根据靶蛋白的晶体结构和天然产物数据库中的化合物结构进行计算机虚拟筛选,从中发现选择性作用于靶点的中药成分。

(2)建立药理模型进行体外活性评价,在体外筛选的基础上采用动物模型验证,确定活性成分作为候选药物或先导化合物。

(3)通过计算机辅助进行优化设计,对先导化合物的结构进行修饰和改造,降低毒性、提高成药性。从这些优化的化合物中选出候选药物进行临床前研究及临床研究。

3. 中药改良型新药   中药改良型新药是指改变已上市中药的给药途径、剂型,且具有临床应用优势和特点,或增加功能主治等的制剂。研究思路可以包括:

(1)改变已上市中药的给药途径。

(2)在给药途径不变的情况下,改变已上市中药的剂型。

(3)增加功能主治。

(4)改变已上市中药的生产工艺或辅料,引起药用物质基础或药物吸收、利用明显改变。

4. 古代经典名方中药复方制剂   古代经典名方是指符合《中华人民共和国中医药法》规定的,至今仍广泛应用、疗效确切、具有明显特色与优势的古代中医典籍所记载的方剂。古代经典名方中药复方制剂是指来源于古代经典名方的中药复方制剂。国家药品监督管理局规定,符合"古代经典名方"范畴的中药新药申请上市可实施简化审批,可仅提供药学及非临床安全性研究资料,免报药效研究及临床试验资料。

第二节　生药的药效物质

一、生药药效物质的概念及其研究意义

生药的药效物质（effective component）是指生药针对某一病症发挥药效作用的全部活性物质。一般认为，药效物质既可能是生药原有的成分，也可能是它们的体内代谢产物。因此，生药的药效物质既取决于其化学成分及代谢物的药理活性，又取决于它们的吸收、分布、代谢、排泄性质。

研究药效物质的本质是找到对生药活性有贡献的化合物，并探索活性化合物与机体的相互作用，这对于阐明药效作用机制、发现药物靶点及创新药物研发都具有重要意义。另外，阐明中药的药效物质还有助于诠释传统中医药理论，为中医药的传承与发展提供科学依据。

二、生药药效物质研究的难点

生药具有多成分、多靶点的特性，这对于药效物质研究是很大的困难和挑战。第一，由于生药成分复杂，原型成分和代谢后的成分常常难以鉴定，更难以检测其药动学行为或生物活性；第二，药理作用机制复杂，多成分可能协同发挥同一作用，单成分也可能发挥多种作用，即成分与药效构成复杂的网络关系，使得阐明某一作用与哪些成分相关非常困难；第三，中药成分之间可能存在药动学相互作用，一种成分调节人体药物代谢酶的活性，从而改变另一种成分的生物利用度。

三、生药药效物质研究的思路与方法

早期，从生药发现活性物质一般都是先对药材进行提取分离，再根据生药的整体药效开展活性筛选，直至发现活性显著的单体成分。例如从鸦片发现吗啡、从金鸡纳树皮发现奎宁、从红豆杉发现紫杉醇，以及我国科学家从中药延胡索发现延胡索乙素、从青蒿发现青蒿素等都是类似的过程。这是典型的天然药物化学的研究思路，即从传统生药发现单一活性成分，进而开发成为现代化学药物。通过这种方法发现的活性成分，一般在药材中的含量较高，或者活性较强。

然而，传统生药（包括中草药及复方）的特色是"多组分"，很多生药可能难以找到活性显著的单一成分，而是作为多组分体系，通过"多成分、多靶点"的方式发挥药效。此外，很多生药有多种药效，不同的药效可能由不同的化学成分发挥作用。因此，仅仅从生药中发现单一活性成分，显然不能全面解释生药的药效物质。在这种情况下，需要建立符合生药多组分特点的研究体系。近几十年来，在欧美国家的天然药物研究以单一成分为主的同时，我国科学家开展了卓有成效的中药现代化研究，通过引入最新的现代仪器分析技术、细胞与分子生物学技术及计算机技术，探索了一系列富有中药特色的研究思路与方法。现将代表性的研究成果总结如下：

（一）谱-效关系

谱-效关系（spectrum-effect correlation）是使用分析技术建立不同批次或不同组方中药的指纹图谱，同时利用各类药效模型进行药效学评价，然后将指纹图谱差异与药效学差异进行相关性分析，从而阐明生药的药效物质。该方法将化学指纹图谱与药理活性相结合，优势在于可以体现复杂成分的整体药效及成分变化对药效的影响。例如为了研究黄连抑菌的药效成分，首先建立10批不同产地的黄连药材的HPLC指纹图谱，然后评价这10批药材抑制大肠埃希菌的作用，之后将指纹图谱和药效评价结果进行聚类分析，发现指纹图谱中的小檗碱、非洲防己碱等6个成分与黄连的抑菌活性密切相关，很可能是主要药效成分。

（二）血清药物化学及中药药动学

血清药物化学（serum pharmacochemistry）是以口服给药后的血清为样本，按照天然药物化学

研究方法,从血清中分离、鉴定生药成分及其代谢物,研究这些可进入血液循环的成分(也称移行成分)与药效的相关性。血清药物化学研究包括含药血清制备、成分分离、结构鉴定、药效评价,以及作用机制研究。以入血成分作为研究对象,可以排除难以吸收的成分,简化中药成分的复杂性,同时将代谢产物纳入研究范围。例如为研究六味地黄丸补肾的药效成分,采用中药血清药物化学方法,分离并鉴定了大鼠口服六味地黄丸后 11 个血中的移行成分,包括 7 个未经代谢的原型及 4 个代谢产物。进一步验证这 11 种成分对肾虚大鼠模型具有保护作用,发现莫诺苷、獐牙菜苷、马钱苷的作用最为明显,是补肾功效的核心成分。近年来,血清药物化学与代谢组学技术整合,进一步形成中医方证代谢组学。

血清药物化学的研究思路需要制备大量的含药血清,而且代谢物的分离鉴定往往比较困难。随着液相色谱 - 质谱联用等分析技术的发展,研究人员开始研究中药的体内药动学,从而更简便、深入地阐明中药的体内药效物质。

药物代谢动力学(pharmacokinetic,PK)(简称药动学)主要研究药物在体内的动态变化,包括吸收、分布、代谢、排泄过程。基于药物代谢动力学研究中药药效物质,考虑到了中药成分的体内过程,并侧重于不同时间点、不同器官和组织的药物分布。该研究通常描述中药体内成分的血药浓度 - 时间曲线、组织分布、生物利用度、代谢反应过程、半衰期等。基于这些药动学性质,筛选出体内或靶器官浓度较高的成分作为潜在的药效物质,再通过药效实验予以确证。例如银杏叶提取物广泛用于缺血性心脑血管疾病的治疗,人口服银杏叶提取物后,对 5 种萜类内酯的药动学参数进行考察,发现银杏内酯 A、B 的生物利用度较高。活性评价表明它们具有较强的血小板因子拮抗活性,是银杏叶发挥心血管保护作用的主要物质基础。

(三)药动学 - 药效学关联模型

药动学 - 药效学关联(pharmacokinetics-pharmacodynamics correlation,PK/PD)是将上文所述的药动学行为与药物治疗效果进行关联,建立药物浓度与效应之间的相关关系。PK/PD 在西药研究中应用广泛,是优化临床给药方案的重要依据。将该模型应用于中药研究,需体现中药"多成分、多靶点"的特性,通过建立多种成分与多种效应之间的相关性,发现药效成分。例如心肌缺血大鼠给予生脉注射液后,测定人参皂苷 Rg_1、Rb_1 的血药浓度,同时测定血清中 NO 代谢产物 NO_2^- 和 NO_3^- 的水平,建立相关模型。结果表明药效滞后于血药浓度,并与 2 种人参皂苷的效应室浓度呈良好的相关性,说明生脉注射液诱导体内 NO 释放与人参皂苷 Rg_1、Rb_1 密切相关,这 2 种人参皂苷很可能是生脉注射液抗心肌缺血的主要药效成分。

(四)活性组分敲除

活性组分敲除(constituent knockout)是指从生药提取物中分离出目标成分,获得不含目标成分的阴性样品,通过比较目标成分、总提取物、阴性样品的药效,确定目标成分的贡献及与其他组分的关联。该思路的优势在于组分敲除能使其他成分的含量比例保持不变,可以准确地阐明一个或一组化合物对药效的贡献,并能说明其他组分的作用。研究过程的关键技术是特异性敲除目标成分,主要通过高效液相色谱法和基于中药小分子单克隆技术的免疫亲和色谱柱法。以丹参滴丸的研究为例,采用高效液相色谱法,分别建立了含有 1、10 和 18 个化合物的敲除组分,检测敲除组分及剩余组分的抗心肌梗死药理活性。结果表明,含有酚酸、皂苷、丹参酮类 18 个化合物的组分基本可以代表丹参滴丸的药效。在本研究方法中,为了进一步验证结论,还可将有效组分中的各组分再逐个敲除,或者将敲除的组分以不同比例添加到剩余组分中(称为"敲入"),验证量效关系。

(五)亲和垂钓

亲和垂钓技术是利用受体和配体亲和结合的特点,从复杂体系中钓取活性小分子或靶蛋白。在中药药效物质研究中,常采用疾病相关的靶蛋白作为诱饵,从复杂的中药提取物中快速发现活性分子。常用方法有细胞膜色谱(cell membrane chromatography)和超滤法(ultrafiltration)。前者是将含有受体靶标的细胞膜组织固定在硅胶载体表面制成固定相,再通过高效液相色谱法,利用该固定相分离中药提取物,筛选出与受体靶标结合的成分。超滤法是将靶蛋白与待筛选的中药提取物共孵育,活性分子与靶蛋白结合形成复合物,并通过超滤与原孵育体系分离,之后再对复合物进行蛋白变性释放出小分子,鉴定其结构。例如用 HepG2 细胞构建细胞膜色谱,从丹参中筛选到丹参酮 II$_A$ 等抗肿瘤活性成分;将超滤色谱结合钙通道阻滞剂,筛选到黄酮类黄嘌呤氧化酶抑制剂,揭示了菊花缓解痛风的药效物质基础。

（六）基于"多成分 - 多靶点"的中药药效物质谱

"多成分 - 多靶点"的中药药效物质谱是根据中药化学成分复杂、药理活性多样的特点,首先对中药化学成分进行系统的分离纯化,建立单体化合物库;再针对中药的主要临床药效建立相应的药理活性筛选模型;由于大部分单体化合物难以大量获得,一般采用蛋白或细胞水平的体外模型,样品使用量较小;继而对中药的单体化合物进行系统的活性筛选,建立化学成分与药理活性之间的对应关系,即药效物质谱。该研究策略的优点是化学成分研究与药理活性研究的数据都很扎实,研究结果可靠,为中药的质量控制、作用机制、新药开发等研究提供重要信息;弱点是工作量大、周期长。例如从常用中药甘草 *Glycyrrhiza uralensis* 中分离得到 122 个单体成分,基于甘草的止咳、保肝等传统功效及抗肿瘤、抗病毒等现代临床应用,建立 10 余种酶或细胞模型评价这些单体成分的活性,从而构建了甘草的药效物质谱,以实验数据展示了化学成分与药理活性之间的网络关系,体现了中药的"多成分、多靶点"。进一步通过动物实验,从甘草中发现一系列活性成分,例如甘草素及其糖苷是甘草止咳的主要活性成分,而甘草皂苷是抗病毒的主要活性成分。

（七）网络药理学

网络药理学（network pharmacology）是基于系统生物学,将基因组学、蛋白质组学、代谢组学、药理学等数据库及分析工具通过各类算法进行整合,构建"疾病 - 基因 - 靶标 - 药物"之间相互作用的复杂生物学网络。近年来,中药网络药理学方法逐渐完善,包括疾病基因预测、中药成分的靶标谱和药理活性预测、药物 - 基因 - 疾病的共模块分析、中药方剂配伍规律等。这些方法已被应用于中药药效物质及中医证候的生物学基础研究。网络药理学的优势在于充分利用信息技术,全面体现中医药的复杂性,并节约实验成本。例如利用网络药理学预测复方清络饮中 235 个成分的靶标信息,鉴定抗血管生成和抗炎的潜在药效成分,包括苦参碱、青藤碱、小檗碱、薯蓣皂苷元等。网络药理学不仅有助于药效物质的发现,还为分子机制研究提供重要信息。然而需要注意的是,网络药理学只是依靠数据库已报道的信息进行计算分析,所预测的药效物质和分子机制均需要实验验证。

（八）其他

近年来,药效物质研究是中药领域的热点。通过与其他学科的交叉融合,出现多种新技术、新方法。例如整合上千种中药、成分、靶点和疾病的智能化数据平台可用于药效物质的发掘;液相色谱 - 质谱 - 核磁共振联用技术快速追踪、分离和鉴定药效成分;细胞微流控芯片、蛋白质芯片、高通量药物筛选仪等用于药效物质的微量快速筛选;代谢组、转录物组、蛋白质组等多组学技术用于阐明药效成分及作用机制等。由于中药的复杂性,需要综合运用各种技术方法,并且结合中医药理论,才能深入阐明中药的药效物质,推动中药的现代化研究。

生药药效物
质基础研究
思路与范例
（拓展阅读）

第四章
目标测试

（乔雪　马陶陶）

第五章

生药的鉴定

第五章
教学课件

第一节　生药鉴定的意义

生药的鉴定(identification of crude drug)是综合利用传统的和现代的检测手段,依据《中国药典》、有关政策法规及相关专著和资料对生药进行真实性(identity)、纯度(purity)和品质优良度(quality)的评价,以确保生药的真实性、安全性(safety)和有效性(efficacy)。

生药种类繁多,产区广泛,应用历史悠久。由于历代本草记载、地区用语、使用习惯的不同,类同品(allied drug)、代用品(substitute)和民间药(folk medicine)不断涌现,加之一些生药外形相似等因素,导致生药的异物同名、同物异名现象普遍存在,严重影响中药化学与药理学等研究的科学性、制剂生产的正确性、临床应用的有效性与安全性。

生药的异物同名现象很常见。例如贯众的品种从古至今一直很混乱,据调查,现今各地所用的贯众来源于 5 个科的数十种植物,其中鳞毛蕨属(*Dryopteris*)的粗茎鳞毛蕨 *Dryopteris crassirhizoma* Nakai 等同属植物的根茎及叶柄基部有间隙腺毛,含有驱绦虫活性物质——绵马酸类成分,而来源于其他科属的贯众则很少含有同类成分。藜芦为百合科藜芦属(*Veratrum*)植物黑藜芦 *Veratrum nigrum* L. 的根及根茎,含多种甾体生物碱,有降血压和减慢心率的作用;有的地方用同科萱草属(*Hemerocallis*)植物麝香萱草 *Hemerocallis thunbergii* var. *major* 的根与根茎作藜芦销售使用,而该植物含具有抗血吸虫作用的有毒成分萱草根素(hemerocallin),两者的化学成分与临床功效明显不同。金银花为常用生药,目前广为使用的主流商品是忍冬科忍冬属(*Lonicera*)植物忍冬 *Lonicera japonica* Thunb. 的干燥花蕾,但商品调查发现,全国各地使用的金银花的植物来源有 20 余种,均为忍冬属植物,虽然化学成分的种类相类似,但绿原酸等活性成分及具有溶血作用的皂苷类成分的含量存在明显差异。在异物同名的生药中,有的是同科同属植物,临床上已习惯应用,功效相似;有的则是同科不同属或者来源于不同科的植物,其化学成分不完全相同或完全不同,药理作用和临床疗效也不尽一致,有的则是没有疗效或药理作用完全不同。必须指出的是,异物同名可能导致严重的药物不良事件,如广防己 *Aristolochia fangchi* Y. C. Wu ex L. D. Chow et S. M. Hwang 在欧洲作为防己 *Stephania tetrandra* S. Moore 误用;关木通 *Aristolochia manshuriensis* Kom. 作为木通 *Akebia quinata* (Thunb.) Decne. 大量使用,由于含有较多的肾毒性马兜铃酸类成分,在临床应用中出现急性肾衰竭的严重后果。

生药同物异名现象也较为常见。如三白草科植物蕺菜 *Houttuynia cordata* Thunb.,有的地方称折耳根,有的地方称鱼腥草。木通科植物大血藤 *Sargentodoxa cuneata* (Oliv.) Rehd. et Wils. 的茎,有的地方称红藤,有的地方称鸡血藤;而豆科植物密花豆 *Spatholobus suberectus* Dunn 的藤茎为《中国药典》收载的正品鸡血藤,在某些地区亦称大血藤,极易相混淆。

在生药的商品流通过程中,伪品也较常见,以假充真、以次充好、蓄意掺杂时有发生,尤其是一些贵重生药如麝香、血竭、熊胆粉、西红花、冬虫夏草等。再如近年来砂仁的用量增加,药源趋紧,致使一些非正品砂仁混入市场,造成品种混乱,影响疗效。又如以亚香棒虫草、人工伪制虫草,以及用白僵蚕冒充冬虫夏草等。

即使同一植物来源的生药,由于产地、栽培、采收时间和加工方法的不同,以及包装、储藏、运输等环节的不当措施,生药质量同样可能存在明显差异,临床疗效难以保证。

因此,开展生药的鉴定,在判断生药的真伪、评价生药质量的优劣、保证药品应用的安全与有效等方面具有十分重要的意义。

第二节　生药鉴定的一般程序与方法

生药鉴定一般包括原植(动)物的确认,以及性状、显微、理化鉴定等项目,常与对照药材(reference crude drug)进行比较,以判断商品生药或检品的真实性、纯度及品质优良度。有时也采用生物效应评价法,如用抗凝血酶活性评价水蛭的有效性等。

《中国药典》(Chinese Pharmacopoeia)及其增补本是生药鉴定的主要法定依据;部(局)颁和地方药品标准是重要补充。常用生药鉴定的内容收载于《中国药典》一部,包括性状、鉴定(显微鉴定、理化鉴定)、检查(杂质、水分、灰分、重金属及有害元素、农药残留、黄曲霉毒素、毒性成分)、浸出物、含量测定(有效成分、指标成分、挥发油)等;通则收载的药材和饮片取样法、药材和饮片检定通则、显微鉴定法、杂质检查法、水分测定法、灰分测定法、浸出物测定法、挥发油测定法、重金属检查法、砷盐检查法、农药残留量测定法、黄曲霉毒素测定法、二氧化硫残留量测定法,以及各种光谱、色谱法等都是生药鉴定方法的依据。

一、生药的取样

生药取样(sampling)的代表性直接影响检定结果的准确性,因此必须重视取样的各个环节。

1. 在抽取样品前,应注意品名、产地、规格、等级及包装式样是否一致,检查包装的完整性、清洁程度及有无水迹、霉变或污染等情况,并详细记录。凡有异样的包件,应单独检验。

2. 从同批生药包件中抽取供检样品的原则是生药总包件不足 5 件的,逐件取样;5~99 件的,随机取样 5 件;100~1 000 件的,按 5% 取样;超过 1 000 件的,超过的部分按 1% 取样;如为贵重生药,不论包件多少均逐件取样检定。

3. 破碎的、粉末状的或大小在 1cm 以下的生药,可用采样器(探子)抽取样品。每一包件至少在不同部位抽取 2~3 份样品;如包件大,应从 10cm 以下深处的不同部位分别抽取。每一包件的取样量为一般生药 100~500g;粉末状生药 25g;贵重生药 5~10g;个体大的生药,根据情况抽取有代表性的样品。

4. 将抽取的样品混匀,即为总的供试样品。若抽取总量偏多,按四分法再取样,即将所取样品混匀摊成正方形,依对角线打“×”,使其分为四等份,取用对角两份。再如上操作,至最后剩余量足够完成所有必要的检验和留样量为止。最终供试样品量一般不得少于检验所需样品量的 3 倍,即 1/3 实验分析用、1/3 供复核用、1/3 作为留样保存,保存期至少 1 年。

二、生药的常规检查

一般情况下,先要对生药样品进行包括杂质(impurity)、水分(water)、灰分(ash)、浸出物(extractive)等的常规检查。

1. 杂质检查　生药中混存的杂质系指下列各类物质:①物种与规定相符,但其性状或药用部分与规定不符的物质,如药用根,却夹带大量的根茎和茎的残基;②来源与规定不同的有机物质,如杂草;③无机杂质,如砂石、泥块、尘土等。检查方法:可取规定量的样品,摊开,用肉眼或放大镜(5~10倍)观察,将杂质拣出;如其中有可以筛分的杂质,则通过适当的筛选将杂质分出;将各类杂质分别称重,计算在供试品中所占的百分数。另外,有的杂质难以从外观形态鉴别时,可用显微、理化鉴定方法试验;个体较大的生药还应检查有无虫蛀、霉变、变质等情况。

2. 水分测定　生药中的水分含量是影响生药品质的重要因素。水分含量偏高的生药,一方面会使生药的剂量不足,疗效降低;另一方面极易导致贮存过程中发生虫蛀或发酵、霉变,以及有效成分的分解破坏。因此,必须适当控制生药中的水分含量,才能保证生药的质量。测定生药水分含量的常用方法有烘干法和甲苯法,前者适用于不含或少含挥发性成分的生药,后者适用于含挥发性成分的生药。对于含挥发性成分的贵重生药,则采用减压干燥法;另外还有气相色谱法。测定用的供试样品一般应为直径不超过 3mm 的颗粒或碎片;直径在 3mm 以下的药材可不经破碎直接测定。

(1) 烘干法:取供试品 2~5g,平铺于干燥至恒重的扁形称量瓶中,精密称定,在 100~105℃干燥 5 小时,将瓶盖盖好,移至干燥器中冷却 30 分钟;称定重量,再在上述温度下干燥 1 小时,冷却称重,至连续 2 次称重的差异不超过 5mg 为止。根据减失的重量,计算供试品中含有水分的百分数。

(2) 甲苯法:取甲苯约 250ml,加少量蒸馏水,在分液漏斗中充分振摇后放置分层,弃水层,甲苯经蒸馏后备用。测定时,取供试品适量(相当于含水 2~4ml),精密称定,置 500ml 短颈烧瓶中,加甲苯约 200ml,连接水分测定管及直形冷凝管,自冷凝管顶端加入甲苯,至充满水分测定管的狭细部分。将烧瓶置可调温电热套或其他适宜加热器上缓缓加热,待甲苯开始沸腾时,调节温度,使每秒馏出 2 滴,待水分完全馏出,即测定管刻度部分的水量不再增加时,将冷凝管内部先用甲苯冲洗,再用饱蘸甲苯的长刷或其他适宜方法,将管壁上剩余的甲苯推下,继续蒸馏 5 分钟,放冷至室温,如有水黏附在水分测定管的管壁上,可用蘸甲苯的铜丝推下,放置,使水分与甲苯完全分离(可加亚甲蓝粉末少许,使水染成蓝色,以便分离观察)。检读水量,并换算成供试品中含有水分的百分数。

(3) 减压干燥法:取直径约 12cm 的培养皿,加入新鲜五氧化二磷干燥剂适量,使铺成 0.5~1cm 的厚度,放入直径为 30cm 的减压干燥器中。测定时取供试品 2~4g,混合均匀,分取 0.5~1g,置已在供试品同样条件下称重的称量瓶中,精密称定,打开瓶盖,放入上述减压干燥器中,减压至 2.67kPa(20mmHg)以下,持续 30 分钟,室温放置 24 小时。在减压干燥器出口连接新鲜无水氯化钙干燥管,打开活塞,待内外压一致,关闭活塞,打开干燥器,盖上瓶盖,取出称量瓶,迅速精密称定重量,计算供试品中含有水分的百分数。

3. 灰分测定　同一种生药在没有外来掺杂物时,一般都有一定的灰分含量范围,规定生药的灰分含量限度对保证生药的质量有一定意义。影响生药灰分含量的因素主要有 2 个方面:一是来源于自然界的泥沙等,为硅酸盐类;二是来源于生药本身的细胞内含物,主要是草酸钙。前者是采收过程中引进的杂质,泥沙多,则灰分高,这种高灰分是完全可以通过采收加工过程中清洗的方法降低到正常范围;后者是生药自身组织细胞中的内含物,它可以通过测定酸不溶性灰分的方法,消除生药自身内含物对灰分值的影响。酸不溶性灰分(acid-insoluble ash)是衡量泥沙含量的重要指标,对于地下部位入药的生药尤为重要。测定灰分的供试品需粉碎后通过二号筛,并将颗粒混合均匀。

(1) 总灰分测定:称取供试品 3~5g,置炽灼至恒重的坩埚中,称定重量(准确至 0.01g),缓缓炽热,注意避免燃烧,至完全炭化时,逐渐升高温度至 500~600℃,使完全灰化并至恒重。根据残渣重量,计算供试品中含总灰分的百分数。如供试品不易灰化,可将坩埚放冷,加热蒸馏水或 10% 硝酸铵溶液 2ml,使残渣湿润,然后置水浴上蒸干,残渣照前法炽灼,至坩埚内容物完全灰化。

(2) 酸不溶性灰分测定:取上项所得灰分,在坩埚中加入稀盐酸 10ml,用表面皿覆盖坩埚,置水浴上加热 10 分钟,表面皿用热蒸馏水 5ml 冲洗,洗液并入坩埚中,用无灰滤纸滤过,坩埚内的残渣用蒸馏水洗于滤纸上,并洗涤至洗液不显氯化物反应为止,滤渣连同滤纸移至同一坩埚中,干燥,炽灼至恒重。根据残渣重量,计算供试品中含酸不溶性灰分的百分数。

4. 浸出物测定　一些生药的有效成分或主成分尚不十分清楚,或其成分明确但无适宜、成熟的含量测定方法,鉴于此,常选用适当的溶剂,测定其浸出物的含量,可以初步评价生药的品质。溶剂的选择应结合用药习惯、活性成分等考虑,一般采用水或一定浓度的乙醇,有时也采用乙醚作溶剂。测定用的供试品需经粉碎通过二号筛并混合均匀。

(1) 水溶性浸出物测定

1) 冷浸法:取供试品约 4g,精密称定(准确至 0.01g),置 250~300ml 烧瓶中,精密加入蒸馏水 100ml,密塞冷浸,前 6 小时内时时振摇,再静置 18 小时,用干燥滤器迅速滤过,精密量取滤液 20ml,置已干燥至恒重的蒸发皿中,在水浴上蒸干后,于 105℃干燥 3 小时,移置干燥器中,冷却 30 分钟,迅速精密称定重量,以干燥品计算供试品中含水溶性浸出物的百分数。

2) 热浸法:取供试品 2~4g,称定重量,置 250~300ml 烧瓶中,精密加入蒸馏水 50~100ml,密塞,称定重量,静置 1 小时后,连接回流冷凝管,加热至沸腾,并保持微沸 1 小时。放冷后,取下烧瓶,密塞,称定重量,用水补足减失的重量,摇匀,用干燥滤器滤过。精密量取滤液 25ml,置已干燥至恒重的蒸发皿中,在水浴上蒸干后,于 105℃干燥 3 小时,移置干燥器中,冷却 30 分钟,迅速精密称定重量,以干燥品计算供试品中含水溶性浸出物的百分数。

(2) 醇溶性浸出物测定:按水溶性浸出物测定法测定,但热浸法需在水浴上加热。溶剂常选稀乙醇或 95% 乙醇,有时也选用无水乙醇作溶剂。

(3) 醚溶性浸出物测定:取供试品 2~4g,称定重量,置于恒重蒸馏瓶的脂肪抽出器中,用乙醚作溶媒,水浴加热 4~6 小时,以少量乙醚冲洗回流器,洗液接入蒸馏瓶中,低温蒸出乙醚,于 105℃干燥 3 小时,移置干燥器中,冷却 30 分钟,迅速精密称定重量,以干燥品计算供试品中含醚溶性浸出物的百分数。

第三节　生药的基源鉴定

生药的原植(动)物鉴定(基源鉴定,identification of origin),是利用植(动)物分类学的基础知识与方法,对生药的基源进行鉴定,确定物种,给出原植(动)物的正确学名。这是生药鉴定的根本,也是生药后续生产、资源开发及新药研究工作的基础。

原植物鉴定的步骤:深入生药的原产地或主产区实地调查研究,了解当地名称、分布、生境、海拔、生态习性、植物特征、用药习惯及采收加工等情况;采集带有花、果实、种子等具有分类学特征的植物标本,特别应注意采集到药用部位;对采集到的植物标本,运用植物分类学方法,观察植物各部分的形态,尤其是花、果实、种子等繁殖器官的形态特征,查阅《中国植物志》《中国高等植物图鉴》等有关专著,必要时查阅分类学原始文献进行鉴定;还可到有关的植物标本馆,与收藏的模式标本或已经正确订名的标本进行核对;或请教植物分类学专家,保证鉴定结果的准确性。生药原植物标本经鉴定后,同时采集的药用部位要标明植物的学名,作为对照生药样品保存,供后续研究工作及鉴定生药商品时作对比。

近年来,我国学者对数百种生药进行了大量的包括原植(动)物鉴定在内的研究工作,基本弄清了我国常用生药的植(动)物来源,出版了一批专著,如《常用中药材品种整理和质量研究》《中国中药资源丛书》等,这些都是生药基源鉴定的重要参考资料。

第四节　生药的性状鉴定

性状鉴定(macroscopical identification)是指通过人体的感官看、摸、闻、尝及水试、火试等直观方法观察生药的形状、大小、色泽、表面、质地、气、味等特征进行生药真实性鉴定的方法。这种鉴别方法更多的是医药工作者长期经验积累的总结,方法简便易行、快速有效,是常用的鉴别方法之一。性状鉴定有时也可以对生药的品质作出初步判断,如甘草"以甜者为佳"。

（一）形状

形状（shape）常指干燥生药的形态;对皱缩的全草、叶和花类生药,可先用热水浸泡,展平后观察;对某些果实类、种子类生药,亦可用热水浸软后剥去果皮或种皮,以便观察内部特征。生药的形状与药用部分有关,如根类生药有圆柱形、圆锥形、纺锤形等;皮类生药有卷筒状、板片状等;种子类生药有圆球形、扁圆形等。老药工们常以简单、生动的语言加以概括,易懂易记。如天麻（冬麻）的红棕色顶芽称为"鹦哥嘴";防风的根茎部分称为"蚯蚓头";党参根头具多数疣状突起的茎痕及芽痕称为"狮子盘头";海马的外形为"马头蛇尾瓦楞身";山参的主要特征被形象地描述为"芦长碗密枣核艼,紧皮细纹珍珠须"。

（二）大小

大小（size）指生药的长短、粗细、厚薄。应观察较多的样品,一般有一定的幅度。对于细小的种子类生药,如葶苈子、车前子、菟丝子等,应在放大镜下测量。

（三）色泽

包括生药表面和断面的色泽（color）,一般应在日光下观察。各种生药的颜色是不相同的,而同一生药的色泽变化则与生药质量有关。如玄参要黑、丹参要紫、茜草要红、黄连要黄。如加工条件变化、贮藏时间不同或灭菌不当等,都可能改变生药的固有色泽,甚至引起内在质量的变化。如黄芩主要含黄芩苷、汉黄芩苷等有效成分,如保管或加工不当,黄芩苷在生药中酶的作用下水解成葡糖醛酸与黄芩素,具 3 个邻位酚羟基的黄芩素易氧化成醌类而显绿色,黄芩变绿后质量降低。

（四）表面

指生药表面（surface）能观察到的特征。皮类生药包括外表面和内表面,叶类生药包括上表面和下表面。生药表面的特征不尽相同,如光滑、粗糙、皱纹、皮孔、毛茸及其他附属物等。有的单子叶植物根茎具膜质鳞叶;蕨类植物的根茎常带有叶柄残基和鳞片;白花前胡根的头部有叶鞘残存的纤维毛状物,是区别紫花前胡根的重要特征;马钱子表面密生银灰色绢状茸毛,极易与其他生药相区别。

（五）质地

质地（texture）指接触生药时所感知的特征,可分为软、硬、轻、重、坚韧、疏松、致密、黏性、粉性、油润、角质、绵性、柴性等。有些生药的质地因加工方法不同而异,如盐附子易吸潮变软、黑顺片则质硬而脆;含淀粉多的生药经蒸或煮等加工干燥后,会因淀粉糊化而变得质地坚实,如白芍。经验鉴定中,用于形容生药质地的术语很多,如质轻而松,断面多裂隙,谓之松泡,如南沙参;生药富含淀粉,折断时有粉尘,谓之粉性,如山药;质地柔软,含油而润泽,谓之油润,如当归;质地坚硬,断面半透明状或有光泽,谓之角质,如郁金等。

（六）断面

断面（fracture）指生药的自然折断面和用刀横切（或削）形成的断面,主要观察折断时的现象和断面特征。断面现象如易折断或不易折断,有无粉尘散落、响声等。自然折断的断面特征包括平坦、纤维性、颗粒性、裂片状、刺状、胶丝状,以及是否可以层层剥离等。对于根及根茎、茎和皮类生药的鉴别,折断面观察很重要。如茅苍术易折断,断面放置能起霜（析出白毛状结晶）;白术不易折断,断面放置不起霜;甘草折断时有粉尘散落（淀粉）;杜仲折断时有胶丝相连;黄柏的折断面呈纤维性,并呈裂片状分层;苦楝皮的折断面裂片状分层;厚朴的折断面可见小亮星。

生药的横切面特征也非常重要,可通过观察皮部与木部的比例、维管束的排列方式、射线的分布、油点的多少等特征区别易混品。形象描述的术语常用来表述这些特征,如黄芪有菊花心、粉防己有车轮纹、茅苍术有朱砂点、大黄根茎可见星点、何首乌有云锦纹、商陆有罗盘纹等。

（七）气

气（odour）指生药具有的特殊香气或臭气,可作为鉴别相关生药的主要依据之一。这是由于生药中含有挥发性成分的缘故,如檀香、阿魏、麝香、肉桂、藿香、薄荷等。对于气味不明显的生药,可搓碎、切碎后或用热水浸泡后嗅闻确认。

（八）味

味（taste）指口尝生药时的味感。每种生药的味感是比较固定的，也是衡量生药品质的标准之一。如乌梅、木瓜、山楂均以味酸为佳；黄连、黄柏以味越苦越好；甘草、党参以味甜为好等。生药的味感与生药所含的成分及含量有密切关系，若生药的味感改变，就要考虑其品种或质量是否有问题。尝药时要注意取样的代表性，因为生药的各部分味感可能不同，如果实的果皮与种子、树皮的外侧和内侧、根的皮部和木部等。对有强烈刺激性和剧毒的生药（如草乌、雪上一枝蒿、半夏、白附子等），口尝时要特别小心，取样量要少。

另外，一些简便易行的传统经验鉴定方法也很实用，包括水试法和火试法。如西红花加水浸泡后，水液呈金黄色；秦皮水浸，浸出液呈天蓝色荧光；车前子加水浸泡，种子变黏滑，体积膨胀；熊胆粉末投入水中，即在水面旋转并呈黄色线状下沉而不扩散；降香点燃香气浓烈，烧后残留白灰；麝香少许火烧时有轻微的爆鸣声，似烧毛发但无臭气，灰为白色；海金沙易点燃且伴有爆鸣声及闪光。

第五节　生药的显微鉴定

显微鉴定（microscopical identification）是利用显微镜观察生药的组织构造（histological structure）、细胞形态及其后含物（ergastic substance）等特征，进行生药真实性鉴定的方法。包括组织鉴定和粉末鉴定，适用于性状鉴定不易识别的生药、性状相似难以相区别的多来源生药、破碎生药、粉末生药，以及由粉末生药制成的丸、散、锭、丹等中药成方制剂。

一、显微鉴定的方法

显微鉴定的第一步是根据观察对象和目的的不同制作合适的显微制片，包括组织制片、表面制片和粉末制片。组织制片一般采用徒手、滑走、冷冻或石蜡切片法制片；对于植物类生药，如根、根茎、茎藤、皮、叶类等生药，一般制作横切片（transverse section）用于观察，必要时制作纵切片（longitudinal section）；果实类、种子类须制作横切片及纵切片用于观察；木类生药常观察横切、径向纵切及切向纵切3个切面。鉴定叶、花、果实、种子、全草类生药，可取叶片、萼片、花冠、果皮、种皮制表面片，以观察各部位的细胞形状、气孔、腺毛、非腺毛、角质层纹理等表面（皮）特征。也可将生药制作粉末片进行观察。有时为了观察某些完整的细胞（如纤维、石细胞、导管等）特征，可制作解离组织片。对于粉末生药或由粉末生药制成的中成药，可直接取目的物，选用不同的试液封片，然后观察粉末中具有鉴别意义的组织、细胞及细胞后含物的显微特征。

观察生药组织切片或粉末中的细胞后含物时，一般用甘油 - 乙酸试液或蒸馏水装片观察淀粉粒，并利用偏振光显微镜观察未糊化淀粉粒的偏光现象；用甘油装片观察糊粉粒；如欲观察菊糖，可用水合氯醛试液装片不加热立即观察。为了使生药组织切片或粉末的细胞、组织能观察清楚，需用水合氯醛试液装片透化，为避免析出水合氯醛结晶，可在透化后滴加甘油少许，再加盖玻片。

观察细胞和后含物时，常需要测量其直径、长短（以 μm 计），作为鉴定依据之一，测量时使用显微测微尺。淀粉粒等微细物体宜在高倍镜下测量；纤维、非腺毛等较大的结构可在低倍镜下测量。

二、显微鉴定的要点

同一物种来源的生药均具有较为稳定的组织学特征。即使生药破碎或呈粉末状，它们的组织、细胞及细胞后含物的特征依然存在。观察、了解并掌握这些基本特征是进行生药显微鉴定的基础。

（一）根类生药

1. 组织构造　首先根据维管组织特征，区别其为双子叶植物或单子叶植物的根（root）。

多数双子叶植物根类生药为次生构造(secondary structure),外侧为木栓组织,因此一般无皮层;有些根的栓内层发达,称次生皮层;韧皮部较发达;形成层环多而明显;木质部由导管、管胞、木纤维、木薄壁细胞及木射线组成;中央大多无髓。少数双子叶植物根类生药为初生构造(primary structure),皮层宽,中柱小,韧皮部束及木质部束数目少,相间排列,初生木质部呈星芒状,一般无髓。

有些双子叶植物根有异常构造(anomalous structure),又称"三生构造"(tertiary structure)。如何首乌根在相当于皮层的位置散有数个复合维管束;牛膝根有数轮同心排列的维管束(维管束环的束间形成层不明显);商陆根有数轮同心排列的形成层环及其所形成的三生构造;颠茄草、华山参具木间韧皮部(木间韧皮部)的异常构造;沙参、狼毒等亦有三生构造。

单子叶植物根类生药一般无次生构造;有的表皮细胞外壁增厚,有的表皮发育成数列根被细胞(velamen),壁木栓化或木化;皮层宽广,占根的大部分,内皮层凯氏点通常明显;中柱小,木质部束及韧皮部束数目多,相间排列成环;中央有髓。

根类生药常有分泌组织,大多分布于韧皮部,如乳管、树脂道、油室、油管、油细胞等;各种草酸钙结晶多见,如簇晶、方晶、砂晶或针晶等;纤维、石细胞及后含物的有无及其形状对生药鉴定也有意义。

2. 粉末特征   木栓组织多见,应注意木栓细胞表面观的形状、颜色、壁的厚度,有的可见木栓石细胞(如党参)。导管一般较大,注意其类型、直径、导管分子的长度及末端壁的穿孔、纹孔的形状及排列等。石细胞应注意形状、大小、细胞壁增厚的形态和程度、纹孔的形状及大小、孔沟密度等特征。观察纤维时要注意其类型、形状、长短、大小、端壁有无分叉、胞壁增厚的程度及性质、纹孔类型、孔沟形态、有无横隔、排列等特征;同时还要注意纤维束旁的细胞是否含有结晶而形成晶鞘纤维。分泌组织应注意分泌细胞、分泌腔(室)、分泌管(道)及乳汁管等类型,分泌组织的形状、分泌物的颜色、周围细胞的排列及形态等特征。结晶大多为草酸钙结晶,偶有碳酸钙结晶、硅质块、菊糖,应注意结晶的类型、大小、排列及含晶细胞的形态等。淀粉粒一般较小,应注意淀粉粒的多少、形状、类型、大小、脐点的形状及位置、层纹等特征。

根类生药的根头部如附有叶柄、茎的残基或着生毛茸,在粉末中可见到叶柄的表皮组织、气孔及毛茸。

(二) 根茎类生药

1. 组织构造   首先要区别其为蕨类植物、双子叶植物或单子叶植物的根茎(rhizome)。

蕨类植物根茎的最外层多为厚壁性的表皮及下皮细胞,基本组织较发达。中柱的类型有原生中柱、双韧管状中柱、网状中柱等。

双子叶植物根茎大多有木栓组织;皮层中有时可见根迹维管束;中柱维管束无限外韧型;中心有髓。少数种类有三生构造,如大黄的髓部有复合维管束。

单子叶植物根茎的最外层多为表皮;皮层中有叶迹维管束;内皮层大多明显;中柱中散有多数有限外韧维管束,也有周木维管束(如菖蒲)。

根茎类生药的内含物以淀粉粒及草酸钙结晶多见;针晶束大多存在于黏液细胞中。

2. 粉末特征   与根类相似。鳞茎、块茎、球茎常含较多大型的淀粉粒;鳞茎的鳞叶表皮常可见气孔;单子叶植物根茎较易见到环纹导管;蕨类植物根茎一般只有管胞,无导管。

(三) 茎类生药

1. 组织构造   首先根据维管束的类型及排列,区别其为双子叶植物或单子叶植物的茎(stem)。

茎类生药以双子叶植物茎居多。草质茎大多有表皮;皮层为初生皮层,其外侧常分化为厚角组织,有的可见内皮层;中柱鞘常分化为纤维或有少量石细胞;束中形成层明显;次生韧皮部大多呈束状;髓射线较宽;髓较大。木质茎最外层为木栓组织;皮层多为次生皮层;中柱鞘厚壁组织多连续成环或断续成环;形成层环明显;次生韧皮部及次生木质部环列;射线较窄,细胞壁常木化;髓较小。

单子叶植物茎最外层为表皮,基本组织中散生多数有限外韧维管束,中央无髓。裸子植物茎的木质部主要为管胞,通常无导管。

2. 粉末特征　除无叶肉组织外,其他组织、细胞或后含物一般都可能存在。

（四）皮类生药

1. 组织构造　皮类(bark)生药是指来源于被子植物(主要是双子叶植物)和裸子植物形成层以外的部分,以茎干皮较多,根皮、枝皮较少。通常包括木栓组织、皮层及韧皮部。应注意木栓细胞的层数、颜色及细胞壁的增厚程度。韧皮部及皮层往往有厚壁组织存在,应注意纤维和石细胞的形状、大小、壁的厚度、排列形式等。皮类生药常有树脂道、油细胞、乳管等分泌组织及草酸钙结晶。

2. 粉末特征　一般不应有木质部的组织,常有木栓细胞、纤维、石细胞、分泌组织及草酸钙结晶等。

（五）木类生药

1. 组织构造　木类(wood)生药通常从 3 个切面观察。横切面主要观察年轮的情况、木射线宽度(细胞列数)、导管与木薄壁细胞的比例及分布类型、导管和木纤维的形状与直径等;径向纵切面主要观察木射线的高度及射线细胞的类型(同型细胞射线或异型细胞射线),木射线在径向纵切面呈横带状,与轴向的导管、木纤维、木薄壁细胞相垂直,同时观察导管的类型,导管分子的长短、直径及有无侵填体,木纤维的类型及大小、壁厚度、纹孔等;切向纵切面主要观察木射线的形状、宽度、高度及类型(单列或多列),射线在切向纵切面的宽度是指最宽处的细胞数,高度是指从上至下的细胞数,同时观察导管、木纤维等。

木类生药的导管大多为具缘纹孔导管,注意具缘纹孔的大小及排列方式。木纤维可分为韧型纤维及纤维管胞,前者的细胞壁无纹孔或有单斜纹孔,后者为具缘纹孔。木射线及木薄壁细胞一般木化,具纹孔;如有木间韧皮部,细胞壁非木化(如沉香)或管状分泌细胞(如檀香),有的有草酸钙簇晶(如沉香)或方晶且形成晶纤维(如苏木、檀香)。裸子植物木类生药主要观察管胞及木射线细胞。

2. 粉末特征　以导管、韧型纤维、纤维管胞、木薄壁细胞的形态特征及细胞后含物为主要鉴别点。

（六）叶类生药

1. 组织构造　叶类(leaf)生药通常制作横切片观察表皮、叶肉及叶脉的组织构造。要注意上、下表皮细胞的形状、大小、外壁、气孔、角质层及内含物,特别是毛茸的类型及其特征。叶肉部分注意栅栏组织细胞的形状、大小、列数及所占叶肉的比例和分布。主脉部位观察维管组织的形状、类型及周围或韧皮部外侧有无纤维层。

2. 表面制片　主要观察表皮细胞、气孔及各种毛茸的全形。注意上、下表皮细胞的形状、垂周壁及有无纹孔和角质层纹理。观察气孔的类型及副卫细胞数。毛茸为叶类生药的重要鉴别特征,注意观察非腺毛的颜色、形状、长短、细胞壁的厚度及其表面特征及组成非腺毛的细胞数和列数;腺毛则注意头部的形状、细胞数、大小、分泌物颜色,柄部的长短、细胞数或列数。另外,利用叶的表面制片还可测定栅表比、气孔数、气孔指数及脉岛数,对亲缘相近的同属植物的鉴别有一定的参考价值。

3. 粉末特征　与叶的表面制片基本一致,但毛茸多碎断,粉末中还可见到叶片的横断面及细胞内含物。

（七）花类生药

花类(flower)生药可将苞片、花萼、花冠、雄蕊或雌蕊等分别制作表面制片,或将完整的花制作表面制片观察,也有将萼筒制作横切面观察(如丁香)。苞片、花萼的构造与叶相似,但其叶肉组织不甚分化,多呈海绵组织状;有的苞片几乎全由厚壁性纤维状细胞组成。花粉粒是鉴别花类生药的重要特征,应注意花粉粒的形状、大小、萌发孔数及形态、外壁构造及纹饰(理)等特征。

（八）果实类、种子类生药

1. 组织构造　果实类(fruit)生药一般观察果皮的组织特征。可分为外果皮、中果皮及内果皮,内、外果皮相当于叶的上、下表皮,中果皮相当于叶肉。外果皮为一列表皮细胞,观察特征同叶类;中果皮为多列薄壁细胞,有细小维管束散布;内果皮的变异较大,有的为一层薄壁细胞,有的有石细胞散在,有的为结晶细胞层,也有分化为纤维层的;伞形科植物果实的内果皮特殊,为一层镶嵌状细胞层。

对于种子类(seed)生药,重点观察种皮的构造,有的种皮只有一层细胞,多数的种皮由数种不同的细胞组织构成。种子的外胚乳、内胚乳或子叶细胞的形状、细胞壁增厚状况,以及所含的脂肪油、糊粉粒或淀粉粒等也具有鉴别意义。

2. **粉末特征**　果实类生药的粉末注意观察外果皮细胞的形状、垂周壁的增厚状况、角质层纹理、非腺毛和腺毛的有无及中果皮和内果皮的细胞形态等特征。种子类生药的粉末则观察种皮的表面观及断面观形态特征,种皮支持细胞、油细胞、色素细胞的有无和形态,有无毛茸、草酸钙结晶、淀粉粒、分泌组织碎片等。糊粉粒仅存在于种子中,是种子的重要鉴别特征。

(九) 全草类生药

全草类生药大多为草本植物的地上部分,少数为带根的全株。全草类(herb)生药包括草本植物的各个部位,其显微鉴定可参照以上各类生药的鉴别特征。

(十) 菌类生药

菌类(fungi)生药大多以子实体或菌核入药。观察时应注意菌丝的形状、有无分枝、颜色、大小;团块、孢子的形态;结晶的有无及形态、大小与类型;应无淀粉粒和高等植物的显微特征出现。

(十一) 动物类生药

动物类(animal)生药因药用部分不同,有动物体、分泌物、病理产物和角甲类之分。

动物全体应注意皮肤碎片细胞的形状与色素颗粒的颜色;刚毛的形态、大小及颜色;体壁碎片的颜色、形态、表面纹理及菌丝体;骨碎片的颜色、形状、骨陷窝形态与排列方式,骨小管的形状及是否明显等。带有鳞片的动物体还应注意鳞片的表面纹理及角质增厚特征。

分泌物和病理产物应注意团块的颜色及其包埋物的性质特征,表皮脱落组织,毛茸及其他细胞的形状、大小、颜色等特征。

角甲类生药应注意碎块的形状、颜色、横断面和纵断面观的形态特征及色素颗粒颜色。

(十二) 矿物类生药

矿物类(mineral)生药除龙骨等少数化石类生药外,一般无植(动)物性显微特征。主要应注意晶体的大小、直径或长径;晶形的棱角、锐角或钝角;色泽、透明度、表面纹理及方向、光洁度;偏光显微镜下的特征等。

三、扫描电子显微镜等的应用

1. **扫描电子显微镜(scanning electron microscope)**　扫描电子显微镜的分辨率高,放大倍率为5~10万倍,能使物质的图像呈现显著的表面立体结构(三维空间),样品的制备又较简易,所以在生药鉴定,特别在同属植物种间的表面结构的鉴别比较方面是一种重要的手段并广泛应用。如研究花粉粒、种皮和果皮的表面纹饰,茎、叶表皮组织的结构(毛茸、腺体、气孔、角质层、蜡层、分泌物等),个别组织和细胞(管胞、导管、纤维、石细胞)的细微特征,木类生药的解剖及动物体壁、鳞片和毛茸等的鉴别。

2. **偏光显微镜(polarization microscope)**　在偏光显微镜下,生药的某些鉴别要素在色彩上表现出一定的变化,可作为大多数植物、动物、矿物类生药的显微鉴定依据之一。如植物的淀粉在偏光显微镜下呈现黑十字现象,不同类型的淀粉其黑十字的形状不同;不同类型的草酸钙结晶在偏光显微镜下呈不同的多彩颜色;石细胞的细胞壁在偏光显微镜下呈亮黄色或亮橙黄色;纤维、导管在偏光显微镜下则呈强弱不同的色彩;动物的骨碎片、肌纤维、结晶状物、毛茸等也呈现出不同的偏光特性;矿物类物质多具有偏光特性。

第六节　生药的理化鉴定

生药的理化鉴定（physical and chemical identification）是利用物理或化学的分析方法，对生药中所含的有效成分或主要成分进行定性和定量分析，以鉴定其真伪和品质优劣的一种方法。生药的理化鉴定技术发展很快，新的分析手段和方法不断出现，是确定生药真伪优劣和控制药品质量的最为重要的技术手段。现将常用的理化鉴定方法介绍如下。

一、一般理化鉴定

1. 物理常数　包括相对密度、旋光度、折光率、硬度、黏稠度、沸点、凝固点、熔点等，对挥发油、油脂类、树脂类、液体类生药（如蜂蜜）和加工品类（如阿胶）等生药的真实性和纯度的鉴定具有重要意义。

2. 呈色反应　利用生药的化学成分能与某些试剂产生特殊的颜色反应进行鉴别。一般在试管中进行，亦有直接在生药断面或粉末上滴加试液，观察颜色变化以了解某成分的存在部位。如马钱子胚乳薄片置白瓷板上，加 1% 钒酸铵硫酸溶液 1 滴，迅速显紫色（示士的宁）；另取切片加发烟硝酸 1 滴，显橙红色（示马钱子碱）。

3. 沉淀反应　利用生药的化学成分能与某些试剂产生特殊的沉淀反应来鉴别。如赤芍用水提取，滤液加三氯化铁试液，生成蓝黑色沉淀。

4. 泡沫反应和溶血指数的测定　利用皂苷的水溶液振摇后能产生持久性泡沫和溶解血液中红细胞的性质，可作为测定含皂苷类成分生药的泡沫指数或溶血指数的质量指标。

5. 微量升华　微量升华（microsublimation）利用生药中所含的某些化学成分在一定温度下能升华的性质获得升华物，在显微镜下观察其结晶形状、颜色及化学反应作为鉴别特征。如大黄粉末的升华物有黄色针状（低温时）、树枝状和羽状（高温时）结晶，在结晶上加碱液则结晶溶解呈红色，可进一步确证其为蒽醌类成分。薄荷的升华物为无色针簇状结晶（薄荷脑），加浓硫酸 2 滴及香草醛结晶少许，显黄色至橙黄色，再加蒸馏水 1 滴即变紫红色。牡丹皮、徐长卿根的升华物为长柱状或针状、羽状结晶（牡丹酚）。斑蝥的升华物（30~140℃）为白色柱状或小片状结晶（斑蝥素），加碱液溶解，再加酸液又析出结晶。

6. 显微化学反应　显微化学反应（microchemical reaction）指细胞及其代谢产物与特定的化学试剂作用，所发生的颜色变化、沉淀产生、结晶生成、气体逸出等化学反应现象。实验时将生药的干粉、切片或浸出液少量置于载玻片上，滴加化学试液，在显微镜下观察反应结果。如黄连粉末滴加稀盐酸，可见针簇状盐酸小檗碱结晶析出；穿心莲叶用水湿润，制作横切片，滴加乙醇后加 Kedde 试液，叶肉组织显紫红色（示穿心莲内酯类的不饱和内酯环反应）。

7. 荧光分析　利用生药中所含的某些化学成分在紫外线灯或自然光下能产生一定颜色的荧光性质进行鉴别。通常直接取生药饮片、粉末或浸出物在紫外线灯下进行观察。例如黄连饮片的木质部显金黄色荧光；秦皮的水浸液显天蓝色荧光（自然光下亦明显）。

有些生药本身不产生荧光，但用酸、碱或其他化学方法处理后，可使某些成分在紫外线灯下产生荧光。例如芦荟水溶液与硼砂共热，所含的芦荟素即起反应显黄绿色荧光。有些生药表面附有地衣或真菌，也可能有荧光出现。利用荧光显微镜可观察生药的荧光及化学成分存在的部位。

二、分光光度法

分光光度法是通过测定被测物质在特定波长或一定波长范围内的光吸收度进行定性和定量分析的方法。生药分析中常用的有紫外-可见分光光度法、红外分光光度法、原子吸收分光光度法等。

1. 紫外-可见分光光度法　紫外-可见分光光度法（ultraviolet-visible spectrophotometry）系根据有机分子对 200~760nm 波长范围的电磁波的吸收特性所建立的光谱分析方法。此方法不仅能测定有色物质,对有共轭双键等结构的无色物质也能测定,具有灵敏、简便、准确的特点,既可用作定性分析又可用作含量测定。生药中含有紫外吸收的成分或本身有颜色的成分在一定的浓度范围内,其溶液的吸收度与浓度符合朗伯 - 比尔定律,均可采用该方法进行定量分析。有些成分本身没有紫外吸收,但加入合适的显色试剂显色后也可用此法测定。该方法适于测定生药中的大类成分,如总黄酮、总蒽醌、总皂苷的测定。

2. 红外分光光度法   红外分光光度法(infrared spectrophotometry)的专属性强,几乎没有 2 种单体的红外光谱完全一致,因此可用于生药的定性鉴别。可以将生药粉末直接压片鉴别真伪;也可以用提取物获得红外光谱来鉴别生药。

3. 原子吸收分光光度法   原子吸收分光光度法(atomic absorption spectrophotometry)测定对象是呈原子状态的金属元素和部分非金属元素,如铅、镉、砷、汞、铜等,这是测定生药及其制品中的微量元素的常用方法之一。

三、色谱法

色谱法(chromatography)根据分离原理分为吸附色谱法、分配色谱法、离子交换色谱法与排阻色谱法等;根据分离方法又分为纸色谱法、柱色谱法、薄层色谱法、气相色谱法、高效液相色谱法等。薄层色谱法是生药理化鉴定中最为重要的定性鉴定方法;气相色谱法和高效液相色谱法则是最为常用的定量分析方法。

1. 薄层色谱法   薄层色谱法(thin-layer chromatography,TLC)将供试品溶液点于薄层板上,在展开容器内用展开剂展开,使供试品中的化学成分分离,所得的色谱图与对照物(reference substance)同法获得的色谱图对比,达到鉴别目的。对照物包括化学对照品(chemical reference substance)、对照提取物(reference extract)或对照药材(reference crude drug)。对于有色物质,直接观察色斑;对于无色物质,可在紫外线灯(254nm 或 365nm)下检视,或喷以显色剂加以显色,或在薄层硅胶中加入荧光物质,采用荧光猝灭法检视。

2. 气相色谱法   气相色谱法(gas chromatography,GC)系采用气体作流动相(载气)进行分离的色谱分析方法,适用于分析含挥发油及其他挥发性成分的生药。氮、氩、氢可用作载气;色谱柱为填充柱或毛细管柱;检测器有火焰离子化检测器(flame ionization detector,FID)、热导检测器(thermal conductivity detector,TCD)、氮 - 磷检测器(nitrogen-phosphorus detector,NPD)、火焰光度检测器(flame photometric detector,FPD)、电子捕获检测器(electron capture detector,ECD)、质谱检测器(mass spectrometric detector,MSD)等。气相色谱 - 质谱联用技术(GC-MS)适于分析挥发油的组成。

3. 高效液相色谱法   高效液相色谱法(high performance liquid chromatography,HPLC)系采用高压输液泵将流动相泵入装有填充剂的色谱柱对供试品进行分离测定的色谱分析方法。最常用的填充剂为十八烷基硅烷键合硅胶;流动相由固定比例或按规定程序改变比例(梯度洗脱)的溶剂组成;最常用的检测器是紫外检测器(ultraviolet detector,UVD)和二极管阵列检测器(diode-array detector,DAD)。荧光检测器(fluorescence detector,FLD)、蒸发光散射检测器(evaporative light-scattering detector,ELSD)、示差折光检测器(differential refractive index detector,RID)、电化学检测器(electrochemical detector,ECD)、质谱检测器(mass spectrometric detector,MSD)等也常使用。高效液相色谱法具有分离效能高、分析速度快、重现性好、灵敏度和准确度高等优势,是生药含量测定的首选方法。随着仪器的普及化,近年来 HPLC 在生药分析中的应用愈加广泛。

4. 液相色谱 - 质谱联用法   液相色谱 - 质谱联用法(LC-MS)系将液相色谱的高效分离与质谱(mass spectrometry)的结构分析功能有机结合的方法,并同时结合质谱定量检测的特点,广泛应用于生药及其复方制剂中多种成分的定性鉴别和定量分析。近年来常采用超高效液相色谱法(ultra-high performance liquid chromatography,UPLC)与质谱法联用。UPLC 采用 1.7μm 左右粒径的颗粒填料作为固定相,较常规 HPLC 在峰容量、分析效率、灵敏度等方面有很大的提高。LC-MS 法通常采用电喷雾电离离子源(electrospray ionization source,ESI),样品在色谱分离后,经 ESI 离子化,再由质谱的质量分析器(mass analyzer)将样品离子按质荷比(m/z)分开,得到质谱图。最常用的质量分析器包括四极杆(quadrupole,Q)质量分析器、飞行时间(time-of-flight,TOF)质量分析器、离子阱(ion trap,IT)质量分析器、轨道阱(orbitrap)质量分析器、傅里叶变换离子回旋共振(Fourier transform-ion cyclotron resonance,FT-ICR)质量分析器等。采用这些质量分析器可对样品离子进行串联质谱(tandem MS)分析,可获得特定离子的碎片,用于在线鉴定生药及其复方制剂中目标化合物的结构,具有选择性好、灵敏度高和分析速度快等特点。此外,采用飞行时间、轨道阱或傅里叶变换离子回旋共振质量分析器的分辨率高的性质,还可准确分析目标化合物的元素组成,为化合物的定性鉴别提供佐证。LC-MS 的定量分析主要通过 MS-MS 法实现,需要 2 个以上串联的质量分析器,如三重四极杆质谱、四极杆 - 轨道阱质谱等。由于许多化合物具有相同的分子量,当使用一级质谱定量时,特异性和准确性较差;而采用 MS-MS 法时,一般能够形成唯一的碎片离子,结合特异性的母离子质量,可以高灵敏度、高选择性地定量测定目标成分。

此外,高效毛细管电泳(high performance capillary electrophoresis,HPCE)和毛细管电色谱法(capillary electrochromatography,CEC)等色谱分析方法在生药分析中也具有应用价值。

四、化学指纹图谱

指纹图谱(finger print)是近年来发展起来的生药鉴定新技术,是控制生药及其制品质量的有效手段。根据测定手段的不同,分为化学指纹图谱(如色谱指纹图谱)和生物指纹图谱(如 DNA 指纹图谱)。通常的化学指纹图谱是指采用光谱、色谱或其他分析方法建立的用于表征生药化学成分特征的图谱。一般为色谱指纹图谱,即将生药经过适当处理后,应用现代色谱技术并结合化学计量学及计算机方法,对生药所含化学成分的整体特征进行表征的专属性很强的图谱;最常采用的色谱方法是高效液相色谱法,以及薄层色谱法和气相色谱法。

作为一种综合的、可量化的质量评价方法,指纹图谱具有显著的整体性,是对中药化学成分整体的综合分析,不能孤立地看待其中的某一个或某几个色谱峰,只有完整的图谱才能表达中药所含化学成分的全部特征,符合中药"多成分、多靶点"的特色。为保证指纹图谱的实用性,要求指纹图谱具有专属性和重现性,即指纹图谱要能够体现某一生药的特征,而且结果可以重现,因此必须进行严格的方法学考察。

通过对 10 批以上样品的分析,从中归纳出合格样品所共有的,且峰面积相对稳定的色谱峰作为指纹峰,构建获得标准图谱,即由所有具有指纹意义的色谱峰组成的完整图谱。指纹峰的位置(保留时间或比移值)、强度(峰面积或峰高)或相对值(与选定参比峰的比值)是色谱指纹图谱的综合参数。通过计算供试品图谱与标准图谱的相似度(similarity),判断供试品合格与否。

中药指纹图谱的研究方兴未艾,但谱效关系的研究较为薄弱,相信随着研究手段的丰富和完善,指纹图谱技术在中药质量控制方面定将发挥重要作用。

五、定量分析与方法学验证

生药化学成分的定量分析(quantitative analysis)是评价生药质量的重要手段。目前常用的方法包括紫外 - 可见分光光度法、气相色谱法、高效液相色谱法。分光光度法主要用于测定生药中的大类成分,如总黄酮、总皂苷;色谱法主要用于测定明确的单一成分或成分组,如人参中人参皂苷 Rg_1、Re 和 Rb_1 的含量测定。

分光光度法的含量测定方法有 3 种,即对照品比较法、吸收系数法和标准曲线法;色谱法的含量测定方法主要也有 3 种,即内标法、外标法、面积归一化法。

对于生药中多类成分的同时定量分析,可以采用质谱检测器实现对不同结构类型成分的同时检测,将紫外检测器和蒸发光散射检测器串联应用则可以同时分析有紫外吸收和无紫外吸收的成分。

在化学成分对照品难以获取或者稳定性差的情况下,可以采用替代对照品实现多成分的同时定量分析。以一标多测法最为常用,即使用一个对照品同时定量分析多个待测成分,如以盐酸小檗碱为对照品同时测定黄连中的小檗碱、表小檗碱、黄连碱和巴马汀。其基本原理是在一定的色谱条件下,单位质量的参照物和待测成分响应值的比值(即相对校正因子,relative correction factor)为一恒定值,符合朗伯 - 比尔定律。为保证测定结果的准确性,待测成分与参照物以同类成分为宜,紫外检测器的可行性最佳。待测成分色谱峰的定位和相对校正因子的测定与耐用性考察是一标多测的关键要素。

用于生药定量分析的方法必须进行验证(validation),以证明该方法符合相应的分析要求。验证内容包括准确度、精密度(包括重复性、中间精密度和重现性)、专属性、检测限、定量限、线性、范围和耐用性。

(一) 准确度

准确度(accuracy)系指用该方法测定的结果与真实值或参考值接近的程度,一般用回收率(recovery rate,%)表示。准确度应在规定的范围内测试。

1. 测定方法的准确度   可用已知纯度的对照品做加样回收率测定。往已知被测成分含量的供试品中精密添加一定量的已知纯度的被测成分对照品,依法测定,以实测值与供试品已知含量之差除以添加的对照品量计算回收率。加入对照品的量要适当;对照品的加入量与供试品已知含量之和必须在标准曲线的线性范围之内。

2. 数据要求   在规定范围内,取同一浓度的供试品溶液,用 6 个测定结果进行评价;或设计 3 个不同的浓度,各分别制备 3 份供试品溶液进行测定,用 9 个测定结果进行评价,一般中间浓度为所取供试品含量的 100% 水平,其他 2 个浓度分别为供试品含量的 80% 和 120%。应报告供试品取样量、供试品中含有量、对照品加入量、测定结果和回收率(%)计算值,以及回收率的相对标准偏差(RSD)或可信限。

(二) 精密度

精密度(precision)是指在规定的测试条件下,同一个均匀供试品经多次取样测定所得结果之间的接近程度。精密度一般用偏差、标准偏差或相对标准偏差表示。精密度验证内容包括重复性、中间精密度和重现性。

1. 重复性   重复性(repeatability)系指在相同的操作条件下,由同一个分析人员连续测定所得结果的精密度,亦称批内精密度。可在同一条件下对同一批样品制备至少 6 份以上的供试品溶液($n \geq 6$),或设计 3 个不同的浓度各分别制备 3 份供试品溶液($n=9$)进行测定,计算含量的平均值和相对标准偏差(RSD),RSD 值一般要求不大于 5%。

2. 中间精密度   中间精密度(intermediate precision)系指在同一个实验室,在不同时间由不同分析人员用不同设备测定所得结果之间的精密度。为考察随机变动因素对精密度的影响,应进行中间精密度试验,变动因素包括不同日期、不同分析人员、不同设备。

3. 重现性   重现性(reproducibility)系指在不同实验室由不同分析人员测定所得结果之间的精密度。法定标准采用的分析方法应进行重现性试验。如建立药典分析方法时,可通过协同检验得出重现性结果,协同检验的目的、过程和重现性结果均应记载在起草说明中。应注意重现性试验用样品本身的质量均匀性和储存运输过程中的环境影响因素,以免影响重现性结果。

(三) 专属性

专属性(specificity)系指在其他成分可能存在的情况下,采用的方法能正确测定被测成分的特性,亦称为选择性(selectivity)。通常以不含被测成分的供试品作为空白样品,说明方法的专属性。色谱法中被测成分的分离度应符合要求(≥1.5),空白样品的色谱图中应在相应保留时间处无干扰峰。若无法制备空白样品,可采用二极管阵列检测器或质谱检测器进行峰纯度检查。

（四）检测限

检测限（limit of detection，LOD）是指供试品中的被测成分能被检测出的最低浓度或最小量，无须准确定量。通常以信噪比法测定，即用已知低浓度样品测出的信号与空白样品测出的信号进行比较，计算出能被可靠地检测出的最低浓度或量。一般以信噪比（S/N）为3∶1或2∶1时的相应浓度或注入仪器的量确定为检测限。

（五）定量限

定量限（limit of quantification，LOQ）是指供试品中的被测成分能被定量测定的最低量，其测定结果应具有一定的准确度和精密度。该指标反映分析方法是否具备灵敏的定量检测能力。常用信噪比法测定定量限，一般以信噪比（S/N）为10∶1时相应的浓度或注入仪器的量确定为定量限。

（六）线性

线性（linearity）是指在设计的范围内，测试结果与供试品中的被测成分浓度直接呈正比关系的程度。线性是定量测定的基础。

应在规定的范围内测定线性关系。可用一贮备液经精密稀释，或分别精密称样，制备一系列供试品溶液的方法进行测定，需至少制备5个浓度的供试品。以测得的响应信号作为被测成分的函数作图，观察是否呈线性，再用最小二乘法进行线性回归。必要时（如采用蒸发光散射检测器时），响应信号可经数学转换，再进行线性回归计算。线性关系的数据包括回归方程、相关系数和线性图，回归方程的相关系数（r）越接近于1，表明线性关系越好。

（七）范围

范围（range）系指能达到一定的准确度、精密度和线性，测试方法适用的高、低限浓度或量的区间。对于有毒性的、具特殊功效或药理作用的化学成分，其范围应大于被限定含量的区间。

（八）耐用性

耐用性（robustness）系指在测定条件有小的变动时，测定结果不受影响的承受程度，为方法用于常规检验提供依据。耐用性表明测定结果的偏差在可接受的范围内，以及测定条件的最大变动范围。开始研究分析方法时，就应考虑其耐用性。如果测试条件要求苛刻，则应在方法中注明。典型的变动因素有被测溶液的稳定性、样品提取次数、样品提取时间等；液相色谱法中典型的变动因素有流动相的组成或pH、不同厂牌或不同批号的同类型色谱柱、柱温、流速等；气相色谱法中的变动因素有不同厂牌或不同批号的色谱柱、固定相、不同类型的担体、柱温、进样口和检测器温度等。

经试验，应说明测定条件发生小的变动能否通过设计的系统适用性试验，以确保方法有效。

第七节　生药的分子鉴定

一、概述

生药鉴定的四大传统方法包括基源鉴定、性状鉴定、显微鉴定、理化鉴定。这些鉴定方法依赖于生药及其原植物（或动物、微生物）的表型（phenotype），即植物形态、药材形态、细胞形态、化学成分等。随着分子生物学技术的发展，近年来兴起一种新的鉴定方法，根据基因型（genotype）鉴定生药的来源，即分子鉴定。

生药的分子鉴定是利用DNA分子标记（DNA molecular marker）对生药进行品种鉴定，是生药学与分子生物学相结合形成的新技术。DNA分子标记是以DNA多态性（即生物个体或种群间的核苷酸序列差异）为基础的遗传标记。通过分析不同物种之间具有遗传信息差异的DNA片段，实现生药基源植物（动物、微生物）的鉴定。

与传统的鉴定方法相比，分子鉴定具有如下优点：①DNA具有遗传稳定性，鉴定准确可靠；

②DNA 具有遗传多样性,可反映种间、种内变异,特别适用于近缘物种及易混淆物种的鉴定;③DNA 具有化学稳定性,对新鲜药材、中药饮片、原粉入药的中成药及陈旧标本都适用;④DNA 可采用 PCR 法扩增,样品用量少。除常规样品外,还适用于样品量极为有限的植物模式标本、中药出土标本、古化石标本等珍贵样品。

基源鉴定、性状鉴定、显微鉴定等均对鉴定人员有较高的专业要求,对结果的判断有一定的主观性。分子鉴定操作简便,结果客观、准确,应用越来越广泛,尤其是对于传统方法鉴定困难的品种,包括动物药。近年来迅速发展的 DNA 条形码技术进一步简化了生药分子鉴定的实验过程,具有更好的通用性、重复性和可比性。

《中国药典》在 2010 年版首次收载了中药材的分子鉴定方法;2015 年版增加了"中药材 DNA 条形码分子鉴定指导原则";2020 年版又新增了"DNA 测序技术指导原则"和"标准核酸序列建立指导原则",标志着分子鉴定的技术方法越来越成熟。

二、生药分子鉴定技术

DNA 分子标记技术可分为以 Southern 杂交为基础、以聚合酶链反应为基础、以 DNA 测序为基础等类型。目前已开发出几十种分子标记技术,广泛应用于生物体的基因组研究、遗传育种、起源进化、分类鉴定等领域。

现对生药分子鉴定常用的 DNA 分子标记技术介绍如下。

1. 以 Southern 杂交为基础的 DNA 分子标记技术 该技术的最核心的方法是限制性片段长度多态性(restriction fragment length polymorphism,RFLP)。采用适当的限制性内切酶,对基因组 DNA 分子进行酶切,电泳获得片段条带后,再利用探针杂交并放射自显影,得到与探针高度同源的条带。由于不同种属生物的限制性内切酶识别位点各不相同,比较 RFLP 片段的多态性即可揭示其差异。但 RFLP 技术操作复杂、耗时长,且放射性同位素有害健康,因此应用受限。

2. 以聚合酶链反应为基础的分子标记技术 该技术的最核心的方法是聚合酶链反应(polymerase chain reaction,PCR),即利用特定引物及 DNA 聚合酶,使 DNA 在不同温度下依次发生变性、退火、延伸,最终实现目的基因的高倍量扩增。基因扩增可以采用特定引物,也可以采用随机引物;扩增后的基因可以直接进行凝胶电泳分析,也可以经过一定处理后再进行电泳分析。根据引物特性和是否需要后处理,衍生出多种不同技术,包括限制性片段长度多态性 PCR(PCR-RFLP)、随机扩增多态性 DNA(randomly amplified polymorphic DNA,RAPD)、标记位点测序(sequence tagged site,STS)、特征扩增区段测序(sequence characterized amplified region,SCAR)、随机引物 PCR(arbitrary primer-PCR,AP-PCR)、寡核苷酸引物 PCR(oligo primer-PCR,OP-PCR)等。

其中应用比较广泛的是采用特定引物、直接检测产物的 PCR 技术。利用某物种已知片段设计特异性引物,在样品中扩增该片段,并通过凝胶电泳检测扩增片段的长度是否与已知片段相符,从而鉴定物种。在《中国药典》(2020 年版)中,蕲蛇、乌梢蛇、金钱白花蛇均采用此类 PCR 技术鉴定。另一种常用技术为 PCR-RFLP,同样通过 PCR 技术扩增基因组 DNA 的特定片段,再与前面所述的 RFLP 技术相结合,采用限制性内切酶切割后,检测被切割片段的长度。在《中国药典》(2020 年版)中,川贝母、霍山石斛采用 PCR-RFLP 法鉴定。

3. 以 DNA 测序(DNA sequencing)为基础的分子标记技术 即采用测序技术获得 DNA 序列,包括单核苷酸多态性(single-nucleotide polymorphism,SNP)、表达序列标签(expressed sequence tag,EST)等。分析对象可以是线粒体 DNA 序列、叶绿体 DNA 序列、核基因序列等。在生药分子鉴定中,通常以生药 DNA 为模板,采用 PCR 技术扩增特定片段,再通过测序获得碱基序列。随着高通量测序技术的发展及测序成本的下降,目前该技术已成为植物和生药分子鉴定的主流技术。下面将重点介绍其中的 DNA 条形码技术。

三、DNA 条形码技术

DNA 条形码技术（DNA barcode）是基于 2003 年 Paul Hebert 等提出的 DNA 条形码的概念，根据 1 段或几段共有、易扩增、具有足够变异且相对较短的 DNA 片段序列，对物种进行快速鉴定的分子诊断技术。具体操作为提取供试材料的 DNA，利用通用引物扩增特定的条形码序列，测序，并分析不同物种在该序列区域存在的差异。DNA 条形码技术操作简便、准确高效，更重要的是所得的序列在不同物种之间具有可比性，易于实现标准化。DNA 条形码推动了分子水平物种鉴定与进化研究的快速发展，成为近年来生物分子鉴定方法学的重要创新。该技术已广泛应用于生药的鉴别，特别是多基源中药材的鉴别，使中药的品种混乱现象得到改善。

生物体 DNA 携带的遗传信息极为丰富，从中选择合适的共有序列是 DNA 条形码技术的关键。理想的 DNA 条形码应具有以下特征：①同源基因在不同物种中普遍存在，易于实现标准化；②存在保守区域，便于设计通用引物；③片段较短且易于扩增；④序列易测序、易拼接；⑤种间变异明显，种内变异较小，便于物种鉴定。不同物种的代表性 DNA 条形码各不相同。

在动物中，Hebert 等在提出"生物条形码"的概念时，即通过线粒体细胞色素 C 氧化酶 I 亚基（*COI*）序列对动物界的 11 门 13 320 个物种进行分析，结果发现其中 98% 的物种可被准确鉴定。因此，*COI* 成为动物条形码研究中最普遍使用的标准片段。

在植物中，由于 *COI* 基因进化较慢，不适合作为植物的 DNA 条形码片段。科学家对植物的叶绿体基因组、线粒体基因组及核基因组的多个片段进行比较，发现一系列适合作为 DNA 条形码的片段，包括叶绿体基因 *rbcL*、*matK*；叶绿体转录间隔区 *trnH-psbA*；细胞核中核糖体 DNA 的内转录间隔区 ITS（internal transcribed spacer，包括 ITS1 和 ITS2）等。这些基因片段均具有条形码的 5 项典型特征，它们的长度、位置如图 5-1 所示。真核生物的核糖体 DNA（rDNA）由转录区和非转录区组成，转录区依据片段大小可分为 5S、5.8S、18S 和 28S rDNA，ITS1 位于 18S 与 5.8S 之间，ITS2 位于 5.8S 与 28S 之间。由于植物进化的复杂性及 DNA 片段在不同植物类群中进化速率的差异，单个 DNA 片段难以鉴定所有植物。因此，利用不同 DNA 片段组合的条形码（如 *rbcL+trnH-psbA*、*rbcL+matK*+ITS）进行物种鉴定，可以进一步提高结果的准确性。

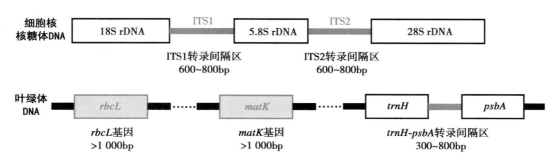

图 5-1　主要的植物 DNA 条形码片段

对于真菌来说，ITS 适用的真菌类群范围最广，鉴定的准确率较高，因此一般将 ITS 作为真菌的核心条形码。对于某些具体的类群则可使用 *rpb1*、*rpb2* 等辅助条形码进行鉴定。

要实现大批量、快速、准确的物种鉴定，除确立标准通用的 DNA 条形码外，还需构建 DNA 条形码的标准数据库，用于种属查询。如表 5-1 所示，中国中医科学院、中国科学院植物研究所、中国科学院昆明植物研究所，以及国际生命条形码计划等机构均建立了针对植物、动物或中药的条形码鉴定数据，只需提交测序结果，即可判定种属。此外，也可将序列提交到美国国家生物技术信息中心（National Center for Biotechnology Information，NCBI）。NCBI 收录了绝大部分科学研究中涉及的基因信息，也包括不同物种的 DNA 条形码序列，可进行序列比对与物种鉴定。

表 5-1 常用的 DNA 条形码数据库

机构名称	数据库名称及网址	说明
国际生命条形码计划（iBOL）	Barcode of Life Data Systems（BOLD）	全球共享的真核生物（包括动物、植物、真菌和原生生物）生命条形码标准数据库系统,有 900 多万条 DNA 序列
中国科学院昆明植物研究所	中国高等植物资源和 DNA 条形码物种鉴定数据库公共服务平台（iFlora）http://barcodes.iflora.org.cn/	以《中国植物志》为基础,有超过 12 万条标准 DNA 条形码数据,涵盖上万种中国常见高等植物和 99 版红皮书国家重点保护植物
中国科学院植物研究所	中国珍稀濒危植物信息系统（ISCREP）www.plantplus.cn/rep/dna	18 732 条珍稀濒危植物的 DNA 序列,覆盖 186 科 2 568 种
中国中医科学院	世界药典基因组数据库 www.gpgenome.com/dnabarcoding	20 余万条 DNA 条形码序列,涵盖《中国药典》及美、日、韩、印度和欧盟等国药典收载的大部分中药材
香港中文大学	药材 DNA 条形码数据库（MMDBD）www.cuhk.edu.hk/icm/mmdbd.htm	2 225 个药用物种的 65 520 条序列,囊括药材资源、掺假信息、药用部位、照片及获取条形码的引物等信息

  虽然 DNA 条形码技术暂未用于《中国药典》的药材标准,但《中国药典》(2015 年版)已经建立了中药材 DNA 条形码分子鉴定指导原则,规定动物类中药采用以 *COI* 序列为主、ITS2 为辅;植物类采用以 ITS1/ITS2 为主、叶绿体 *trnH-psbA* 为辅的中药材鉴定体系。该体系已成功应用于甘草、人参、冬虫夏草、西红花、血竭、何首乌、杏仁、白头翁、川贝母、湖北麦冬、天麻等多种生药及其混伪品的鉴定研究。

  DNA 条形码技术很好地解决了近缘中药基源、真伪鉴别的问题。例如甘草药材来自甘草、胀果甘草、光果甘草 3 种植物,通过性状、显微等鉴定方法区分来自这 3 种基源的药材比较困难。采用组合 DNA 条形码,可以建立 3 种药用甘草的分子鉴定流程:首先通过 ITS1 序列将甘草与另外 2 个品种区分开来;再通过叶绿体转录间隔区 *trnV-ndhc* 序列鉴别胀果甘草与光果甘草(图 5-2)。根据 *trnH-psbA* 片段序列,还可鉴定甘草的杂交品种。再例如人参、西洋参、三七、竹节参都是五加科人参属生药,通过分析这 4 种植物的 377 条 ITS2 序列,找到 ITS2 中 5 个稳定遗传的多态性位点,可以作为区分不同药材的特异性标记。该方法也可以用于人参的污染和掺假鉴定:人参与西洋参的混合粉末在 SNP 位点可以清晰地看到双峰,峰高可以大致反映掺伪比例(表 5-2)。

ITS1转录间隔区

甘草	...CAAACCCCGGCGCTGAATGCG...
胀果甘草	...CAAACCCCGGTGCTGAATGCG...
光果甘草	...CAAACCCCGGTGCTGAATGCG...

▲
ITS1片段第159位

甘草	...CGTTGCCCGATGCCAATTGCCTC...
胀果甘草	...CGTTGCCCGACAACAATTGCCTC...
光果甘草	...CGTTGCCCGACAACAATTGCCTC...

▲▲▲
ITS1片段第383~385位

trnV-ndhC转录间隔区

甘草	...GAGTATACTTTATATTAATCTT...
胀果甘草	...GAGTATACTTTTATTAATCTT...
光果甘草	...GAGTATACTTTATATTAATCTT...

▲
ITS1片段第487位

图 5-2 组合 DNA 条形码鉴定 3 种药用甘草

表 5-2 采用 ITS2 片段鉴定人参及其近缘药材

物种	单核苷酸多态性（SNP）位点				
	28bp	32bp	43bp	140bp	207bp
人参	C	C	T	A	C
西洋参	C	T	C	A	C
三七	T	C	C	T	T
竹节参	C	C	C(A)	A	C

DNA 条形码方法也存在不足之处。例如无法鉴定不含有 DNA 信息的矿物药或药材提取物;只适用于基因库中已有的物种,对于种间差异小、种内差异大、分化或杂交的新物种的鉴别较困难;单个基因序列鉴定结果的可靠性较低等。总之,DNA 条形码技术在生药鉴定领域有广阔的应用前景,同时也需要不断完善和深入研究。

DNA 条形码的选择
和应用(拓展阅读)

第八节　生药的生物检定

生物检定又称生物测定,是利用药物对生物(离体或离体组织)所起的作用,以测定药物的效价或作用强度的一种方法。它以药物的药理作用为基础,以生物统计为工具,运用特定的实验设计,在一定条件下比较供试品和相当的标准品或对照品所产生的特定反应,通过等反应剂量间比例的运算或限值剂量引起的生物反应程度,测定供试品的效价、生物活性或杂质引起的毒性。适用于结构复杂或理化方法不能测定其含量,或者理化测定不能反映其临床生物活性的药物。

生物检定通常采用标准品和样品对照的方法来确定样品的效价单位。所谓标准品就是选定一批与样品成分相同的药物,并规定其中的一定量作为一个效价单位,然后将样品和标准品在同一条件下进行比较,测定样品的作用与多少单位标准品的作用相同,即含有多少单位。例如洋地黄标准品每克含 10 个效价单位,其鸽子实验的致死量为 90.5mg/kg;若洋地黄样品的致死量为 100mg/kg,则标准品的强度为样品的 1.1 倍,即样品每克含 9.05 个效价单位。再如穿心莲的抗菌效价测定,以穿心莲标准品溶液与金黄色葡萄球菌培养 16 小时,测定抑菌圈的直径大小,计算标准曲线。穿心莲样品溶液重复上述步骤,代入抑菌圈标准曲线中,计算穿心莲的抗菌效价。早在 20 世纪 40 年代,我国生药学家楼之岑等就发明了植物性泻药的生物测定法,以小鼠服药后排出的湿粪便颗粒数与给药剂量(剂量的指数)建立线性关系,在特制的鼠笼内开展供试品与对照品的对比实验,采用生物统计法进行效价计算,称为"楼氏法",该法简单易行、准确度高,曾用于番泻叶、大黄等的效价测定或活性评价,并获得满意的结果。

生药水蛭中的水蛭素可用凝血酶滴定法进行测定。其原理是水蛭素可与凝血酶以 1:1 的比例结合,可以用抗凝血酶活力单位来表示水蛭素的活性。往水蛭提取液中加入纤维蛋白原溶液,再滴加凝血酶溶液至凝固,记录消耗凝血酶溶液的体积,计算生药提取液中所含的抗凝血酶活力单位。1 个抗凝血酶活力单位等于中和 1 个国际单位凝血酶的水蛭素量。生物检定法也可用于测定益母草对子宫收缩的活性。

生物测定用于中药的质量控制较主流的理化分析方法具有独特的优势。中药往往含有多种活性成分、具有多种药理作用,仅监测少数成分不能全面反映其质量和临床疗效。因此,建立简便、准确的生物检定方法是中药质量控制的重要发展方向之一。《中国药典》(2020 年版)收录了"中药生物活性测定指导原则",意在规范中药生物活性测定研究,明确指出生物检定要符合药理学研究的基本原则、体现中医药特点、品种选择合理、方法科学可靠。

生物检定
(拓展阅读)

第五章
目标测试

(陈道峰　乔雪　马陶陶)

第六章

生药的采收、产地加工与贮藏

第六章
教学课件

> **学习要求**
>
> **掌握**：采收时期和产地加工方法对生药质量的影响。
> **熟悉**：贮存方法对生药质量的影响。
> **了解**：生药常见的产地加工方法和贮藏技术。

随着植物的生长发育，其所含有的干物质和有效成分的积累是有规律的。生药的采收（collection）、产地加工（processing）和贮藏（storage）对保证生药质量、保护和扩大药源及生药的可持续利用具有重要意义。

第一节 生药有效成分的积累规律

生药的有效成分是其生理活性的物质基础，有效成分的含量变化与植物生长发育有密切关系，呈现一定的规律。一般来讲，随着植物植株的生长，特定器官中具有调节人体生理功能的化学成分（有效成分）的含量显著增加，在生长旺盛期达到高峰，然后随着植株的衰老，有效成分含量呈现下降趋势。植株不同生长发育期的有效成分含量不同，直接影响生药的采收和品质。

1. 有效成分的动态积累 多年生的药用植物的有效成分含量是随着植物的生长及药用器官的增大而不断积累的。如三七、芍药、人参等药用植物在 2~3 年的生长期内，其药用器官中的有效成分积累较慢，在 3~5 年的生长期内有效成分积累较快，考虑成本效率，这些生药的生长期以不少于 3~5 年为宜。

2. 发育期对植物有效成分积累的影响 实验证明，薄荷在花蕾期叶片中的挥发油含量最高，挥发油中的薄荷脑含量则以花盛期为最高，而叶的产量又在花后期为最高。槐米是植物槐 *Sophora japonica* L. 的花蕾，花蕾期主含芦丁，可达 28%，开花结果期芦丁含量急剧下降。枸杞果实的多糖含量变化规律为在发育前期含量较低，花期后 27 天迅速增加，到果熟时达到最大值。

第二节 生药的采收

生药的合理采收与药用植（动）物的种类、药用部位、药用成分的动态积累规律密切相关。药用植物的有效成分在其体内的积累还与个体的生长发育、居群的遗传变异、生长的环境因素密切相关。因此，合理的采收期应视品种、药用部位的不同，将有效成分的积累动态与药用部位的产量变化相结合起来考虑，以药材质量的最优化和产量的最大化为原则，确定最佳采收期，以获得高产优质的生药。

一、采收的一般原则

生药的采收期是指药用部分已符合药用要求，达到采收标准的收获期。根据收获期年限长短，主要分为一年收获、二年收获、多年收获的生药。

目前很多生药的有效成分尚不明确,因此利用传统的采药经验及根据各种药用部位的生长特点,分别掌握合理的采收季节是十分必要的。

1. 根和根茎类　一般宜在植物生长停止、花叶萎谢的休眠期,或在春季发芽前采集。但也有例外情况,如柴胡、明党参在春季采较好;人参、太子参则在夏季采较好;延胡索在立夏后地上部分枯萎而不易采挖,故多在谷雨和立夏之间采挖。

2. 叶类和全草　应在植物生长最旺盛时,或在花蕾时或在花盛开而果实种子尚未成熟时采收。但桑叶需经霜后采收,枇杷叶需落地后收集。

3. 树皮和根皮　树皮多在春、夏之交采收,易于剥离。根皮多在秋季采收。树皮、根皮的采收容易损害植物的生长,应注意采收方法。有些干皮的采收可结合林木采伐一起进行。

4. 茎木类　一般在秋、冬两季采收。木类一般全年可采,如沉香。

5. 花类　一般在花开放时采收。有些则于花蕾期采收,如槐米、金银花、丁香等。但除虫菊宜在花蕾半开放时采收;红花则在花冠由黄变橙红时采收。

6. 果实和种子　果实应在已成熟和将成熟时采收;少数用未成熟的果实,如枳实等。种子多应在完全成熟后采收。

7. 菌、藻、孢粉类　根据实际情况采收。如麦角在寄主(黑麦等)收割前采收,生物碱含量较高;茯苓在立秋后采收质量较好;马勃应在子实体刚成熟时采收,过迟则孢子飞散不易采集。

8. 动物类　昆虫类生药必须掌握其孵化发育活动季节。以卵鞘入药的,如桑螵蛸,在3月收集,过时虫卵孵化为成虫影响药效。以成虫入药的,均应在活动期捕捉;有翅昆虫,在清晨露水未干时便于捕捉;两栖动物如中国林蛙,则于秋末当其进入"冬眠期"时捕捉;鹿茸须在清明后适时采收,过时则角化。

二、采收方法

生药的药用部分不同,采收方法也不同。采收方法的正确与否,直接影响药材的产量与质量。常见的有以下几种采收方法:

1. 采挖　主要适用于药用部分为根与根茎的生药。土壤过湿过干不利于采挖。挖时要注意药用部分的大小,找准位置,避免挖伤。因采收致使药材受损坏,将降低药材的质量。

2. 收割　主要适用于全草与花类的生药。选晴天,割下地上部分,或割取花序、果穗,晒干或阴干。

3. 采摘　主要适用于果实、种子、部分花类生药。成熟期不一致者分批采摘,如辛夷花、连翘、栀子等。采摘时不要损伤未成熟药材,以免影响其继续生长。

4. 击落　主要适用于高大的木本或藤本植物的果实类、种子类生药,如枳实、枳壳。以器械或木棒打击树干、树枝,然后收集落下的生药。最好是在击落时地下垫上草席或席子,以减轻损伤,利于收集。

5. 剥皮　主要适用于树皮和根皮类药材。树干剥皮的方法目前常采用环剥方法:按规定长度环切树皮(但环切不宜超过圆周的一半),再从一端垂直纵切至另一端,用刀从纵切口处左右轻拨动,使树皮与木质部分离,即可剥下树皮。环剥要选择气温较高、无降雨的天气,剥时不要损伤木质部,如杜仲、黄柏等。根皮剥离方法与树干剥皮方法相同,也可采用木棒轻轻捶打根部,使根皮与木质部分离,然后抽去或剔除木质部,如远志、牡丹皮、五加皮等。

三、采收的注意事项

1. 在生药采收中要注意保护野生药源,有计划地采药,合理采挖。凡用地上部分者要留根;凡用地下部分者采大留小,采密留稀,合理轮采;轮采地要分区封山育药。野生濒危保护药用动物如虎、麝、羚羊、穿山甲等严禁滥捕。

2. 同一植物体有多个部位入药时要兼顾各自的适宜采收期。如菘蓝,在夏、秋季采收作大青叶用时,就要注意到冬季采挖其根作板蓝根用,故在采收时要注意适时适度,以免影响其根的生长和质量。类似的生药还有栝楼、枸杞等。

3. 为了更好地保护资源的可持续利用,在确定生药的适宜采收期时应适当兼顾其繁殖器官的成熟期,以保证种群的繁殖生长。如甘草、桔梗、黄芪。

四、最佳采收期的研究确定

除按传统习惯进行各类各种生药的采收外,为了采收质量更好的生药和更有效地利用资源,特别是野生变家种时或进行规范化种植时,需要深入研究某种生药的最佳采收期。在此种情况下,如下因素和做法可供参考。

1. 采收期与产量　产量是指单位面积内药用部分的重量。定期采挖药用部分,测定其生物学重量和干重,了解不同发育期的物质积累动态变化,从而获得药用部分重量的迅速增长期及产量最高期。

2. 采收期与质量　质量是指药用部分的品质符合药用要求。药材的发育期不同,有效成分的含量也不同,定期采挖药用部分,测定主要成分或有效成分的积累动态变化,了解采收期与生药质量的关系。

3. 最佳采收期的确定　有效成分的积累动态与药用部分产量的关系因植物基源而异,必须根据具体情况加以研究,以确定最适宜的采收期。一般常见的有以下情况:

(1) 有效成分含量有显著的高峰期而药用部分产量变化不显著,则含量高峰期即为最佳采收期。

(2) 有效成分含量高峰期与药用部分产量高峰期不一致时,要考虑有效成分的总含量,即有效成分的总含量 = 单产量 × 有效成分的百分含量,总含量达最大值时即为最佳采收期。

(3) 若生药含有毒成分时,则应尽量避免有毒成分的含量高峰期。

(4) 若有多种因素影响生药质量时,应综合考虑。

4. 最佳采收期研究的注意事项

(1) 按上述方法研究最佳采收期,需要在充分明确生药有效成分的基础上进行才有意义。

(2) 对来源于多年生植物的生药,除研究确定其最佳的采收季节(月份)外,更重要的是研究确定最佳或合适的采收年限。判断栽培年限是否达标的依据,不能仅看是否达到《中国药典》规定的该生药有效成分的限量(此限量是作药用的最低标准,而非好药材的标准),而是要看是否超过该生药各地区各批次样品的平均值,最好明显高于平均值的水平,确保采收到质量好的生药。

第三节　生药的产地加工

一、产地加工的目的和任务

凡在产地对原药材进行初步处理如净选、修整、干燥等,称为“产地加工”(processing in production place)或“初加工”。产地加工是将药用植物及动物的整体或药用器官,或矿物经过干燥等简单的加工处理,使之成为“药材”。其目的是保持有效成分的含量,保证药材的品质,达到医疗用药的目的,并且便于包装、运输和贮藏。生药品种繁多,根据药材的形、色、气味、质地及所含化学成分的不同,加工的要求也各不相同。总体上都要求达到色泽好、外形完整、含水量适度、香气散失少、不变味、有效物质破坏少的目的。

产地加工的主要任务如下:

1. 纯净药材　去除非药用部分、杂质、泥沙等。
2. 保证用药安全　降低或消除药材的毒性、刺激性或副作用。
3. 保证疗效　经初处理后,使药材的有效成分稳定、不受到破坏,符合标准。
4. 包装成件　利于贮藏运输和到达目的地后便于炮制加工。

二、产地加工的方法

常见的加工方法有如下几种:

(一) 拣、洗

将采收的新鲜药材去除泥沙、杂质和非药用部分。根及根茎类药材要去除残留茎基、叶鞘及叶柄和须根。如川芎、绵马贯众等。

药材须趁鲜水洗,再行加工处理。根据药材的不同,可选择不同的清洗方法,如喷淋法、刷洗法、淘洗法等。同时,有的药材必须去除非药用部分,如牡丹皮去木心,山药、白芍刮去外皮。应当注意,具有芳香气味的药材一般不用水淘洗,如薄荷、细辛等。

(二) 切片

一些较大的根及根茎、藤本类、肉质的果实类药材往往要趁鲜切片或切成块状,以利于干燥,如大黄、鸡血藤、木瓜等。切片能缩小体积,便于运输和炮制。对于一些有挥发性成分或有效成分易氧化的药材,则不宜切成薄片干燥,因切片后有效成分易损失,降低药材质量,如当归、苍术等。

(三) 蒸、煮、烫

含黏液质、淀粉或糖类多的药材用一般方法不易干燥,须经蒸、煮、烫等处理,则易干燥。蒸是将药材盛于笼屉中置沸水锅上加热,利用水蒸气进行的热处理。煮和烫是将药材置于沸水中煮熟或熟透心的热处理。加热时间的长短及采取何种加热方法视药材的性质而定。有的药材需要煮,如白芍、明党参;有的药材需要蒸,如菊花、天麻、红参等;有的药材需要烫,如太子参等。

(四) 发汗

鲜药材加热或半干燥后,停止加温,密闭堆置起来使之发热,内部水分向外蒸发,当堆内空气达到饱和,遇堆外低温,水就凝结成水珠附于药材表面,似人出汗,故将此过程称为"发汗"。这是药材加工过程中的一种传统工艺,能使药材变软、变色,增加香味或减少刺激性,加快干燥速度。如厚朴、杜仲、玄参等。要注意气温高的季节,发汗时间宜短;气温低的季节,发汗时间宜长。发汗的方法又分为普通发汗和加热发汗。

(五) 揉、搓

为了使药材在干燥过程中不易与皮肉分离或空枯,在干燥中要时时揉搓,使皮、肉紧贴,并达到油润、饱满、柔软的目的。如玉竹、党参等。

(六) 干燥

干燥是药材加工的重要环节,除鲜用药材外,大部分要进行干燥。

1. 干燥的目的　干燥是为了及时除去新鲜药材中的大量水分,避免发霉、虫蛀及有效成分的分解与破坏,保证药材质量,利于贮藏、运输。理想的方法要求干燥时间短,干燥温度不致破坏药材成分,并能保持原有的色泽和气味。

生药的干燥温度常因所含的成分不同而异。一般含苷类和含生物碱类生药的干燥温度为50~60℃,这样可抑制所含酶的作用而避免成分的分解;含维生素 C 的多汁果实可用 70~90℃迅速干燥,不能立即干燥时可进行冷藏;含挥发油的生药一般宜在 35℃以下干燥,避免挥发油散失。

2. 干燥的方法　通常有晒干法、阴干法和烘干法。晒干法是直接利用日光晒干,可将生药置于塔架的竹席、竹帘上,晒在日光下,其干燥时间可显著缩短,适用于肉质的根类;注意含挥发油类的生药、外表色泽或所含的有效成分受日晒易变色变质的生药(如黄连、大黄)、在烈日下晒后易开裂的生药(如郁金、白芍等)均不宜采用晒干法。阴干法是将生药置于通风室内或屋檐下等阴处,使水分自然散发,主要用于芳香性花类、叶类、草类生药。烘干法可不受天气的限制,要注意富含淀粉的生药如欲保持粉性,烘干温度须慢慢升高,以防止新鲜生药遇高热淀粉粒发生糊化。

有些生药不适于上述方法干燥的,可用石灰干燥器进行干燥,此法也适用于易变色的生药。生药干燥后仍含有一定量的水分。一般生药干燥后含水分 8%~13% 即可。例如《中国药典》(2020 年版)规定麻黄的含水分不得超过 9.0%。

3. 干燥的新技术　近年来一些新技术被应用于生药的干燥,其中远红外线干燥和微波干燥技术使用较多。

(1) 远红外线干燥技术:红外线介于可见光和微波之间,是波长为 0.76~1 000μm 范围的电磁波,一般将 25~500(或 1 000)μm 区域的红外线称为远红外线。远红外加热技术是 20 世纪 70 年代发展起来的一项技术。其干燥原理是电能转变为远红外线辐射出去,被干燥物体的分子吸收后产生共振,引起分子、原子的振动和转动,导致物体变热,经过热扩散、蒸发现象或化学变化,最终达到干燥的目的。近年来远红外线常用于药材、饮片及中成药等的干燥。远红外线干燥与日晒、火力热烘或电烘烤等法比较,具有干燥速度快、脱水率高、加热均匀、节约能源及对细菌、虫卵等有杀灭作用的优点。

(2) 微波干燥技术:微波是指频率为 300MHz~300GHz、波长为 1mm~1m 的高频电磁波。微波干燥实际上是一种感应加热和介质加热,药材中的水和脂肪等不同程度地吸收微波能量,并将其转变成热能。本法具有干燥速度快、加热均匀、产品质量高等优点,对夜交藤、山药、生地黄、草乌及中成药六神丸等的干燥效果较好。一般比常规干燥时间缩短几倍至百倍以上,且能杀灭微生物及真菌,具消毒作用,并可以防止发霉或生虫。

(3) 真空冷冻干燥技术:简称冻干技术,是真空技术与冷冻技术相结合的干燥脱水技术。该技术采用低温低压下的传热传质机制,将被干燥的物料在低于物料共晶点温度下的低温环境中进行冻结,然后将其置于高真空环境中,使物料中的水分以冰晶状态直接升华为气体,从而将物料中的水分除去。主要适用于极为热敏和极易氧化的物料,其特点是可使物料基本保持新鲜原料固有的色泽、风味和香气;低温、缺氧使得营养成分的损失极少;脱水彻底,适合于长期保存和长途运输。

(4) 热泵干燥技术:是依靠干燥室内的热空气与被干物料间的对流换热,使空气加热湿物料并吸收物料蒸发的水分以达到干燥的目的。热泵干燥和常规热风干燥的基本原理和干燥介质基本相同,主要区别是湿空气的去湿方法不同。热泵干燥主要依靠空调制冷的原理使空气中的水分冷凝来降低干燥室内空气的湿度,空气在干燥室与热泵干燥机之间为闭式循环,基本上不排气。与其他干燥方法相比,热泵干燥具有节约能源、不破坏药材有效成分、对环境污染小、干燥范围广、能量利用率高及运行费用低的优点;缺点是干燥过程强化,同时干燥规模小,设备维护要求较高。

第四节　生药的贮藏与保管

生药在贮藏保管过程中,因受环境的影响,常会发生霉变、虫蛀、变色和泛油等现象,导致药材变质,降低甚至失去疗效。

一、霉变

大气中存在大量的真菌孢子,散落在药材表面,在温度 25℃左右,空气的相对湿度在 85% 以上或药材含水超过 15%,在适宜的环境如阴暗不通风的场所、足够的营养条件下即萌发成菌丝,分泌酵素,分解和溶蚀药材,使药材腐坏。

已发霉生药的处理原则为按《中国药典》规定的药材取样法取样检查,轻微变质者除去受损部分,单独保管;严重变质者按假药处理,全部销毁,不可继续使用。

预防药材霉变的最彻底的方法首先是使真菌在药材上不能生长;其次就是消灭寄附在药材上的真菌,使它们不再传播。药材的防霉措施主要是控制库房的湿度以在 65%~70% 为宜。药材的含水量不能超过其本身的安全水分,一般含水量应保持在 15% 以下。

二、虫蛀

虫害对药材品质的影响甚大,药材害虫的发育和蔓延情况与库内的温度、空气的相对湿度及药材的成分和含水量紧密相关。药材因含有淀粉、蛋白质、脂肪和糖类等,即成为害虫的良好滋生地,适宜的温度(通常为 18~32℃)和湿度(空气的相对湿度达 70% 以上)及药材的含水量(13% 以上)均能促进害虫的繁殖。一般螨类生长的适宜温度在 25℃左右、相对湿度在 80% 以上,繁殖最旺期在 5—10 月。

虫害的防治措施可分为物理和化学 2 类方法。物理方法包括太阳暴晒、烘烤;低温冷藏;密封法等。化学防治方法主要对贮存的药材在塑料帐密封下,用低剂量的磷化铝熏蒸,结合低氧法进行;或探索试用低毒高效的新杀虫剂。杀虫措施也有发展,如用高频介电电热、黑光灯诱杀蛀虫,气调杀虫,远红外辐射杀虫,微波干燥杀虫,γ 射线杀虫等;或利用某种药材挥发性的气味,可以防止同处存放的药材虫蛀。

虫蛀药材的处理:虫蛀药材可按下列标准分级。一级:1kg 样品中的螨类不超过 20 个,甲虫类、蛾类 1~5 个。允许处理后再供药用。二级:1kg 样品中的螨类超过 20 个,粉螨可在表面上自由移动,尚未形成团块;甲虫类、蛾类 6~10 个。仅可用于制剂生产,不得直接作为饮片用于临床调剂。三级:1kg 样品中的螨类很多,已形成致密的团块,移动困难;甲虫类、蛾类超过 10 个。仅可供药厂提取有效成分用,否则应全部销毁。

三、其他变质情况及预防

1. 变色　各种药材都有固定的色泽,色泽是药材品质的标志之一。药材贮存不当,会引起药材变色。酶引起的变色,如药材中所含成分的结构中有酚羟基,则会在酶的作用下,经过氧化、聚合形成大分子的有色化合物,使药材变色,如含黄酮类、羟基蒽醌类和鞣质类等成分的药材。非酶引起的变色原因比较复杂,或因药材中所含的糖及糖醛酸分解产生糠醛及类似化合物,与一些含氮化合物缩合成棕色色素;或因药材中含有的蛋白质中的氨基酸与还原糖作用,生成大分子的棕色物质,使药物变色。此外,某些外因如温度、湿度、日光、氧气和杀虫剂等多与变色快慢有关。因此防止药材变色,常须干燥、避光、冷藏。库房温度最好不要超过 20℃、相对湿度控制在 65%~75%,并且贮藏时间不宜过长。要按照“先进先出”的原则出货。

2. 泛油　泛油指含油药材的油质泛于药材表面,以及某些药材受潮、变色后表面泛出的油样物质。如柏子仁、杏仁、桃仁、郁李仁含脂肪油,当归和肉桂含挥发油,天冬、太子参和枸杞等含糖质,这些药材均易出现“泛油”。除油质成分损失外,药材常易发霉,也易虫蛀。此类药材最难保管,主要方法是冷藏和避光保存,也应以预防为主,加强养护,控制泛油现象的发生。

此外,如药材由于化学成分自然分解、挥发、升华而不能久贮的,应注意贮存期限。其他如明矾和芒硝久贮易风化失水;洋地黄和麦角久贮有效成分易分解;冰片等易挥发,走失气味,应装入塑料袋或容器内,避光、避风等。

四、生药的贮藏

贮藏是药材流通使用中的一个重要环节,是影响药材质量的重要因素。药材资源丰富、品种多样、各有特性,给药材仓贮养护带来复杂性。因此,药材的仓贮养护既需要有传统的经验,又要有科学的新技术,以达到合理贮存药材、保证品质与疗效的目的。

1. 生药的仓贮养护特点

（1）品种资源丰富，特性各异：在目前所用的药材中，植物类药材有 300~400 种，动物类药材有 80 多种。植物类药材又根据药用部位的不同分为根及根茎类、茎木类、皮类、果实类、种子类、叶类、花类等。不同来源的药材因性状不同、结构各异、所含的化学成分不同，受贮藏环境和自然条件的影响，发生变异的程度也不同，因此对仓贮养护的要求也不同。

（2）气候环境的影响：我国地域辽阔，气候环境的影响也不同。南方与北方区域所栽培的药材都有各自的特色，中药材品种在贮藏保管过程中对温度、水分、空气、日光都有特定的要求，有各自的特点。

（3）贮藏期的影响：药材因含多种成分，尽管贮藏条件适宜，但时间过久，也会受到外界环境的影响或内部次生代谢成分的分解影响而逐渐变化、失效。所以在仓贮中应做到"先入先出"，对于存放期过久的商品要及时处理，对于一些含挥发性成分及成分不稳定的药材应规定贮藏时间。

2. 主要养护要求及方法　药材在贮藏保管中常见的现象是霉变变质、虫蛀。引起霉变、虫蛀的主要因素是温度、湿度，所以控温、控湿是贮藏的首要任务。

（1）控制温度：对大多数真菌和仓虫来说，最适宜生长、繁殖的温度为 18~35℃，所以夏季最易生虫、发霉。只要将仓贮的温度控制在 17℃ 以下或 36℃ 以上，便可避免霉变、虫蛀。处理方法可利用自然界的高温或低温，最好的方法是安装调温设备。个别数量少或贵重的药材如麝香、牛黄等可放入冰箱中保存。

（2）控制湿度：湿度包括药材的含水量和空气的相对湿度，这 2 个指标必须同时控制。药材的安全含水量为 8%~13%。一般来讲，当药材的含水量在 13% 以下，空气的相对湿度在 70% 以下时，各种真菌、仓虫会因缺水而死亡。当药材的含水量低而空气的相对湿度高时，则药材会吸收空气中的水分而增加含水量，致使药材生霉变质。

（3）传统经验

1）石灰缸储藏：利用生石灰具有极强吸水能力的特点，在贮药缸的底部放置适量的生石灰块，将一些易受潮、虫蛀的药材放入石灰缸中密闭贮藏。如海龙、海马、蛤蚧等。石灰一般可使用 1 年，已吸湿的石灰要及时更换。

2）密封储藏：利用密封条件下药材的呼吸作用逐渐消耗密闭环境中的氧气，增加二氧化碳的含量，致使仓虫窒息死亡或减少仓虫的危害，保证中药材的品质。可用容器，或用布袋多层密闭，或用复合聚丙烯薄膜袋进行真空密封，均能有较好的储藏效果。

3）对抗贮藏：利用含有香气的药材与易生虫的药材共贮，以达到驱虫、防蛀的目的，又称"对抗养护"。常用的驱虫药材有花椒、冰片、薄荷脑、丁香、肉桂、小茴香、牡丹皮等。贮藏时将这些药材用纱布包裹，置于易生虫药材的密封器中，使挥发性香气逐渐充满空间并保持一定浓度，可以起到防虫蛀的作用。例如陈皮与高良姜、泽泻与牡丹皮存放不易生虫；有腥味的动物类药材如海龙、海马和蕲蛇等放入花椒，土鳖虫、全蝎、斑蝥和红娘子等药材放入大蒜均可防虫；亦可利用乙醇的挥发蒸气防虫，如在保存瓜蒌、枸杞子、哈蟆油等药材的密闭容器中置入瓶装乙醇，使其逐渐挥发，形成不利于害虫生长的环境，以达到防虫的目的。

4）自然干燥：将不易走油、变味的药材放在日光下晾晒或暴晒，使药材自然干燥。此法简便易行，既可使药材水分减少，又可杀死害虫。

3. 贮藏的新技术

（1）气调贮藏：气调贮藏是一种新技术，它的原理是调节库内的气体成分，充氮或二氧化碳降氧，使库内充满 98% 以上的氮气或二氧化碳，而氧气留存不到 2%，使害虫缺氧窒息死亡，以达到控制一切虫害和真菌活动，保证库内的贮存物不发霉、不腐烂、不变质的目的。此法具有无毒、无污染、节约费用等优点。

（2）低氧贮藏：应用除氧剂的密封贮存保管技术是继真空包装、充气包装之后，在 20 世纪 70 年代末发展起来的一项技术。它的主要作用原理是利用其本身与贮藏系统内的氧气产生化学反应，生成一种稳定的氧化物，将氧气消耗掉，以达到保持药材品质的目的。试验证明，采用除氧剂处理的贵细药材在长达 3 年多的贮藏期内品质完好，无虫、无霉。除氧剂具有连续的除氧功能，可维持稳定的系统低氧浓度，并方便检查，安全性强。

（3）辐射杀菌：核辐射保藏食品具有方法简便、成本低、杀菌效果好、便于贮存等优点。世界卫生组织、国际原子能机构及粮食组织关于辐照食品卫生标准联合专家委员会认为，经 10^4Gy 剂量以下辐照食品在安全范围内，食品不会产生致癌性。我国近年已将此项技术应用于中药材和中成药的灭菌贮藏研究中。试验证明，钴射线有很强的灭菌能力，就灭菌效果而言，γ 射线用于中成药灭菌十分理想。低剂量照射药品后，含菌量可降到国家标准；高剂量照射药品后，可达到彻底灭菌。利用钴射线对中药材粉末、饮片进行杀虫灭菌处理是有效的，从而解决了中成药长期以来存在的生虫、发霉和染菌等问题。

（4）包装防霉：即无菌包装技术。先将中药材或饮片灭菌，然后放进一个霉菌无法生长的环境中，这样，即使在常温条件下，不需要任何防腐剂或冷冻设施，在规定的时间内也不会发生霉变。进行这种包装时，需要 3 项基本条件：一是包装环境无菌，二是贮存物无菌，三是包装容器无菌。无菌包装技术在食品工业上已得到普遍应用，将其用于中药饮片的防霉，效果也十分显著。

第六章
目标测试

（韩　婷）

第七章

中药材的炮制

第七章
教学课件

学习要求

掌握：中药材炮制的意义。
熟悉：中药材炮制的方法。
了解：中药材炮制的发展概况及机制。

第一节　中药材炮制的发展概况

炮制古称"炮炙"，指用火加工处理药材的方法，当不局限于用火处理时，则称"炮制"。医药史上"炮炙"一词最早见于《金匮玉函经》。在《左传》中已有"麦曲"的记载，说明在春秋时代之前即有陈储、发酵等炮制方法的应用。《五十二病方》为我国现存最早的医方文献，其记载了挑拣、干燥、切、渍、炙、煅、熬、蒸、煮等多种炮制方法；《黄帝内经》是我国第一部医著，其中有制半夏、血余炭的记载。

《神农本草经》最早提出中药炮制的理论原则，并且记载了一些药材的具体炮制方法，如熬露蜂房、烧贝子、炼消石、蒸桑螵蛸、酒煮猬皮等。《伤寒杂病论》对东汉以前的临证医学进行了全面总结，也丰富和发展了中药炮制理论，并首先提出"炮炙"的概念。

《肘后备急方》记述了80余种药材的炮制方法，介绍了蜜、酒、醋、药汁、枣泥及米泔水等炮制辅料的应用，如所载的大豆汁、甘草、生姜等解乌头、芫花及半夏之毒是后世用辅料炮制解毒的起始。

《本草经集注》首次将零星炮制技术及作用进行了系统归纳。隋代出现我国第一部制药专著《雷公炮炙论》，该书的问世标志着中药炮制学作为一门独立的学科从中医药中分列出来。所记载的很多炮制方法都有科学道理，如某些含鞣质的药材需用竹刀刮去皮、勿令犯铁器等。

唐代《新修本草》将药材炮制列为法定内容之一。《备急千金药方》与《千金翼方》为唐代医药学家孙思邈所著，堪称我国现存最早的医学百科全书。该书对临床用药的炮制原则加以论述，指出临床用药"有须烧炼炮炙，生熟有定，一如后法……诸经方用药，所有熬炼节度，皆脚注之。今方则不然，于此篇具条之，更不烦方下别注也"。由此可知，此时药材炮制已由医方脚注，逐渐发展成为将药材预先进行炮制，具有以法统药的雏形。

《太平惠民和剂局方》是宋代颁布的第一部国家成药规范，该书收载了185种药材的炮制方法，并将中药饮片的炮制法列为法定制药规范，强调"依法炮制""修制合度"。"炮制"一词自宋代开始使用，在此之前中药加工称为"炮炙"，虽一字之差，但体现了中药材炮制的目的由减毒进入增加与改变疗效的阶段，为中药炮制技术的新的发展时期。

《本草蒙筌》指出"凡药制造，贵在适中，不及则功效难求，太过则气味反失"；并指出"酒制升提，姜制发散。入盐走肾脏，仍使软坚；用醋注肝经，且资住痛……"等辅料的作用。《本草纲目》专列了"修治"一项，收载了各家之法，并载有李时珍本人的炮制经验及见解，所记载的20余种炮制方法如水制、火制、水火共制、加辅料制、制霜、制曲等至今仍沿用。

《炮炙大法》为明代出版的我国第二部制药专著。该书的卷首提出著名的"雷公炮制十七法"，其内容除部分摘自《雷公炮炙论》外,大部分为当时的具体炮制方法。

清代炮制专著《修事指南》除对历代医家的炮制方法及经验进行系统的整理及总结外,还对某些炮制辅料有进一步的研究,提出"炙者取中和之性,炒者取芳香之性"等论见。

中药炮制系指将药材通过净制、切制、炮炙处理,制成一定规格的饮片,以适应调剂、制剂及临床应用的需要,保证用药安全、稳定和有效。中药炮制学是专门研究中药炮制历史沿革、炮制理论与原理、制备工艺、质量标准及其发展方向的一门学科。炮制在中医药界一直受到高度重视,是我国传统医药的特色。《中国药典》从1963年版起,正式列出了炮制一项,并制定了"药材炮制通则",使中药炮制管理步入法制化,对人民医疗保健发挥了重要作用。通过对其发展史的研究,充分利用历代医药学家积累的丰富经验,结合现代科技手段,研究中药炮制的目的、方法及作用机制,对于中医药传承与发展具有重要意义。

第二节　中药材炮制的目的

中药炮制是按照中医中药的基本理论,结合中药材自身的性质、临床用药及生产需求而进行的特殊处理加工过程。炮制的目的可概括为以下7个方面。

一、提高中药净度以利于贮运

这是中药在使用前的第一步加工,是净选工序。目的是除去沙石、泥土、虫卵、变质的部分、非药用部分及混入的其他药材和杂质等,使其达到一定的净度,以保证临床用药剂量的准确。

炮制可降低药材的含水量、杀灭虫卵及微生物等,有利于药材的贮藏,保存药效。有些含苷类的药材经加热处理能使其中与苷类共存的酶失去活性,便于苷类成分药效的保存,如婵制苦杏仁、蒸制黄芩都有杀酶的作用。某些药材经炮制加工处理后,能更好地防止走油、变色、粘连等变质现象的发生,以保存药效,确保质量。

二、增强中药的疗效,扩大用药范围

中药可以通过炮制手段提高疗效。如蜜炙款冬花可以提高其润肺止咳作用,油炙淫羊藿可以提高其壮阳作用,盐炙杜仲可以提高其补肝肾和降血压作用。

某些中药经过炮制可扩大其临床应用范围,如半夏可炮制成生半夏、清半夏、姜半夏和法半夏,各炮制品的功能主治有所不同。

三、消除或降低中药的毒性或副作用

中药所含的毒性成分根据有无疗效分为2种:一种为无疗效或非主要疗效的成分,如半夏、天南星中的致麻物质,服用其生品可刺激喉舌,发生水疱、红肿、失音及腹泻等症状;另一种为药材的有效成分,这些成分的毒性很大,临床用药有很大的危险性,如马钱子中的马钱子碱和士的宁,川乌、草乌中的乌头碱,巴豆中的巴豆油等,服用其生品极易引起中毒或死亡,须通过适当的炮制方法降低其毒性。有些中药临床应用的副作用较大,如厚朴生用,其含有的挥发性成分对胃黏膜有刺激性,炮制后可降低辛燥性,减少副作用。芫花、藤黄、柏子仁、苍术等的炮制目的也是降低其毒副作用。

四、缓和、增强或改变中药的性味

中药具有寒、热、温、凉四气,以及辛、甘、酸、苦、咸五味,四气五味是中药临床应用的主要依据。性味偏盛或偏衰都会对临床应用产生影响,例如太寒伤阳、太热伤阴、过酸损齿伤筋、过苦伤胃耗液、过甘生湿助满、过辛损津耗液、过咸助生痰湿等。针对药性偏盛的中药,经过炮制可缓和中药性味偏

盛,制其太过。如栀子苦寒之性较强,经过生姜汁炮制后能降低苦寒之性,以免伤中;补骨脂辛热而燥,易于伤阴,盐水炮制可缓和辛燥之性。针对药性偏衰的中药,或者某些药性已经很强,但临床应用时药力仍有不足的中药,通过炮制可增强中药性味偏衰,扶其不足。如泽泻甘寒,利水泄热,盐水炮制可增强其泄热利尿的作用;黄连苦寒,用于大热之证,仍嫌其寒性不足,需用胆汁炮制,增强其苦寒之性。炮制还可以改变某些中药的性味。如地黄生品甘寒,制成熟地黄后性甘温,功能由滋阴凉血变为滋阴补血;甘草生品性平,能清热解毒,蜜炙甘草性温,能补中益气。

五、改变或增强中药作用的部位和趋向

"五味所入"的中医理论(酸入肝、苦入心、甘入脾、辛入肺、咸入肾)在炮制理论中引申为"醋制入肝、入盐走肾、甘缓益元"等理论。炮制可以改变或增强中药作用的部位(归经),临床上为使中药更准确地到达作用部位,需要有的放矢地运用炮制方法,使中药有选择地发挥最佳疗效。如生姜主入肺,发散力强,主用于发汗解表;干姜主入心,温燥力强,主用于回阳救逆;煨姜主入胃,止呕力强,主用于和中止呕;姜炭主入脾,止血力强,主用于温经止血。

炮制可以改变或增强中药作用的趋向(升降沉浮)。一般而言,味辛、甘,性温、热,质轻的中药属阳,作用为升浮(如麻黄、桂枝等);味酸、咸、苦,性寒,质重的中药属阴,作用为沉降(如大黄等)。古代有"生升熟降""酒制提升"等认识。炮制对中药升降浮沉趋向作用的影响,可用李时珍之言加以概括:"升者引之以咸寒,则沉而直达下焦;沉者引之以酒,则浮而上至巅顶……一物之中,有根升梢降、生升熟降。"如大黄为苦寒中药,主沉降,作用下行而泻下;酒蒸之后成为酒大黄,借酒之力,作用上行,能清头目之火。莱菔子生品性主升散,用于宣吐风痰;炒莱菔子性主降,长于降气化痰。黄柏生品主清下焦湿热,酒炙后原作用上行,兼清上焦之热;盐制后引药入肾,增强滋肾阴、泻相火的功效。

六、矫味矫臭

炮制可以矫味矫臭,利于服用。动物类药材或其他有特殊臭味的药材往往在服用时易引起恶心、呕吐等反应,为了便于服用,常常利用炮制的方法矫正臭味,常用的炮制方法有酒炙、蜜炙、醋制、麸制、炒黄、水漂等。如五灵脂为动物类药材,其臭味大,常用醋制的方法炮制。人中白、尿的臊味极大,常用明煅的方法炮制。还有一些蛇类、虫类、脏器类药材也都需要矫正臭味。例如龟甲、鳖甲等经砂烫醋淬后,既可使之酥脆,又可除腥去臭。

七、便于调剂和制剂

炮制有利于调剂制剂和有效成分的煎出。一些矿物药和贝壳类药材质地坚硬,不利于调剂制剂,如自然铜、磁石等,只有经过炮制才能进行调剂制剂。一些种子类药材其种皮坚韧,只有炒制后才能使种皮破裂,利于有效成分的煎出。大部分药材要经过切制,制成饮片才能入药,这样可以扩大药材的表面积,利于有效成分的煎出。

第三节　中药材炮制的方法

《炮炙大法》的卷首将古代的炮制方法归纳为炮、爁、煿、炙、煨、炒、煅、炼、制、度、飞、伏、镑、摋、晒、曝及露,后人称此为"雷公炮制十七法"。近代的炮制方法是在古代炮炙方法的基础上,经过不断实践,逐渐充实丰富起来的,可分为以下类型。

一、修制

1. 拣　或称为"挑",是将药材中的杂物及非药用部分拣去,或是将药材拣选出来。

2. 筛　利用竹筛或铁丝编的筛子除去药材中的细小部分或杂物。

3. 簸　用竹匾或簸箕簸去杂物或分开轻重不同之物。

4. 去毛　有些药材表面有毛状物,如不除去,服用时可能黏附或刺激咽喉的黏膜,使咽喉发痒,甚至引起咳嗽。去毛的方法有以下几种:

（1）刷去毛:用较硬的毛刷刷去表面的毛茸,多用于除去叶片的毛。如枇杷叶。

（2）刮去毛:用刀或锋利的玻璃片、磁片等刮去质地坚硬的药材表层的毛状物。

（3）火燎去毛:将药材很快地在火焰上经过,使毛茸烤焦转为酥脆,再将毛刷去。有时也用酒精烧焦后再刷去毛茸,如鹿茸。

（4）烫去毛:将砂炒热至 200~300℃,将药材炒拌,使毛茸烫焦,再刷去焦毛。如马钱子等。

（5）炒去毛:将药材在锅中加热,使其毛须炒焦后筛去。

5. 去心　某些药材的"心"（多指木质部）有时需要除去,如远志。常用的去心方法是将药材用水稍行泡润,剖开抽心。

6. 切制　将中药材制成一定规格的片、丝、段、块的过程称为切制。可趁鲜切制、产地加工后切制或炮制后切制,后两者药材切制前多需要软化处理。切片者,根据厚度可分为极薄片、薄片、厚片;根据切制方法可分为横片、直片、斜片等。叶和皮类药材多切丝,有细丝和宽丝之分。较细的根类药材、茎类药材、全草类药材多切段,有短段、长段之分。煎煮时易糊化的药材多切成块,如葛根、何首乌等。

7. 揉　为了使质脆而薄的药材成为细小的碎片,可将药材放在粗眼筛子上面,用手揉之,使其破碎而过筛。如桑叶、马兜铃等。

8. 磨　利用摩擦力来粉碎药材,所用的工具有石磨或机磨,亦用石砚等。

9. 捣或击　一些粒小体硬的药材不便于切片,可敲碎用。一般是放在铜药罐中,用铜锤击碎,在冲击时最好加盖,以防细粉飞出。

10. 制绒　某些纤维性、体轻泡的药材经捶打后,推碾成绒絮状,可缓和药性或便于应用。如大腹皮、茵陈蒿等常研压使其松解成绒,供煎剂应用。

11. 拌衣　为了增加某种饮片的药性,将药材与另一种辅料药材同时拌和,使辅料附在药材上。固体辅料有朱砂、青黛等;液体辅料多用动物的血,如鳖血拌柴胡、猪血拌丹参。

二、水制

1. 洗　药材在采集后,表面多少附有泥沙,要洗净后才能供药用。有些质地疏松或黏性大的软性药材在水中洗的时间不能长,否则不利于切制,如莱菔根、当归、瓜蒌皮等。有些种子类药材含有多量的黏液质,下水即结成团,不易散开,故不能水洗,如葶苈子、车前子等,可用簸、筛等方法除去附着的泥沙。

2. 淘　种子或果实类细小药材如夹杂有泥土等物,要在水中淘洗。如牛蒡子。

3. 漂　是用水溶去部分有毒成分,如半夏、天南星、附子等。另外有些药材含有大量盐分,在应用前需要漂去,如咸苁蓉、海藻、昆布等。漂的方法一般是将药材放在盛有水的缸中,每天换水 2~3 次。漂的天数根据具体情况而定,短则 3~4 天,长则 2 周。漂的季节最好在春、秋两季,因此时温度较适宜。夏季由于气温高,必要时可加明矾防腐。

4. 泡　基本上同漂,但不需换水。泡的目的是使药材附着的一些有机物质在水中泡软发酵而除去,如龟甲、鳖甲。

5. 水飞　使药材成为细粉,多用于矿物类药材。将药材与水一起研磨,水的用量以能研成糊状为度,再加水搅拌,倾取混悬液,沉淀的粗颗粒再加水继续研,直到全部研细为止。混悬液静置后分取沉淀物,干燥,研散。

三、火制

1. 烘 是将药材置于近火处或利用烘房或烘箱使所含的水分徐徐蒸发,以便粉碎和贮藏。

2. 焙 或称烘焙,是用文火烘干,不需经常翻动。如当归、地黄等植物类药材及水蛭、土鳖虫等动物类药材。

3. 炒 种类很多,一般是将药材放在铁锅中翻动加热。

(1) 清炒(净炒):将药材直接放在锅中翻炒,分为炒黄、炒焦、炒炭3种。①炒黄指较小或中等火力,炒到药材微呈黄色或微带焦斑为度,如炒苍术、炒黄芪等。②炒焦指用较大火力,炒到药材外部呈焦褐色或焦黄色、内部呈淡黄色为好,如焦槟榔、焦六曲等。炒焦主要是为了焦后发出香气,达到矫味、健胃的目的,另外可破坏部分成分而减缓药性,如焦大黄。③炒炭有时亦称"炮",指用猛火炒到药材外面呈焦黑色、内部呈焦黄色。炒炭的目的是减低药材的性能或用于止血。中药有"以黑止血"的说法,如地榆炭、生地炭、蒲黄炭、槐花炭、炮姜等。有些含挥发油的药材炒炭后可减去部分燥性,如荆芥、陈皮等。

(2) 麸炒:是利用麸皮来拌炒药材,并利用麸皮冒烟将药材熏黄。麸炒后可矫臭、健胃及减低副作用,如枳壳、白术等。有时辅料也采用经蜂蜜或红糖制过的麸皮,称为蜜麸或糖麸。

(3) 盐粒炒:用食盐拌炒药材,可谓"烫"的一种。如牛膝。

(4) 米炒:用稻米拌炒药材,通常炒到米粒与药材皆显黄色。米炒是为了增强健脾止泻作用或降低毒性和刺激性,如党参、斑蝥等。

(5) 土炒:用灶心土(伏龙肝)拌炒。由于灶心土具有碱性,可以中和胃酸,并使部分成分改变,使药性缓和。如土炒白芍、土炒白术等。

4. 烫 也可说是炒的一种,烫的温度较高,一般为200~300℃。先将洁净的砂或其他辅料炒热,加入药材,烫至泡酥。常见的用砂烫的药材如龟甲等;用蛤粉烫的温度要比砂烫低,适用于胶类药材如阿胶、鹿角胶等;另有用滑石粉烫、用盐粒炒、用蒲黄炒。经烫后的药材其组织疏松、黏度减低,如阿胶炒烫后便于磨粉应用。

5. 煅 药材经过高温(一般为700℃以上)处理,使其在结构上或成分上有所改变,多用于矿物类药材。

(1) 铁锅煅:将药材放在大铁锅中加热,如煅绿矾、煅硼砂等。这与炒的性质相似,但所用的火力更大。

(2) 坩埚煅:煅烧分为2种,一种不加盖,如煅自然铜、龙骨等;另一种加盖,以防药材爆裂出来,如煅石英等。一般煅烧到坩埚里外皆红时,放冷取出。

(3) 直接火煅:适用于在煅烧后不会破坏的大块矿石,如石膏、礞石等,可直接放在旺火中煅烧至红时,取出放冷。

(4) 铁锅焖煅:适用于体质较轻松的药材,如煅灯心炭、棕榈炭、艾叶炭、血余炭等。将药材放在铁锅内,盖上直径较小的锅,以加盐的黄泥封口,用大火烧到下面的锅变红为度,煅烧1~4个小时。

(5) 灰火焖煅:埋在燃烧而无火焰的火灰中焖煅,如牡蛎等。一般用木屑或砻糠火,煅烧4~8小时。

(6) 炉火焖煅:在炉灶中将火烧旺,盖上多孔的铁板,铁板上放药材,并在上面盖一铁锅,煅烧到发红时取出。如煅石决明、牡蛎等。

6. 淬 将药材由较高的温度移入低温的液体中,使其温度骤然降低。矿物类药材如自然铜、磁石、赭石等在炭火中煅烧至红时取出,投入醋中,可使质地疏松,易于磨粉。常用的淬液还有黄酒、药汁等。

7. 炙 将药材用定量的液体辅料来拌炒,使液体辅料充分渗入药材组织中。

(1) 蜜炙:将药材以炼蜜拌炒。先将蜂蜜放入锅中加热至沸腾,滤除杂质,继续加热至116~118℃,

锅中起鱼眼泡,手捻有黏性但不拉长白丝时立即起锅。炼化的蜂蜜加适量的水调和均匀后,将药材加入拌炒到稍干。蜜炙主要是增加滋润作用,一般润肺和镇咳药材多采用蜜炙,如款冬花、紫菀、远志等。蜜炙还有矫味的作用。

(2)醋炙:用米醋炒药材。将药材加醋拌匀闷透,炒至干时为度。醋炙可以解毒,如甘遂;能增强活血止痛、疏肝解郁的功效,如乳香、柴胡;又能增加药材中某些成分的溶解,如延胡索。

(3)酒炙:其方法同醋炙,大多用黄酒,也有用烧酒的。酒炙可引药上行,如黄柏;能增强活血通络的功效,如当归;能发散与除去药材的寒性,如大黄;并可增加某些成分的溶解,如常山、黄芩等。

(4)药汁炙:将药材与药汁拌炒。常见的有姜炙、甘草炙、黑豆炙、米泔炙、胆汁炙等。姜炙首先将鲜姜捣烂,加水适量榨汁,与药材拌匀,然后炒干,如竹茹、黄连等。也有采用边炒边洒姜汁或用姜和药材共煮,姜炙可增加辛热作用而去寒性,并可矫味矫臭。

(5)盐水炙:将药材与盐水拌匀或喷洒均匀,炒到微带焦斑或炒焦(如杜仲)为度。盐水炙是依据"咸味能入肾软坚"的理论,一般"下行"药常用盐水炒,如车前子、泽泻等。

(6)油炙:通常用麻油或豆油加热到高温后,放入药材炙至酥黄,取出沥尽油,再用纸将油吸干。油炙主要是使药材酥脆。如蛤蚧等。

(7)羊油炙:用羊脂温熔成油,与药材用小火加热拌匀,取出放冷,待油吸入内部。如淫羊藿等。

8. 煨　一般是指药材埋在另一种物质中加热的方法。

(1)面浆或纸浆包煨:药材用面粉糊或纸浆糊包裹,埋在残灰中,利用余烬来加热,或放锅中用中等火力炒,使外面裹着物干后变焦开裂,就可取出。如煨肉豆蔻、木香等。

(2)煨烘:将药材的饮片放在铁丝筐内,筐置架上,用炉火烘煨,以除去药材中的部分挥发性成分。如煨肉豆蔻。

(3)重麸炒煨:将药材与多量的麸皮同炒,炒至麸皮焦黄近枯,而药材显黄色。如煨诃子,可增强涩肠止泻的作用。

(4)米汤煨:是葛根的煨法。将葛根片放在陶制罐中,加米汤,使与药材面相平,再放在火上煨到米汤干后即可。生葛根性凉,多用于外感表证;煨葛根性偏温,多用于脾虚泄泻。

四、水火共制

1. 煮　将药材与水或其他液体或其他药材共煮。

(1)清水煮:主要用于含淀粉多的药材,煮时最好用铜锅。一般用适量的水,先将水煮沸再将药材加入,煮到内部无白心,即药材内外部淀粉糊化程度均匀一致为度。如白芍。

(2)酒煮:先将酒被药材吸收,然后放入锅中加水煮,以煮干为度,如何首乌;也可将药材与酒水同煮至干。

(3)醋煮:方法同上,如香附子。

此外,有用豆腐同制,如乌头、甘遂;珍珠与豆腐同制可以去污,称为"炙珍珠";用山羊血同煮,如藤黄。

2. 蒸　用水蒸气直接加热,多用于滋补类药材,如地黄、何首乌、五味子等。药材经过蒸后,其色加深或变黑,甜味增加,药性也有一定改变,或有驱臭、矫味的作用。

(1)清蒸:不加辅料蒸,如天麻等。

(2)酒蒸:用酒拌匀吸收后蒸,如地黄、黄芩等。酒蒸可增加药材的温补作用、缓和药性,如熟大黄可减低泻下作用而增加清热滋润作用。

(3)醋蒸:用醋将药材拌匀吸收后蒸,如五味子。

3. 焯　种子类药材用热水浸泡或稍煮以去皮的操作方法,称为焯。如焯杏仁等。

五、其他制法

1. 复制法　将净选后的药材加入 1 种或数种辅料,按规定的程序反复炮制的方法称为复制。如法半夏、胆南星。

2. 发酵　利用酶的作用,在适当的温度下,并给予充足的养料而使药材发酵成曲。如神曲。

3. 制霜　将药材制成松散粉末或制取结晶的操作过程。制霜方法有去油成霜,大多用于种子类药材:将药材除去种皮,研碎,压榨除去部分油脂,制成松散粉末,如巴豆、千金子、芥子、杏仁等;有为加工而成的,如西瓜霜、柿饼霜;有为副产物的,如鹿角霜是熬制鹿角时留下的骨质粉末。

4. 发芽法　将成熟的果实种子在一定的温度和湿度条件下促使其萌发幼芽的方法称为发芽法。如用此法可制备麦芽、谷芽等。

第四节　中药材炮制的机制

炮制传统的基本理论主要体现在生熟理论和药性理论。中药炮制前后的生熟效异一般主要表现在 3 个方面:生泻熟补、生峻熟缓、生毒熟减;中药炮制药性论主要指炮制对中药四气五味、升降浮沉、归经和毒性的影响。从现代的角度去分析,药材炮制之后,各种性味功能的变化,其基础都是物质的变化,这些物质基础的变化,或为量变,或为质变。

一、影响中药性味功能的机制

性味是每种中药本身所固有的,性味的多样性说明中药具有多种多样的功能。黄连为大苦大寒的中药,主入血分,经过辛温的生姜汁制后,降低苦寒性,并增入气分。生甘草性味甘、微苦,平,生用主泻,有清热解毒的作用,经蜂蜜制后主补,性味改变为甘温,具有益气健脾、调和营卫的作用。鲜地黄性大寒,味甘苦,清热生津、凉血、止血;地黄性寒,味甘苦,清热凉血、养阴生津;熟地黄性微温,味甘,滋阴补血、益精填髓。研究表明,地黄炮制后梓醇的含量降低 40%~80%;生地黄经长时间加热蒸熟后,部分多糖和寡糖可水解为单糖,熟地黄的单糖含量比生地黄高 2 倍以上;还原糖含量随着蒸制时间的延长和蒸晒次数的增加而增多,地黄在炮制过程中生成新化合物 5- 羟甲基糠醛,结果表明地黄炮制成熟地后 5- 羟甲基糠醛的含量增加 20 倍左右。

二、影响中药疗效的机制

马钱子生品具有通络止痛、散结消肿的功能,活性成分以有毒的士的宁碱和马钱子碱为主。研究证明,马钱子经砂烫法和油炸法炮制后可起到减毒增效的作用。当炮制温度在 230~240℃时,3~4 分钟后,士的宁可转化 10%~15%,马钱子碱可转化 30%~35%,此时异士的宁和异马钱子碱的含量增加。士的宁和马钱子碱的毒性比异士的宁和异马钱子碱大 10~15.3 倍,而异士的宁和异马钱子碱的镇痛、抗炎、抑制肿瘤等活性强于士的宁和马钱子碱。炮制后士的宁和马钱子碱的含量显著减少,同时异士的宁和异马钱子碱等开环化合物的含量明显增加,这是由于士的宁和马钱子碱在加热过程中醚键断裂开环,转变成相应的异型结构和氮氧化物。从生品和各炮制品的总碱含量及急性毒性试验的结果可以看出,马钱子炮制主要是通过改变毒性成分的结构,并不是单纯地降低含量。实验研究还表明,异马钱子碱、异马钱子碱氮氧化物对心肌细胞有保护作用,而马钱子碱无此作用。马钱子生物碱能抑制肿瘤细胞增殖,但以异士的宁氮氧化物和异马钱子碱氮氧化物的作用最强。

生大黄苦寒沉降,泻下作用峻烈,具有攻积导滞、泻火解毒的功能;炮制后可明显降低致泻作用。大黄的致泻能力与结合蒽醌的含量成正比,而游离蒽醌类化合物不致泻。大黄酒炒炮制后,结合蒽醌减少,故泻下作用弱于生大黄。

三、降低中药毒性的机制

川乌为重要的温里药,生品有大毒,川乌炮制后毒性降低可内服。川乌的主要有效成分为乌头碱等双酯型生物碱,其炮制原理是通过加水、加热处理,使极毒的双酯型乌头碱 C_8 位的乙酰基水解得到相应的苯甲酰单酯型生物碱,其毒性仅为双酯型乌头碱的 1/500~1/50;再进一步将 C_{14} 位的苯甲酰基水解,得到亲水性氨基醇类乌头原碱,其毒性仅为双酯型乌头碱的 1/4 000~1/2 000。可见川乌炮制后毒性显著降低。

巴豆生品有大毒,经加热去油制霜后其泻下作用缓和,且降低对皮肤和黏膜组织的刺激性和毒性。主要原理是巴豆中主含巴豆油及巴豆毒蛋白,巴豆油分解后可产生巴豆油酸,能刺激肠蠕动而引起剧烈的泻下作用,炮制后巴豆油的含量降低;巴豆毒蛋白属于一种毒性球蛋白,能溶解红细胞,但加热至110℃毒性即消失。

斑蝥生品有大毒(中毒量为1g,致死量为3g),可引起剧烈的消化道反应及中毒性肾炎,甚至引起肾衰竭或循环系统衰竭而致死亡,故生品不可内服,多外用。斑蝥炮制后可降低其毒性,可内服。研究表明,斑蝥含斑蝥素、蚁酸等有效成分,它们同时也为毒性成分。斑蝥素在84℃开始升华,其升华点为110℃,米炒斑蝥的温度为128℃,可使斑蝥素部分升华而降低含量,故可减毒。采用低浓度的氢氧化钠溶液炮制处理,可有效地使斑蝥素在虫体内转化为斑蝥素钠,既降低毒性,又可保留和提高斑蝥的抗癌活性。

第七章
目标测试

（王添敏）

第八章

生药质量控制及质量标准的制订

第八章
教学课件

第一节　影响生药质量的因素

影响生药质量的因素有自然因素和人为因素。自然因素包括生药的品种、植物的遗传与变异、植物的生长发育、植物的环境因素等；人为因素主要有生药的采收、加工、炮制、贮藏等多方面。

一、自然因素对生药质量的影响

1. 生药品种对生药质量的影响　　生药品种的鉴定是质量控制的首要环节。生药异物同名和同物异名现象严重影响生药质量。如防己的商品药材基源植物多达 10 余种，有粉防己 *Stephania tetrandra* S. Moore、木防己 *Cocculus orbiculatus*（Linn.）DC.、广防己 *Aristolochia fangchi* Y. C. Wu ex L. D. Chow et S. M. Hwang 等，分属于防己科和马兜铃科植物；只有粉防己含有可松弛肌肉的成分，才能作"汉肌松"的原料，而广防己含马兜铃酸（aristolochic acid），具有肾毒性，从《中国药典》（2015 年版）开始已不再收载，取消其药用标准。

生药品种的历史演变和地区用药习惯的差异及新兴品种和代用品的出现，对于生药的质量也有重要影响。以通草与木通为例，据考证《唐本草》以前的本草和《本草纲目》中收载的通草原植物均为木通科植物五叶木通 *Akebia quinata*（Thunb.）Decne.；自唐代陈藏器《本草拾遗》开始有将五加科植物通脱木 *Tetrapanax papyrifer*（Hook.）K.Koch 作为通草的记载；现行《中国药典》（2020 年版）收载的木通为木通科植物五叶木通、三叶木通 *Akebia trifoliata*（Thunb.）Koidz. 或白木通 *Akebia trifoliata*（Thunb.）Koidz. var. *australis*（Diels）Rehd. 的干燥藤茎，而通草的来源为五加科植物通脱木。"新兴品种"新疆紫草（软紫草）*Arnebia euchroma*（Royle）Johnst. 和内蒙紫草 *Arnebia guttata* Bunge 的质量比传统的紫草（硬紫草）*Lithospermum erythrorhizon* Sieb. et Zucc. 更优，2005 年版后的历版《中国药典》收载的紫草均为新疆紫草和内蒙紫草。

同一生药，其基源不同，质量也有很大的差别。《中国药典》（2020 年版）收载的中药材中有 154 种药材为多基源，约占收载总数的 25%。其中，二基源的有 94 种，三基源的有 43 种，四基源的有 9 种，五基源的有 5 种，六基源的有 3 种。如淫羊藿药材的原植物分别为小檗科植物心叶淫羊藿 *Epimedium brevicornu* Maxim.、箭叶淫羊藿 *Epimedium sagittatum*（Sieb. et Zucc.）Maxim.、柔毛淫羊藿 *Epimedium pubescens* Maxim. 和朝鲜淫羊藿 *Epimedium koreanum* Nakai。这 4 种淫羊藿药材中黄酮类成分的种类和含量有很大的差别，其主要化学成分淫羊藿苷的含量分别为 1.18%、3.49%、0.46%

和 3.69%。

2. 植物的遗传与变异对生药质量的影响　生长在不同地区的同一物种,因长期生长环境不同,造成其生长过程及形态特征常会产生一定的差异。物种是异质的,任何一个个体都不能代表一个物种的全部特征。种是由适应型上明显不同的若干居群(种群,population)组成的,这些遗传上适应不同生态环境的种群称为"生态型"(ecotype)。同一物种由于生态型不同,其种内的次生代谢物常会发生变化,产生多型性。植物种内次生代谢物的多型性称为化学变种(chemovarietas)或化学型(chemotype)。如蛇床子的有效成分是香豆素类化合物,可分为 3 种类型:简单香豆素(如蛇床子素)、线型呋喃香豆素及角型呋喃香豆素。根据所含的香豆素类型,可将国产蛇床 *Cnidium monnieri*(L.)Cuss. 分为 3 个化学型:Ⅰ型以蛇床子素和线型呋喃香豆素为主要成分;Ⅱ型以角型呋喃香豆素为主要成分;Ⅲ型为 3 种香豆素同时存在。

引起植物化学成分种内变异的原因,较普遍认为是环境因素的影响,如环境温度的骤变、天然雷电射线及土壤中的微量元素等引起的突变(包括基因突变、染色体结构和数量的畸变)。种间掺入杂交也是一个重要因素。

3. 植物的生长发育对生药质量的影响　药用植物在不同的生长阶段所含的有效成分会发生变化,因而对生药质量也会产生影响。栀子(山栀)*Gardenia jasminoides* Ellis 果实的主要有效成分西红花苷(crocin)和栀子苷(京尼平苷,geniposide)的积累动态与其生长发育的关系可分为 2 个变化阶段:从开花到第 6 周,果实的鲜重急剧增加,外形增大,栀子苷的生物合成达到全盛,但这个时期西红花苷还未生成。第二阶段从开花后的第 7 周起,西红花苷开始形成,果实逐渐成熟且重量增加,特别在第 10 周后西红花苷急剧增加,直至果实成熟含量仍有增加;而在此期间,栀子苷的含量没有变化。

4. 植物的环境因素对生药质量的影响　药用植物的生长受到各种环境条件的影响,包括气候、土壤、地形、生物和人类的活动等因素。

(1) 环境非生物因素对生药质量的影响:光照是植物光合作用的主要因子,影响次生代谢物在植物体内的积累。洋地黄 *Digitalis purpurea* Linn. 在昼夜间叶中的强心苷含量有明显变化,这是由于这些成分是植物的同化组织在阳光照射下逐步合成的。在日出前所采集的叶中的强心苷含量低,在中午或下午含量达到最高峰,因而午后采集的叶子具有更好的生物活性。

温度变化能影响植物体内酶的活性和生化反应速度,从而影响植物的生长发育和活性成分的积累。各种植物对温度的改变反应并不一致,但在一定的范围内,气温的升高对多数植物的生长发育及活性成分积累有利。麻黄生物碱的含量在春季甚微,到夏季突然升高,至 8—9 月达最高值。在一日之中,生药的有效成分亦随温度而变。山莨菪 *Anisodus tanguticus*(Maxim.)Pascher 的生物碱含量,早晨(低温)最高,傍晚(气温较低)次之,中午(高温)最低。

降水量通过影响环境的湿度和土壤的含水量,从而影响药用植物活性成分的积累。温暖的大陆干旱自然条件有利于植物生物碱的积累。

土壤是绝大多数植物的固着基质和生活的物质源泉,提供植物所需的水分、养料、空气和温度。土壤的类型、元素和 pH 对药用植物活性成分的积累有一定的影响。例如各种土壤环境生长的野生甘草 *Glycyrrhiza uralensis* Fisch 中甘草酸的含量依次为栗钙土＞棕钙土＞风沙土＞盐碱化草甸土＞次生盐碱化草甸土＞碳酸盐黑钙土。

海拔高度和地球纬度的变化可以影响光照条件和气温,从而对药用植物的生长和代谢产生影响。例如海拔范围在 100~800m,人参多糖的含量随海拔升高而增加;海拔范围在 950~1 450m,人参多糖的含量随海拔升高而降低。

(2) 环境生物因素对生药质量的影响:植物生长会受到生活环境中的其他生物的影响,主要包括动物、植物相互之间的影响和微生物的影响。

动物的采食、活动、生活习性,如昆虫类蜂、蝶的传粉等都会对植物的生长发育产生直接影响。动物对植物的间接影响表现为改变土壤环境及植被的发育和更新。土壤中大量无脊椎动物幼虫(如昆虫、甲虫和蠕虫)的活动能够疏松土壤,动物的排泄物能增加土壤养分。

植物与植物之间也存在直接和间接影响。植物之间的寄生、共生和附生现象是典型的直接影响。植物之间的间接影响是通过植物改变环境来实现的。植物的化感作用(allelopathy)是植物间相互作用的一个典型例子。一个活体植物(供体植物)通过地上部分(茎、叶、花、果实或种子)向环境中挥发、淋溶(eluviation)和根系分泌等途径释放某些化学物质,影响周围植物(受体植物)的生长和发育。欧洲蕨 *Pteridium aquilinum* (L.) Kuhn 的枯死枝叶腐烂后释放出阿魏酸和咖啡酸,使一些草本植物在其附近很难生存。植物的化感作用有明显的选择性、专一性,如黑胡桃 *Juglans nigra* L. 产生的胡桃醌可以抑制苹果树的生长,但对梨树、桃树、李树无影响。

微生物对生药质量的影响主要与内生真菌有关。药用植物的内生真菌(endophytic fungi)存在于健康植物组织内部,与植物呈互利共生的关系。植物的内生真菌可以产生与宿主相同或相似的化学成分,如短叶红豆杉 *Taxus brevifolia* Nutt. 的内生真菌——安德紫杉霉 *Taxomyces andreanae* 能产生抗癌物质紫杉醇(paclitaxel)。此外,有些植物的内生真菌还能够促进宿主植物的生长,增强宿主植物的抗逆性及促进药用植物中有效成分的积累。如丹参 *Salvia miltiorrhiza* Bge. 中的一株内生真菌 *Trichoderma atroviride* 能够显著促进丹参毛状根的生长及丹参酮类成分的生物合成。

二、人为因素对生药质量的影响

1. **药用植物栽培对生药质量的影响**　药用植物栽培涉及生长环境、种质资源、良种繁育、田间管理、病虫害防治等多个环节,同一生药在不同的栽培方式和生长条件下,其质量会有很大的差别。五味子 *Schisandra chinensis* (Turcz.) Baill. 喜荫蔽和潮湿的环境,耐严寒,以选土壤湿润肥沃、排水良好的黑油沙土栽培为佳;栽培过程中追肥、剪枝、搭架应及时,从而确保高产优质。在伊贝母 *Fritillaria pallidiflora* Schrenk 的种植过程中,适当降低光照强度、降低土壤的含水量,可不同程度地提高生物碱的含量。

2. **采收对生药质量的影响**　药用植物在不同的生长期,有效成分的含量有很大的变化,因而必须制订合适的采收时间。桔梗 *Platycodon grandiflorum* (Jacq.) A. DC. 根中皂苷的含量以 4 月返青前最高(10.17%),随着地上植株的不断生长发育,根中皂苷的含量呈不断下降的趋势,10 月最低(4.19%),以后又逐渐回升。有些药用植物有效成分的含量具有以日为周期变化的特点,应注意一天中的采收时间。

元代李杲谓 "……根、叶、花、实,采之有时……失其时,则气味不全"。又有 "三月茵陈四月蒿,五月六月当柴烧" 的农谚。这些都说明适时采收对保证临床疗效的重要性。

3. **加工对生药质量的影响**　中药除少数鲜用外,大多于采收后在产地进行加工,不同的处理方法对于生药的有效成分含量会产生影响。如含苷类和含生物碱类生药的干燥温度宜为 50~60℃,以抑制酶的作用,避免有效成分的分解;含挥发油的生药干燥温度如超过 35℃,会造成挥发油挥发和损失;含挥发油的药材及黄连、大黄等受日晒易变色、变质;郁金、白芍受日晒则易开裂。为了保证生药的质量,不同的生药应采用合适的加工方法。

4. **炮制对生药质量的影响**　不同的炮制方法可导致中药有效成分具有很大的含量差异。实验表明,生当归、酒炒当归、清炒当归、焦当归和当归炭中阿魏酸的含量分别为 0.05%、0.03%、0.04%、0.04% 和 0.01%。用不同方法炮制的中药,其药性也会有改变,如干姜味辛、性大热,其功能为温中散寒、回阳通脉;经炮制成姜炭,则味变苦、性微温,功能为温经止血。应用时要根据不同情况选用不同的中药炮制品。

5. **贮藏对生药质量的影响**　生药中含有多种化学成分,在贮藏过程中受环境温度、湿度、光线及氧等作用,常会发生霉变、虫蛀、变色和泛油等现象,导致药材变质,影响临床疗效。有些生药如陈皮宜放置隔年后使用,而多数生药若储藏时间过长,有效成分会分解、降低。光照会使多酚类成分和色素氧化,使生药发生变色。含芳香性成分的药材光照后成分易挥发,使生药失去应有的气味。在贮藏过程中,含淀粉、蛋白质、脂肪和糖类的药材容易受到虫害;含黄酮类、羟基蒽醌类和鞣质类的药材容易变色;含水多的药材容易发霉。在湿热的环境中,含糖、淀粉多的药材常会发生变软、发黏、颜色变深等现象;含挥发油较高的生药随着贮藏时间的增加,挥发油的含量下降。

6. 掺假对生药质量的影响　人为造伪掺假现象对生药质量也有重要影响。一些贵重的药材如冬虫夏草、西洋参、西红花等,在商品药材中经常会发现以其他形态相似的品种来冒充正品,或以人为方法加工制造伪品(如以淀粉压模制作冬虫夏草)。还有不法商贩在药材中掺入非药用部分或比重大的矿物质等以增加药材重量。

第二节　中药材的道地性与道地药材

道地药材(dao-di herb;genuine regional drug)是指经过中医临床长期应用优选出来的,产在特定地域,与其他地区所产的同种中药材相比,品质和疗效更好,且质量稳定,具有较高知名度的中药材。

传统的中医临床经验及近代研究均表明,产于不同地区、不同生态条件下的同种生药,其质量可能差异很大。一般来讲,道地药材具有特定的种质(遗传因素),且在特定的自然环境条件地域内生长(环境因素),其生产/加工技术成熟规范,又经过中医长期临床实践而确定为优质药材(人文因素)。讲究道地药材是我国历代医家保证中药质量的成功经验,是中药材质量控制的一项独具特色的综合评价标准。

一、道地性的含义

道地药材是在一定的地域内形成的,具有明显的地理性。“道”和“地”最初均表示地区、地域的概念。现在“道地”一词的含义为真正、真实。

道地药材的实质之一为“同种异地”,其品质和疗效要优于其他产地的药材。这种差异是由物种本身所具有的遗传特征和环境因素共同作用的结果。所以,从生物学上来说,“道地”的形成是基因与环境之间相互作用的产物,主要依赖于优良的物种遗传基因和特定的生态环境。遗传基因为内在因素,控制生物体内的有效成分合成;生态环境为外在因素,这里的“特定”不是由研究者根据研究目的方便划定的,而是由一定的土壤、光照、温度、湿度等环境因素所决定的,有比较稳定的边界。药用植物对这个特定的环境长期适应而产生某些获得性遗传的种内变异,形成一个比较稳定的“地方居群”,从而形成优质的道地药材,这一特定地区则称为药材的道地产区。

道地药材的形成与我国传统中医药理论亦有密切关系,蕴含着我国历代医药学家的科学智慧和临床实践经验,是从我国长期的中医临床实践中总结出来的。仅有药材资源,没有中医理论指导的文化背景,以及相应完善的生产加工技术和长期的商贸活动,则难以形成道地药材。如药材菊花始载于《神农本草经》,列为上品。随着对菊花认知的不断深入,至《本草纲目》中已录有百余种。因产地和加工方式及中医临床应用的结果,目前菊花道地品种主要有亳菊、杭菊、贡菊、滁菊等。

二、我国的主要道地药材

根据道地药材的地理分布,通常分为关药、北药、怀药、浙药、江南药、川药、云药、贵药、广药、西药和藏药等。道地药材的命名通常在药名前冠以地名,如川贝母、关黄柏、浙玄参等。少数道地药材名前面的地名为该药材传统的或主要的集散地或进口地,而不是指产地,如藏红花(即西红花)是指番红花最初经由西藏传入我国、广木香是指由广东进口而来。

1. 关药 关药通常指东北地区所产的优质药材。著名的关药有人参、关马茸、花鹿茸、关防风、关黄柏、辽细辛、关龙胆等。

2. 北药 北药通常指华北、西北地区和内蒙古等地区所产的优质药材,亦有将东北地区产的药材划分到北药范围。如著名的"四大北药":潞党参、北(西)大黄、北黄芪、岷当归。此外,常用北药还有济银花、北板蓝根、连翘、酸枣仁、远志、黄芩、北赤芍、西陵知母、宁夏枸杞子、山东阿胶、北全蝎、五灵脂等。

3. 怀药 怀药泛指河南境内所产的优质药材。河南地处中原,怀药分南、北两大产区,产常用药材 300 余种。著名的"四大怀药"为怀地黄、怀山药、怀牛膝、怀菊花。此外,尚有密(南)银花、怀红花、南全蝎等。

4. 浙药 浙药亦称杭药、温药,包括浙江及沿海大陆架所产的优质药材,产常用药材 400 余种。著名的"浙八味"为白术(於术)、杭白芍、浙玄参、延胡索、杭白菊、浙麦冬、温郁金、浙贝母。2018 年浙江省公布了新"浙八味"中药材培育品种名单,包括铁皮石斛、衢枳壳、乌药、三叶青、覆盆子、前胡、灵芝和西红花。

5. 江南药 江南药包括湘、鄂、苏、皖、闽、赣等淮河以南省区所产的优质药材。如安徽的亳菊、滁州的滁菊、歙县的贡菊、铜陵的凤丹皮、霍山石斛、宣城木瓜;江苏的苏薄荷、茅苍术、太子参、蟾酥等;福建的建泽泻、闽西建乌梅、蕲蛇、建神曲;江西的江枳壳、宜春江香薷、丰城鸡血藤、泰和乌鸡;湖北大别山的茯苓、鄂北蜈蚣、江汉平原的龟甲和鳖甲、襄阳山麦冬、板桥党参、鄂西味连、紫油厚朴、长阳资丘木瓜和独活;湖南平江白术、沅江枳壳、湘乡木瓜、邵东湘玉竹、零陵薄荷、零陵香、湘红莲等。

6. 川药 川药指四川所产的优质药材。四川是我国的著名药材产区,所产的药材近千种,居全国第 1 位。川产珍稀名贵药材有麝香、冬虫夏草、川黄连、川贝母、石斛、熊胆、川天麻等;川产大宗商品药材有川麦冬、川泽泻、中江白芍、遂宁白芷、川牛膝、黄丝郁金、川黄柏、灌县川芎、江油附子、川木香、雅黄(大黄)、川枳壳、川杜仲、川朴、巴豆、明党参、汉源花椒、川红花等。

7. 云药 云药包括滇南和滇北所产的优质药材。滇南出产诃子、槟榔、儿茶等,滇北出产云茯苓、云木香、冬虫夏草等;处于滇南和滇北之间的文山、思茅地区盛产三七,并闻名于世。此外,尚有云黄连、云当归、坚龙胆、天麻等。云南的雅连、云连占全国产量的绝大部分;云苓体重坚实、个大圆滑、不破裂;天麻体重、质坚、色黄白、半透明;半夏个圆、色白似珠,称为"地珠半夏"。云药中的特产野生药材有蛤蚧、金钱白花蛇。

8. 贵药 贵药是以贵州为主产地的优质药材。著名贵药有贵天麻、杜仲、天冬、吴茱萸、雄黄、朱砂等。

9. 广药 广药又称"南药",系指广东、广西南部及海南、台湾等地出产的优质药材。著名的"四大南药"为槟榔、阳春砂、巴戟天、益智。桂南一带出产的药材有鸡血藤、广豆根、肉桂、石斛、广金钱草、桂莪术、三七、蛤蚧等;珠江流域出产的药材有广藿香、高良姜、广防己、化橘红、陈皮、何首乌等;台湾的樟脑曾垄断世界市场。

10. 西药 西药是指"丝绸之路"的起点西安以西的广大地区,包括陕、甘、宁、青、新及内蒙古西部所产的优质药材。著名的"秦药"为秦皮、秦归、秦艽。此外,还有新疆甘草、伊贝母、新疆紫草(软紫草)、阿魏、西麻黄、肉苁蓉、锁阳、多伦赤芍、西牛黄、西马茸等。

11. 藏药 藏药指青藏高原所产的优质药材。著名的藏药为冬虫夏草、雪莲花、藏红花、炉贝母等。此外,还有麝香、胡黄连、羌活、雪上一枝蒿、甘松、红景天,高原特有的藏药品种有雪灵芝、西藏狼牙刺、洪连、独一味、绵参、藏茵陈等。

第三节　生药的外源性和内源性有毒物质及相关安全性问题

生药中可能含有外源性有害物质如重金属污染、农药残留污染、微生物污染等，以及生药自身内源性有毒有害的次生代谢物。这些物质与生药安全性密切相关。为了保证临床用药安全，首先必须保证药品安全。

一、生药中的重金属、农药残留等有害物质及其检测

生药中的外源性有害物质的主要来源是生态环境的污染（土壤、地质背景、水源、大气等）；栽培和仓储过程中施用农药或驱虫剂；加工包装过程中有毒物质的污染等。常见对人体有害的元素主要有砷、汞、铅、镉等，以及有机氯、有机磷等农药残留物质，黄曲霉毒素及二氧化硫等。

1. 重金属的检查　重金属包括铜、铅、镉、汞、砷等，其毒性作用在于重金属进入人体后与体内酶蛋白上的巯基和二硫键牢固结合，使蛋白质变性，酶失去活性，组织细胞出现结构和功能上的损害。除少数药材本身具有富集某些重金属的特性导致其含量超标外，对于其他药材来说，污染源主要来自生长过程中土壤污染及无机肥料的使用。《中国药典》（2020 年版）规定重金属总量采用比色法测定，硫代乙酰胺或硫化钠为显色剂。砷盐的检查用古蔡氏法或二乙基二硫代氨基甲酸银法。采用原子吸收分光光度法（atomic absorption spectrophotometry，AAS）或电感耦合等离子体质谱法（inductively coupled plasma mass spectrometry，ICP-MS）可测定生药中的铜、铅、镉、汞、砷含量。《中国药典》对山楂、丹参、甘草、白芍、白矾、石膏、煅石膏、玄明粉、地龙、芒硝、西瓜霜、西洋参、冰片、龟甲胶、阿胶、金银花、枸杞子、黄芪、鹿角胶、滑石粉 20 种药材（含加工炮制品）进行了重金属限量规定，如山楂中的铅不得过 5mg/kg、镉不得过 1mg/kg、砷不得过 2mg/kg、汞不得过 0.2mg/kg、铜不得过 20mg/kg。

2. 农药残留量的检查　药用植物在生长过程中，为消灭病虫害，常使用农药。农药的使用对于生药的稳产、高产具有重要意义，但农药的广泛使用也带来农药残留的问题。农药残留是指农药使用后残存于生物体、农副产品和环境中的微量农药原体、有毒代谢物、降解物和杂质的总称。根据农药的理化性质可分为有机氯类、有机磷类、拟除虫菊酯类和氨基甲酸酯类等。

《中国药典》选用气相色谱法测定有机氯、有机磷和拟除虫菊酯类农药残留量。长期以来，我国使用最多的农药主要是有机氯类，尤其是六六六（BHC）、滴滴涕（DDT）、五氯硝基苯（PCNB）等曾在我国大规模使用。为确保农产品和中药材质量安全，农业农村部陆续公布了一批国家明令禁止使用或限制使用的农药。其中，全面禁止使用的农药有 BHC、DDT、毒杀芬（strobane）等 23 种；限制使用的有甲拌磷（phorate）、甲基异柳磷（isofenphos-methyl）等 18 种。但因这些大规模使用的农药在土壤中长期累积、不易降解，目前在这种土壤中生长的植物类药材中仍可检出。长期服用有机氯超标的生药易造成蓄积中毒。目前生药农药残留量测定主要是对 BHC、DDT、PCNB 等进行测定。例如《中国药典》（2020 年版）规定，甘草、黄芪含有机氯类农药残留量五氯硝基苯（PCNB）不得过 0.1mg/kg。

3. 黄曲霉毒素的检查　有 14 种霉菌素有致癌作用，而黄曲霉毒素（aflatoxin，AFT）致癌作用的强度位居前列。黄曲霉毒素是一类化学结构类似的化合物，是二氢呋喃香豆素的衍生物，主要由黄曲霉 *Aspergillus flavus* 和寄生曲霉 *Aspergillus parasiticus* 产生，以黄曲霉毒素 B_1 最为多见，其毒性和致癌性也最强。许多生药在贮藏过程中易霉变而产生黄曲霉毒素，包括桃仁、牛膝、天冬、玉竹、黄精、陈皮、当归、甘草、百部、白术、胖大海、天花粉、酸枣仁、葛根、山药、知母、麦冬等常用生药。因此，有时还需要对一些生药进行黄曲霉毒素的限量检查，以确保用药安全。《中国药典》选用液相色谱法和液相色谱 - 串联质谱法测定药材中的黄曲霉毒素（以黄曲霉毒素 B_1、黄曲霉毒素 B_2、黄曲霉毒素 G_1 和黄曲霉毒素 G_2 的总量计），并强调实验应有相关的安全防护措施，不得污染环境。《中国药典》（2020 年

版)规定,桃仁、陈皮、胖大海、酸枣仁、僵蚕等 24 种药材含黄曲霉毒素 B_1 不得过 5μg/kg,含黄曲霉毒素 B_1、黄曲霉毒素 B_2、黄曲霉毒素 G_1 和黄曲霉毒素 G_2 的总量不得过 10μg/kg。

4. 二氧化硫残留量的检查   有些生药在加工时会采用硫黄熏蒸,以达到杀菌防腐或漂白的目的。药材中残留的二氧化硫对人体的消化系统和呼吸系统有严重危害。《中国药典》(2020 年版)采用酸碱滴定法、气相色谱法和离子色谱法测定经硫黄熏蒸处理过的药材或饮片中二氧化硫的残留量。2011 年 SFDA 制订的二氧化硫限量标准为山药、牛膝、粉葛、天冬、天麻、天花粉、白及、白芍、白术、党参 10 种传统习用硫黄熏蒸的中药材及其饮片不超过 400mg/kg,其他中药材及其饮片不得超过 150mg/kg。

二、生药中的毒性成分及其控制

生药的内源性毒性成分是指生药本身含有的一些有毒化学成分,因为过量使用或者误用而产生毒性。生药中毒性成分的检查应引起我们的足够重视。

1. 肾毒性成分   马兜铃酸(aristolochic acid, AA)是一类含硝基取代的菲类化合物,主要存在于马兜铃科植物中,如马兜铃酸Ⅰ、Ⅱ、Ⅲ、Ⅳ、Ⅴ等。长期使用含马兜铃酸的天然药物可引起肾损伤,表现为肾脏进行性快速纤维化并伴有肾萎缩。国内学者经过研究后发现其毒性成分为马兜铃酸,定名为"马兜铃酸肾病"(aristolochic acid nephropathy, AAN)。含马兜铃酸的代表性植物有关木通 *Aristolochia manshuriensis* Kom.、广防已 *Aristolochia fangchi* Y. C. Wu ex L. D. Chow et S. H. Hwang、马兜铃 *Aristolochia debilis* Sieb. et Zucc. 等。这类生药的安全性问题已成为国内外医药界广泛关注的焦点,不少国家对含马兜铃酸的中草药采取限制措施。《中国药典》从 2005 年版起,多种药材陆续不再收载,包括关木通、广防已、青木香、马兜铃、天仙藤等。

植物中马兜铃酸类成分的分析检测多采用高效液相色谱法。目前我国仍在广泛使用的含马兜铃酸类成分的代表性药材为细辛。研究表明,细辛的马兜铃酸主要分布于植株的地上部分,故《中国药典》(2005 年版)将细辛的药用部位修订为根和根茎,2010 年版进一步规定细辛含马兜铃酸Ⅰ(aristolochic acid Ⅰ)不得过 0.001%。

	R	R_1	R_2
aristolochic acid Ⅰ	H	H	OCH_3
aristolochic acid Ⅱ	H	H	H
aristolochic acid Ⅲ	OCH_3	H	H
aristolochic acid Ⅳ	OCH_3	H	OCH_3
aristolochic acid Ⅴ	OCH_3	OCH_3	H

2. 肝毒性成分   吡咯里西啶类生物碱(pyrrolizidine alkaloid, PA)是一类植物有毒成分,因其可引起肝细胞出血性坏死、肝巨细胞症及静脉闭塞症等而引起广泛关注。目前已发现 600 多个不同结构的 PA,存在于世界各地的 6 000 多种有花植物中,主要分布于菊科、紫草科、豆科、兰科,少量分布于厚壳科、玄参科、夹竹桃科、毛茛科、百合科等。代表性植物如千里光 *Senecio scandens* Buch.-Ham. ex D. Don 和野百合 *Crotalaria sessiliflora* L. 等。PA 由具有双稠吡咯环的氨基醇与不同的有机酸缩合而成,这类化合物本身没有毒性,毒性主要来自其在体内代谢产生的代谢吡咯(metabolic pyrrole)。代谢吡咯具很强的亲电性,能与组织中亲核性的酶、蛋白质、DNA、RNA 迅速结合,引起机体各种损伤。由

于 PA 在肝脏脱氢后形成的代谢产物非常活泼,故肝脏是代谢吡咯形成的主要场所,又是其作用的靶器官。普遍认为双稠吡咯环的 1,2 位是双键的 PA 的肝毒性最强。因此,这类 PA 又称为肝毒吡咯里西啶类生物碱(hepatotoxic pyrrolizidine alkaloid,HPA),如倒千里光碱(retrorsine)、千里光碱(senecionine)等。

目前,植物中吡咯里西啶类生物碱的分析检测普遍采用高效液相色谱法,尤以液相色谱 - 质谱联用技术应用广泛。《中国药典》(2020 年版)规定,依照高效液相色谱 - 质谱法测定,千里光按干燥品计算,含阿多尼弗林碱(adonifoline)不得超过 0.004%。

| retrorsine | senecionine | adonifoline |

3. 其他毒性成分　有些生药的有效成分亦是其有毒成分,若服用过量就可能引起毒性反应。如麻黄中的麻黄碱,洋地黄类药材中的强心苷类成分,乌头、附子类药材中的乌头碱类成分等。对于这类成分的含量应严格控制,尽可能规定含量幅度或者含量限度。以川乌及其炮制品制川乌为例,《中国药典》(2020 年版)规定,以干燥品计,川乌含乌头碱、次乌头碱和新乌头碱的总量应为 0.050%~0.17%;制川乌含苯甲酰乌头原碱、苯甲酰次乌头原碱和苯甲酰新乌头原碱的总量应为 0.070%~0.15%,双酯型生物碱以乌头碱、次乌头碱和新乌头碱的总量计不得过 0.040%。

一些生药由于寄生于有毒植物而产生毒性物质,亦须加以检查。例如桑寄生须进行强心苷检查,是因为桑寄生如寄生于夹竹桃树上,会吸收夹竹桃树中的强心苷(有明显的强心苷反应)而具毒性,故需检查桑寄生中是否有夹竹桃寄生的混入;若寄生于马桑上,则应检查有毒成分印防己毒素,以控制马桑寄生的混入。

第四节　生药质量控制的依据及质量标准的制订

中药品种繁多,产地各不相同。由于历代本草记载、地区用药名称和使用习惯的不同,类同品、代用品和民间用药的不断出现,中药材的异物同名、品种混乱现象直接影响药材质量。质量稳定的中药材及其饮片是临床用药安全有效、中成药质量稳定的先决条件。因此,制订生药质量标准,有效控制生药质量具有重要的科学意义和实际应用价值。

一、生药质量控制的依据

(一)国际上生药质量控制的依据

目前植物药在全球得到广泛应用,世界卫生组织及主要国家也建立了植物药的质量标准,包括《国际药典》《美国药典 - 国家处方集》《欧洲药典》《日本药局方》等。

1.《国际药典》(*The International Pharmacopoeia*,Ph.Int.)　由世界卫生组织(WHO)编纂,许多国家,特别是非洲各成员国将其作为本国的法定标准。《国际药典》提供特定原料药、辅料和制剂采购药品依据的质量标准。《国际药典》第 1 版于 1951 年出版,目前每年更新 1 版。《国际药典》优先收载列入 WHO 基本药物标准清单(EML)、WHO 健康项目所需、预认证产品目录涉及品种,以及其他药典未收载品种,从最初的三抗类药物(抗疟疾、抗结核、抗病毒药物)逐渐扩展到抗微生物药物、激素等其他类别。

2021 年 1 月，WHO 发布《全球药典的世界卫生组织国际会议白皮书 - 药典标准对获得高品质药物的意义》，供各国及地区药品管理机构、使用者和生产者更好地理解药典制订的过程及药典的作用，以更好地保证公众健康安全。

2.《美国药典 - 国家处方集》(*U.S.Pharmacopoeia-National Formulary*，USP-NF)   是目前世界上唯一一部由非政府机构（美国药典委员会）出版的法定药品汇编，是美国政府指定的药品销售质量标准；其所建立的标准被全球 140 多个国家承认和使用。USP-NF 达到全球公认的精度和准确度标准，是全球认可的质量保证。USP 第 1 版于 1820 年出版，目前每年更新 1 版。2013 年 5 月，USP 草药卷(*Herbal Medicines Compendium*，HMC)正式发布，HMC 的标准可以在线免费获得（https://hmc.usp.org)，主要提供草药制剂中各单味药及其相关提取物或制剂的标准。HMC 标准包括定义、别名、混淆品种、通用名、化学成分、鉴别、含量分析、污染物、检查项及包装、贮藏标签等其他要求。

3.《欧洲药典》(*European Pharmacopoeia*，EP)   由欧洲药品质量管理局（European Directorate for the Quality of Medicines，EDQM）下属的职能机构欧洲药典委员会（European Pharmacopoeia Commission)出版。《欧洲药典》第 1 版于 1977 年出版，目前每 3 年更新 1 版。现有 72 种中药列入《欧洲药典》标准，如五加皮、五味子、何首乌、虎杖、厚朴、麦冬、枸杞子、杜仲、黄连、三七、川芎等。《欧洲药典》标准包括草药及其制剂（提取物、成药、药茶)，如缬草根（Valerian root)，除植物本身外，还包括相关的缬草水提取物、醇提取物和缬草根切片及缬草根酊剂。正文项下主要包括定义、鉴别、检查项和含量测定 4 个方面。

近年来，《欧洲药典》的权威性和影响力正在不断扩大，参与制订和执行《欧洲药典》的国家不断增加。我国国家药典委员会于 1994 年成为欧洲药典委员会的观察员之一，进一步加强了与欧洲药典会的联系。了解和研究《欧洲药典》的发展动态，为完善《中国药典》与国际先进标准接轨提供重要保障。

4.《日本药局方》(*The Japanese Pharmacopoeia*，JP)   日本的药典名为《日本药局方》，由日本药局方编辑委员会编纂。《日本药局方》第 1 版于 1886 年出版，目前每 5 年更新 1 版。《日本药局方》中生药(crude drug)的质量标准收载于医药品专论(official monographs)项下的 crude drugs and related drugs 中，共 323 个专论，其中 234 个为生药材专论，包括植物药专论 217 个、动物药专论 12 个、矿物药专论 5 个。《日本药局方》收载的生药相对全面，历版药典在生药部分均进行完善、修订及数量上的增补。在植物基源方面，来源多为 1 个或 2 个种，与《中国药典》相比，可能存在异物同名、同物异名或者同名但用药部位不同等情况；无功能主治、用法用量和使用注意等说明；制剂类型多以汤剂、浸膏剂型等为主，偏向于传统中药制剂类型，较少收载运用新型技术和方法制作的剂型。

（二）我国生药质量控制的依据

目前我国生药质量控制主要依据三级标准，即一级为国家药典标准；二级为局（部）颁标准；三级为地方标准。

1. 国家药典   药典是国家对药品质量标准及检验方法所作出的技术规定，是药品生产、供应、使用、检验、管理部门共同遵循的法定依据。《中华人民共和国药典》(简称《中国药典》)(*Pharmacopoeia of the People's Republic of China*；简称为 *Chinese Pharmacopoeia*；缩写为 Ch.P.) 是我国控制药品质量的标准，收载使用较广、疗效较好的药品。《中国药典》自 1953 年版起至 2020 年版止，共出版 11 次。目前，主要以《中国药典》(2020 年版)作为生药质量控制的依据。《中国药典》(2020 年版) 2020 年 5 月出版发行，2020 年 12 月 30 日起正式执行，分一部、二部、三部和四部，共收载药品 5 911 种，其中新增 319 种。一部收载中药材及饮片、植物油脂和提取物、成方制剂和单味制剂，收载品种 2 711 种，其中新增 117 种、修订 452 种。二部收载化学药品、抗生素、生化药品、放射性药品及药用辅料等，收载 2 712 种，其中新增 117 种、修订 2 387 种。三部收载生物制品，收载 153 种，其中新增 20 种、修订 126

种;新增生物制品通则 2 个、总论 4 个。四部收载通用技术要求 361 个,其中制剂通则 38 个(修订 35 个)、检测方法及其他通则 281 个(新增 35 个、修订 51 个)、指导原则 42 个(新增 12 个、修订 12 个);药用辅料收载 335 种,其中新增 65 种、修订 212 种。《中国药典》(2020 年版)进一步扩大了先进、成熟检测技术的应用,药品质量要求和安全性控制更加严格,提升药用辅料标准的水平。《中国药典》(2020年版)一部每种药材项下的内容为中文名、汉语拼音、拉丁名、基源(来源)、性状、鉴别、检查、浸出物、含量测定、炮制、性味与归经、功能与主治、用法与用量、注意、贮藏等。

2. **局(部)颁标准**　国家药品监督管理局颁发的药品标准简称局颁标准。中药品种繁多,由于基源相近、外形相似等原因,存在众多的异物同名和同物异名现象,除《中国药典》收载的品种外,其余的品种,凡来源清楚、疗效确切、较多地区经营使用的中药材,本着"一名一物"的原则,分期分批,由国家药典委员会组织编写、收入局颁标准,国家药品监督管理局批准执行,作为药典的补充标准。1998 年以前,国家药典委员会隶属于原卫生部,当时该标准由原卫生部批准颁发执行,故称为部颁标准。如《中华人民共和国卫生部药品标准》中药材(第 1 册)收载了 101 种,于 1991 年 12 月 10 日颁布执行。

3. **地方标准**　各省、自治区、直辖市卫生厅(局)审批的药品标准及炮制规范简称地方标准。此标准系收载《中国药典》及局(部)颁标准中未收载的本地区经营、使用的药品,或虽有收载但规格有所不同的本地区生产的药品,它具有地区性的约束力。

现行的《中华人民共和国药品管理法》取消中成药的地方标准,规定"药品应当符合国家药品标准"。由于中药材、中药饮片品种很多,规格不一,各地方的用药习惯、炮制方法不统一,全部纳入规范化、标准化管理有现实困难。故中药材的地方标准目前仍然存在。但《中华人民共和国药品管理法》规定"实施审批管理的中药材、中药饮片品种目录由国务院药品监督管理部门会同国务院中医药主管部门制定"。如《山东省中药材标准》《山东省中药饮片炮制规范》均是由山东省食品药品监督管理局组织药品检验所等相关单位进行起草、修订及出版发行的省级地方标准。

上述 3 个标准以国家药典为准,局(部)颁标准为补充。凡是在全国经销的药材或生产中成药所用的药材,必须符合国家药典和局(部)颁标准。凡不符合以上 2 个标准或使用其他地方标准的药材可鉴定为伪品。地方标准只能在相应的制订地区使用。

二、生药质量控制的主要内容及方法

生药质量控制的主要内容包括检查生药中可能混入的杂质及与药品质量有关的项目。根据基源不同,检查内容亦不同。

1. **植物类生药检查**　根据生药的具体情况确定对质量有影响的检查项目,如杂质、水分、总灰分、酸不溶性灰分、膨胀度、水中不溶物、重金属、砷盐、吸收度、色度等。如可能混有其他有害物质,应酌情检查,如农药残留量等。

2. **动物类生药检查**　动物类生药含较多的水分,易霉坏变质,故多规定水分检查。一些动物类生药在生产或贮存过程中可能会产生一些带有腐败气的碱性物质,影响质量,可以规定挥发性碱性(挥发性盐基氮)物质的限量检查。其他如总灰分、重金属、砷盐等检查可根据具体情况考虑。

3. **矿物类生药检查**　矿物类生药广泛分布于自然界中。有的虽然经过精制,仍易夹有杂质及有害物质,必须加以检查并规定限度,如检查重金属、砷盐、镁盐、铁盐、锌盐和干燥失重等项目。

根据检查项目的性质,可分为限量检查与定量检查。

限量检查是指常规检查项目,多数生药均进行此项检查,即共性内容,如水分限量(<15%)、有害物质限量和杂质限量等。

定量检查是指与生药的临床疗效直接相关的项目,即个性内容,如有效成分的含量和生物活性的强度等。

三、生药质量标准的制订

生药质量标准的制订必须建立在细致的考察及试验基础上,各项试验数据必须准确可靠,以保证生药质量的可控性和重现性。

生药质量标准由质量标准草案及起草说明组成,质量标准草案包括名称、汉语拼音、药材拉丁名、基源(来源)、性状、鉴别、检查、浸出物、含量测定、炮制、性味与归经、功能与主治、用法与用量、注意及贮藏等项。起草说明是说明制订质量标准中的各个项目的理由,规定各项目指标的依据、技术条件和注意事项等;既要有理论解释,又要有实践工作的总结及试验数据。

质量标准有关项目内容的技术要求如下:

1. 名称、汉语拼音、药材拉丁名　按中药命名原则要求制订。

2. 基源(来源)　基源包括原植(动)物的科名、中文名、学名、药用部位、采收季节和产地加工等,矿物药包括矿物的类、族、矿石名或岩石名、主要成分及产地加工。

(1) 原植(动、矿)物需经鉴定,确定原植(动)物的科名、中文名及学名;矿物的中文名及拉丁名。

(2) 药用部位是指植(动、矿)物经产地加工后可药用的某一部分或全部。

(3) 采收季节和产地加工系指能保证药材质量的最佳采收季节和产地加工方法。

起草说明包括药材鉴定的详细资料,以及原植(动)物的形态描述、生态环境、生长特性、产地和分布;引种或野生变家种(养)的植物、动物类药材,应有与原种或野生的植物、动物对比的资料。

3. 性状　系指药材的外形、颜色、表面特征、质地、断面及气味等的描述。除必须鲜用的按鲜品描述外,一般以完整的干药材为主;易破碎的药材还须描述破碎部分。描述要抓住主要特征,文字要简练,术语需规范,描述应确切。

4. 鉴别　选用方法要求专属、灵敏。包括经验鉴定、显微鉴定(组织切片、粉末或表面制片、显微化学)、一般理化鉴定、色谱或光谱鉴定及其他方法的鉴定。色谱鉴定中应设对照品或对照药材。

5. 检查　包括杂质、水分、灰分、酸不溶性灰分、重金属、砷盐、农药残留量、有关的毒性成分及其他必要的检查项目。起草说明包括各检查项目的理由及其试验数据,阐明确定该检查项目限度指标的意义及依据,重金属、砷盐、农药残留量的考察结果及是否列入质量标准的理由。

6. 浸出物测定　参照《中国药典》(2020 年版)通则浸出物测定法(通则 2201),结合用药习惯、药材质地及已知的化学成分类别等选定适宜的溶剂,测定其浸出物量以控制质量。浸出物量的限(幅)度指标应根据实测数据制定,并以药材的干燥品计算。

7. 含量测定　应建立有效成分含量测定项目,操作步骤的叙述应准确,术语和计量单位应规范。含量限(幅)度指标应根据实测数据制定。起草说明中应提供根据样品的特点和有关化学成分的性质,选择相应测定方法的依据;应阐明含量测定方法的原理;确定该测定方法的方法学考察资料和相关图谱(包括测定方法的线性关系、精密度、重现性、稳定性试验及回收率试验等);阐明确定该含量限(幅)度的意义及依据(至少应有 10 批样品的 20 个数据)。在建立化学成分含量测定方法有困难时,可建立相应的图谱测定或生物测定等其他方法。

8. 炮制　需要炮制的品种,应制订合理的加工炮制工艺,明确辅料用量和炮制品的质量要求。

9. 性味与归经、功能与主治、用法与用量、注意及贮藏等项　根据该药材的研究结果制定。

10. 有关质量标准的书写格式,参照现行版《中国药典》。

第五节　《中药材生产质量管理规范》

中药材质量的优良与稳定对于现代中药产业的发展十分重要。为确保中药材及天然药物原料的优质安全、稳定可控,必须对中药材生产的全过程进行标准化、规范化管理,对包括种子、栽培、采收、加工、贮藏、流通等各个环节进行控制,即实施《中药材生产质量管理规范》(Good Agricultural Practice,GAP)。

一、我国的《中药材生产质量管理规范》简介

《中药材生产质量管理规范》由国家药品监督管理局颁布,2002 年 6 月 1 日起《中药材生产质量管理规范(试行)》施行,2022 年 3 月 17 日起正式实施,首次提出了"中药材生产实行可追溯""企业负责人需对中药材质量负责"等要求。实施 GAP 的目的主要是推进中药材规范化生产,保证中药材质量,促进中药高质量发展;对中药材生产企业采用种植(含生态种植、野生抚育和仿野生栽培)、养殖方式规范生产中药材的全过程管理,使野生中药材的采收加工有据可依,保护野生中药材资源和生态环境,促进中药材资源的可持续发展,防止企业存在虚假、欺骗行为。

《中药材生产质量管理规范》(简称《规范》)共 14 章 144 条,较试行版的 10 章 57 条增加了 4 章 87 条,除增加的章节外,标题和内容均做了较大修改,其内容包含质量管理、机构与人员、设施设备与工具、基地选址、种子种苗或其他繁殖材料、种植与养殖、采收与产地加工、放行与储运、文件、质量检验、内审等,涵盖了中药材生产企业(包括具有企业性质的种植、养殖专业合作社或联合社)规范生产中药材的全过程管理,是中药材规范化生产和管理的基本要求。适用于来源于药用植物、药用动物等资源,经规范化的种植(含生态种植、野生抚育和仿野生栽培)、养殖、采收和产地加工后,用于生产中药饮片、中药制剂的药用原料。

《规范》明确提出,将鼓励中药饮片生产企业、中成药上市许可持有人等中药生产企业在中药材产地自建、共建符合本规范的中药材生产企业及生产基地,将药品质量管理体系延伸到中药材产地;企业应明确使用种子种苗或其他繁殖材料的基源及种质,包括种、亚种、变种或者变型、农家品种或者选育品种,且一个中药材生产基地应当只使用一种经鉴定符合要求的物种,同时企业应当鉴定每批种子种苗或其他繁殖材料的基源和种质,确保使用产地明确、固定的种子种苗或其他繁殖材料;根据药用植物生长发育习性和对环境条件的要求及种植中药材营养需求特性和土壤肥力,科学制定种植技术与肥料使用等相应的技术规程,并按照制定的技术规程有序开展中药材种植。在采收加工方面,企业应当制定中药材的采收与产地加工技术规程,明确采收时间、采收的部位、采收过程中需除去的部分、采收规格等质量要求。坚持"质量优先、兼顾产量"的原则,在保证中药材质量的前提下,使用适宜的干燥方法和保存方法,禁止使用有毒、有害物质,禁止染色增重、漂白、掺杂使假等。此外,《规范》中还指出,省级药品监督管理部门应当加强监督检查,对应当使用或者标示使用符合本规范中药材的中药生产企业,必要时对相应的中药材生产企业开展延伸检查,重点检查是否符合本规范等内容;各省相关管理部门应加强协作,形成合力,共同推进中药材规范化、标准化、集约化发展,按职责强化宣传培训,推动本规范落地实施。

到目前为止,国家药品监督管理局共颁布 GAP 认证的中药基地 167 个,全国通过 GAP 检查合格的中药材有 81 种(动物药 1 种、植物药 80 种),涉及 129 家企业。总体来看,中药材 GAP 推行十多年来,对中药材产业产生深远的影响。这期间,中药农业发展迅速,栽培中药材不论是种类还是产量都创下历史新高。GAP 的推行彻底开创了中药材生产的新模式,改变了以往人们对中药材生产的固有认识。简而言之,中药材生产正从简单粗放的小农业模式逐步走向具有较高科技含量的规模化、规范化的精耕细作。这一生产理念及生产方式的转变,充分体现了中药材产业发展的时代背景和迫切要求,全面提升了中药材生产的科技和人才水平。2016 年 2 月 3 日国务院发布决定,取消《中药材生产质量管理规范》(GAP)认证。这只是取消 GAP 认证制度,并未取消《中药材生产质量管理规范》(GAP)。

二、世界卫生组织《药用植物种植和采集的生产质量管理规范（GACP）指南》及日本和欧洲的 GACP 和 GAP 简介

世界卫生组织（WHO）于 2003 年公布《药用植物种植和采集的生产质量管理规范（GACP）指南》[*WHO guidelines on good agricultural and collection practices（GACP）for medicinal plants*]，其目的在于确保药用植物来源的品质，以改善该类制成品的质量、安全及成效；引领世界各国及各地区为药用植物制订 GACP 及相关标准操作程序；鼓励和支持对优质药用植物进行可持续的种植和采收，以确保药用植物的生产符合质量和安全的标准，在可持续发展的同时又不损害人类或环境。该指导原则包括从种植到采集的各个方面，如地点选择、气候土壤因素、种子和植物的鉴定等。与我国已有的中药材 GAP 相比，该指导原则增加对野生药材采集规范化管理的内容，主要围绕保护野生品种的居群、生境及资源 3 个方面对野生药用植物的采集进行规范。对每种植物的允采量及药用部位的采集等事项进行详细的规定。主要包括采集许可（permission to collect）、技术性规划（technical planning）、药用植物采集的选择（selection of medicinal plants for collection）、采集（collection）和人事（personnel）5 个方面。同时制定了药用植物种植和采集的一些操作技术规范。

日本于 2003 年 9 月公布《药用植物良好的种植和采收规范》（*Good agricultural and Collection Practices for Medicinal Plants*），其内容包括简介、栽培、采收、干燥、包装、贮藏、运输、设备、人员、文件管理、培训和教育、质量控制共 12 个方面，规范了药用植物种植和采收的各个环节和方面。

欧盟从 1999 年初着手制定药用植物 GACP，并于 2002 年 5 月公布《草药原料良好的种植和采收规范》（*Points to Consider Good Agricultural and Collection Practice for Starting Materials of Herbal Origin*）。该规范从前言、总则、质量保证（quality assurance）、人员与培训（personnel and education）、建筑与设施（building and facilities）、设备（equipment）、文件管理（documentation）、种子与繁殖材料（seeds and propagation material）、栽培（cultivation）、采集（collection）、收获（harvest）、初加工（primary processing）、包装（packaging）、贮藏和分发（storage and distribution）等方面规范药用植物生产、加工的整个过程。该规范的目的在于关注药用植物的生长、采集和加工过程，以确保其良好的质量；建立合适的药用植物质量标准，以保证消费者用药安全；要求从事药材生产、加工和贸易的所有人员都应遵守该规范。

第八章
目标测试

（秦路平）

第九章

生药资源的开发与可持续利用

学习要求

掌握:我国生药资源的现状。
熟悉:生药生物技术的主要原理和方法。
了解:生药可持续利用的基本思路。

第九章
教学课件

第一节　我国生药资源概况

我国先后完成了 3 次中药资源普查,目前正在进行第四次全国中药资源普查,包括调查古今有药用记载的植物、动物、矿物的种类和分布、数量和质量、保护和管理、中药区划、中药资源区域开发等,发现我国的生药资源种类共有 12 807 种(含种下分类单位),其中药用植物约占全部种类的 87%、药用动物占 12%、药用矿物不足 1%(表 9-1)。

表 9-1　我国生药资源的种类

类别	科数	属数	种数
药用植物	383	2 309	11 146
药用动物	395	862	1 581
药用矿物	—	—	80

在药用植物中,藻类、菌类、地衣类低等植物有 459 种,苔藓类、蕨类、种子植物类高等植物有 10 687 种,其中种子植物有 10 188 种(含种下单位 1 103 个)。在药用动物中,陆栖动物有 1 306 种,海洋动物有 275 种;药用矿物仅有 80 种(原矿物)。根据自然地理条件,将我国的中药资源划分为 9 个自然分布区,即东北区、华北区、华东区、西南区、华南区、内蒙古区、西北区、青藏区、海洋区。

通过普查,基本上摸清了我国各个省、自治区、直辖市的生药资源种类。种类最多的 5 个省区为云南(5 050 种)、广西(4 590 种)、四川(4 354 种)、湖北(3 970 种)、陕西(3 291 种)。常用药材约 500 种,民族药有 4 000 多种,道地药材约 200 种。

第二节　生药资源调查

一、资源调查

(一)调查方法

1. 线路调查　即在调查范围内沿不同方向选择代表性线路,沿着线路调查药用植物种类、生境与资源状况,并采集标本。这种方法虽然比较粗略,但可以大致了解其资源状况,对于药用植物产量较少、分布又不均匀的地区或大面积区域较为适合。

2. 样地调查　在调查范围内选择不同地段,按不同的植物群落设置样地,在样地内做细致的调查。样地的设置是按不同的环境(包括各种地形、海拔、坡度、坡向等)拉上工作线,在工作线上每隔一定距离设置样方。样方的大小根据调查的目的、对象而定,一般草本植物为 1~10m²、灌木为10~50m²、乔木为 100~10 000m²。样方可以是方形、圆形的,也可以是长方形的。设置样方时,必须要注意面积的准确性。在样方内对药用植物的株数、多度、盖度(郁闭度)及每株鲜重、风干后的重量等分别进行测量统计。

(二) 调查内容

1. 生境调查　包括自然环境的调查与记载,如地理位置、地形、地势、气候、土壤、植被等内容。重要药用植物应进行样方群落调查,并分层记载。植物群落就是在一定地段上具有一定的种类组成、层片结构和外貌及植物之间和植物与环境之间有一定的相互关系的植被。植物群落调查包括植物群落的名称、该药用植物在群落中分布的密度(多度)、植物覆盖地面的程度(盖度)、乔木郁闭天空的程度(郁闭度)及药用植物在不同样地群落中分布的均匀度(频度)。样方抽样宜采用随机抽样或系统取样(即严格按照一定的方向和距离确定样方的布局)。样方一般不少于 30 个。样方的大小取决于调查的药用植物种类及它们的群落学特征。

2. 种类调查　进行药用植物种类调查前应该了解该地的植物区系资料,如《中国植物志》或地方性植物志及药用植物志,并尽可能先查看本地区的标本材料。

要对植物进行物种鉴定,须仔细观察其各个器官(包括根、茎、叶、花、果实、种子)的形态特征,尤其是花和果实等繁殖器官的特征。掌握一些科、属的特征对于鉴定具有较大的帮助。通过植物分类工具书的各级检索表查得该植物的科、属和种。在检索时,为了防止查错,有必要同时核对科、属和种的特征描写,直至植物的形态特征完全符合为止。还要利用最新的植物分类专著或有关该属植物分类修订的论著为依据。在鉴定时,最好能从文献中找出有关种的插图或照片,包括繁殖器官的解剖图,以便进行核对。

在完成野外调查后,应着手编写药用植物资源名录。在编写前,要仔细核对标本,对于不能确定的种类,最好送有关单位请专家协助鉴定。同时要统计每种植物在本地区的分布情况。如果是县的资源名录,分布地最好以乡为单位。在记载功效时,应只写自己调查到的情况,如果是引用其他资料的应加以标注。

资源名录顺序一般按植物分类系统排列,先低等植物后高等植物。每种植物应包括植物名称、俗名、拉丁学名、生境、分布、花果期、功效等记载内容。

3. 蕴藏量调查　蕴藏量调查主要是调查那些重要的、供应紧缺的和有可能资源枯竭的药用植物种类。蕴藏量(standing stock)指某一时期内一个地区某种药用植物资源的总蓄积量。有经济效益的那部分蕴藏量称为经济量(exploitative stock)。在 1 年内允许采收的量为年允收量(annual possible gathering volume)。为了不影响其自然更新和保证永续利用,年允收量还要根据该植物的更新周期及资源恢复量来确定。

药用植物蕴藏量的调查可用估量法和推测法。估量法就是邀请有经验的药农、收购员等座谈讨论,并参照历年资料和调查所得的印象进行估计。这种方法虽然不精确,但是简单,可供参考。

推测法就是在同一个地区,分别调查各种植物群落的种类组成,并设置若干样地。在样地内调查统计药用植物的株数、药用部分的鲜重,重复调查若干样地,求出样地面积的平均株数及重量,再换算成每公顷(1 公顷 =10 000m²)单位面积产量,作为计算该植物群落蕴藏量的基本数据。依据植被图、林相图、草场调查等计算出该植物群落的占有面积,从而求得该植物群落的蕴藏量。将各个植物群落的蕴藏量加起来,就得出该地区的各种药用植物蕴藏量。此外,还可用投影盖度法、样株法计算药用植物蕴藏量。

二、3S 技术在中药资源普查中的应用

"3S"技术是指遥感技术（remote sensing，RS）、全球定位系统（global positioning system，GPS）和地理信息系统（geographic information system，GIS）。3S 技术具有宏观性和实时性的特点，广泛应用于中药资源的野外调查和产地适宜性分析，对人参、甘草和三七的储藏量调查，苍术道地产区及刺山柑和降香黄檀的产地适宜性分析均取得满意的结果。

1. 遥感技术　由遥感器和遥感平台组成，是快速获取数据的重要手段。遥感器是远距离感测地物环境辐射或反射电磁波的仪器，包括照相机、摄像机、多光谱扫描仪、成像光谱仪、微波辐射计或合成孔径雷达。遥感平台是用于安置各种遥感仪器，使其从一定高度或距离对地面目标进行探测，并为其提供技术保障和工作条件的运载工具，包括卫星遥感、航空遥感和近景摄影测量。实际应用中，针对药用植物的特点，建立卫星遥感、航空遥感和近景摄影及地面调查相结合的多平台系统，通过逐级分层抽样，保证从上到下的影像覆盖连续性，发挥各级遥感平台和多种分辨率卫星数据功能，减少经费投入和劳动强度，提高植物类药材资源调查的精度和准确度，充分获取药用植物的相关信息。

2. 全球定位系统　GPS 测量技术是通过安置于地球表面的 GPS 接收机，接收 GPS 卫星信号来测定地面点位置。在中药资源普查中，可应用 GPS 进行野外定位。

3. 地理信息系统　是对数据进行空间管理的有效工具。地理信息系统作为空间技术支撑，其特点是能进行空间计算和分析，已广泛应用于中药资源领域的生态环境如土地适宜性和最佳生态特征的评价；也可以利用 WebGIS 思想，构建中药资源网络调查及动态监测系统，利用相应的中药资源危机模型对中药资源进行动态监测并提供预警信息和保护对策。

第三节　生药资源开发的层次与途径

生药资源开发利用以开发药材和药物为主，并进行保健食品、化妆品、香料、色素、矫味剂、兽药、农药等多个方面的产品开发。开发的过程往往是多层次、多途径的。

生药资源开发的层次通常有以发展药材和原料为主的初级开发、以发展中药制剂和其他天然副产品为主的二级开发、以发展天然化学药品为主的深度开发及包括利用废弃物开发出其他有用药物和产品的综合开发等。

生药资源开发的途径也是多个方面的，如：

一、利用生物的亲缘关系寻找新资源

亲缘关系相近的动植物类群往往具有相似的化学成分和药理活性，如木兰属植物均含有厚朴酚（magnolol）、和厚朴酚（honokiol）、β- 桉油醇（β-eudesmol）；缬草属植物含有缬草素（valtrate）、二氢缬草素（dihydrovaltrate）、乙酰缬草素（acevaltrate）等。因此，在近缘植物中寻找相同或含量较高的活性成分的天然药物资源常是行之有效的方法，如从薯蓣属植物中寻找薯蓣皂苷资源，从萝芙木属植物中寻找利血平（reserpine）的国产资源，以及从小檗科的小檗属、十大功劳属植物中寻找小檗碱（berberine）的原料植物都是很成功的。利用动物类群之间的亲缘关系寻找与发掘某些紧缺动物性药材的资源也取得了不少成果，如利用水牛角代替犀牛角、用黄羊角和山羊角代替羚羊角、用珍珠层粉代替珍珠等。

此外，从进口药材的国产近缘植物中寻找代用品也有很多实例，如以国产白木香代替进口沉香、以国产云南马钱子代替进口马钱子、以西藏胡黄连代替进口胡黄连、以新疆阿魏代替进口阿魏、以国产金合欢属植物的树胶代替进口阿拉伯胶等。

二、从历代医书和本草记载中发掘新药源和开发新药

我国古代医书、本草著作是伟大的医药宝库，是中医药学的发源地，又是新药发现的重要源泉。现代许多中成药均是根据传统中医理论和古代医书、本草著作的记载，经现代研究开发出来的。如根据中医活血化瘀治则，从川芎中分得治疗心血管疾病的有效成分川芎嗪；从活血化瘀和开窍药丹参、冰片等传统药材开发出治疗冠心病和脑血栓的复方丹参片、复方丹参滴丸、丹参酮ⅡA 磺酸钠注射液等。通过对传统中药材、方剂的现代研究，一些传统方药或中药材过去没有发现或虽有记载而未引起重视的药效得到证实，开发了新用途或新药。例如大黄用于治疗胰腺炎、胆囊炎、肠梗阻；山楂用于治疗冠心病、高血压、高脂血症、脑血管疾病；白芷用于治疗胃病、银屑病；青蒿用于治疗各型疟疾、红斑狼疮；青黛用于治疗白血病、银屑病；贯众用于治疗乙型肝炎；虎杖用于治疗高脂血症；山豆根用于治疗癌症等。

三、从民族药和民间药中开发新药资源

我国有 55 个少数民族，近 80% 的民族有自己的药物，其中有独立的民族医药体系的约占 1/3。在中国村镇城乡和边远地区，民族药、民间药发挥重要作用，广大群众在用药实践中积累了许多宝贵的经验。《中国药典》(2020 年版)收载的土木香、小叶莲(鬼臼)、毛诃子、余甘子、广枣、冬葵果、草乌叶、沙棘、菊苣、黑种草子和亚乎奴等原来均为民族药。实际上，许多重要的"西药"如阿托品、麻黄碱、地高辛、吗啡、奎宁、士的宁等也都是从民间植物药中开发出来的。

迄今，我国已从民族药、民间药中开发出几十种药品，如从草珊瑚 *Sarcandra glabra* 开发出肿节风针剂和复方草珊瑚含片、以兴安杜鹃 *Rhododendron dauricum* 为原料制备的消咳喘、治疗瘫痪的灯盏细辛注射液、治疗肝炎的青叶胆片、治疗类风湿关节炎和红斑狼疮的昆明山海棠片等。其他如原为民间草药的仙鹤草芽、矮地茶、羊红膻、山萝卜、鸡骨草、垂盆草和黄毛豆腐柴等均已开发出新药。事实证明，民族药、民间药有巨大的开发潜力。

四、提取生药有效成分和有效部位开发新药

生药提取物的用途非常广泛，主要用于药品、保健食品、烟草、化妆品的原料或辅料等。目前进入工业提取的植物品种在 300 种以上。从植物等天然原料中直接提取有效成分、有效部位作为制药原料，是当代国内外开发天然药物和中药现代化的重要途径之一。我国药学工作者在这方面取得成功的实例很多，如从蒿属植物黄花蒿 *Artemisia annua* 中提取的抗疟药青蒿素、从小檗属植物中提取的消炎药小檗碱(黄连素)、从千金藤属植物中提取的催眠镇痛药罗通定、从人参茎叶中提取的人参皂苷等。此外，尚有石杉碱甲、山莨菪碱、齐墩果酸、天麻素、靛玉红、川芎嗪、大蒜新素、丁公藤碱、樟柳碱、毛冬青甲素、川楝素、3-乙酸乌头碱、天花粉蛋白，以及从动物中提取的斑蝥素等均已投入工业化生产。天然提取物具有开发投入较少、技术含量高、产品附加值大、国际市场广泛等优势和特点，也是目前中药进入国际市场的一种重要方式。

五、以植物成分作为新药的半合成原料或改造其结构开发高效低毒的新药

如从薯蓣属植物中提取的薯蓣皂苷元用作激素及避孕类药物的半合成原料；云南产的草药三分三含莨菪碱达 1%，经药物化学方法处理，可转化为使用极为广泛的药物阿托品；从黄藤茎木中提取巴马汀，经氢化后可得到延胡索乙素。将一些天然成分经结构修饰后开发成高效、低毒的新药物的实例还有甲基斑蝥素、羟基斑蝥素、石蒜碱钠盐、亚硫酸穿心莲内酯、鱼腥草异烟腙、青蒿醚及青蒿琥酯等。

六、从海洋生物中开发新的药用资源

海洋占地球表面的 70%,生活着 40 多万种动植物和上亿种微生物。目前已从海洋动植物及微生物中分离得到的新型化合物有 15 000 多种。一些海洋来源的先导化合物已成功地开发成药物,如来源于海洋真菌的抗感染药头孢菌素(cephalosporin)、来源于海绵的抗肿瘤药阿糖胞苷(cytarabine,AraC)和抗病毒药阿糖腺苷(vidarabine,AraA)、来源于鸡心螺的镇痛药齐考诺肽(ziconotide,Prialt)等。国内也批准了治疗心血管疾病的多糖类药物藻酸双酯钠(polysaccharide sulfate)、甘糖酯(mannose ester)和烟酸甘露醇(mannitol hexanicotinate)。

海洋高盐、高压、寡营养、低温及有限的光照和缺氧等特殊的生态环境使得海洋生物的次生代谢物具有一些特殊的结构。有些化合物为含卤有机物,如 bromovulone Ⅲ;有的为二倍半萜类化合物,如具有抗炎活性的 manoalide;有的为含氮代谢物,如具有抗癌和抗疟活性的 manzamine 类生物碱,具有抗肿瘤、抑制血管生成和抗菌活性的角鲨胺(squalamine);有的结构中含有罕见或特殊的基团,如氯代碳酰亚胺基、异氰基、胍基、环多硫醚、过氧基及自然界中罕见的丙二烯基或乙炔基等。

独特多样的化学结构使海洋活性物质具有多种显著的生物活性。海洋鱼类和海藻中含有的二十碳五烯酸(eicosapentaenoic acid,EPA)具有降血脂作用;二十二碳六烯酸(docosahexaenoic acid,DHA)具有补脑、健脑功效。藻酸双酯钠可用于缺血性脑血管疾病如脑血栓、短暂性脑缺血发作和心血管疾病如高脂蛋白血症、冠心病等疾病的防治。海绵 Cryptotethya crypta 中含有的胸腺嘧啶和尿嘧啶的 D- 阿拉伯呋喃糖基衍生物 spongothymidine、spongouridine 及 D-arabinosylnucleoside 对病毒、白血病具有显著的增殖抑制活性。从草苔虫 Bugula neritina 中分离到的大环酯类化合物 bryostatin Ⅰ 在美国已经完成 Ⅱ 期临床试验,用于治疗多发性非恶性淋巴肉芽肿、慢性淋巴细胞白血病和多发性骨髓瘤。海藻中含卤素的萜类和芳香化合物,海绵中的溴代酪氨酸(bromotyrosine)诱导体、含有异腈的萜类、杂环化合物、大环内酯(macrolide)等具有抗菌活性。海鞘 Eudistoma olivaceum 中的咔啉类化合物 eudistomin C、以海绵中的 spongothymidine 和 spongouridine 为模板化合物开发的 D-arabinofuranosyladenine(ara-A)在临床上应用于单纯疱疹性脑炎、带状疱疹的治疗。河鲀毒素是细胞膜特异性钠通道阻滞剂。从虾、蟹壳中提取的甲壳质(chitin)是一种由 N- 乙酰葡萄糖胺以 1 → 4 反向连接而成的直链结构多糖,可制成医用手术线和伤口敷料。

我国是海洋大国,海域辽阔,跨越热带、亚热带、温带、寒带不同的气温带,拥有四大类型的海洋生态系统,目前有记录的海洋生物已达 20 278 种,这些丰富的海洋生物资源有待我们进行深入的研究、开发和利用。

另外,利用生物技术可从生药中开发新药和活性物质,这些将在本章第四节中详细论述。

第四节　生药学相关生物技术的原理与方法

生物技术(biotechnology)又称生物工程(bioengineering),为源于生命科学而与工程技术相结合的学科,是利用生物有机体(从微生物至高等动植物)或其组成部分(包括器官、组织、细胞及细胞器和遗传物质)发展新产品或者新工艺的一种技术体系。生物技术系根据细胞全能性(cell totipotency)理论发展起来的,生药学领域应用的生物技术主要包括植物组织细胞培养、植物转基因技术、转基因器官培养和生物转化技术等,这些技术和方法在药用植物的快速繁殖、活性成分的生产及资源保护方面得到广泛应用,显示出良好的发展前景。

一、药用植物组织细胞培养

药用植物组织细胞培养(medicinal plant tissue and cell culture)是指在无菌条件下利用人工培养

基对药用植物的离体器官、组织或细胞进行培养,进行药用植物无性系快速繁殖或生产药用活性成分的生物技术,主要包括胚胎培养、愈伤组织培养、细胞悬浮培养和原生质体培养。植物组织细胞培养可以在人工控制的条件下,观察研究细胞、组织或器官的分化、生长、发育和繁殖,以及各种外界因素对它们的影响,为解决药用植物的培植及其代谢产物研究和生产开辟广阔的前景。

(一)培养条件和方法

植物组织培养采用的培养基由无机盐类、碳源、维生素、氨基酸和植物激素组成。其中植物激素对细胞的生长、发育和分化起重要的调节作用。培养基中添加的植物激素类物质有吲哚乙酸(IAA)、赤霉素(GA)、细胞分裂素(CK)、乙烯(ETH)、吲哚丁酸(IBA)、脱落酸(ABA)、2,4-二氯苯氧乙酸(2,4-D)、萘乙酸(NAA)、玉米素(zeatin)和6-苄氨基嘌呤(6-BA)等。培养基中如加入0.5%~1%的琼脂即为固体培养基,其最大的优点是培养简便、不需要摇床等机械设备。不加入凝固剂的即是液体培养基,用液体培养基进行组织培养的方法称为液体培养。植物材料不同,维持生长和诱导细胞分裂和分化的培养基配方也不相同。应根据培养目的、植物种类及取材部位确定培养基的组成,除营养、诱导分化作用外还应当注意离子平衡和毒性问题。

温度、光照、通气均是影响组织细胞培养的重要因素。对多数植物材料来说,温度为20~28℃即可满足生长需要,一般以(25±2)℃为最宜。不同的细胞和组织对光照强度、光质及照射时间的要求不同,有些植物在暗培养时生长较好,且有利于次生代谢物的合成;而在诱导器官分化时,则需要一定强度的光照。固体培养时无须采取特殊的通气措施,而液体悬浮培养的细胞生长则需要良好的通气条件,小量悬浮培养可采用摇床进行振荡,大量培养时需要专门的通气和搅拌装置。此外,培养基的pH和渗透压对培养物的生长和分化均有一定影响。

(二)植物细胞培养

植物细胞培养(plant cell culture)是在植物组织培养中的液体培养的基础上发展起来的一种培养技术,可分为悬浮细胞培养和单细胞培养。悬浮细胞培养是将游离的植物细胞悬浮在液体培养基中进行培养的一种方法。进行悬浮细胞培养时,首先需要选择一块生长疏松的愈伤组织放到液体培养基中进行振荡,也可选用无菌幼苗或吸涨的胚胎放在手动玻璃匀浆器中,破碎其软组织,随后将此悬浮液放入液体培养基中,经一定时间的振荡培养后得到第一代悬浮培养物。继代培养时,用细口的移液管吸出单个分离的细胞来接种,或用纱布、不锈钢网过滤,用滤液接种,以提高下一代培养物中单细胞的比例。在悬浮细胞培养过程中,细胞的数量及总重量不断增加,经过一定时间后,细胞产量达到最高点,增长停止;此时,可用新鲜培养基将培养物稀释,进行继代培养,细胞又开始新的增殖,其增殖的速率几乎与上次相同,经过同样的时间周期,细胞产量又达到最高点,生长停止。这种严格的可重复性是悬浮细胞培养的一个重要特点,所以悬浮细胞培养能大量提供均匀的生理状态一致的植物细胞。悬浮细胞培养时细胞增殖的速率比愈伤组织要快,适合于大规模培养,可用于生产一些植物特有的次生代谢物。

(三)花药培养

花药中花粉粒细胞的染色体数目比原来的体细胞染色体数目减少一半,对花药中的花粉粒进行组织培养,可以诱导其改变正常有限分裂次数的配子体发育途径,而转向无限分裂产生完整植株的孢子体发育途径。由这种单倍体花粉生长发育形成的植株,其细胞中染色体数目只有正常二倍体植株的一半,为单倍体植物(haploid plant)。运用植物组织培养的方法,能够通过花药培养诱发花药内花粉粒启动分裂形成愈伤组织,进而诱导分化成单倍体小植株。花药培养时应注意体细胞的遗传差异(基因型)和花粉的发育时期,掌握合适的培养方法及培养条件。培养基的组成是影响花粉启动和再分化的重要条件,花粉是直接经胚状体发育成苗或是由愈伤组织再分化成苗的,与培养基中的植物激素种类及比例紧密相关。由花粉直接形成的植株是单倍体的,植株矮小,不能结实。单倍体植株可采用自然加倍、人工加倍或愈伤组织再生的方法对染色体加倍后进行育种。

（四）原生质体培养与体细胞杂交

植物原生质体（protoplast）为除去细胞壁之后的裸露球形细胞，是进行体细胞杂交、遗传育种及病毒感染研究的基础材料。进行原生质体培养，首先利用酶法使细胞的质壁分离。常用的酶有纤维素酶、半纤维素酶和果胶酶，酶的种类、配比及浓度等影响原生质体的制备。在酶液中还需加入渗透稳定剂（如甘露醇、山梨醇等）和某些盐类（如 $CaCl_2$、KH_2PO_4），渗透稳定剂可促进酶解，保持原生质体的完整性；盐类能增加细胞膜的稳定性。酶液的 pH 通常为 5.4~6.2。视植物材料不同，将植物幼嫩叶片、愈伤组织或悬浮培养细胞置于 25℃左右，含有纤维素酶、半纤维素酶或果胶酶的混合酶液中酶解几小时至几十小时不等。将酶解后得到的原生质体、细胞团和细胞碎片混合液进行过滤和离心，除去酶液和杂质，纯化原生质体，用培养液将原生质体调到一定的密度进行培养。培养液中应加入一定量的渗透稳定剂，以保护已去掉细胞壁的脆弱原生质体。

要实现原生质体再生，首先需建立分散性好、生长旺盛、具有较高分化能力的胚性细胞系。多数原生质体在培养后 1~3 天再生出现新的细胞壁，随之发生细胞分裂，并可持续分裂下去。其结果有 3 种情况：①经细胞团而发育形成愈伤组织；②直接形成胚状体，进而发育成植株；③先形成愈伤组织，再由愈伤组织产生胚状体，发育成植株。

体细胞杂交是将 2 个体细胞不经过性细胞的结合而融合成 1 个细胞的过程，体细胞杂交需用物理或化学的方法处理原生质体人工诱导融合。诱导融合可以在种内，也可以在种间，甚至属间、科间进行。通过原生质体融合进行体细胞杂交育种，有可能克服远缘杂交中的某些障碍，如杂交不亲和性，从而广泛地组合各种植物的基因型，为有目的地培养具优良性状和含活性成分高的药用植物开辟新的途径。

（五）愈伤组织培养

植物的离体组织在适宜的培养条件下，受伤组织切口表面长出一种由脱分化细胞增殖而成的组织，称为愈伤组织（callus）。愈伤组织培养即是从外植体（explant，用于离体培养的植物或组织切段称为外植体）增殖而形成的愈伤组织的培养。愈伤组织培养在分化培养基上通过给予适宜的条件，经过一定时间的培养，能分化器官长成植株。所以，愈伤组织是研究器官分化、形态生长的良好实验体系，是再生植株的重要途径之一。愈伤组织也可通过继代培养（subculture，由最初的外植体新增殖的组织经过连续多代的培养）提供大量的培养群体，用于研究组织生长和代谢，以及生产植物次生代谢物。

二、毛状根培养

药用植物受土壤发根农杆菌 *Agrobacterium rhizogenes* 感染后可形成毛状根。诱导成根的 Ri 质粒（root reducing plasmid）上的 T-DNA 片段整合于植物细胞核基因组中，可诱导产生一种特殊的表现型，称为毛状根（又称发状根，hairy root）。这种毛状根培养系统与植物细胞培养相比，在继代培养中具有生长速度快、不需要补充外来激素、次生代谢物含量相对较高、分化程度较高、遗传性状相对稳定等优点，利用这种特性可生产次生代谢物。毛状根在无激素或含有细胞分裂素的培养基上培养可产生不定芽，由不定芽发育成再生植株。

发根农杆菌分为农杆碱型、甘露碱型、黄瓜碱型和米奇矛型（mikimopine）四大类型。其 Ri 质粒可感染大部分双子叶植物、裸子植物和一些单子叶植物。感染与病症出现和寄主植物种类、感染部位、生理状况、年龄、植物自身合成的抗生物质、菌株、质粒、感染的环境条件有关。一般来讲，利用致病性强的菌株（如 pRi15834）感染生长不良的药用植物植株的茎尖或幼嫩的叶片容易成功。在毛状根培养中，Ri 质粒可将其基因组中的一段 T-DNA 嵌入宿主植物的基因组中，使宿主植物发生转化，而 T-DNA 可在宿主植物细胞中稳定地遗传。Ri 质粒上与转化有关的区域有 Vir 区（致病区）和 T 区（转移区）。在发根农杆菌诱导植物毛状根形成的过程中，发根农杆菌首先感染宿主植物的受伤部位，由植物受伤部位所释放出的化学诱导物诱使发根农杆菌附着于宿主植物的细胞壁上，被感染的植物细胞壁上此时可合成一类特殊的低分子化合物——乙酰丁香酮，发根农杆菌 Ri 质粒上的 Vir 区被乙酰丁香酮所活化,使 Ri 质粒上的 T-DNA 片段被切割下来,通过农杆菌细胞膜上的特定通道进入宿主细胞的核中,从而使 T-DNA 整合至宿主植物细胞的基因组中,插入植物基因组的 T-DNA 基因转录与翻译,发挥其功能,出现病症。

毛状根的诱导一般有叶圆片法、茎秆(或叶柄)涂抹法、原生质体共培养法等。茎秆涂抹整株感染植物(通常感染无菌苗)是最简便的获得毛状根的方法。用于 Ri 质粒转化的外植体几乎可以是植株的任何部分,如叶片、茎段、叶柄、胚轴、块根、块茎及由任何外植体来源的原生质体。酚类物质如丁香酮、乙酰丁香酮可以使菌的感染力加强。感染时,先在外植体或植株上造成伤口,然后在受伤部位接种发根农杆菌,培养 2~4 周后,接种部位即有丛生毛状根的出现。原生质体共培养法则是通过无壁或处于壁再生阶段的原生质体对农杆菌敏感而实现转化。该法须借助转化细胞的激素自主型生长或 T-DNA 上的抗生素标记基因筛选出细胞,转化细胞分裂形成愈伤组织,这种愈伤组织在无激素培养基上培养即可产生毛状根。将毛状根剪下经过除菌培养后,即可在不添加任何激素的培养基上培养。离体培养的毛状根可以在很长时间内保持其快速生长和合成次生代谢物的能力。

除毛状根培养外,转基因器官培养还包括冠瘿瘤培养。用根癌农杆菌 *Agrobacterium tumefaciens* 侵染植物时,其自身的 Ti 质粒(tumor-inducing plasmid)T-DNA 上的基因可整合进入植物细胞的基因组,从而诱导冠瘿瘤(crown-gall nodule)的发生。与毛状根培养相似,冠瘿瘤培养也具有激素自主性、生长速度快等特点,其次生代谢物合成能力也比较强,对生产药用植物有效成分有良好的应用前景。

三、植物转基因技术

植物转基因技术是通过各种物理的、化学的和生物的方法,将从动物、植物及微生物中分离的目的基因整合到植物基因组中,使之正确表达和稳定遗传并且赋予受体植物预期性状的一种生物技术方法,主要包括待转移基因的提纯、体外酶促 DNA 的重组、重组基因拼接至载体并转化至受体植物(或微生物)细胞、重组体的筛选、基因工程细胞的培养、外源基因的表达及基因工程植株的再生等。

目前,获得目的基因的最常见的方法是用限制性内切酶(能识别和切开单一 DNA 序列的磷酸二酯酶)将植物总 DNA 切成大小不等的片段,用 DNA 连接酶接到载体转化大肠埃希菌,得到含不同基因的无性系。经过对基因无性系进行分离、鉴定、分析,从中找到待转移的目的基因。作为载体的一般多为 Ti 质粒,Ti 质粒为长 160~700kbp(千碱基对)的染色体外环状的 DNA。通过基因重组技术将外源基因拼接至 Ti 质粒上,使其进入待改良生物(一般为综合性状好、个别性状较差)的细胞,同细胞核中的 DNA 相接合,活跃地进行转录与翻译,并得以表达。尽管植物细胞具有坚硬的细胞壁,近年来发展的基因枪法及超声波法可将外源基因直接引入带壁的植物细胞中,或者采用新分离的原生质体作为受体,直接进行 DNA 的转化。一个成熟的转基因系统应具备高效、简易、快速、重复性高、实用性广等特点。目前已能使任何外源基因插入 Ti 质粒,并成功地整合到植物细胞中。

在植物基因重组中,成功转化的细胞株一般只占较小的比例,因此需对转化体进行分析和筛选,一般常用的有 DNA 杂交、同工酶分析和凝胶电泳分析技术。对转基因植物的确定应有下列主要标准:①需有严格的对照和相应的比较分析;②物理数据(Southern 杂交、原位杂交)与表型数据(酶活分析)之间应紧密相关;③转化当代需有目的基因控制的表型性状(如抗病虫害、抗寒);④应有目的基因控制的表型性状稳定地遗传给后代的证据。

植物基因转移的目的是使整合至受体细胞中的外源基因得以成功表达,使其产生新的性状。目前,这一技术已广泛应用于药用植物新品种的培育和生药活性成分的生产中。

四、生物转化技术

生物转化(biotransformation)是利用生物体系(包括细菌、真菌、植物、动物或动植物的细胞组织培养系)内外的酶系统,对外源性底物进行结构修饰的生物化学过程,其本质是生物体系的酶对外源性底物的酶促催化反应。生物转化的反应类型多种多样,主要有羟基化、糖苷化、氧化还原、异构化、甲基化、酯化、水解、环氧化及重排等。生物转化反应具有选择性强、催化效率高、反应条件温和、反应种类多及环境污染小等特点,可以用于催化一些有机合成难以完成的化学反应。

进行活性成分的生物转化,首先应进行生物体系的接种培养,调节生物体的生长状态,使其中的酶系具有较高的反应活性。然后于每升培养液中加入 30~100mg 底物,转化时间一般为 2~8 天,有的则需持续十余天。传统的生物转化方法主要包括:①分批培养转化法;②静止细胞转化法;③应用微生物孢子进行生物转化;④应用固定化细胞进行生物转化;⑤应用渗透细胞进行生物转化;⑥利用酶进行生物转化。生物转化本质上是酶促反应,受到诸多因素的制约,如转化时间、温度、底物添加方式、酶的诱导剂与抑制剂、生长调节剂的加入、转化液的 pH、光照、通气量和培养基的选择等均会对转化效率产生较大的影响。

用于转化研究的生物体系主要有真菌、细菌、藻类、植物悬浮细胞、组织或器官及动物细胞、组织等,其中应用最多的是植物细胞体系和微生物体系。常用的植物细胞体系主要有悬浮细胞转化系统、固定化细胞转化系统、毛状根转化系统,也可利用从植物细胞中分离出来的酶进行转化。植物转化体系可催化糖基化、氧化、乙酰化、甲基化、酯化等反应。从植物中得到参与生物转化的酶有糖基转移酶(glycosyltransferase)、环化酶(cyclase)、细胞色素 P450 单氧化酶(cytochrome P450 monoxygenase)、木瓜蛋白酶(papain)、氧腈酶(oxynitrilase)、酚氧化酶(phenoloxidase)、卤素过氧化物酶(haloperoxidase)、脂氧合酶(lipoxygenase)等。

微生物转化(microbial transformation)是利用微生物体系产生的酶对外源性底物进行结构转化的生物化学过程。微生物在生长过程中会产生多样的酶系,如纤维素酶、木质素酶、淀粉酶、蛋白酶、脂酶等,目前已发现 3 000 余种能催化各种化学反应的酶。微生物丰富而强大的酶系构成高效生物催化体系的核心,且微生物的酶系所催化的反应很多是一些化学合成难以进行的。在微生物转化体系中,霉菌和放线菌常用于羟基化反应;酵母菌和霉菌用于还原反应;细菌用于 C—C 键断裂和脱氢反应;霉菌、酵母菌和细菌均可用于水解反应。

第五节　生物技术在生药资源开发中的应用

一、改良生药品种的繁育和品质

运用生物技术繁育和改良生药品种的研究主要集中在离体快繁技术、突变体的筛选和转基因药材。药用植物染色体加倍后形成的多倍体植株抗性强,生物量和活性成分含量高,有的还能产生新的性状或成分。利用组织培养技术诱导多倍体,筛选出的优质株系可以在短期内大量繁殖,大大缩短育种周期。目前对党参、宁夏枸杞、黄芩、川白芷、药用百合、南丹参、太子参、降香、石斛等五十多种药用植物的多倍体诱导已获得成功。

利用重组 DNA 技术,将某些优良性状的基因导入本不具备这些性状的植物体内,达到改良植物品种的目的。如抗病毒抗虫害基因的导入,获得抗性植株;控制植物次生代谢物合成酶基因的导入,获得有效成分含量高的植株等。随着基因工程技术的发展,药用植物基因克隆研究在世界范围内迅速展开,已经克隆了抗肿瘤药紫杉醇、长春新碱、长春碱,抗菌药紫草宁,抗疟药青蒿素及镇痛药吗啡等次生代谢物的生物合成相关酶的基因。将天仙子胺 6β- 羟化酶基因转移到富含天仙子胺的莨菪毛状根中,莨菪胺的含量增加 5 倍。将长春花中编码色氨酸脱羧酶的基因导入烟草后使之由色氨酸产生生物碱原色胺,在转基因植物中酶活性增加 260 倍,1g 鲜重的植物材料可产生 1mg 多的色胺。将天蚕抗菌肽 B 基因转入广藿香,培育出抗青枯病能力增强的转基因植株。培育中药基因工程新品种还可解决药材耐寒、耐热、耐旱和除草剂抗性等问题。

在药用植物中,有一半以上是采用无性繁殖生产的。长期无性繁殖易使植物感染病毒,造成中药材产量减少、品质下降,影响中药质量的稳定性。利用植物茎的生长点,选出无病毒的部分进行组织培养和诱导,可培养出无病毒品系的种苗。如术术在栽培生产中以根茎进行繁殖,耗种量大,且病毒化严重,品质下降;采用组织培养技术复壮术术,获得脱毒新品种。目前,百合、太子参、丹参、盾叶薯蓣、川麦冬、薄荷、杭白菊、半夏、地黄等药用植物的生物技术脱病毒研究已取得成功。

分子标记辅助育种(molecule marker assisted breeding)是利用分子遗传标记,借助目标基因紧密连锁的遗传标记的基因型分析,鉴定分离群体中含有目标基因的个体,从而提高选择效率,减少盲目性。该方法具有标记位点丰富、不受环境影响、快速、准确、适应性广的特点,通过对遗传多样性和种质资源的研究,构建药用植物遗传连锁图,从野生类型筛选优良目的基因,实现药用植物杂交强优结合。目前,已对银杏、山茱萸、西洋参、枳壳、川芎、厚朴、明党参、地黄、百合、人参、防风等进行了种质鉴定和遗传多样性研究,为下一步的遗传育种奠定基础。

二、生产生药活性成分

植物细胞具有全能性,其离体器官、组织或细胞在一定条件下不仅能够分化形成新的个体,而且还能产生和母本植物相同或相似的次生代谢物。植物细胞培养生产活性成分比野生资源和传统栽培方式有更多的优越性,生长条件可以完全人为控制而不依赖于土壤、季节和环境因素的变化,可以持续获得均质的产品,能够获得亲本植物不能产生的新化合物,生长周期短,繁殖率高,可大量节约人力和土地资源,能将廉价的化合物转化成高附加值的新化合物。目前已从高等植物组织细胞培养物中得到多种天然产物,有苯丙素类的花青素、香豆素、黄酮、羟基肉桂酰衍生物、异黄酮、木质素,生物碱类的吖啶、甜菜红碱、三尖杉酯碱、奎尼丁,萜类的胡萝卜素、单萜、倍半萜、二萜、三萜,醌类的蒽醌、苯醌、萘醌和甾族化合物强心苷、孕烯醇酮衍生物等。人参皂苷、紫草宁、小檗碱和紫杉醇已可进行规模化生产。黄芪、三七、红豆杉、雪莲、丹参和甘草等的细胞培养也在向工业化迈进。

毛状根能合成与宿主植物相同或相似的次生代谢物,具有遗传稳定、生长迅速、繁殖能力强、向培养基中释放代谢产物、不需要外源生长素和光照等优点。迄今已有 160 多种植物得到毛状根培养物,如用长春花毛状根培养获取长春碱和长春新碱,用喜树毛状根培养产生喜树碱,用甘草毛状根培养生产甘草皂苷,用何首乌毛状根培养得到大黄素、大黄素甲醚、大黄酚、芦荟大黄素和大黄酸。毛状根培养还可转化生产活性成分,如利用天仙子将天仙子胺转化为东莨菪碱、利用金鸡纳树将色氨酸转化为奎宁、利用人参将洋地黄毒苷配基转化为洋地黄毒苷。毛状根培养还可提高活性成分的含量,以长春花无菌苗叶片为外植体诱导毛状根,其长春碱含量分别为原植物根和叶的 27.4 倍和 23.5 倍,长春新碱含量分别为 23.5 倍和 0.5 倍。以膜荚黄芪无菌苗叶片为外植体获得的毛状根培养物中,粗皂苷的含量为干燥根含量的 1.6 倍,多糖的含量为干燥根含量的 20 倍。

生药化学成分的生物活性与其结构密切相关,利用生物转化修饰活性成分的结构,可以改变中药有效成分的溶解性,提高活性或降低毒性。用黑根霉 Rhizopus nigricans 使孕酮(黄体酮)实现 C_{11} 羟基化,成为 11α- 羟基孕酮,解决了皮质激素类药物合成过程中的难题。10- 羟基喜树碱是喜树碱的结构类似物,对多种癌症具有显著的疗效,且毒副作用很小,但在喜树中的含量仅十万分之二;采用无毒黄曲霉菌株 T-419 可将喜树碱转化为 10- 羟基喜树碱,转化率达 50% 以上。淫羊藿苷能促进骨髓细胞 DNA 合成和骨细胞增殖,其化学结构中含有 3 个糖基,利用曲霉属霉菌产生的诱导酶水解淫羊藿苷,可得到生物活性更强的低糖基淫羊藿苷或淫羊藿苷元,且转化率高。葛根素是葛根的主要有效成分,其水溶性差,嗜热脂肪芽孢杆菌的麦芽糖淀粉酶可将葛根素转化为 α-D- 葡萄糖基 -(1→6)- 葛根素和 α-D- 麦芽糖基 -(1→6)- 葛根素,溶解度分别为葛根素的 14 倍和 168 倍。

转基因植物(transgenic plant)是指利用基因工程技术将目的基因导入待改造的受体植物细胞,进而获得目的基因性状的植物。利用转基因植物作为生物反应器,将外源基因导入植物核基因组或叶绿体基因组中可以生产出有生物活性的药用蛋白,成为药用蛋白生产的新途径。如利用转基因植物生产疫苗,目前已育成表达乙型肝炎表面抗原(HBsAg)的转基因烟草、莴苣、番茄、海带和花生等;利用转基因植物生产抗体,如在小麦和水稻中表达的抗癌胚抗原的抗体;利用转基因植物生产其他活性成分,如作为抗凝血药用于治疗血栓形成的水蛭素过去是从欧洲医蛭 *Hirudo medicinalis* 中提取的,现在除利用重组细菌和酵母生产外,也可以利用基因工程油菜、烟草和埃塞俄比亚芥生产。利用北美洲普遍栽培的高产油料作物红花作为转基因植物"平台",成功生产出"红花子来源的人胰岛素",其药动学和药效学试验结果与利用大肠埃希菌表达胰岛素基因生产的重组 DNA 人胰岛素基本一样,每公顷(1 公顷 = 10 000m²)红花田可生产出 1kg 人胰岛素原料药。目前,已成功在植物中表达的生物活性蛋白还有红细胞生成素、干扰素 α、重组人胸腺素 $α_1$、脑啡肽、葡糖脑苷脂酶、溶菌酶、人生长激素、人表皮生长因子、人凝血因子和白细胞介素等,表达的宿主植物主要有黄芪、烟草、马铃薯、拟南芥、玉米和水稻等。

三、保护珍稀濒危药用动植物种质资源

利用组织和细胞培养技术保存与繁殖植物物种,建立目标植物的试管苗基因库,保护种质资源。超低温保存技术是在组织培养的基础上发展起来的保存种质资源的新方法。将要保存的材料,如某些珍稀药材的组织培养材料、细胞或原生质体等置于适宜的低温条件下进行一定时间的预处理,以提高抗冻能力,放入冷冻保护剂(如二甲基亚砜、甘油、聚乙二醇等)中,置于液氮中(-196℃)长期保存。被保存的材料既不会发生遗传上的变异,也不会丧失形态发生的潜能。

铁皮石斛生长缓慢、自然繁殖率低,长期过度采集导致自然资源日益枯竭。通过组织培养建立种苗快速繁殖体系,可以提高种苗的繁殖速度,规模化生产铁皮石斛,保护野生铁皮石斛资源。冬虫夏草菌的寄主专属性强,生长环境特殊,资源稀少,采用发酵培养生产的冬虫夏草菌丝体的售价不及天然虫草的 1/10,化学成分和生物活性与其接近,目前已应用于中成药"金水宝胶囊"和"百令胶囊"。在离体条件下通过筛选促进金线莲生长的优良共生菌种,建立金线莲与内生真菌培养体系,为保护金线莲种质资源、建立金线莲新的栽培繁殖方法开辟新方向。

利用生物技术进行生药品种的繁育和活性成分的生产不受气候条件、地理位置和季节因素的限制,便于工厂化生产,生长周期比正常植物的周期短,质量和产量更加稳定。因此,应用生物技术保存和繁殖珍稀濒危的野生资源,培育药用植物新品种,生产紧缺药材和重要的生药活性成分,可以缓解对野生资源的压力,实现药用动植物资源的优化和合理开发。同时,对于珍稀濒危的药用动植物,在科学确定其保护等级的前提下,按照有关药用动植物资源保护的国际公约、政策和法规,对重点区域、重点品种进行原地保护、迁地保存及人工栽培和饲养,以最大限度地保护药用动植物资源的遗传多样性、物种多样性和生态系统多样性,从而实现生药资源的永续利用。

第六节　生药资源的保护

一、生物多样性概述

生物多样性(biological diversity,biodiversity)是指地球上生物圈中所有的生物(动物、植物、微生物)与环境形成的生态复合体及与此相关的各种生态过程的总和,一般包含 3 个层次:遗传多样性(genetic diversity)、物种多样性(species diversity)和生态系统多样性(ecosystem diversity)。

遗传多样性在广义上是指种内或种间表现在分子、细胞、个体 3 个水平上的遗传变异度;狭义上则主要是指种内不同群体和个体间的遗传多态性程度,如不同品种药材的差异就是遗传多样性的表现。物种多样性就是各种各样的动植物种类的多样化程度,如人参、当归、柴胡等药用植物和蛤蚧、斑蝥、地龙、蕲蛇等药用动物。生态系统多样性不仅是生态系统类型或种类的多样性,如沙漠、森林、湿

地、山地、湖泊、河流和农业生态系统等,同时也包括生态系统内的群落多样性、生境多样性、生态功能多样性和生态过程多样性等。

中国是生物多样性特别丰富的国家之一,居世界第8位、北半球第1位。植物的丰富程度占世界第3位、亚洲第1位。地球上有记载的植物三十余万种。我国有高等植物34 984种,其中苔藓、蕨类、裸子和被子植物分别占世界总种数的9.1%、22%、26.7%和10%。有许多种是特有种,占总数的5%以上。但同时也应看到,我国人口众多,人均生物资源量较少,且地区分布不均衡,对生物资源的过度利用导致生物多样性受到破坏,本土物种灭绝,加上生物入侵现象,导致一定时段内2个或多个生物区在生物组成和功能上逐渐趋同化,即生物均质化(biotic homogenization)。

二、药用植物濒危分级与现状

(一)濒危等级的划分

根据世界自然保护联盟(IUCN)2002年发布的物种红色名录濒危等级和标准3.1版,濒危物种共分9个等级。

1. 灭绝(extinct,EX) 某物种的最后一个个体已经死亡,而且近50年内未有发现。

2. 野外灭绝(extinct in the wild,EW) 某物种的个体仅生活在人工栽培和人工圈养状态下。

3. 极危(critically endangered,CE) 野外状态下一个物种灭绝的概率很高。

4. 濒危(endangered,EN) 某物种虽未极危,但在可预见的将来,其野生状态下灭绝的概率高。

5. 渐危(vulnerable,VU) 某物种虽未达到濒危的标准,但其在野生状态下灭绝的概率较高。

6. 近危(near threatened,NT) 某物种经评估不符合列为极危、濒危或渐危任一等级的标准。

7. 无危(least concern,LC) 当一物种被评估未达到近危标准,该物种即列为无危。

8. 数据不足(data deficient,DD) 对于一个物种,无足够资料对其灭绝风险进行评估。

9. 未评估(not evaluated,NE) 未应用IUCN濒危物种标准评估的物种。

药用植物按稀有、濒危程度不同可分为濒危种(endangered species)、渐危种(vulnerable species)和稀有种(rare species)3类。《野生药材资源保护管理条例》将保护等级分为1~3级。一级为濒临绝灭状态的稀有珍贵野生药材物种;二级为分布区域缩小、资源处于衰竭状态的重要野生药材物种;三级为资源严重减少的主要常用野生药材物种。

(二)药用植物的濒危现状

目前在高等植物中,濒危物种高达4 000~5 000种,占总数的15%~20%。在《濒危野生动植物种国际贸易公约》(CITES)列出的640个世界性濒危物种中,中国就占156种,约为其总数的1/4。我国药用植物种类大多数为野生种,比例约占80%。在《中国药典》(2020年版)收录的植物类药材中,将近一半是野生植物,由于过度采收,药用植物资源也在不断减少和枯竭,许多种类趋于衰退或濒临灭绝。有些种类的野生植株已很难找到,如人参 *Panax ginseng*、三七 *Panax notoginseng*、当归 *Angelica sinensis*、川芎 *Ligusticum wallichii*、厚朴 *Magnolia officinalis*、杜仲 *Eucommia ulmoides*、卷叶贝母 *Fritillaria cirrhosa*、白芷 *Angelica dahurica* 等;有些大幅下降,如甘草 *Glycyrrhiza uralensis*、天麻 *Gastrodia elata*、麻黄 *Ephedra sinica*、凹叶厚朴 *Magnolia officinalis* var. *biloba* 等药材野生资源量稀少,无法提供商品或只能提供少量商品而处于濒临灭绝的边缘。如20世纪80年代后期,甘草资源比20世纪50年代减少70%,许多地方野生甘草的覆盖度从90%以上降到零星分布。内蒙古原是甘草的主要产地,其中原伊克昭盟(现为鄂尔多斯市)在中华人民共和国成立初期分布面积有1 800万亩(1亩=666.6m²),到1981年减少到500万亩,目前已所剩无几。甘草的主要产区已由内蒙古转移到新疆。江苏的道地药材茅苍术 *Atractylodes lancea* 的情形也是如此。

药用植物资源的减少,有药用物种自身的原因,但更多的是人为因素。近年来,随着世界范围内"回归自然"的潮流和生活水平的不断提高,人们对植物药的需求量剧增,近10年翻了3番。药用植物的经济价值为我国带来经济利益的同时,也给自然环境和资源造成巨大的压力。另外,毁林开荒、过度放牧和草地开垦及城市化工业化发展的加速,野生药用植物能够生存的空间越来越少,加上没有对药用植物资源的可持续利用进行有效规划,造成一些野生药用植物种类及蕴藏量急剧减少,直至濒临灭绝。

20 世纪 80 年代以来,我国先后成立了国务院环境保护领导小组和国家濒危植物管理办公室,专门领导、管理动植物资源的保护,并编写、颁发了《中国植物红皮书》和《野生药材资源保护管理条例》,公布了国家重点保护的野生物种名录,对我国野生药材资源的保护起到重要作用。但由于利益驱使,部分药农和不法分子的滥采、滥伐现象仍非常严重,国家有关部门屡禁不止,目前大量名贵中药材野生资源仍以惊人的速度消失。如云南红豆杉 *Taxus yunnanensis* 树皮含抗癌活性成分紫杉醇,1992—2000 年我国滇西北地区的大量红豆杉树被剥皮,3 000 年树龄的大树也未能幸免,在很短的时间内红豆杉野生资源遭到毁灭性破坏。因此,野生药用植物资源保护形势依然十分严峻。

三、生药资源保护的法律基础

与药用植物资源保护有关的国际公约主要有《生物多样性公约》(1992 年,巴西里约热内卢)、《濒危野生动植物种国际贸易公约》(CITES)、《保护野生动物迁徙物种公约》(1979 年,德国波恩)等。其中 CITES 是当今唯一对全球野生动植物贸易实施控制的国际公约,设有动植物保护物种名录,分为附录Ⅰ、附录Ⅱ和附录Ⅲ。列入附录Ⅰ的物种(298 种,包括 3 亚种)是一些有灭绝危险的物种,严格禁止国际商业贸易;列入附录Ⅱ的是指那些目前虽未濒临灭绝,但需对其贸易进行国际管制以防灭绝危险的物种,如果种群持续减少,则将升级列入附录Ⅰ;列入附录Ⅲ的为视情况进行区域性管制的国际贸易物种。被收录在公约中的物种包含大约 5 000 种动物和 28 000 种植物。

我国制定了一系列相关的法律法规,在《中华人民共和国宪法》的第 9 条和第 26 条分别规定国家保障自然资源的合理利用,保护珍稀动植物,禁止任何组织和个人利用任何手段侵占或破坏自然资源。在《中华人民共和国刑法》中,增加了破坏环境资源罪。

我国颁布的与植物资源保护有关的法律、法规如下。

《中华人民共和国森林法》:1984 年 9 月第六届全国人民代表大会常务委员会第七次会议通过,又根据 1998 年 4 月 29 日第九届全国人民代表大会常务委员会第二次会议《关于修改〈中华人民共和国森林法〉的决定》修正。2019 年 12 月 28 日,第十三届全国人民代表大会常务委员会第十五次会议表决通过了新修订的《中华人民共和国森林法》,2020 年 7 月 1 日起正式实施。

《中国珍稀濒危保护植物名录》(第一册):1984 年 10 月 9 日公布,1987 年国家环保总局、中国科学院植物研究所修订,共收载 354 种。列入一级重点保护的有 8 种,分别是人参 *Panax ginseng*、金花茶 *Camellia chrysantha*、银杉 *Cathaya argyrophylla*、珙桐 *Davidia involucrata*、水杉 *Metasequoia glyptostroboides*、望天树 *Parashorea chinensis*、秃杉 *Taiwania flousiana*、桫椤 *Alsophila spinulosa*;二级保护的有 143 种;三级保护的有 203 种。其中药用植物有 160 余种。

《国家重点保护野生植物名录》:国家林业和草原局、农业农村部于 2021 年 9 月 7 日发布并实施新版《国家重点保护野生植物名录》,其中一级为 54 种和 4 类;二级为 401 种和 36 类。

《野生药材资源保护管理条例》(1987 年 10 月 30 日):是第一批国家重点保护野生药材物种名录,共 76 种,其中植物 58 种、动物 18 种。甘草 *Glycyrrhiza uralensis*、胀果甘草 *Glycyrrhiza inflata*、杜仲 *Eucommia ulmoides*、厚朴 *Magnolia officinalis*、人参 *Panax ginseng* 等 13 种植物被列为二级保护植物,三级保护植物有山茱萸 *Cornus officinalis* 等 45 种。

《中华人民共和国海洋环境保护法》:1982 年 8 月 23 日第五届全国人民代表大会常务委员会第二次会议通过,1999 年 12 月 5 日第九届全国人民代表大会常务委员会第十三次会议修订,2013 年 12 月 28 日、2016 年 11 月 7 日、2017 年 11 月 4 日,分别对其进行了 3 次修正,并于 2017 年 11 月 5 日正式施行。

《中华人民共和国自然保护区条例》:1994 年 10 月 9 日颁布,1994 年 12 月 1 日实施,并分别于 2010 年 12 月 29 日和 2017 年 10 月 7 日进行两次修正,目的是加强自然保护区的建设和管理,保护自然环境和自然资源。

《中国生物多样性保护战略与行动计划》(2011—2030 年):2010 年 9 月颁布实施。我国于 1993 年 1 月 7 日作为第 7 个国家正式加入生物多样性公约,并于 1994 年正式发布《中国生物多样性保护行动计划》,提出保护目标、优先保护行动和重点研究项目,列出优先保护的生态系统和物种名录。2010 年,为了进一步解决生物多样性保护存在的问题,我国政府批准和发布《中国生物多样性保护战略与行动计划》(2011—2030 年),标志着我国已正式由工业文明时代进入生态文明时代。该计划提出八大战略任务,包括:①完善生物多样性保护相关政策、法规和制度;②推动生物多样性保护纳入相关规划;③加强生物多样性保护能力建设;④强化生物多样性就地保护,合理开展迁地保护;⑤促进生物资源可持续开发利用;⑥推进生物遗传资源及相关传统知识惠益共享;⑦提高应对生物多样性新威胁和新挑战的能力;⑧提高公众参与意识,加强国际合作与交流。其中第 6 项和第 7 项任务是应国内外新的形势和要求新增的重点任务,主要侧重生物多样性与气候变化的相互影响、外来入侵物种的防控。

四、生药资源保护与可持续利用策略

(一)对重点区域、重点品种确立保护等级,进行分级保护

为了有效保护和持续利用药用植物资源,首先要确定当前亟待保护的稀有、濒危药用植物种类。应着重保护那些单型科、单型属及少型属的药用植物。要优先保护道地药材品种和有较重要药用价值的种类;对那些野生种群和个体数量较少,稀有濒危程度较高,灭绝后可能造成遗传多样性损失的药用植物种类应重点保护。药用植物分布频度小,野生资源减少速度较快的药用植物应注意保护,如《中国珍稀濒危保护植物名录》(第一册)、《野生药材资源保护管理条例》等规定的保护种类。除对品种保护外,对于植被区域比较典型的,也要划分等级进行保护。

(二)就地保存生药种质资源

就地保护是指通过开展自然保护地体系的建立与管理,结合自然保护地以外其他有效的基于区域的保护措施(other effective area-based conservation measure,OECM),从而实现物种种群及其栖息地的保护与恢复及保障和提升生态系统服务的目标。目前,我国已逐步形成以国家公园为主体、自然保护区为基础、各类自然公园为补充的自然保护地分类系统。

国家公园是指由国家批准设立并主导管理,以保护具有国家代表性的自然生态系统为主要目的,实现自然资源科学保护和合理利用的特定陆地或海洋区域。

2021 年 10 月,中国宣布正式设立第一批国家公园,主要包括保护青藏高原重要生态功能区的三江源国家公园,守护着大熊猫、东北虎、东北豹等珍贵、濒危野生动物,以及以这些旗舰物种为伞护种的重要生态系统的大熊猫国家公园、东北虎豹国家公园,保护热带、亚热带重要森林生态系统的海南热带雨林国家公园和武夷山国家公园。第一批国家公园的保护面积达 23 万 km^2,涵盖近 30% 的陆域国家重点保护野生动植物种类,主要以保护珍稀濒危动植物为重要目的,使部分珍稀濒危物种野外种群逐步恢复。

自然保护区是指保护典型的自然生态系统、珍稀濒危野生动植物种的天然集中分布区、有特殊意义的自然遗迹的区域。1956 年我国在广东鼎湖山建立了第一个自然保护区,以保护南亚热带季雨林。1957 年建立福建万木自然保护区,保护中亚热带常绿阔叶林。1958 年建立西双版纳自然保护区,保护热带雨林、季雨林。截至 2017 年年底,我国已建立各级自然保护区 2 750 个,总面积 147.17 万 km^2,占陆地国土面积的 14.86%,有 34 处自然保护区加入联合国教科文组织"人与生物圈"保护区网络。建立自然保护区是保护珍稀濒危植物物种的重要方法,自然保护区是科研院校进行科学考察与

野外实习的好地点,但需注意对植物资源的保护,对于濒危物种绝对禁止采挖。

(三)利用植物园或种质库进行迁地保存

迁地保存即在植物原产地以外的地方保存和繁育植物种质材料。包括以保存野生植物为主的植物园(树木园)或种质资源圃,以及保存栽培植物种质资源的种子库。

目前全世界有植物园(树木园)1 400多个。著名的英国皇家植物园(Kew Gardens)栽培植物达25 000种。我国的植物园(树木园)总数已达234个。绝大多数省市都建立了植物园,保存的各种高等植物近万种,其中引种濒危植物占已公布的濒危植物种类的80%以上。

除植物园外,种子库也是迁地保存的方法之一。将种子存放于低温、低湿的环境下有利于长期保存,长期库的温度一般为-18℃,中期库的温度为0~10℃,种子的含水量控制在5%~8%。这种条件只能贮藏正常性种子,顽拗性种子需要用种质资源圃、组培技术或液氮技术保存。此外,还可以组织培养物和花粉等形式保存种质。

可根据药用植物区划及我国区域性气候特点,在东北、青藏高原、云贵高原、华东、华南、海南等不同地区建立国家药用植物种质资源保存圃,以及适合寒冷、干旱(荒漠)、湿地等特殊环境的种质资源圃,形成全国药用植物种质资源收集保存网络系统。我国的林木种质资源、药用植物种质资源、水生生物遗传资源、微生物资源、野生动植物基因等种质资源库建设工作也正在开展之中。

(四)珍稀濒危药用植物的离体保存技术

离体保存技术指通过人工控制环境条件,将植物体的组织材料如细胞、原生质体、愈伤组织、分生组织(茎尖)、芽、花粉、胚或体胚、种子等进行较长时间的保存。传统离体保存技术包括组织培养保存法和超低温保存法。目前,随着生物技术及相关学科的发展,植物离体保存也涵盖基因组及转录物组等方面的内容。

1. 珍稀濒危药用植物活体资源的离体保存技术

(1)组织培养保存法:是珍稀濒危药用植物资源离体保存普遍采用的方法。植物细胞具有全能性(totipotency),即每个细胞都包含该物种的全部遗传信息,从而具备发育成完整植株的遗传能力。植物细胞全能性是组织培养保存法的理论基础,在适宜条件下,任何一个细胞都可以发育成一个新个体。依据培养措施的不同,组织培养保存法可进一步分为常规继代培养保存法和限制生长保存法。

(2)超低温保存法:是珍稀濒危药用植物常用的离体保存手段。超低温保存是指将活体生物材料经一定措施处理后,静置于-196℃的液氮中,使材料细胞的生命活动几乎完全停止,实现长期保存,待解冻后复苏生命活动的技术。

2. 珍稀濒危药用植物基因资源的离体保存技术

(1)基因组数据保存:基因组(genome)指一个物种的全套DNA,包含其所有遗传信息,掌握这些信息是实现珍稀濒危药用植物离体保存的极其重要的途径。通过对植物DNA的提取、测序、组装、注释并进行比较基因组学和代谢途径分析等,从而掌握药用植物的基因组数据。目前,已发表包括人参、铁皮石斛、三七、甘草、天麻等10多种珍稀濒危药用植物资源的基因组数据。

(2)转录物组数据保存:转录物组(transcriptome)是指特定细胞在某一功能状态下全部表达的基因总和。植物植株的不同器官、组织或者细胞在不同的生长时期及生长环境下,基因表达情况是不完全相同的,具有时空特异性。开展转录物组数据的研究与保存,有助于揭示珍稀濒危药用植物的生长发育特性及环境适应性相关机制。

(五)药用植物 GAP 栽培

野生药用植物由于其资源有限,不能满足需求,因此最好的办法就是通过人工栽培,通过建立GAP栽培基地,获得高产优质药材,保护该种的野生种群。如肉苁蓉 *Cistanche deserticola* 是名贵的沙生中药材,素有"沙漠人参"之称。由于大量采挖导致野生资源濒临枯竭,肉苁蓉已被列为国家二级保护植物,并被收入《国家重点保护野生植物名录》。国内从1998年开始肉苁蓉的人工种植研究,对肉苁蓉的繁育及规模化、规范化种植技术开展系列研究,并制定肉苁蓉人工种植标准操作规程(SOP),建立优质、高产肉苁蓉人工种植基地,为我国及世界的中药企业提供优质的肉苁蓉药材。中国特有种银杏 *Ginkgo biloba* 是著名的"活化石",银杏叶是一种有多种用途的药用原料,我国的江苏、山东等地建立了一批药用银杏叶基地,对于银杏资源的利用及保护起到很好的作用。

(六) 寻找珍稀濒危药材的替代种、代用品

植物系统进化关系和植物化学分类学提示,亲缘关系越近的物种,其所含的化学成分越近似,甚至有相同的活性成分。因此,可以通过植物类群之间的亲缘关系来寻找紧缺药材濒危物种的代用品和新资源,如用移山参代替野山参。有些原产于国外的具有特效的药用物种在我国不一定有分布,通过寻找代用品可以减少对进口的依赖。例如在 50 年前,我国植物学和药学专家在云南、广西、海南找到取代印度蛇根木 *Rauvolfia serpentina* 的降血压资源植物萝芙木 *Rauvolfia verticillata* 及其多种同属植物。

此外,要加强药用植物资源生物技术研究,利用组织培养和快速繁殖技术实现珍稀濒危药用生物的快速繁殖,建立部分野生药用物种资源的核心种质体系,开展种质基因的鉴定、整理和筛选。利用优良基因,培育优良药用生物品种。利用细胞工程、基因工程、酶工程和发酵工程,扩大繁殖濒危物种、活性成分高含量物种和转基因新物种,利用细胞工程产生次生代谢物满足药用需要。全面提高栽培药用植物资源的质量和产量,降低对野生药用生物资源的依赖。

(七) 科教与宣传执法相结合,保护与利用并重

加强野生植物资源与生物多样性保护的科学研究,加强本底调查,建立全国性的药用植物资源的动态监测体系及数据库,完善国家中药种质资源保护体系(国家中药资源自然保护区、种质收集园和基因库)。同时可利用卫星遥感技术开展新一轮的中药资源普查,建立和完善药用植物资源信息数据库。

加强科普教育与宣传,提高全体公民自觉保护生物多样性、保护珍稀濒危植物、节约资源的意识,建设社会主义生态文明。

建立和完善药用植物资源进出口管理的相关法律、法规,加强行政管理与执法力度。我国已经颁布了不少有关生物资源保护的法规和条例,应进一步完善实施细则,做到有法必依、执法必严、违法必究。国家有关部门应抓紧研究制定中药资源普查和监控制度,每年编制发布药用植物资源形势公告,引导市场合理使用。对紧缺药材资源实行区域性、阶段性封山(地)育药材。对已进入紧缺状态的中药材资源,国家必须采取强有力的措施,限制耗用其药材资源的产品产量,控制已有生产企业的规模,同时停止相关产品的注册。通过自觉的、强制性的保护措施,使药用植物资源能够得到持续的开发利用,造福子孙后代。

处理好保护与利用、开源与节流的关系。对有重大药用价值的珍稀植物,在保护的前提下,进行可控制的利用规划,提高有限资源的利用效率,发展资源节约型中药产业。

总之,药用植物资源的利用与保护是相辅相成的两个方面,在全面统筹、加强科学技术和管理的基础上,开源和节流并重,使药用植物资源可持续利用,充分发挥其社会效益、经济效益和生态效益,可持续服务于人类的健康事业。

第九章
目标测试

(秦路平)

第二篇
各　　论

　　本教材各论部分记述来源于藻菌类、蕨类、裸子植物类、被子植物类、动物类、矿物类等各类生药,按类别或科属排列,对各类生药进行概述,对各种生药的基源、产地、化学成分、鉴定方法、药理作用、功效与主治等进行介绍。

学习要求

掌握:重点生药的主要内容,尤其是基源、性状与显微特征、化学成分、理化鉴定、药理作用。
熟悉:非重点生药的主要内容。
了解:各章的概述,以及各种生药的其他内容。

第十章

藻、菌类生药

　　藻类（algae）为自养型的原始低等植物，植物体构造简单，没有真正的根、茎、叶分化，通常含有能进行光合作用的色素和其他色素，因此呈现不同的颜色。藻类供药用的主要有红藻类和褐藻类。红藻类大多数是多细胞的丝状、枝状或叶状体，藻体一般较小，高约 10cm，少数可达 1m 以上，因藻红素的含量较高，所以藻体多呈红色。褐藻类均是多细胞植物，外形大小差异很大，由于胡萝卜素和数种叶黄素的含量高，使藻体呈绿褐色至深褐色。藻类常含有多糖类、氨基酸类、萜类、甾醇类、胡萝卜素及各种无机元素。常见的藻类生药有昆布、海藻等。

　　菌类植物是一群没有根、茎、叶分化，一般无光合作用色素并依靠现存的有机物质而生活的一类低等植物。菌类可分为细菌门、黏菌门和真菌门，生药菌类均为真菌门植物。真菌是一类典型的异养型生物，异养方式有寄生、腐生，也有以寄生为主兼腐生。绝大多数真菌是由多细胞菌丝（hyphae）构成的，菌丝是纤细的管状体，组成一个菌体的全部菌丝称为菌丝体（mycelium）。常见的菌丝体有根状菌索和菌核，如蜜环菌菌索和茯苓菌核。某些高等真菌在繁殖时期能形成产生孢子的结构，称为子实体（fruiting body），容纳子实体的褥座称子座（stroma）。子座是真菌从营养阶段到繁殖阶段的一种过渡形式，如冬虫夏草菌体上的棒状物。真菌分布广泛，可分布于大气到水、陆地，甚至人体中。许多大型真菌可供食用，如蘑菇、香菇、木耳等。酵母、曲霉菌大量用于食品和酿造工业，酵母菌富含 B 族维生素、蛋白质、酶、多种氨基酸，常用作滋养剂和助消化剂，亦可用来提取核酸衍生物、辅酶 A、细胞色素 C 和多种氨基酸等。许多真菌有增强免疫、抗癌、抗菌、抗消化性溃疡等医疗作用。但也有一些真菌含有剧毒或致癌成分，如毒蘑菇和黄曲霉菌等。常见的真菌类生药有冬虫夏草、灵芝、茯苓、麦角、雷丸、猪苓、马勃、银耳（白木耳）等。菌类生药常含有多糖类、氨基酸类、生物碱类、甾醇类和萜类等成分，其中多糖类比较普遍，且发现多糖类成分多数具有增强免疫及抗肿瘤作用。

冬虫夏草

冬虫夏草* Cordyceps
（英）Chinese Caterpillar Fungus （日）トウチュウカソウ

　　【基源】 本品为麦角菌科真菌冬虫夏草菌 *Cordyceps sinensis* (Berk.) Sacc. 寄生在蝙蝠蛾科昆虫幼虫上的子座及幼虫尸体的干燥复合体。

　　【植物形态】 本品由虫体及其头部长出的真菌子座组成。通常子座为单个，上部膨大，在表层埋有一层子囊壳，壳内生出许多长形的子囊，每个子囊具 8 个细长而有许多横隔的子囊孢子。

　　冬虫夏草的形成：夏、秋季节，本菌的子囊孢子从子囊中放射出来，断裂成许多节段，侵入寄主幼虫体内。染菌幼虫钻入土中越冬，本菌细胞以酵母状出芽法增加体积将虫体营养耗尽而成僵虫，此时虫体内的菌丝体变成坚硬菌核，翌年初夏自虫体头部长出笔形的子座，并伸出土层外（图 10-1；彩图1）。多生长在海拔 3 500m 以上排水良好的高山草甸和山坡树下烂叶层中。

　　【产地】 主产于四川、青海，以四川产量最大。云南、甘肃、西藏等省区也有部分出产。

　　【采制】 夏初子座出土、孢子未发散时挖取，晒至六七成干，除去似纤维状的附着物及杂质，晒干或低温干燥。

　　【性状】 本品由虫体与从虫头部长出的真菌子座相连而成。①虫体似蚕，长 3~5cm，直径0.3~0.8cm；表面深黄色至黄棕色，有环纹 20~30 个，近头部的环纹较细；头部红棕色；足 8 对，中部 4 对较明显。②质脆,易折断,断面略平坦,淡黄白色,中央有"V"形纹或"一"字纹等。③头部生有细长棒球棍状子座,细长圆柱形,长 4~7cm,直径约 0.3cm;表面深棕色至深褐色,有细纵皱纹,上部稍膨大。④质柔韧,断面类白色。⑤气微腥,味微苦(彩图 1)。

【显微特征】 虫体横切面:呈不规则形,四周为虫体的躯壳,其上密生长 20~40μm 的绒毛;躯壳内有大量菌丝,其间有裂隙。

子座横切面:子囊壳近表面生,卵圆形至椭圆形,基部限于子座内;中央充满菌丝,有裂隙(图 10-1)。

【化学成分】 含有蛋白质、核苷、多糖、脂肪、甾醇、微量元素及维生素类成分。其中粗蛋白约 25%(甚至达到 33%)、脂肪约 8%、D-甘露醇(D-mannitol,又名虫草酸,cordycepic acid)约 7%、腺苷 0.01%;多糖种类达 20 余种。

【理化鉴定】 含量测定:采用 HPLC 法测定,本品含腺苷不得少于 0.010%。

【检查】 原子吸收分光光度法或电感耦合等离子体质谱法测定:铅不得过 5mg/kg;镉不得过 1mg/kg;汞不得过 0.2mg/kg;铜不得过 20mg/kg。

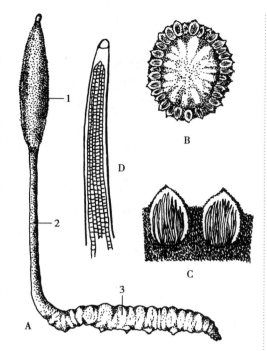

A. 冬虫夏草全形;B. 子座横切面;C. 子囊壳(子实体)放大;D. 子囊及子囊孢子。
1. 子座上部;2. 子座柄;3. 已死的幼虫(内部为菌核)。

图 10-1 冬虫夏草菌

【药理作用】

1. **免疫调节作用** 虫草多糖对免疫功能有双向调节作用。能够显著增加小鼠的脾重,增强单核吞噬细胞系统功能,增强小鼠腹腔的巨噬细胞吞噬能力,提高机体免疫能力。

2. **调节血管系统功能作用** 有抗心律律失常,抗心肌缺血、缺氧,降血压,降血脂作用。

3. **调节肝功能作用** 虫草多糖提取物可以抑制肝纤维化晚期的胶原合成,促进其降解。菌丝发酵对慢性乙型病毒性肝炎患者的细胞免疫和体液免疫功能有良好的调节作用。

4. **对泌尿生殖系统的影响** 减轻药物的肾毒性,延缓慢性肾衰竭进展。虫草具有一定的拟雄性激素样作用,对性功能紊乱有调节恢复作用。

【功效与主治】 性平,味甘。能补益肺肾,止血化痰。用于肾虚精亏,阳痿遗精,腰膝酸痛,久咳虚喘,劳嗽咯血。用量 3~9g。

【附注】 冬虫夏草的混淆品有以下几种来源:蝉花菌 *Cordyceps sobolifera*(Hill)Berk. et Br.、蛹草菌 *Cordyceps militaris*(L.)Link.、亚香棒虫草 *Cordyceps hawkesii* Gray.、凉山虫草 *Cordyceps liangshanensis* Zhang,Liu et Hu 和九州虫草 *Cordyceps kyushuensis* Kobayasi 等。另外亦可见豆粉和淀粉压模制作的伪虫草。

灵芝* **Ganoderma**

(英)**Ganoderma** (日)レイシ

灵芝

【基源】 本品为多孔菌科真菌赤芝 *Ganoderma lucidum*(Leyss. ex Fr.)Karst. 或紫芝 *Ganoderma sinense* Zhao,Xu et Zhang 的干燥子实体。

【植物形态】 赤芝:子实体伞状,菌柄侧生或偏生于菌盖的一侧,近圆柱形,红褐色至紫褐色,具皮壳,硬而有漆样光泽;菌盖木栓质,肾形或半圆形,宽 12~20cm,厚 2cm;盖面皮壳红褐色,具漆样光泽,有同心环棱和辐射状皱纹,边缘平截。菌肉近白色至淡褐色;菌管单层,管口面乳白色,触后变为血红或紫红色,管口圆形。孢子宽椭圆形,双层壁,内壁有小刺,褐色,外壁光滑,无色。

紫芝:与赤芝的区别在于菌盖与菌柄呈紫色或黑紫色,菌肉锈褐色,孢子较大,内壁具显著的小疣突。

【产地】 全国大部分省区有分布,多生于栎树及其他阔叶树的腐木上。商品药材多为人工栽培品。

【采制】 全年采收,除去杂质,剪除附有朽木、泥沙或培养基质的下端菌柄,阴干或在 40~50℃烘干。

【性状】 **赤芝:**①外形呈伞状,菌盖肾形、半圆形或近圆形,直径 10~18cm,厚 1~2cm;②皮壳坚硬,黄褐色至红褐色,有光泽,具环状棱纹和辐射状皱纹,边缘薄而平截,常稍内卷;③菌肉白色至淡棕色;④菌柄圆柱形,侧生,少偏生,长 7~15cm,直径 1~3.5cm,红褐色至紫褐色,光亮;⑤孢子细小,黄褐色;⑥气微香,味苦涩。

紫芝:皮壳紫黑色,有漆样光泽。菌肉锈褐色。菌柄长 17~23cm。

栽培品:子实体较粗壮、肥厚,直径 12~22cm,厚 1.5~4cm。皮壳外常被有大量粉尘样的黄褐色孢子(彩图 3)。

【显微特征】 ①粉末浅棕色、棕褐色至紫褐色;②菌丝散在或黏结成团,无色或淡棕色,细长,稍弯曲,有分枝,直径 2.5~6.5μm;③孢子褐色,卵形,顶端平截,外壁无色,内壁有疣状突起,长 8~12μm,宽 5~8μm(彩图 4)。

【化学成分】 含多糖、三萜类、氨基酸、多肽、甾醇、生物碱等成分。其中灵芝多糖(ganoderma polysaccharide)的含量约为 1%,孢子中的多糖含量可达 10% 以上。目前已分离灵芝多糖 200 多种,其中大部分为 β- 型葡聚糖。此外,灵芝三萜也是其主要成分,目前已分离鉴定 100 余种。

【理化鉴定】 **鉴别:**取本品粉末 2g,加乙醇 30ml,加热回流 30 分钟,滤过,滤液蒸干,残渣加甲醇 2ml 使溶解,作为供试品溶液。与灵芝对照药材共薄层展开,置紫外线灯下检视。供试品色谱中,在与对照药材色谱相应的位置上显相同颜色的荧光斑点。

含量测定:采用硫酸蒽酮比色法,本品中的灵芝多糖含量以无水葡萄糖计不得少于 0.90%;采用紫外 - 可见分光光度法,含三萜及甾醇以齐墩果酸($C_{30}H_{48}O_3$)计不得少于 0.50%。

【药理作用】
1. **免疫调节作用** 灵芝多糖具有免疫调节作用,对正常小鼠、衰老小鼠均能维持机体免疫功能。
2. **抗肿瘤作用** 灵芝三萜和多糖可一定程度地抑制肿瘤生长。
3. **抗氧化作用** 灵芝多糖可阻止自由基损伤作用,促进 DNA 合成,延缓衰老。
4. **保肝作用** 灵芝三萜能减轻四氯化碳所致的小鼠急性肝损伤。

【功效与主治】 性平,味甘。能补气安神,止咳平喘。用于心神不宁,失眠心悸,肺虚咳嗽,虚劳气短,不思饮食。用量 6~12g。

茯苓 Poria

本品为多孔菌科真菌茯苓 *Poria cocos* (Schw.) Wolf. 的干燥菌核。菌核埋于土中,寄生于松属(*Pinus*)植物根部。多于 7—9 月采挖,挖出后除去泥沙,堆置"发汗"后,摊开晾至表面干燥,再"发汗",反复数次至出现皱纹、内部水分大部分散失后,阴干,称为"茯苓个";或将新鲜茯苓按不同部位切制,阴干,分别称为"茯苓块"或"茯苓片"。全国大部分省区均有分布,现多人工培育。

"茯苓个"呈类球形、椭圆形、扁圆形或不规则团块,大小不一。外皮薄而粗糙,棕褐色至黑褐色,有明显的皱纹纹理。体重,质坚实,断面颗粒性,有的具裂隙,外层淡棕色,内部白色,少数淡红色,有的中间抱有松根。气微,味淡,嚼之黏牙。"茯苓块"为去皮后切制的茯苓,呈立方块状或方块状厚片,大小不一;白色、淡红色或淡棕色。"茯苓片"为去皮后切制的茯苓,呈不规则厚片,厚薄不一。白色、淡红色或淡棕色。本品粉末灰白色。不规则颗粒状团块及分枝状团块无色,遇水合氯醛液渐溶化。菌丝无色或淡棕色,细长,稍弯曲,有分枝,直径 3~8μm,少数至 16μm。

本品含多糖、三萜类、氨基酸及微量元素,其中茯苓聚糖和茯苓三萜为主要成分。本品具有抗肿瘤、免疫增强、抗炎等药理作用。本品性平,味甘、淡;归心、肺、脾、肾经;具利水渗湿、健脾、宁心的功效;用于水肿尿少、痰饮眩悸、脾虚食少、便溏泄泻、心神不宁、惊悸失眠。用量 10~15g。

昆布　Laminariae Thallus, Eckloniae Thallus

本品为海带科植物海带 *Laminaria japonica* Aresch. 或翅藻科植物昆布 *Ecklonia kurome* Okam. 的干燥叶状体。海带主产于辽东和山东半岛沿海,现大部分沿海地区均有养殖;昆布主要分布于浙江、福建等海区低潮线至 7~8m 深处的岩礁上。夏、秋两季采捞,晒干。

海带卷曲折叠成团状,或缠结成把。全体呈黑褐色或绿褐色,表面附有白霜。用水浸软则膨胀呈扁平长带状,长 50~150cm,宽 10~40cm,中部较厚,边缘较薄而呈波状。类革质,残存柄部扁圆柱状。气腥,味咸。

昆布藻体深褐色,革质;药材呈卷曲皱缩不规则团状。全体黑色,较薄。用水浸软则膨胀呈扁平的叶状,长宽为 16~26cm,厚约 1.6mm;两侧呈羽状深裂,裂片呈长舌状,边缘有小齿或全缘。质柔滑。

本品含多糖、氨基酸、二苯并二氧化合物及碘(含量不得少于 0.20%)。体内试验证明,昆布多糖有抗肿瘤活性。昆布中含有的岩藻聚糖和岩藻多糖均具有抗凝作用(含量不得少于 2%)。海带多糖具有免疫调节功能;其降血压成分可能主要是昆布氨酸(laminine)和牛磺酸。此外,本品还有降血糖、抗辐射、抗病毒和抗菌作用。本品性寒,味咸;具有软坚散结、消痰、利水的功效;主要用于治疗瘿瘤、瘰疬、痰饮水肿、睾丸肿痛。用量 6~12g。本品临床上用于防治缺碘性甲状腺肿大。

本品作为一种药食两用的植物,是一种值得开发的海洋药用资源。但由于海洋自然资源的污染加剧,近年来对其重金属和有害物质的含量进行了规定:采用原子吸收分光光度法或电感耦合等离子体质谱法测定,铅不得过 5mg/kg;镉不得过 4mg/kg;汞不得过 0.1mg/kg;铜不得过 20mg/kg。

(马骁驰)

第十一章

蕨 类 生 药

　　蕨类植物是高等植物中具有维管组织的较低级的一个类群,通常具有根、茎、叶分化,多为多年生草本,稀一年生,孢子体发达。孢子可分为 2 类:一类是肾形、单裂缝、两侧对称的两面型孢子;另一类是圆形或钝三角形、三裂缝、辐射对称的四面型孢子。蕨类植物的茎在进化过程中特化出具有保护作用的毛茸和鳞片。随着系统进化,毛茸和鳞片的类型与结构趋于复杂,毛茸有单细胞毛、腺毛、节状毛、星状毛等;鳞片膜质,形态多种,上面常有粗或细的筛孔。蕨类植物的根状茎上常有叶柄残基,叶柄中的维管束数目、类型及排列方式可作为蕨类生药的鉴别依据之一。重要的蕨类生药有绵马贯众、海金沙、石韦、贯众、狗脊、伸筋草、卷柏、木贼、骨碎补等。

　　蕨类生药主要含有黄酮类、生物碱类、酚类、萜类及甾体化合物。黄酮类化合物分布最广,常见的有芹菜素(apigenin)、芫花素(genkwanin)、木犀草素(luteolin)和牡荆素(vitexin)等。在真蕨类植物中常见有黄酮醇类,如高良姜素(galangin)、山奈酚(kaempferol)、槲皮素(quercetin)等。小叶型蕨类多含有双黄酮类成分,如穗花杉双黄酮(amentoflavone)和扁柏双黄酮(hinokiflavone)等。生物碱类成分也广泛存在于小叶蕨类植物中,如石松属(*Lycopodium*);此外,卷柏属(*Selaginella*)、木贼属(*Equisetum*)均含有生物碱。从石杉科植物分得的石杉碱甲(huperzine A)能防治阿尔茨海默病。二元酚类及其衍生物在大叶型真蕨中普遍存在,如咖啡酸、阿魏酸(ferulic acid)及绿原酸等。多元酚类特别是间苯三酚衍生物在鳞毛蕨属植物中常有存在,如绵马酚(aspidinol)、绵马酸(filicic acid)、东北贯众素(dryocrassin)等,这类化合物具有较强的驱虫作用。蕨类植物中普遍含有三萜类化合物,具有代表性的是何帕烷型和羊齿烷型五环三萜类。蕨素类成分是一类具有 1*H*- 茚 -1- 酮母核结构的倍半萜类化合物,在蕨类植物中分布广泛,是该类植物的特征性成分,主要具有抗肿瘤、抗炎、降血糖等作用。此外,很多蕨类植物含有鞣质,孢子中含大量脂肪油等。

绵马贯众

绵马贯众 *　Dryopteridis Crassirhizomatis Rhizoma
（英）Male Fern Rhizome 　（日）メンマカンジュウ

　　【基源】　本品为鳞毛蕨科植物粗茎鳞毛蕨 *Dryopteris crassirhizoma* Nakai 的干燥根茎和叶柄残基。

　　【植物形态】　多年生草本,高 50~100cm。根茎粗壮,有较多的叶柄残基及黑色细根,密被棕褐色、长披针形的大鳞片。叶簇生于根茎顶端;叶柄长 10~25cm,密生棕色条形至钻形狭鳞片;叶片倒披针形,长 60~100cm,二回羽状全裂或深裂,羽片披针形。孢子囊群着生于叶片背面上部 1/3~1/2 处的羽片上,生于小脉中下部,每裂片 1~4 对。囊群盖肾圆形。

　　【产地】　主产于黑龙江、吉林、辽宁、内蒙古、河北。

　　【采制】　秋季采挖,削去叶柄及须根,除去泥沙,晒干。

　　【性状】　①根茎呈长倒卵形,略弯曲,上端钝圆或截形,下端狭尖,有的常纵剖为两半,长 7~20cm,直径 4~8cm。②表面呈黄棕色至黑褐色,密布整齐的叶柄残基和膜质鳞片,每个叶柄残基的外侧常有 3 条须根。③叶柄残基呈扁圆形,长 3~5cm,直径 0.5~1.0cm;表面有纵棱线;质硬而脆,断面略平坦,棕色,有黄白色维管束(分体中柱)5~13 个,环列。④鳞片条状披针形,常脱落;质坚硬,断面略平坦,有黄白色维管束 5~13 个,环列,其外散有较多的叶迹维管束。⑤气特异,味初淡而微涩,后渐苦、辛(彩图 2)。

【显微特征】　叶柄基部横切面:①表皮为 1 列外壁增厚的小形细胞,常脱落。下皮为 10 余列多角形厚壁细胞,棕色至褐色;②薄壁组织中有大形细胞间隙,内生单细胞间隙腺毛,腺毛头部类球形或梨形,含棕色分泌物,柄极短;③维管柱整体为网状中柱(dictyostele),横切面观呈现为周韧维管束(分体中柱)5~13 个,圆形或椭圆形,环列;④每个维管束周围均有 1 列扁小的内皮层细胞,凯氏点明显,有油滴散在;⑤内皮层内侧有 1~2 层中柱鞘薄壁细胞,薄壁细胞中含棕色物及淀粉粒(图 11-1)。根茎构造与叶柄相似:分体中柱 5~13 个,亦有间隙腺毛。

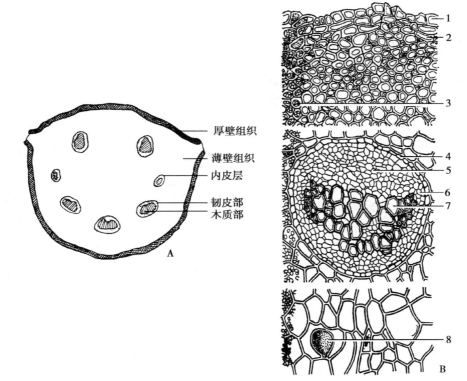

A. 简图;B. 详图。

1. 表皮;2. 下皮;3. 淀粉粒;4. 内皮层;5. 韧皮部;6. 中柱鞘;7. 木质部;8. 间隙腺毛。

图 11-1　粗茎鳞毛蕨(叶柄基部)横切面组织图

【化学成分】　含有间苯三酚类、萜类及黄酮类成分。间苯三酚类成分:绵马精(filmarone),其性质不稳定,能缓慢分解产生绵马酸类,包括绵马酸(filicic acid)BBB、PBB、PBP、ABB、ABP、ABA,黄绵马酸(flavaspidic acid)AB、BB、PB,白绵马素(albaspidin)AA、BB、PP,去甲绵马素(desaspidin)AB、BB、PB,以及绵马酚(aspidinol),绵马次酸(filicinic acid)等;还含有东北贯众素(dryocrassin)等。

黄酮类:代表性化合物为 crassirhizomoside A、B、C 和 sutchuenoside A 等。

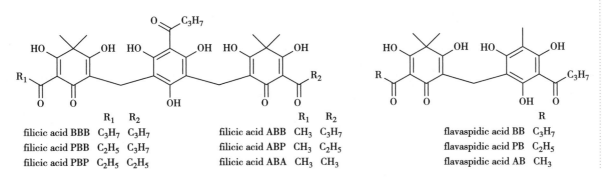

【理化鉴定】 鉴别:取本品粉末 0.5g,加环己烷 20ml,超声处理 30 分钟,滤过,取续滤液 10ml,浓缩至 5ml,作为供试品溶液。另取绵马贯众对照药材同样处理。以正己烷-三氯甲烷-甲醇(30∶15∶1)为展开剂展开,取出,喷以 0.3% 坚牢蓝 BB 盐的稀乙醇溶液,在 40℃放置 1 小时。供试品色谱中,在与对照药材色谱相应的位置上显相同颜色的斑点。

【药理作用】

1. 驱虫作用 绵马贯众对绦虫具有强烈的毒性,可使虫体麻痹而脱离肠壁,将绦虫驱出体外。绵马素是驱虫的主要有效成分。

2. 止血作用 绵马贯众水煎剂对兔及小鼠有促凝作用。临床用肌内注射或子宫局部注射治疗产后出血、人工流产、剖宫产葡萄胎术后出血,获得良好的效果。

3. 抗病原微生物 水煎剂对伤寒沙门菌、大肠埃希菌、铜绿假单胞菌、变形杆菌和金黄色葡萄球菌有不同程度的抑制作用。水和乙醇提取物对流感病毒 FM1、H5N1 具有一定的抑制作用。间苯三酚类对 H1N1 流感病毒神经氨酸酶(NA)具有抑制作用。绵马贯众是许多抗病毒和感冒药的主要成分,如抗感颗粒、抗感口服液、连花清瘟片(颗粒)等。

【功效与主治】 性微寒,味苦;有小毒。能清热解毒,驱虫。用于虫积腹痛,疮疡。用量 4.5~9g。

【附注】 下列植物曾作为贯众用,其叶柄构造与绵马贯众区别明显,应注意鉴别(图 11-2)。

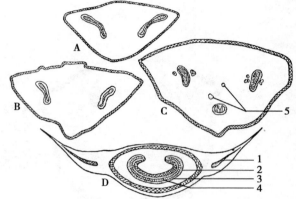

A. 荚果蕨;B. 峨眉蕨;C. 狗脊蕨;D. 紫萁。
1. 厚壁组织;2. 内皮层;3. 韧皮部;4. 木质部;5. 分泌细胞群。

图 11-2 几种贯众叶柄基部横切面简图

1. 紫萁科植物紫萁 *Osmunda japonica* Thunb. 的根茎和叶柄基部 叶柄基部断面半月形,维管束呈"U"字形。分体中柱周韧式,韧皮部中多见散在的红棕色分泌细胞。本品为《中国药典》品种"紫萁贯众",具有清热解毒、止血、杀虫的功效。

2. 乌毛蕨科植物狗脊蕨 *Woodwardia japonica* (L.f.) Sm. 的根茎和叶柄基部 叶柄基部断面类三角形,有 2~4 个分体中柱,内面的一对较大,呈"八"字形。注意与《中国药典》品种"狗脊",即蚌壳蕨科植物金毛狗脊 *Cibotium barometz* (L.) J. Sm. 的干燥根茎相区分。

3. 乌毛蕨科植物苏铁蕨 *Brainea insignis* (Hook.) J. Sm. 的根茎和叶柄基部 叶柄基部断面类方形,分体中柱 8~12 个,基本组织中有众多的红棕色石细胞群。

4. 球子蕨科植物荚果蕨 *Matteuccia struthiopteris* (Linn.) Todaro 的根茎和叶柄基部 叶柄基部断面三角形,分体中柱 2 个。

5. 蹄盖蕨科植物峨眉蕨 *Lunathyrium acrostichoides* (Sw.) Ching 的带叶柄的干燥根茎 叶柄基部常呈菱形,两侧边缘具有明显的刺状突起。断面具"八"字形排列的分体中柱。

骨碎补 Drynariae Rhizoma

本品为水龙骨科植物槲蕨 *Drynaria fortunei* (Kunze) J. Sm. 的干燥根茎。分布于西南、中南地区及江西、浙江、福建等地,主产于湖北、浙江,生于海拔 200~1 800m 的林中岩石或树干上。全年均可采挖,除去泥沙,干燥,或再燎去茸毛(鳞片)。本品呈扁平长条状,常弯曲,有分枝,长 5~15cm,宽 1~1.5cm,厚 0.2~0.5cm。表面密被深棕色至暗棕色的小鳞片,柔软如毛,经火燎者呈棕褐色或暗褐色,两侧及上表面均具突起或凹下的圆形叶痕,少数有叶柄残基和须根残留。体轻,质脆,易折断,断面红棕色,维管束呈黄色点状,排列成环。气微,味淡、微涩。横切面可见表皮细胞 1 列,外壁稍厚。鳞片基部着生于表皮凹陷处,由 3~4 列细胞组成;内含类棕红色色素。维管束周韧型,17~28 个排列成环;各维管束外周有内皮层,可见凯氏点;木质部管胞类多角形。本品粉末棕褐色。鳞片碎片棕黄色或棕红色,体部细胞呈长条形或不规则形,直径 13~86μm,壁稍弯曲或平直,边缘常有毛状物,两细胞并生,先端分离;柄部细胞形状不规则。基本组织细胞微木化,孔沟明显,直径 37~101μm。

本品含有黄酮苷如柚皮苷、新北美圣草苷等,还含有四环三萜、甾醇类等,其中柚皮苷为含量测定的指标性成分。本品水煎剂及柚皮苷对实验性大鼠骨损伤愈合有促进作用,水煎剂对大鼠实验性关节炎具有刺激骨关节软骨细胞代偿性增生的作用。本品性温,味苦;具疗伤止痛和补肾强骨的功效,外用消风祛斑;用于跌打闪挫、筋骨折伤、肾虚腰痛、筋骨痿软、耳鸣耳聋、牙齿松动;外治斑秃、白癜风。用量 3~9g。

(韩　婷)

第十二章

裸子植物类生药

裸子植物是介于蕨类植物和被子植物之间的一类维管植物,因其胚珠和种子是裸露的,故而得名。裸子植物有 13 科 70 属 700 余种,我国有 12 科 39 属 300 余种。重要生药有麻黄、银杏叶、白果、侧柏叶、松节油、松花粉、三尖杉、紫杉等。

裸子植物的化学成分类型较多,主要有①**黄酮类**:裸子植物含有丰富的黄酮类及双黄酮类成分,其中双黄酮类是其特征性成分。常见的黄酮类有槲皮素、山奈酚、杨梅素、芸香苷等。双黄酮类主要分布在银杏科、柏科及杉科,如柏科植物含柏双黄酮(cupressuflavone),杉科及柏科植物含扁柏双黄酮(hinokiflavone)、桧黄素(hinokiflavone),银杏叶中含银杏双黄酮(ginkgetin)、异银杏双黄酮(isoginkgetin)等。这些黄酮类和双黄酮类成分大多具有扩张动脉血管的作用,如从银杏叶中提取的总黄酮已制成新药,用于治疗心血管疾病。②**生物碱类**:存在于三尖杉科、红豆杉科、罗汉松科、麻黄科和买麻藤科。三尖杉属(*Cephalotaxus*)植物含多种生物碱,其中三尖杉酯碱(harringtonine)、高三尖杉酯碱(homoharringtonine)具抗癌活性,临床用于治疗白血病。红豆杉属(*Taxus*)植物含有的紫杉醇(paclitaxel)对白血病、卵巢癌、黑色素瘤、肺癌等均有明显的疗效,是临床治疗卵巢癌的常用药物。麻黄属(*Ephedra*)植物中含有左旋麻黄碱(*l*-ephedrine)、右旋伪麻黄碱(*d*-pseudoephedrine)等多种生物碱,麻黄碱用于治疗支气管哮喘等病症。③**萜类及挥发油**:较普遍存在于裸子植物中。挥发油中含有蒎烯、莩烯、小茴香酮、樟脑等。松科、柏科等多种植物含丰富的挥发油及树脂,是工业、医药原料。④**其他成分**:树脂、有机酸、木脂素类、昆虫蜕皮激素等成分在裸子植物中也存在。

麻黄

麻黄 * Ephedrae Herba
(英)**Ephedra Herb** (日)マオウ

【**基源**】 本品为麻黄科植物草麻黄 *Ephedra sinica* Stapf、中麻黄 *Ephedra intermedia* Schrenk et C. A. Mey. 或木贼麻黄 *Ephedra equisetina* Bge. 的干燥草质茎。

【**植物形态**】 **草麻黄**:草本状小灌木,高 30~60cm。木质茎短,有时横卧,小枝对生或轮生,直伸或微曲。叶鳞片状,膜质,基部鞘状。雌雄异株,雄球花多成复穗状;雌球花单生于枝顶,苞片 4 对,仅先端 1 对苞片有 2~3 雌花,成熟时苞片增厚成肉质,红色,内含种子 1~2 粒(图 12-1)。

中麻黄:形态上与上种相似,主要区别为木质茎直立或斜向生长,多分枝;雄球花数个簇生于节上,雌球花 3 个轮生或 2 个对生于节上;种子常 3 粒。

木贼麻黄:木质茎直立或斜向生长,节间短;雄球花多单生或 3~4 个集生于节上;雌球花成对或单生于节上;种子通常 1 粒。

【**产地**】 草麻黄主产于内蒙古、陕西、河北及东北三省等地;中麻黄主产于甘肃、青海、内蒙古等地;木贼麻黄主产于山西、甘肃、宁夏等地。草麻黄的产量大,中麻黄次之,两者多混用;木贼麻黄的产量小。

【**采制**】 9—10 月割取草质茎,于通风处晾至七八成干时再晒干。如暴晒则色变黄,受霜冻则色变红,药效均会受影响。

【**性状**】 **草麻黄**:①呈细长圆柱形,少分枝,直径 1~2mm。有的带少量棕色木质茎。②表面淡绿

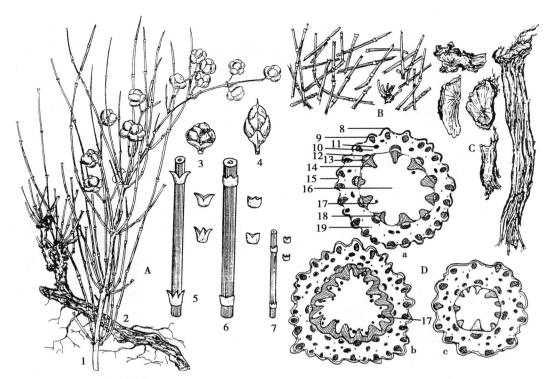

A. 草麻黄原植物；B. 麻黄药材；C. 麻黄根；D. 麻黄横切面简图(a. 草麻黄茎；b. 中麻黄茎；c. 木贼麻黄茎)。
1. 果枝；2. 根；3. 雄蕊；4. 雌蕊；5. 草麻黄茎叶；6. 中麻黄茎叶；7. 木贼麻黄茎叶；8. 角质层和表皮；9. 下皮
纤维束；10. 皮层；11. 皮层纤维束；12. 中柱鞘纤维束；13. 韧皮部；14. 木质部；15. 气孔；16. 髓；17. 环髓纤维；
18. 形成层；19. 草酸钙结晶。

图 12-1　麻黄原植物、药材及组织图

色至黄绿色,有细纵脊线,触之微有粗糙感。节明显,节间长 2~6cm,节上有膜质鳞叶,长 3~4mm;基
部约 1/2 合生,上部 2 裂(稀 3 裂),锐三角形,先端灰白色,渐尖,反卷,红棕色。③体轻,质脆,易折断,
断面类圆形或扁圆形,略呈纤维性,周边绿黄色,髓部红棕色,近圆形。④气微香,味涩、微苦(图 12-1;
彩图 5)。

　　中麻黄:①分枝较多,直径 1.5~3mm,常带棕色木质茎,有粗糙感。②节间长 2~6cm;膜质鳞叶长
2~3mm,基部 1/2~2/3 合生,上部 3 裂(稀 2 裂),先端锐尖,稍反卷;断面略成三角状圆形。

　　木贼麻黄:①细圆柱形,分枝较多,直径 1~1.5mm,常带灰黑棕色木质茎,无粗糙感。②节间长
1.5~3cm,有细纵棱;膜质鳞叶长 1~2mm,基部 1/2~2/3 合生,上部 2 裂(稀 3 裂),短三角形,先端钝,多
不反卷;断面类圆形。

　　【显微特征】　茎节间横切面:草麻黄　①茎类圆形,边缘有波状细棱脊 18~20 条。②表皮细胞类
方形,外壁厚,被厚的角质层,两棱脊间有下陷气孔。③皮层宽,在棱脊处有下皮纤维束,其他处散在
少量纤维束,中柱鞘纤维束新月形。④维管束 8~10 个,韧皮部窄,束内形成层明显,木质部类三角形。
髓薄壁细胞壁非木化,常含红棕色块状物,偶有环髓纤维。⑤表皮细胞外壁、皮层细胞及纤维壁中均
可见草酸钙砂晶或方晶(图 12-2)。

　　中麻黄　①棱脊 18~28 个;②维管束 12~15 个,形成层环类三角形;③髓薄壁细胞壁微木化,环髓
纤维较多。

　　木贼麻黄　①棱脊 13~14 个;②维管束 8~10 个,形成层环类圆形;③髓薄壁细胞壁木化,无环髓
纤维。

粉末：草麻黄　①粉末呈淡棕色；②表皮细胞类长方形，外壁布满草酸钙砂晶，角质层厚达 18μm；③气孔特异，保卫细胞呈电话筒状或哑铃形；④皮层纤维长，直径 12~24μm，壁厚，有的木化，壁上布满砂晶，形成嵌晶纤维；⑤螺纹、具缘纹孔导管直径 10~15μm，导管分子斜面相接，接触面具多数穿孔，形成特殊的麻黄式穿孔板；⑥薄壁细胞中常见红棕色块状物。此外，尚见木纤维及少量石细胞（图12-2；彩图 6）。

【化学成分】　**有机胺类生物碱：** 草麻黄的总生物碱含量为 0.48%~1.38%，中麻黄的总生物

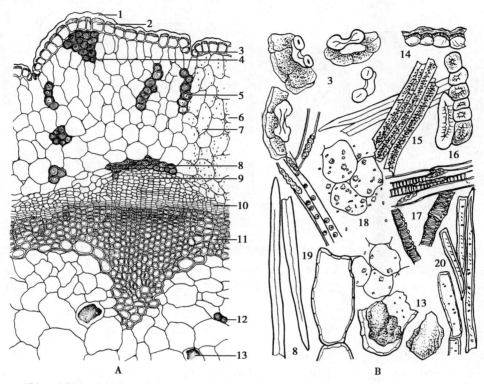

A. 横切面详图；B. 粉末图。

1. 角质层；2. 表皮；3. 气孔；4. 下皮纤维束；5. 皮层纤维束；6. 皮层；7. 草酸钙结晶；8. 中柱鞘纤维；9. 韧皮部；10. 形成层；11. 木质部；12. 环髓纤维；13. 棕色块；14. 表皮碎片（示角质层，表皮细胞外壁含有砂晶）；15. 嵌晶（砂晶）纤维；16. 石细胞；17. 导管；18. 皮层薄壁细胞（示小方晶和小簇晶）；19. 髓细胞；20. 木纤维。

图 12-2　麻黄（*E. sinica*）横切面详图和粉末图

碱含量为 1.06%~1.56%，木贼麻黄的总生物碱含量为 2.09%~2.44%。主要活性成分为 *l*- 麻黄碱（*l*-ephedrine），草麻黄与木贼麻黄中的含量约占总碱的 80%，中麻黄中的含量占 30%~40%；其次为 *d*- 伪麻黄碱（*d*-pseudoephedrine）及 *l-N*- 甲基麻黄碱（*l-N*-methylephedrine）、*d-N*- 甲基伪麻黄碱（*d-N*-methylpseudoephedrine）、*l*- 去甲基麻黄碱（*l*-norephedrine）、*d*- 去甲基伪麻黄碱（*d*-norpseudoephedrine）等。麻黄碱具有平喘作用，伪麻黄碱具消炎作用。麻黄生物碱主要存在于草质茎髓部。

挥发油： 从麻黄挥发油中分离出具有平喘作用的成分 2,3,5,6- 四甲基吡嗪（2,3,5,6-tetramethylpyrazine）和左旋 -α- 松油醇（α-terpineol）。

此外，尚含有噁唑酮类生物碱、黄酮类化合物及芳香酸类化合物等。

	R_1	R_2
l-ephedrine	CH_3	H
l-*N*-methylephedrine	CH_3	CH_3
l-norephedrine	H	H

	R_1	R_2
d-pseudoephedrine	CH_3	H
d-*N*-methylpseudoephedrine	CH_3	CH_3
d-norpseudoephedrine	H	H

【理化鉴定】 鉴别:1. 粉末微量升华,得到细小针状或颗粒状结晶。

2. 采用薄层色谱法。取本品粉末 1g,加浓氨试液数滴,加三氯甲烷加热回流提取,滤过,残渣以甲醇溶解,点于硅胶 G 薄层板上,以三氯甲烷 - 甲醇 - 浓氨试液(25:5:0.5)为展开剂展开,喷以茚三酮试液,加热至斑点显色清晰。在与盐酸麻黄碱对照品色谱相应的位置上显相同的红色斑点。

含量测定:采用 HPLC 法测定,药材含盐酸麻黄碱和盐酸伪麻黄碱的总量不得少于 0.80%。

【药理作用】

1. **解热发汗作用** 麻黄水煎液、挥发油、麻黄碱、*l*- 甲基麻黄碱具有发汗作用,麻黄挥发油对多种实验性发热模型动物有解热作用。

2. **平喘祛痰作用** 麻黄煎剂对支气管平滑肌有松弛作用,可使支气管扩张。麻黄挥发油有明显的祛痰作用。麻黄平喘祛痰的主要成分为麻黄碱、伪麻黄碱、挥发油。

3. **利尿作用** 大鼠灌胃麻黄煎剂后,尿量增加。利尿的有效成分为伪麻黄碱。

4. **抗病原微生物** 麻黄煎剂对金黄色葡萄球菌、甲型链球菌、乙型链球菌、炭疽杆菌、铜绿假单胞菌、志贺菌属、伤寒沙门菌均有不同程度的抑制作用。麻黄挥发油对亚洲甲型流感病毒有抑制作用。

5. **收缩血管、升血压作用** 麻黄煎剂能使外周血管收缩、心肌收缩力加强、血压升高、心输出量增加,主要活性成分为麻黄碱。

【功效与主治】 性温,味辛、微苦。发汗散寒,宣肺平喘,利水消肿。用于风寒感冒,胸闷喘咳,风水浮肿。用量 2~10g。此外,麻黄还用作工业生产麻黄碱的原料。

经典名方:1. **"麻黄汤"** 出自《伤寒论》(汉·张仲景),由麻黄、桂枝、杏仁、甘草组成。为解表剂,具有发汗解表,宣肺平喘之功效。

2. **"麻黄杏仁甘草石膏汤"** 出自《伤寒论》(汉·张仲景),由麻黄、杏仁、甘草、石膏组成。为解表剂,具有辛凉宣泄,清肺平喘之功效。

【附】 麻黄根:本品为草麻黄或中麻黄的干燥根和根茎。根呈圆柱形,略弯曲,长 8~25cm,直径 0.5~1.5cm。表面红棕色或灰棕色,有纵皱纹和支根痕。外皮粗糙,易成片状剥落。根茎具节,节间长 0.7~2cm,表面有横长突起的皮孔。体轻,质硬而脆,断面皮部黄白色,木部淡黄色或黄色,射线放射状,中心有髓。气微,味微苦。不含麻黄碱类成分,含麻黄根素(maokonine),并含麻黄根碱 A、B、C (ephedradine A、B、C),以及双黄酮类麻黄宁 A、B、C、D(mahuannin A、B、C、D)。麻黄根碱具有显著的降血压作用。本品性平,味甘、涩。固表止汗,用于自汗、盗汗。用量 3~9g。

(杨瑶珺)

银杏叶 Ginkgo Folium
(英)Ginkgo Leaf (日)イチョウ葉

银杏叶

【基源】 本品为银杏科植物银杏 *Ginkgo biloba* L. 的干燥叶。

【植物形态】 乔木,高可达 40m,具有长枝及短枝。叶扇形,有长柄,无毛,有多数叉状并列细脉,上部宽 5~8cm,顶端 2 浅裂或 3 浅裂,基部楔形。叶在长枝上螺旋状散生,在短枝上簇生。球花雌雄异株,单性,生于短枝顶端的鳞片状叶的腋内,呈簇生状;雄球花菜荑花序状,下垂,雄蕊排列疏松,具短梗,花药常 2 个;雌球花具长梗,梗端常分两叉,每叉顶生一盘状珠座,胚珠着生其上。种子椭圆形、倒卵圆形或近球形,外种皮肉质,熟时黄色或橙黄色,外被白粉,有臭味;中种皮白色骨质,内种皮膜质,淡红褐色;胚乳肉质,子叶 2 枚。

【产地】 全国大部分地区有产,主产于江苏、山东、广西、湖北、河南等地。

【采制】 秋季叶尚绿时采收,及时干燥。

【性状】 ①多皱折或破碎,完整者呈扇形,长 3~12cm,宽 5~15cm;②黄绿色或浅棕黄色,上缘呈不规则的波状弯曲,有的中间凹入,深者可达叶长的 4/5;③具二叉状平行脉,细而密,光滑无毛,易纵向撕裂;④叶基楔形,叶柄长 2~8cm;⑤体轻;⑥气微,味微苦。

【化学成分】 **黄酮类成分**:银杏叶富含黄酮醇苷类和双黄酮类成分。其中,黄酮醇苷类成分大多是以山奈酚(kaempferol)、槲皮素(quercetin)、异鼠李素(isorhamnetin)等为苷元,与葡萄糖、鼠李糖等以不同的形式连接,如槲皮素 -3-O- 芸香糖苷(quercetin-3-O-rutinoside)、槲皮素 3-O-2″-(6″-p- 反式 - 香豆酰基)- 葡萄糖鼠李糖苷(quercetin 3-O-β-D-(6″-p-coumaroyl) glucosyl(1 → 2)-α-L-rhamnoside)等。双黄酮类成分包括银杏双黄酮(ginkgetin)、穗花杉双黄酮(amentoflavone)等。

萜类内酯类成分:可分为倍半萜内酯类和二萜内酯类,是银杏的特有成分。其中,倍半萜内酯类包括白果内酯(bilobalide)等,二萜内酯类包括银杏内酯 A、B、C(ginkgolide A、B、C)等。

银杏酸类成分:同系混合物,为水杨酸衍生物,C_6 位连接一个含有 13~19 碳、双键数 0~3 的长碳链。如白果新酸(ginkgolic acid)等。

quercetin 3-O-β-D-（6″-p-coumaroyl）glucosyl（1→2）-α-L-rhamnoside

kaempferol	R₁=H	R₂=OH	R₃=H
quercetin	R₁=H	R₂=OH	R₃=OH
isorhamnetin	R₁=H	R₂=OH	R₃=OCH₃
quercetin-3-O-rutinoside	R₁=Glu（6,1）Rha	R₂=OH	R₃=OH

kaempferol R_1=H R_2=OH R_3=H
quercetin R_1=H R_2=OH R_3=OH
isorhamnetin R_1=H R_2=OH R_3=OCH$_3$
quercetin-3-O-rutinoside R_1=Glu（6,1）Rha R_2=OH R_3=OH

Glu（6,1）Rha

ginkgolide A R_1=H R_2=H
ginkgolide B R_1=OH R_2=H
ginkgolide C R_1=OH R_2=OH

bilobalide

【理化鉴定】　鉴别:1. 采用薄层色谱法(黄酮类)。取本品粉末,加 40% 乙醇加热回流,取滤液点于硅胶 G 薄层板上,以乙酸乙酯 - 丁酮 - 甲酸 - 水(5∶3∶1∶1)为展开剂展开,喷以 3% 三氯化铝乙醇溶液,热风吹干,置紫外线灯(365nm)下检视。在与银杏叶对照药材色谱相应的位置上显相同颜色的荧光主斑点。

2. 采用薄层色谱法(内酯类)。取本品粉末,加 50% 丙酮加热回流,滤液残渣加水溶解后用乙酸乙酯振摇提取,蒸干,残渣加 15% 乙醇溶解。装入聚酰胺柱,5% 乙醇洗脱,收集洗脱液,水浴蒸去乙醇,水液用乙酸乙酯振摇提取,蒸干,残渣加丙酮溶解。以甲苯 - 乙酸乙酯 - 丙酮 - 甲醇(10∶5∶5∶0.6)为展开剂,在 15℃ 以下展开,在醋酐蒸气中显色,置紫外线灯(365nm)下检视。在与银杏内酯 A、银杏内酯 B、银杏内酯 C 及白果内酯对照品色谱相应的位置上显相同颜色的荧光斑点。

含量测定:1. 采用 HPLC 法测定总黄酮醇苷。本品粉末以甲醇 -25% 盐酸溶液(4∶1)混合溶液加热回流,将黄酮醇苷水解为游离黄酮醇,以 HPLC 法测定槲皮素、山柰酚、异鼠李素的含量,紫外检测器 360nm 检测,总黄酮醇苷含量 =(槲皮素含量 + 山柰酚含量 + 异鼠李素含量)×2.51。按干燥品计算,药材含总黄酮醇苷不得少于 0.40%。

2. 采用 HPLC 法测定萜类内酯。以蒸发光散射检测器检测,按干燥品计算,药材含萜类内酯以银杏内酯 A、银杏内酯 B、银杏内酯 C 和白果内酯的总量计不得少于 0.25%。

【药理作用】

1. 对心血管系统的作用　银杏叶提取物具有扩张冠状动脉、保护缺血心肌的作用;改善压力超负荷大鼠的心室重构,降低心力衰竭小鼠的脑钠肽、5- 羟色胺等水平。

2. 对中枢神经系统的作用　银杏叶提取物能增加脑血流量,改善脑细胞代谢,对脑细胞缺血、缺氧、水肿有保护作用;银杏内酯可以抑制甘氨酸受体(GlyR)、GABA 受体;黄酮类成分可调节去甲肾上腺素、5- 羟色胺、乙酰胆碱等神经递质的释放,起到神经保护作用。

3. 抗血小板凝集作用　银杏内酯作为血小板活化因子(PAF)拮抗剂,能够调节 PAF 信号通路,抑制血小板凝集,改善循环。

4. 其他作用　银杏叶还具有改善糖脂代谢紊乱、抗氧化、抗炎等作用。

【功效与主治】　性平,味甘、苦、涩。活血化瘀,通络止痛,敛肺平喘,化浊降脂。用于瘀血阻络,胸痹心痛,中风偏瘫,肺虚咳喘,高脂血症。用量 9~12g。

【附】　白果:本品为银杏科植物银杏 Ginkgo biloba L. 的干燥成熟种子。秋季种子成熟时采收,除去肉质外种皮,洗净,稍蒸或略煮后,烘干。主要含氢化白果酸(hydroginkgolic acid)、白果酚(ginkgol)等成分。本品性平,味甘、苦、涩。敛肺定喘,止带缩尿。用于痰多喘咳,带下白浊,遗尿尿频。用量 5~10g。生食有毒。

紫杉　Taxi Ramulus et Folium seu Cortex
(英)Yew　(日)イチイ

紫杉

【基源】　本品为红豆杉科植物东北红豆杉 Taxus cuspidata Sieb. et Zucc.、红豆杉 Taxus chinensis (Pilger) Rehd. 的干燥枝叶或树皮。

【植物形态】　东北红豆杉:乔木,高达 20m。树皮红褐色,有浅裂纹。枝密生。叶排成不规则的 2 列,条形,通常直,稀微弯,长 1~2.5cm,宽 2.5~3mm,基部窄,有短柄,先端通常凸尖,上面深绿色,有光泽,下面有 2 条灰绿色气孔带,中脉带上无角质乳头状突起点。球花单性,雄球花有雄蕊 9~14 枚,各具 5~8 个花药。种子紫红色,有光泽,卵圆形。

红豆杉:叶有 2 条气孔带,中脉带上有密生均匀而微小的圆形角质乳头状突起点。雄球花淡黄色,雄蕊 8~14 枚,花药 4~8(多为 5~6)。

【产地】　东北红豆杉主产于黑龙江省南部和吉林、辽宁等省;红豆杉产于我国西南、西北地区。

【采制】　枝叶全年可采,为保护红豆杉资源,树皮一般在伐木时采收。

【性状】　**东北红豆杉**:①枝皮红褐色,有浅裂,有密生稍突起的叶柄残基。②枝的横断面灰白色至淡棕色,年轮和放射状木部射线可见,髓部细小,棕色,常枯朽。③叶片厚,革质,暗绿色或淡棕绿色,上表面微皱缩,下表面中脉微隆起,具2条气孔带,有短柄。④干皮弯曲或浅槽状,外表面灰棕色,粗糙,内表面红棕色,有细纵纹;质硬而脆,断面纤维性。⑤气特异,味苦涩。

红豆杉:①树皮微卷,外表面灰褐色,易脱落,内表面黄红色,有纵沟纹;②质坚,折断面不整齐,呈纤维状;③气微,味微涩。

【化学成分】　**紫杉烷(taxane)二萜类成分**:根据其基本骨架可以分为6/8/6、5/7/6、6/10/6、6/5/5/6及6/12环状碳骨架紫杉烷类等,包括紫杉醇(paclitaxel),三尖杉宁碱(cephalomannine),紫杉宁A、B、C、E、H、J、K、L、M(taxinine A、B、C、E、H、J、K、L、M),7-表紫杉醇(7-*epi*-taxol),7-表-10-去乙酰基紫杉醇(7-*epi*-10-deacetyltaxol),巴卡亭Ⅲ(baccatin Ⅲ),10-去乙酰基巴卡亭Ⅲ(10-deacetylbaccatin Ⅲ)等。本品主要用于提取紫杉醇。

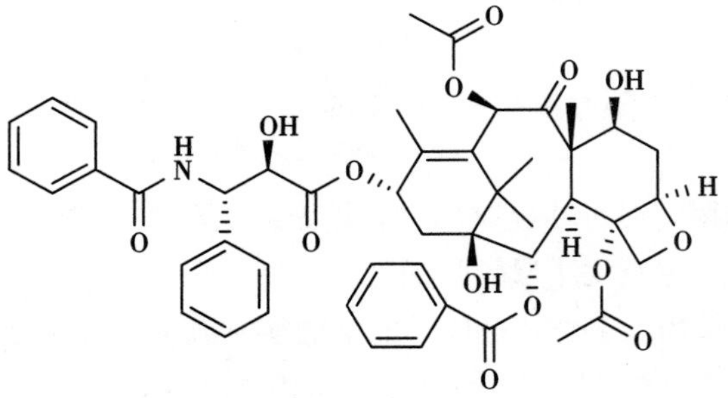

taxol

【药理作用】　紫杉醇及紫杉烷类化合物具有显著的抗肿瘤活性。紫杉醇可促进微管蛋白装配成微管,抑制微管解聚,从而使纺锤体失去正常功能,细胞有丝分裂停止。

【功效与主治】　性平,味淡。利尿消肿,温肾通经。用于肾炎水肿、小便不利、糖尿病、月经不调等症。用量叶3~6g,小枝9~15g。

【附注】

1. 红豆杉属植物主要分布于北半球,全世界有11种,我国有4种1变种,除东北红豆杉和红豆杉外,还包括西藏红豆杉 *Taxus wallichiana*、云南红豆杉 *Taxus yunnanensis* 及南方红豆杉 *Taxus chinensis* var. *mairei*,均含有紫杉醇及其类似物。

2. 紫杉醇(paclitaxel,taxol®)是1967年美国科学家M. C. Wani和Monroe E. Wall从短枝红豆杉 *Taxus brevifolia* Nutt. 中首次分离得到的,具有广谱抗肿瘤活性。1979年,Susan Horwitz及同事发现其独特的作用机制。1983年,美国国家癌症研究所(National Cancer Institute,NCI)开始紫杉醇的临床试验研究。1992年12月29日,美国FDA正式批准紫杉醇针剂上市,用于治疗晚期卵巢癌,随后又被批准用于乳腺癌等肿瘤的治疗。目前,紫杉烷类抗肿瘤药紫杉醇、多西他赛(docetaxel)、卡巴他赛(cabazitaxel)在临床广泛应用。

(杨　华)

第十三章

被子植物类生药

我国的被子植物（angiospermae）已知有 2 700 多属，约 3 万种，其中药用约 11 000 种，是药用植物最多的类群。大多数生药（包括中药和民间药）都来自被子植物。

被子植物能有如此众多的种类和广泛的适应性，与它们的结构复杂化、完善化，特别是与繁殖器官的结构和生殖过程的特点是分不开的。被子植物具有多种多样的习性和类型。如水生或陆生，自养或寄生，木本或草本，直立或藤本，常绿或落叶，一年生、二年生或多年生等。

本教材按恩格勒分类系统，将被子植物门分为双子叶植物纲和单子叶植物纲。两纲植物的主要区别特征（少数例外）见表 13-1。

表 13-1　双子叶植物纲和单子叶植物纲形态比较表

	双子叶植物纲	单子叶植物纲
根系	直根系	须根系
茎	维管束呈环状排列，具形成层	维管束呈散状排列，无形成层
叶	具网状叶脉	具平行或弧形叶脉
花	通常为 5 或 4 基数	3 基数
花粉粒	具 3 个萌发孔	具单个萌发孔
子叶	2 枚	1 枚

第一节　双子叶植物类生药

双子叶植物纲（dicotyledoneae）分为原始花被亚纲（离瓣花亚纲）和后生花被亚纲（合瓣花亚纲）。属于原始花被亚纲的生药包括来源于马兜铃科、蓼科、毛茛科、防己科、木兰科、樟科、蔷薇科、豆科、芸香科、大戟科、五加科、伞形科等植物的生药，而属于后生花被亚纲的生药包括来源于木犀科、马钱科、龙胆科、唇形科、茄科、玄参科、茜草科、葫芦科、桔梗科、菊科等植物的生药。

一、马兜铃科　Aristolochiaceae*

多年生草本或藤本。单叶互生；叶片多为心形或盾形，多全缘；无托叶。花两性，单被，辐射对称或左右对称，花被下部合生成管状，顶端 3 裂或向一侧扩大；雄蕊常 6~12；心皮 4~6，合生，子房下位或半下位，4~6 室；中轴胎座。蒴果，种子多数。本科约 8 属 600 种植物；我国有 4 属：细辛属（*Asarum*）约 40 种、线果兜铃属（*Thottea*）1 种、马蹄香属（*Saruma*，中国特有属）仅有 1 种、马兜铃属（*Aristolochia*）约 40 种，共 80 余种，其中药用种类约 65 种。

本科的重要生药有细辛属的细辛、杜衡等，马兜铃属的马兜铃、天仙藤、寻骨风等，马蹄香属的马蹄香。

本科植物气孔不定式。可见分泌细胞（secretory cell），如油细胞（oil cell），尤其是在茎叶的薄壁组

135

织中常见。最具特征性的是茎中初生射线很宽，因而维管束之间被明显地隔离开，又由于宽大的次生射线的发展，老茎中的木质部束呈现向外的二歧或者多歧分裂状，所形成的维管结构被称为"马兜铃式"结构(aristolochia type)。根茎中有明显的内皮层。

本科植物含有生物碱、挥发油及硝基菲类(nitrophenanthrene)成分等。硝基菲类成分马兜铃酸(aristolochic acid)是马兜铃科植物的特征性化学成分。本科植物大多含有马兜铃酸类或马兜铃内酰胺(aristololactam)类成分，其中马兜铃酸Ⅰ和马兜铃内酰胺Ⅰ对肾细胞具有明显的毒性；长期或大量服用含马兜铃酸的生药可造成积蓄中毒，能导致肾衰竭，使用时应特别注意控制用量。由于肾毒性，本科来源的生药青木香、广防己、关木通自《中国药典》(2005 年版)起不再收录。

细辛

细辛 *   Asari Radix et Rhizoma
（英）Asarum Root （日）サイシン

【基源】 本品为马兜铃科植物北细辛 *Asarum heterotropoides* Fr. Schmidt var. *mandshuricum*（Maxim.）Kitag.、汉城细辛 *Asarum sieboldii* Miq. var. *seoulense* Nakai 或华细辛 *Asarum sieboldii* Miq. 的干燥根和根茎。

【植物形态】 北细辛：多年生草本。根茎直立或横走，生多数细长的根。叶基生，具长柄，叶片心形或肾状心形，基部深心形，全缘。花钟形，暗紫色，花被裂片由基部向外反卷并与花被筒几乎完全相贴。蒴果浆果状，半球形。种子椭圆状船形。

华细辛：根茎直立或横走，有多条须根。叶片通常 2 枚，叶片心形或卵状心形，叶面疏生短毛，脉上较密，叶背仅脉上被毛，叶柄光滑无毛。果近球形，棕黄色。

汉城细辛：与华细辛相似，但叶背密生短毛，叶柄被疏毛。

【产地】 北细辛产于辽宁、吉林、黑龙江，产量大，多为栽培品，销往全国并出口；汉城细辛亦产于辽宁、吉林、黑龙江，产量小；华细辛主产于陕西、湖北等地，产量小。前 2 种细辛习称"辽细辛"。

【采制】 夏季果熟期或初秋采挖，除净地上部分和泥沙，阴干。

【性状】 北细辛：①常卷曲成团。②根茎横生呈不规则圆柱状，具短分枝，长 1~10cm，直径 0.2~0.4cm；表面灰棕色，粗糙，有环形的节，节间长 0.2~0.3cm，分枝顶端有碗状的茎痕。③根细长，密生节上，长 10~20cm，直径 0.1cm；表面灰黄色，平滑或具纵皱纹，有须根和须根痕；质脆，易折断，断面平坦，黄白色或白色。④气辛香，味辛辣、麻舌（彩图 7）。

汉城细辛：根茎直径 0.1~0.5cm，节间长 0.1~1cm。

华细辛：①根茎长 5~20cm，直径 0.1~0.2cm，节间长 0.2~1cm；②气味较弱。

【显微特征】 根横切面：①表皮细胞 1 列，部分残存。②皮层宽，有众多油细胞散在，内含油滴；外皮层细胞 1 列，类长方形，木栓化并微木化。③内皮层明显，可见凯氏点。④中柱鞘细胞 1~2 层，次生组织不发达，初生木质部 2~4 原型。⑤韧皮部束中央可见 1~3 个明显较其周围韧皮部细胞大的薄壁细胞，但其长径显著小于最大导管直径，或者韧皮部中无明显的大型薄壁细胞。⑥薄壁细胞含淀粉粒（图 13-1）。

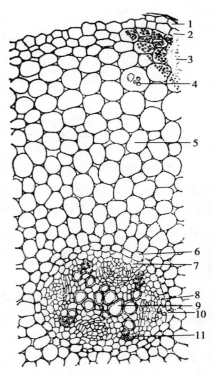

1. 表皮；2. 外皮层；3. 淀粉粒；4. 油细胞；
5. 皮层；6. 内皮层；7. 中柱鞘；8. 韧皮部；
9. 后生木质部；10. 形成层；11. 原生木质部。

图 13-1 北细辛（根）横切面详图

粉末:淡黄灰色,有浓郁香气,味辛、苦,有较持久的麻舌感。①表面观根外皮层细胞类长方形或类多角形,垂周壁细波状弯曲;②油细胞类圆形,壁薄木栓化,胞腔内常可见绿黄色油状物;③根茎表皮细胞类长方形或类长多角形,垂周壁连珠状加厚,平周壁隐约可见与细胞长轴平行的角质纹理,表皮中可见油细胞;④石细胞(根茎)呈类方形、类长方形等;⑤导管主为网纹、梯纹(彩图8)。

【化学成分】　含挥发油(含量 2.0%~4.5%),油中的主要成分为甲基丁香酚(methyleugenol)、细辛醚(asaricin)、榄香脂素(elemicin)、黄樟醚(safrole)。另含去甲乌药碱(higenamine)、细辛脂素(asarinin)、*l*-芝麻脂素(*l*-sesamin)及辛味物质派立托胺(pellitorine)和 *N*-异丁基十四碳四烯酰胺(*N*-isobutyldodecatetraenamide)等。另外,药材含马兜铃酸I不得超过 0.001%。

methyleugenol

asarinin

safrole

pellitorine

【理化鉴定】　鉴别:采用薄层色谱法。取本品粉末 0.5g,加甲醇超声处理,滤液点于硅胶 G 薄层板,以石油醚(60~90℃)-乙酸乙酯(3:1)为展开剂展开,喷以 1% 香草醛硫酸溶液,加热至斑点清晰。在与细辛对照药材色谱和细辛脂素对照品色谱相应的位置上显相同颜色的斑点。

含量测定:采用挥发油测定法测定,药材含挥发油不得少于 2.0%(ml/g);采用 HPLC 法测定,药材含细辛脂素不得少于 0.050%。

【药理作用】

1. **镇痛、镇静和解热作用**　细辛挥发油对动物具有镇静、镇痛、局部麻醉及降温等作用。长时间(1 小时)煎煮后的煎液亦有镇痛作用。主要成分为甲基丁香酚;细辛醚具有镇痛作用。

2. **抗炎作用**　细辛水煎液对大鼠甲醛性及蛋清性关节炎有效;挥发油对角叉菜胶、组胺引起的大鼠足肿胀有明显的抑制作用。主要成分为去甲乌药碱。

3. **平喘、祛痰作用**　甲基丁香酚对支气管平滑肌有松弛作用;细辛醚有一定的平喘、祛痰作用。

4. **抑菌作用**　细辛的乙醇提取物对金黄色葡萄球菌、枯草杆菌、志贺菌属、伤寒沙门菌有抑制作用。黄樟醚具有抗真菌作用。

【功效与主治】　性温,味辛。解表散寒,祛风止痛,通窍,温肺化饮。用于风寒感冒,头痛,牙痛,鼻塞流涕、鼻鼽,鼻渊,风湿痹痛,痰饮喘咳。用量 1~3g;外用适量。不宜与藜芦同用。

【附注】

1. 因细辛基源植物的地上部分含有肾毒性成分马兜铃酸,自 2005 年版起,《中国药典》收载细辛的药用部位由"全草"改为"根和根茎"。大剂量使用细辛挥发油可使中枢系统先兴奋后抑制,最后因呼吸麻痹而死。此外,细辛对心肌有抑制作用,过量使用可引起心律失常。已知的毒性成分为黄樟醚,具有致癌性。

2. 马兜铃为马兜铃科植物北马兜铃 *Aristolochia contorta* Bunge 或马兜铃 *Aristolochia debilis* Sieb. et Zucc. 的干燥成熟果实。北马兜铃主产于辽宁、吉林、黑龙江,南马兜铃主产于江苏。果实呈卵圆形,长 3~7cm,直径 2~4cm,表面黄绿色或棕褐色,有纵棱线 12 条;果皮轻而脆,易裂为 6 瓣。果实分 6 室,每室含种子多数,整齐平叠排列;气特异,味微苦。含马兜铃酸(aristolochic acid)I(含量

0.06%~0.18%)、Ⅱ、Ⅲ及马兜铃内酰胺(aristololactam)Ⅰ、Ⅱ、Ⅲa,马兜铃次酸(aristolic acid),青木香酸(debilic acid),木兰碱(magnoflorine),香草酸(vanillic acid)等。本品煎液动物灌胃有止咳平喘作用,对金黄色葡萄球菌、肺炎球菌、志贺菌属有抑制作用。本品性微寒,味苦;能清肺降气,止咳平喘,清肠消痔。

3. 天仙藤为北马兜铃或南马兜铃的干燥地上部分,能行气活血、通络止痛。马兜铃与天仙藤均含马兜铃酸类成分,长期使用导致肾衰竭,应谨慎。

aristolochic acid   aristolactam Ⅰ

(杨瑶珺)

二、蓼科 Polygonaceae*

多为草本,茎节常膨大。单叶互生,托叶膜质、包围茎节成托叶鞘。花多两性,辐射对称,排成穗状、圆锥状或头状花序;单被,花被片 3~6,常花瓣状,分离或基部合生,宿存;雄蕊多 6~9;子房上位,瘦果或小坚果,包于宿存花被内,常具翅;胚弯生或直立,胚乳丰富。本科约 30 属 1 200 余种植物,我国有 15 属 200 余种,其中药用 8 属约 123 种,全国均有分布。

本科的重要生药有大黄、何首乌、虎杖、拳参、萹蓄、金荞麦、辣蓼、杠板归、蓼大青叶等。

本科植物的叶多为异面型,腺毛广泛存在,有时聚生在叶表面或叶柄的凹陷处,形成花外蜜腺;蓼属植物的叶常有分泌细胞或分泌腔,呈透明点状;叶薄壁细胞中常见草酸钙簇晶。茎的表皮下常有厚角组织束或厚壁组织束,有的还有小型维管束;木栓组织常发生于表皮下,中柱鞘有厚壁组织,连续成环或成纤维束存在(如萹蓄)。不少植物的地下器官具有异常构造,如①大黄:在髓部散有异型维管束(星点),异型维管束形成层类圆形,木质部在外,韧皮部在内,射线呈星芒状射出;②何首乌:韧皮部散有 4~11 个类圆形异型维管束,形成"云锦状"花纹;③酸模属(Rumex)植物有髓维管束;④沙拐枣属(Calligonum)植物可见木内韧皮部等。草酸钙簇晶多见,偶见方晶,如大黄中的草酸钙簇晶大而多,直径多在 100μm 以上,棱角大多短钝;何首乌中的草酸钙簇晶较多,有的与较大的类方形结晶合生。本科植物细胞中常含鞣质,有时存在于茎内壁组织的特殊囊内。木质部具典型的单纹孔分隔纤维,常附有含晶细胞。

本科植物普遍含有蒽醌类、黄酮类、鞣质及各种苷类成分等。①蒽醌类化合物:广泛存在于蓼科植物(如大黄属、蓼属、酸模属等)中,有的呈游离状态,有的结合成苷。游离蒽醌有大黄素(emodin)、大黄素甲醚(physcion)、大黄酸(rhein)、大黄酚(chrysophanol)、芦荟大黄素(aloe-emodin)等;结合蒽醌有番泻苷 A、B、C、D(sennoside A、B、C、D)等,结合蒽醌是泻下的有效成分。新鲜植物中含有蒽酚及其衍生物,贮存时间过长则被氧化成蒽醌;2 分子蒽酚还可以结合成二蒽酮,如大黄二蒽酮 B(rheidin B)。蒽醌类化合物具有抗肿瘤活性。②黄酮类化合物:分布于荞麦属(Fagopyrum)和蓼属(Polygonum)植物中,如芦丁、萹蓄苷(avicularin)、虎杖黄酮苷(reynoutrin)、金丝桃苷等,具有抗炎、抗氧化等活性。③鞣质:在本科植物中普遍存在,如儿茶素、表儿茶素、3-O- 没食子酰儿茶素等,具有收敛、止血、抗菌作用。④二苯乙烯苷类化合物(即芪类化合物):如 2,3,5,4′- 四羟基二苯乙烯 -2-O-β-D- 葡萄糖苷、土大黄苷(rhaponticin)、芪三酚苷(即虎杖苷 polydatin),均具有降血脂等作用。⑤萘及萘醌类化合物:以酸模素(musizin)为代表的萘及萘醌类化合物是酸模属中活性较强的一类化合物,也是酸模属的特征性成分,具有很强的抗真菌活性。⑥吲哚苷:如靛苷(indican),存在于蓼属植物中,水解产生靛蓝。

大黄*　Rhei Radix et Rhizoma

（英）Rhubarb　（日）ダイオウ

大黄

【基源】　本品为蓼科植物掌叶大黄 *Rheum palmatum* L.、唐古特大黄 *Rheum tanguticum* Maxim. ex Regel 或药用大黄 *Rheum officinale* Baill. 的干燥根和根茎。

【植物形态】　掌叶大黄:多年生草本,茎高达 2m。基生叶宽卵形或近圆形,长、宽达 100cm,掌状 5~7 中裂,裂片窄三角形。圆锥花序顶生,花红紫色。瘦果三棱状,具翅。

唐古特大黄:叶片掌状深裂,裂片再作羽状浅裂。

药用大黄:叶片掌状浅裂,一般仅达叶片 1/4 处,裂片宽三角形;花白色。

【产地】　掌叶大黄、唐古特大黄:主产于甘肃、青海、西藏,海拔 2 000~4 000m。

药用大黄:主产于四川、云南、湖北、陕西,海拔 1 200m 左右。

【采制】　秋末茎叶枯萎或次春发芽前采挖生长 4 年以上的植物地下部分。除去细根,刮去外皮;根茎纵切或横切成瓣状或马蹄状厚片,或加工成圆柱形或卵圆形;粗根切成段。绳穿成串干燥或直接干燥,焙干或阴干。

【性状】　掌叶大黄:①根茎呈类圆柱形、圆锥形、卵圆形或不规则块状,长 3~17cm,直径 3~10cm。②除尽外皮者表面黄棕色至红棕色,有的可见类白色斜方形网状纹理(由红棕色射线与类白色薄壁组织交织而成)。③质坚实,横断面淡红棕色或黄棕色,显颗粒性。皮部极狭。④髓(pith)占根茎横断面的绝大部分,可见多数星状或线纹状的星点(star-spot,异型维管束),成环排列或散在;多数星点形成岛状、短线状和网状的黄棕色纹理(习称锦纹)。根木质部发达,具放射状纹理,形成层环明显,无星点。⑤气清香,味苦而微涩,嚼之黏牙,有沙粒感,并使唾液染黄。以外表黄棕、锦纹明显、质坚实、气清香、味苦而微涩者为佳(图 13-2;彩图 9,彩图 10)。

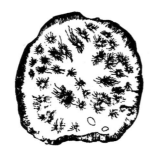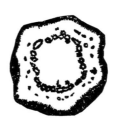

图 13-2　大黄(根茎)横剖面图

【显微特征】　根茎横切面:掌叶大黄　①韧皮射线(phloem ray)3~4 列细胞,内含棕色物。韧皮部中有时可见大型黏液腔(mucilage cavity)。形成层环明显。②木质部导管径向稀疏排列,非木化。③髓部宽广,散有多数星点(异型维管束),星点直径 1~4mm(以形成层为准);在根茎上端星点呈环状排列。④星点为外木式维管束,形成层类圆形,射线呈星状射出,含深棕色物,可见黏液腔。星点的木质部中可见蛇盘形导管(coil-like vessel)。⑤薄壁细胞含众多淀粉粒及大型草酸钙簇晶(直径多在 100μm 以上)(图 13-3)。

唐古特大黄　根茎中韧皮射线 2~3(~8)列细胞,多数射线弯曲。韧皮部的大部分为黏液腔所占有,黏液腔环状排成 2~4 环(图 13-3)。

药用大黄　根茎韧皮部中无黏液腔,韧皮射线 1~2(~4)列细胞。

根横切面:3 种大黄根中均无髓,无星点,其余构造与根茎类似(图 13-4)。

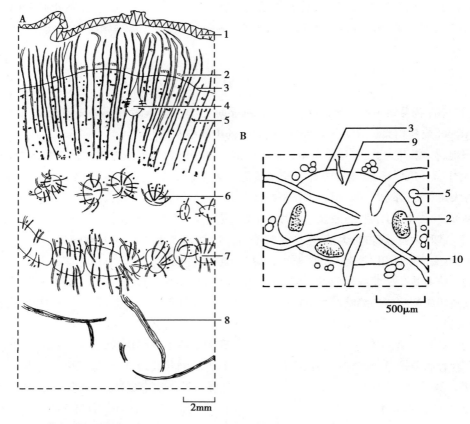

A. 掌叶大黄根茎横切面简图；B. 唐古特大黄根茎星点横切面简图。
1. 木栓层；2. 黏液腔；3. 形成层；4. 星点；5. 导管；6. 偏心型星点；7. 同心型星点；8. 髓中异型维管束；9. 韧皮部；10. 射线。

图 13-3　大黄（根茎）横切面组织简图

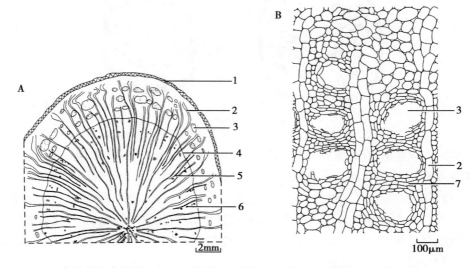

A. 唐古特大黄根横切面组织简图；B. 唐古特大黄根韧皮部横切面组织详图。
1. 木栓层；2. 韧皮射线；3. 黏液腔；4. 形成层；5. 木射线；6. 导管；7. 韧皮薄壁细胞。

图 13-4　大黄（根）横切面组织图

根茎粉末：掌叶大黄 粉末黄棕色。①草酸钙簇晶众多，直径 20~160（~190）μm，棱角大多短钝；②导管主为具缘纹孔、网纹导管，直径达 140μm，非木化或微木化；③淀粉粒甚多，直径 3~45μm，脐点常呈星状、十字状（图 13-5；彩图 11）。

【化学成分】 含蒽类衍生物，包括蒽醌、蒽酚、蒽酮及其苷类。**蒽醌类**（anthraquinone）：总蒽醌含量 2%~6%，包括芦荟大黄素（aloe-emodin）、大黄酚（chrysophanol）、大黄素（emodin）、大黄素甲醚（physcion）、大黄酸（rhein）等游离蒽醌类成分及它们的单、双葡萄糖苷等结合蒽醌类成分。**蒽酚和蒽酮类**：大黄二蒽酮（rheidin）A、B、C，掌叶二蒽酮（palmidin）A、B、C，以及它们的苷类如番泻苷（sennoside）A（含量 0.6%~2.3%）、B、C、D、E、F，大黄酸苷（rheinoside）A、B、C、D 等。尚含芪类（二苯乙烯类）、鞣质类（含量 3%~5%）等，但不含土大黄苷（rhaponticin）。

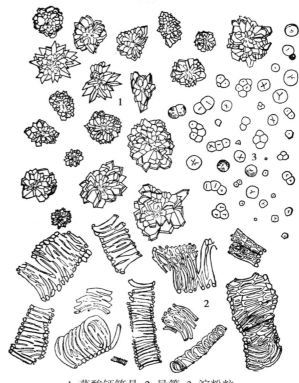

1. 草酸钙簇晶；2. 导管；3. 淀粉粒。

图 13-5　大黄（*R. palmatum*，根茎）粉末图

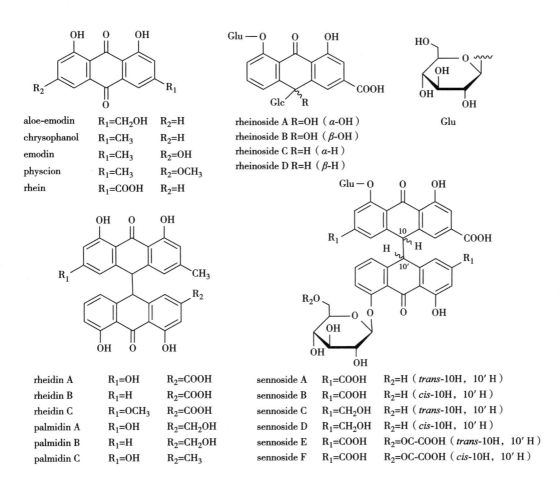

aloe-emodin	R_1=CH$_2$OH	R_2=H
chrysophanol	R_1=CH$_3$	R_2=H
emodin	R_1=CH$_3$	R_2=OH
physcion	R_1=CH$_3$	R_2=OCH$_3$
rhein	R_1=COOH	R_2=H

rheinoside A R=OH（α-OH）
rheinoside B R=OH（β-OH）
rheinoside C R=H（α-H）
rheinoside D R=H（β-H）

Glu

rheidin A	R_1=OH	R_2=COOH
rheidin B	R_1=H	R_2=COOH
rheidin C	R_1=OCH$_3$	R_2=COOH
palmidin A	R_1=OH	R_2=CH$_2$OH
palmidin B	R_1=H	R_2=CH$_2$OH
palmidin C	R_1=OH	R_2=CH$_3$

sennoside A	R_1=COOH	R_2=H（*trans*-10H，10′H）
sennoside B	R_1=COOH	R_2=H（*cis*-10H，10′H）
sennoside C	R_1=CH$_2$OH	R_2=H（*trans*-10H，10′H）
sennoside D	R_1=CH$_2$OH	R_2=H（*cis*-10H，10′H）
sennoside E	R_1=COOH	R_2=OC-COOH（*trans*-10H，10′H）
sennoside F	R_1=COOH	R_2=OC-COOH（*cis*-10H，10′H）

【理化鉴定】　鉴别：1. 本品新断面或粉末遇碱液显红色。或取本品粉末少量进行微量升华 (microsublimation)，得黄色菱状针晶(高温则得羽状结晶)，结晶遇氢氧化钠(钾)试液或氨水，溶解并显红色(羟基蒽醌类反应)。

2. 取本品粉末约 0.2g，加入 10% 硫酸 10ml 与三氯甲烷 10ml，回流 15 分钟，放冷，分取三氯甲烷层，加氢氧化钠试液 5ml，振摇，碱液层显红色。

3. 采用薄层色谱法。取本品粉末经甲醇提取和酸化水解后，以石油醚(30~60℃)- 甲酸乙酯 - 甲酸(15：5：1) 的上层溶液为展开剂，与大黄对照药材及大黄酸对照品溶液共薄层展开，置紫外线灯(365nm) 下检视。供试品色谱在与对照药材或对照品色谱相应的位置上显 5 个相同的橙黄色荧光主斑点或相同的橙黄色荧光斑点，经氨气熏后斑点变为红色。

含量测定：采用 HPLC 法测定。本品含总蒽醌以芦荟大黄素、大黄酸、大黄素、大黄酚和大黄素甲醚 5 种成分的总量计不得少于 1.5%；含游离蒽醌以芦荟大黄素、大黄酸、大黄素、大黄酚和大黄素甲醚的总量计不得少于 0.20%。

【药理作用】

1. **泻下作用**　大黄是常用的泻下药。煎剂灌胃对动物具有显著的泻下作用，其有效成分为番泻苷、大黄酸苷。其中番泻苷本身不直接具有泻下作用，它在口服后经肠内细菌代谢转变为 8- 葡萄糖大黄酸蒽酮(8-glucosylrheinanthrone)并进一步变成大黄酸蒽酮，后两者是真正的泻下有效成分，直接作用于大肠。

2. **抗菌作用**　大黄煎剂对葡萄球菌、溶血性链球菌、肺炎球菌等多种细菌均有不同程度的抑制作用。其有效成分为大黄酸、大黄素、芦荟大黄素。

3. **止血作用**　大黄用于止血，历史悠久。动物实验表明，大黄提取物可缩短出血和凝血时间，促进血小板聚集和降低抗凝血酶活性。其有效成分为大黄酚、大黄素甲醚、没食子酸、d- 儿茶素。

4. **改善肾功能作用**　大黄提取物抑制肾病大鼠的病理发展，明显降低血清尿素氮(BUN)和肌酐等。其有效成分为拉丹宁(rhatannin)。

5. **退黄作用**　大黄煎液灌肠可降低早产儿黄疸及血液胆汁酸水平，减少光疗次数并缩短黄疸持续时间。其作用机制与刺激胆囊平滑肌收缩，促进胆汁排出，促进排胎便和血液胆汁酸排泄等有关。主要有效成分为大黄素等游离蒽醌。

【功效与主治】　性寒，味苦。泻下攻积，清热泻火，凉血解毒，逐瘀通经，利湿退黄。用于实热积滞便秘，血热吐衄，目赤咽肿，瘀血经闭，跌打损伤等。酒大黄善清上焦血分热毒，用于目赤咽肿、齿龈肿痛。熟大黄泻下力缓，泻火解毒。大黄炭凉血化瘀止血。用量 3~15g；用于泻下不宜久煎。外用适量，研末敷于患处。孕妇及月经期、哺乳期慎用。

经典名方：1. **"小承气汤"** 出自《伤寒论》(汉·张仲景)，由大黄、厚朴、枳实组成。为泻下剂，具有轻下热结，除满消痞之功效。

2. **"泻心汤"** 出自《金匮要略》(汉·张仲景)，由大黄、黄连、黄芩组成。为清热剂，具有泻火燥湿之功效。

【资源利用】《日本药局方》规定汉方药所用的 "大黄"(ダイオウ)可来源于掌叶大黄、唐古特大黄、药用大黄或朝鲜大黄 Rheum coreanum Nakai 4 种植物的干燥根茎和根；《美国草药典》规定所用的大黄来源于 "药用大黄、掌叶大黄和唐古特大黄" 的根和根茎；《欧洲药典》收载了 "药用大黄、掌叶大黄及两者的杂种(hybrid)"。具有我国自主知识产权的创新药物 "大黄总蒽醌胶囊" 以大黄总蒽醌为有效部位，用于治疗湿热型黄疸性肝炎，有退黄、降低血清胆红素、改善肝脏功能的作用。

【附注】　同属的一些植物在部分地区或民间称山大黄、土大黄等而作药用，与上述 3 种正品大黄易相混淆。主要有藏边大黄 Rheum emodii Wall、河套大黄 Rheum hotaoense C. Y. Cheng et C. T. Kao、华北大黄 Rheum franzenbachii Münt. 及天山大黄 Rheum wittrockii Lundstr.。这些商品中根的比例很大,香气弱,含有游离和结合的蒽醌类成分,但不含或仅含痕量的大黄酸和番泻苷。由于均含有土大黄苷(rhaponticin)类成分,其断面在紫外线灯下显亮蓝紫色荧光而易与正品大黄(浓棕色荧光)相区别。另外,除藏边大黄的根茎中可见个别星点[数目极少且其直径远大于正品大黄,达 6~8mm(以形成层为准)]外,上述其他植物无星点。土大黄的泻下作用很弱,通常外用为收敛止血药,或作兽药和工业染料。

（向　兰）

何首乌* Polygoni Multiflori Radix
（英）Fleece flower Root （日）カシュウ

何首乌

【基源】　本品为蓼科植物何首乌 Polygonum multiflorum Thunb. 的干燥块根。

【植物形态】　多年生缠绕草本。根末端肥大呈不整齐块状。茎基部略呈木质,上部多分枝,草质。叶互生,具长柄;叶片心形,全缘,表面光滑无毛;托叶鞘膜质。圆锥花序顶生或腋生,花多数,细小,花被 5 深裂,白色,裂片大小不等。瘦果椭圆形,有三棱,包于宿存的翅状花被内。

【产地】　主产于河南、湖北、广西、广东等省区,销往全国及出口。此外,湖南、山西、浙江等省亦产,但大多自产自销。

【采制】　秋、冬两季叶枯萎时采挖,削去两端,洗净,大个块根可再对半剖开,或切片晒干。生用,或用黑豆汁拌匀,炖或蒸成制首乌。

【性状】　①块根呈团块状或不规则纺锤形,长 6~15cm,直径 4~12cm;②表面红棕色或红褐色,皱缩不平,有浅沟,并有横长皮孔样突起或连成条纹,两端有细根断痕,呈纤维状;③体重,质坚实,不易折断,断面浅黄棕色或浅红棕色,显粉性,皮部常有 4~11 个类圆形异型维管束环列,形成“云锦状”花纹,中央木部较大,有的呈木心;④气微,味微苦而甘涩(彩图 13)。

制首乌多为不规则皱缩状的块片。表面黑褐色或棕褐色,凹凸不平。断面角质样,棕褐色或黑色。

【显微特征】　横切面:①木栓层为数层细胞,充满棕色物;②韧皮部较宽广,散有异型维管束(复合维管束) 4~11 个,为外韧型,导管稀少;③中央的维管柱形成层成环,木质部导管较少,周围有管胞和少数木纤维,根中心导管较多,射线宽;④薄壁细胞含草酸钙簇晶,并含淀粉粒(图 13-6)。

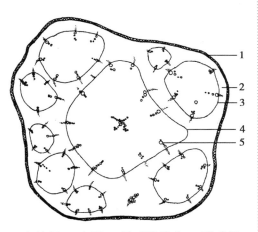

1. 木栓层;2. 皮层;3. 异型维管束;4. 形成层;
5. 木质部。

图 13-6　何首乌横切面简图

粉末:黄棕色。①草酸钙簇晶较多,直径 10~80 (160)μm,有的簇晶与较大的类方形结晶合生。②淀粉粒众多,单粒类球形,直径 4~50μm,脐点星状、点状或三叉状;复粒由 2~9 分粒组成。③木纤维多成束,细长,直径 17~34μm。有斜纹孔或相交成人字形。④导管主要为具缘纹孔导管,具缘纹孔细密。另有棕色细胞、木栓细胞、棕色块等(图 13-7;彩图 14)。

【化学成分】　①卵磷脂(lecithin),含量约 3.7%;②蒽醌衍生物(含量约 1.1%),主要为大黄酚、大黄素、大黄酸、大黄素甲醚、大黄素 -8-O-β-D- 葡萄糖苷。③芪类成分(含量 0.14%~6.85%),如 2,3,5,4′- 四羟基二苯乙烯 -2-O-β-D- 葡萄糖苷(含量约 1.2%)。④鞣质类,包括儿茶素、表儿茶素、3-O- 没食子酰儿茶素、3-O- 没食子酰表儿茶素、3-O- 没食子酰原矢车菊素 B₂(3-O-galloylprocyanidin B₂)及 3,3′- 双 -O- 没食子酰原矢车菊素 B₂(3,3′-digalloylprocyanidin B₂)等。

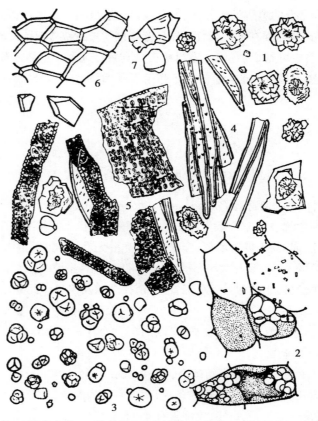

1. 草酸钙簇晶；2. 棕色细胞；3. 淀粉粒；4. 木纤维；5. 导管；6. 木栓细胞；7. 棕色块。

图 13-7　何首乌粉末图

2,3,5,4'-tetrahydroxystilbene 2-*O*-β-D-glucoside

Glu　　　　　gallyl

3'-galloylprocyanidin B$_2$　　　R$_1$=H　　R$_2$=galloyl
3,3'-digalloylprocyanidin B$_2$　　R$_1$=R$_2$=galloyl

【理化鉴定】　鉴别：采用薄层色谱法。取本品粉末 0.25g，加乙醇回流提取 1 小时，滤过，滤液浓缩至 3ml，点于以羧甲基纤维素钠为黏合剂的硅胶 H 薄层板上使成条状，以三氯甲烷-甲醇（7∶3）为展开剂，展至约 3.5cm 取出晾干，再以三氯甲烷-甲醇（20∶1）为展开剂，展至约 7cm，置紫外线灯下检视。在与何首乌对照药材色谱相应的位置上显相同颜色的荧光斑点。

含量测定：采用 HPLC 法测定。药材含 2,3,5,4'-四羟基二苯乙烯 -2-*O*-β-D- 葡萄糖苷不得少于 1.0%；含结合蒽醌以大黄素和大黄素甲醚的总量计不得少于 0.10%。

【药理作用】

1. 泻下及抑菌作用　何首乌中的蒽醌苷类成分具有泻下作用；体外试验表明游离蒽醌对结核分

枝杆菌、福氏志贺菌均有抑制作用。

2. **保肝作用**　何首乌中的芪类成分能抑制肝脏中的脂质过氧化过程。

3. **补益作用**　何首乌中的卵磷脂是构成神经组织特别是脑髓的主要成分,同时也是血细胞及其他细胞膜的主要原料,并能促进红细胞的新生及发育。

4. **抗衰老作用**　何首乌中的芪类成分能降低衰老动物体内超氧化物歧化酶(SOD)的活性,并抑制单胺氧化酶 -B(MAOB)的活性。

5. **抗动脉粥样硬化作用**　何首乌中的芪类成分能阻止胆固醇的肝内沉积,降低血清胆固醇,减轻动脉粥样硬化。

【**功效与主治**】　性微温,味苦、甘、涩。生首乌能解毒,消痈,截疟,润肠通便。用于疮痈,瘰疬,风疹瘙痒,久疟体虚,肠燥便秘。用量 3~6g。制何首乌能补肝肾,益精血,乌须发,强筋骨,化浊降脂。用于血虚萎黄,眩晕耳鸣,须发早白,腰膝酸软,肢体麻木,崩漏带下,高脂血症。用量 6~12g。

【**附注**】　近年来国内外关于何首乌及其制剂致肝损伤的不良反应事件屡有报道,其肝毒性机制可能与机体药物代谢酶缺陷、特异性炎性免疫反应、人类白细胞抗原基因多态性等有关。肝毒性的物质基础尚存在诸多争议,但长期、超剂量服用何首乌可导致肝损伤,其主要临床表现为全身乏力、消化道症状(食欲缺乏、厌油腻)、黄疸(尿黄、目黄、皮肤黄染等)、实验室检查异常(胆红素及氨基转移酶升高)等。何首乌生品较制品更易导致肝损伤,应引起重视,避免与其他可导致肝损伤的药物同时使用。

虎杖　*Polygoni Cuspidati Rhizoma et Radix*

本品为蓼科植物虎杖 *Polygonum cuspidatum* Sieb. et Zucc. 的干燥根茎和根。主产于江苏、浙江、安徽、广西等省区。本品多为圆柱形短段或不规则厚片,长 1~7cm,直径 0.5~2.5cm。外皮棕褐色,有纵皱纹和须根痕,切面皮部较薄,木部宽广,棕黄色,射线放射状,皮部与木部较易分离。根茎髓中有隔或呈空洞状。质坚硬。气微,味微苦、涩。

本品含蒽醌类衍生物,包括大黄素、大黄素甲醚、大黄酚等游离蒽醌及其糖苷,尚含白藜芦醇(resveratrol)、虎杖苷(polydatin,白藜芦醇苷)等芪类化合物,并含缩合鞣质。煎剂对流感病毒、疱疹病毒、乙脑病毒、脊髓灰质炎病毒有抑制作用,对外伤出血有明显的止血及镇痛作用;大黄素及虎杖苷对金黄色葡萄球菌、铜绿假单胞菌均有强烈的抑制作用;白藜芦醇能降低血清胆固醇。本品性微寒,味微苦。能利湿退黄,清热解毒,散瘀止痛,止咳化痰。用于湿热黄疸,淋浊,带下,风湿痹痛,痈肿疮毒,水火烫伤,经闭,癥瘕,跌打损伤,肺热咳嗽。用量 9~15g;外用适量,制成煎液或油膏涂敷。孕妇慎用。

(杨瑶珺)

三、苋科　Amaranthaceae

本科约 65 属 850 种植物,分布于热带和温带。我国约 13 属 39 种,其中已知药用植物 28 种。本科的重要生药有牛膝、川牛膝、青葙子、莲子草、刺苋菜、苋菜籽、千日红等。本科植物常含甜菜黄素和甜菜碱;有些植物含皂苷和昆虫变态激素。

牛膝　*Achyranthis Bidentatae Radix*
(英)Achyranthes Root　(日)ゴシツ

本品为苋科植物牛膝 *Achyranthes bidentata* Bl. 的干燥根,又称为"怀牛膝"。主产于河南。冬季茎叶枯萎时采挖,除去须根和泥沙,捆成小把,晒干。根呈细长圆柱形,挺直或稍弯曲,长 15~70cm,直径 0.4~1cm。表面灰黄色或淡棕色,具微扭曲的细纵皱纹、排列稀疏的侧根痕和横长皮孔样的突起。质硬脆,易折断,受潮后变软,断面平坦,淡棕色,略呈角质样而油润;中心维管束木质部较大,黄白色,其外周散有多数黄白色点状维管束,断续排列成 2~4 轮。气微,味微甜而稍苦涩。

根含三萜皂苷,水解后可生成齐墩果酸(oleanolic acid);甾类化合物有牛膝甾酮(inokosterone)、蜕皮甾酮(ecdysterone)、旌节花甾酮 D(stachysterone D)、红苋甾酮(rubrosterone)、漏芦甾酮 B(rhapontisterone B)等;尚含多糖和多种氨基酸。

牛膝醇提物灌胃对大鼠甲醛性关节炎有抑制作用;流浸膏对犬和兔有短暂的降血压、利尿、兴奋子宫的作用,并能抑制心脏及肠管收缩;多糖有抗肿瘤和提高免疫功能的活性。本品性平,味苦、甘、酸,归肝、肾经。能逐瘀通经,补肝肾,强筋骨,利尿通淋,引血下行。用于经闭,痛经,腰膝酸痛,筋骨无力,淋证,水肿,头痛,眩晕,牙痛,口疮,吐血,衄血。用量 5~12g。孕妇慎用。

【附】 川牛膝:本品为苋科植物川牛膝 Cyathula officinalis Kuan 的干燥根。主产于四川。本品呈近圆柱形,微扭曲,向下略细或有少数分枝,长 30~60cm,直径 0.5~3cm。表面黄棕色或灰褐色。质韧,不易折断,断面维管束点状,排列成数轮同心环。根含杯苋甾酮(cyasterone)、异杯苋甾酮(isocyasterone)、5-表杯苋甾酮(5-epicyasterone)等甾类化合物。本品性平,味甘、微苦;能逐瘀通经,通利关节,利尿通淋;用于经闭癥瘕,胞衣不下,跌扑损伤,风湿痹痛,足痿筋挛,尿血血淋。用量 5~10g,孕妇慎用。

(谭 睿)

四、毛茛科 Ranunculaceae*

多为草本,少为藤本。单叶或复叶,多互生,少对生;叶片多缺刻或分裂。花多两性,辐射对称或两侧对称;单生或排成聚伞花序、总状花序或圆锥花序等;萼片 3 至多数,常呈花瓣状;花瓣 3 至多数或缺;雄蕊多数,螺旋状排列;心皮通常多数或 3~5,分离。聚合瘦果或蓇葖果,均为浆果。种子具胚乳。本科约有 50 属,2 000 余种,分布于北温带。我国有 43 属,约 750 种,全国均有分布;其中,已知药用植物 400 余种。

本科的重要生药有黄连、川乌、附子、草乌、白芍、赤芍、升麻、白头翁、威灵仙等。

本科植物根和根茎的主要解剖学特征:维管束常具有呈"V"字形排列的导管;维管束散在,类似于单子叶植物的内部构造,如乌头属、升麻属、类升麻属;乌头属(Aconitum)和银莲花属(Anemone)最外层由皮层细胞特化形成后生皮层或外皮层,铁线莲属(Clematis)可有下皮层。黄连属、乌头属、铁线莲属和唐松草属(Thalictrum)植物常有皮层厚壁细胞。内皮层通常明显。中柱鞘厚壁细胞(石细胞或纤维)常在黄连属、铁线莲属、唐松草属和银莲花属存在,有的形成连续的环带;毛茛属(Ranunculus)某些种的维管束可完全被厚壁组织所包围;维管束外韧型,稀疏排列成环状;乌头属的某些种类有分体中柱。草酸钙簇晶在芍药属中常见,含晶细胞纵向连接,簇晶排列成行。铁线莲属含有砂晶。

本科植物含多种结构类型的化学成分,主要含生物碱类和苷类成分。

1. **生物碱类** 在本科植物中分布广泛。异喹啉类生物碱存在于黄连属、唐松草属、北美黄连属(Hydrastis)、翠雀属(Delphinium)、楼斗菜属(Aquilegia)、金梅草属(Trollius)等植物。其中,黄连属、唐松草属和翠雀属植物均含小檗碱(berberine)和木兰花碱(magnoflorine);北美黄连属植物仅含小檗碱;楼斗菜属和金梅草属植物仅含木兰花碱。小檗碱有显著的抗菌、消炎和降血脂作用;木兰花碱有降血压作用。厚果唐松草碱(thalicarpine)和唐松草新碱(thalidasine)分布于唐松草属植物中,有明显的抗肿瘤活性。二萜生物碱如乌头碱(aconitine)、中乌头碱(mesaconitine)、次乌头碱(hypaconitine)和翠雀碱(delphinine)是乌头属和翠雀属植物的特征性成分。这类生物碱具有明显的镇痛、局部麻醉和抗炎作用;但毒性大,可导致心律失常。

2. **苷类** 本科植物含有多种类型的苷类成分。毛茛苷(ranunculin)广泛存在于毛茛属、银莲花属、白头翁属(Pulsatilla)和铁线莲属植物中,是这些属的特征性成分。毛茛苷经酶解生成原白头翁素(protoanemonin),不稳定,易聚合成二聚体白头翁素(anemonin)。原白头翁素和白头翁素均有显著的抗菌活性。芍药苷（paeoniflorin）是芍药属的特征性成分，存在于牡丹组和芍药组植物中。丹皮酚（paeonol）和丹皮酚苷（paeonoside）仅存在于牡丹组植物中。这些成分具有镇痛、解痉、抗炎、增强免疫功能及抑制血小板聚集和抗血栓形成的作用。强心苷是侧金盏花属（Adonis）和铁筷子属（Helleborus）植物的特征性成分。侧金盏花属植物所含的强心苷属于强心甾型，例如罗布麻苷（cymarin）、福寿草毒苷（adonitoxin）。铁筷子属植物含海葱甾型强心苷，例如嚏根草苷（hellebrin）。氰苷存在于扁果草属（Isopyrum）、拟扁果草属（Enemion）、天葵属（Semiaquilegia）、耧斗菜属及唐松草属植物中。

黄连*　Coptidis Rhizoma
（英）Coptis Root　（日）オウレン

黄连

【基源】　本品为毛茛科植物黄连 Coptis chinensis Franch.、三角叶黄连 Coptis deltoidea C. Y. Cheng et Hsiao 或云连 Coptis teeta Wall. 的干燥根茎。这3种黄连分别习称"味连""雅连""云连"。

【植物形态】　黄连：多年生草本，高15~35cm。根茎直立，向上分枝，黄色。叶基生，叶片卵状三角形，3全裂；中央裂片有细柄，卵状菱形。聚伞花序顶生，花3~8；萼片5；花瓣黄绿色，线形或线状披针形。蓇葖果。

三角叶黄连：根茎不分枝或少分枝，有长节间；叶片稍革质，轮廓三角形；中央裂片三角状，卵形。

云连：植株较小，根茎单枝，细小；叶片轮廓卵状三角形，裂片间距稀疏；花瓣匙形。

【产地】　味连为栽培品，主产于重庆东北部、四川东部及西部、湖北西部，海拔1 000~1 900m；雅连多为栽培，产于四川峨眉、洪雅一带，海拔较味连高；云连为野生或栽培，产于云南西北部，产量低，多自产自销。

【采制】　栽培4~6年后可采收，以第5年采挖较好。一般在秋季采挖，除去须根和泥沙，干燥，撞去残留须根。

【性状】　味连：①根茎多集聚成簇，常弯曲，形如鸡爪，单枝根茎长3~6cm，直径0.3~0.8cm；②表面灰黄色或黄褐色，粗糙，有不规则结状突起、须根及须根残基；③有的节间表面平滑如茎秆，习称"过桥"；④上部多残留褐色鳞叶，顶端常留有残余的茎或叶柄；⑤质硬，断面不整齐，皮部橙红色或暗棕色，木部鲜黄色或橙黄色，射线放射状排列，髓部有的中空；⑥气微，味极苦（彩图15）。

雅连：多为单枝，略呈圆柱形，微弯曲，长4~8cm，直径0.5~1cm。"过桥"较长。顶端有少许残茎。

云连：弯曲呈钩状，多为单枝，较细小。余同味连。

以粗壮、坚实、断面皮部橙黄色、木部鲜黄色或橙黄色为佳。

【显微特征】　横切面：味连　①木栓层为数层细胞，其外有表皮，常脱落。②皮层较宽，石细胞单个或成群散在。③中柱鞘纤维成束或伴有少数石细胞，均呈黄色。④维管束外韧型，环状排列，射线明显；木质部黄色，均木化，木纤维较发达。⑤髓部为薄壁细胞，无石细胞（图13-8，图13-9）。

雅连　髓部有石细胞。

云连　皮层、中柱鞘及髓部均无石细胞。

粉末：味连　棕黄色，味极苦。①石细胞鲜黄色，类圆形、类方形、类多角形或稍延长；②韧皮纤维成束，鲜黄色，纺锤形或长梭形，壁较厚，可见裂缝状、点状纹孔；③木纤维成束，鲜黄色，壁具裂隙状纹孔；④鳞叶表皮细胞绿黄色或黄棕色，略呈长方形，壁微波状弯曲；⑤导管

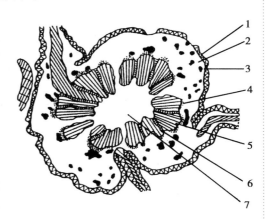

1. 木栓层；2. 皮层；3. 石细胞；4. 韧皮部；
5. 木质部；6. 木化射线；7. 髓。

图13-8　味连横切面简图

多为孔纹导管,少数为具缘纹孔、螺纹、网纹导管。此外,可见长圆形、肾形、类球形或卵形淀粉粒,木薄壁细胞和细小草酸钙方晶等(图 13-10;彩图 16)。

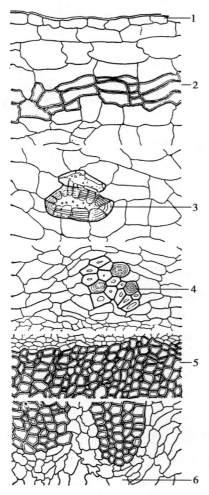

1. 表皮;2. 木栓层;3. 石细胞;
4. 纤维束;5. 木质部;6. 髓。

图 13-9 味连横切面详图

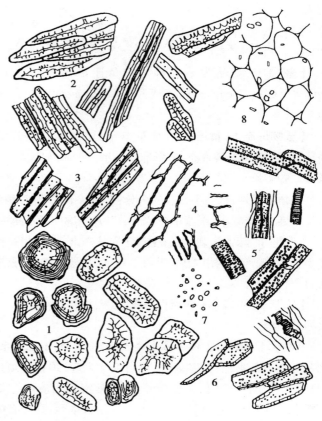

1. 石细胞;2. 韧皮纤维;3. 木纤维;4. 鳞叶表皮细胞;5. 导管;
6. 木薄壁细胞;7. 淀粉粒;8. 小方晶。

图 13-10 味连粉末图

雅连 与味连相似,但石细胞多。

云连 无石细胞,无韧皮纤维。

【化学成分】 主要含多种异喹啉类生物碱,如小檗碱(berberine,含量 5%~8%)、黄连碱(coptisine)、甲基黄连碱(worenine)、巴马汀(palmatine)、药根碱(jateorrhizine)、木兰花碱(magnoflorine)、表小檗碱(epiberberine)、唐松草碱(thalifoline)等。尚从味连中分离得到黄柏酮(obacunone)和黄柏内酯(obaculactone)等化合物。

	R_1	R_2	R_3	R_4	R_5
berberine	$O—CH_2—O$		OCH_3	OCH_3	H
coptisine	$O—CH_2—O$		$O—CH_2—O$		H
worenine	$O—CH_2—O$		$O—CH_2—O$		CH_3
palmatine	OCH_3	OCH_3	OCH_3	OCH_3	H
jateorrhizine	OH	OCH_3	OCH_3	OCH_3	H

【理化鉴定】 鉴别：1. 取黄连细粉 1g,加甲醇 10ml,置水浴上加热至沸腾,放冷,滤过。①取滤液 5 滴,加稀盐酸 1ml 与漂白粉少量,显樱桃红色；②取滤液 5 滴,加 5% 没食子酸乙醇溶液 2~3 滴,置水浴上蒸干,趁热加硫酸数滴,显深绿色(检查小檗碱)。

2. 取粉末或切片,加稀盐酸或 30% 硝酸 1 滴,片刻后镜检,可见黄色针状结晶簇；加热结晶显红色并消失(检查小檗碱的盐酸盐或硝酸盐)。

3. 采用薄层色谱法。取本品粉末和对照药材的甲醇提取液,与等体积盐酸小檗碱对照品溶液共薄层,以环己烷 - 乙酸乙酯 - 异丙醇 - 甲醇 - 水 - 三乙胺(3∶3.5∶1∶1.5∶0.5∶1)为展开剂。置紫外线灯(365nm)下检视,供试品色谱中在与对照药材色谱相应的位置上显 4 个以上相同颜色的荧光斑点,对照品色谱相应的位置上显相同颜色的荧光斑点。

含量测定：采用 HPLC 法测定。本品按干燥品计算,以盐酸小檗碱计,味连含小檗碱($C_{20}H_{17}NO_4$)、表小檗碱($C_{20}H_{17}NO_4$)、黄连碱($C_{19}H_{13}NO_4$)和巴马汀($C_{21}H_{21}NO_4$)分别不得少于 5.5%、0.80%、1.6% 和 1.5%；雅连含小檗碱不得少于 4.5%；云连含小檗碱不得少于 7.0%。

【药理作用】

1. **抗菌、抗病毒及消炎作用** 煎剂及小檗碱等成分对革兰氏阳性和阴性菌、流感病毒、原虫及真菌均有较强的抑制作用。小檗碱型季铵碱有显著的抗炎作用。

2. **抗溃疡作用** 煎剂及小檗碱对小鼠应激性溃疡均有明显的改善作用,并能抑制胃液分泌。

3. **降血压作用** 小檗碱对实验动物有显著的降血压作用,但持续时间较短。

4. **抗心律失常** 小檗碱具有抗心律失常作用,且具有正性肌力作用。

5. **降血糖、降血脂作用** 黄连降血糖、降血脂的主要有效成分是小檗碱。

【功效与主治】 性寒,味苦。能清热燥湿,泻火解毒。主要用于湿热痞满,呕吐吞酸,泻痢,黄疸,高热神昏,心火亢盛,心烦不寐,心悸不宁,血热吐衄,目赤,牙痛,消渴,痈肿疔疮。内服用量 2~5g。外用治疗湿疹、湿疮、耳道流脓。外用适量。

经典名方："黄连汤"出自《伤寒论》(汉·张仲景),由黄连、炙甘草、干姜、桂枝、人参、半夏、大枣组成。为和解剂,具有平调寒热,和胃降逆之功效。

川乌* Aconiti Radix
(英)Aconite Root (日)センウズ

川乌

【基源】 本品为毛茛科植物乌头 *Aconitum carmichaelii* Debx. 的干燥母根。

【植物形态】 多年生草本,高 0.6~1.5m。块根常 2~5 个连生,母根瘦长圆锥形,侧生子根短圆锥形。叶互生,叶片卵圆形,掌状 3 深裂。总状花序顶生,花蓝紫色,萼片 5；上萼片高盔状,花瓣 2,无毛,有长爪。蓇葖果 3~5 个。

【产地】 主产于四川、陕西,湖北、湖南、河南等地亦产。栽培于平地肥沃的砂质土壤。

【采制】 6 月下旬至 8 月上旬采挖,除去子根、须根及泥沙,晒干。将母根与子根分开,母根晒干后称为"川乌",子根加工成"附子"。

【性状】 ①呈不规则的圆锥形,稍弯曲,顶端常有残茎,中部多向一侧膨大,长 2~7.5cm,直径 1.2~2.5cm；②表面棕褐色或灰棕色,皱缩,有小瘤状侧根及子根脱离后的痕迹；③质坚实,断面类白色或浅灰黄色,形成层环纹呈多角形；④气微,味辛辣、麻舌,剧毒。一般以饱满、质坚实、断面色白、有粉性者为佳(图 13-11；彩图 12)。

【显微特征】 根横切面：①后生皮层为数层棕色木栓化细胞；皮层薄壁组织中偶见石细胞,单个散在或数个成群,类长方形、方形或长椭圆形,胞腔较大；内皮层不明显。②韧皮部散有筛管群；内侧偶见纤维束。③形成层类多角形,其内外侧偶见 1 至数个异型维管束。④木质部于形成层角隅处较发达,导管多列,呈径向或略呈 "V" 形排列。⑤髓部明显。薄壁细胞充满淀粉粒(图 13-12,图 13-13)。

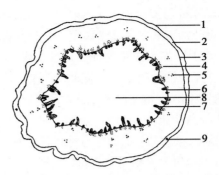

1. 川乌(母根);2. 附子(子根)。

图 13-11　川乌与附子药材图

1. 后生皮层;2. 皮层;3. 内皮层;4. 韧皮部;5. 筛管群;
6. 形成层;7. 木质部;8. 髓;9. 石细胞。

图 13-12　川乌横切面组织简图

粉末:灰黄色。①淀粉粒单粒球形、长圆形或肾形,直径
3~22μm;复粒由 2~15 分粒组成。②石细胞近无色或淡黄绿
色,呈类长方形、类方形、多角形或一边斜尖,长 113~280μm,直
径 49~117μm,壁厚 4~13μm,壁厚者层纹明显。③后生皮层细
胞棕色,有的壁呈瘤状增厚突入细胞腔。④导管淡黄色,主为
具缘纹孔,直径 29~70μm,末端平截或短尖,穿孔位于端壁或侧
壁,有的导管分子粗短拐曲或纵横连接。

【化学成分】

1. 主含多种二萜生物碱　其中,双酯型二萜生物碱
的毒性强烈,如乌头碱(aconitine)、新乌头碱(中乌头碱,
mesaconitine)、次乌头碱(hypaconitine)、杰斯乌头碱(jesaconitine)、
异翠雀碱(isodelphinine)、去氧乌头碱(deoxyaconitine)、丽江乌
头碱(foresaconitine)、粗茎乌头碱甲(crassicauline A)等。在其
分子结构中,C_8 为乙酰基,C_{14} 为芳酰基(苯甲酰基、茴香酰基
或肉桂酰基),是乌头碱类成分的毒性官能团。

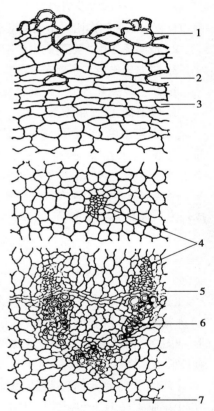

1. 后生皮层;2. 皮层石细胞;3. 内皮层;
4. 筛管群;5. 形成层;6. 导管群;7. 髓。

图 13-13　川乌横切面组织详图

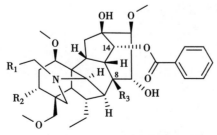

aconitine	$R_1=CH_3$	$R_2=OH$	$R_3=OCOCH_3$
mesaconitine	$R_1=H$	$R_2=OH$	$R_3=OCOCH_3$
hypaconitine	$R_1=H$	$R_2=H$	$R_3=OCOCH_3$
benzoylaconitine	$R_1=CH_3$	$R_2=OH$	$R_3=OH$

　　川乌、附子在加工炮制或加水长时间煮沸的过程中,双酯型二萜生物碱水解,首先脱去 C_8 位的乙
酰基,生成单酯型二萜生物碱,如苯甲酰乌头碱(benzoylaconine)、苯甲酰新乌头碱(benzoylmesaconine)、
苯甲酰次乌头碱(benzoylhypaconine) 等,这类成分的毒性显著降低,仅为双酯型二萜生物碱的

1/1 000～1/100。单酯型二萜生物碱可进一步水解,脱去 C_{14} 位的芳酰基团,生成相应的醇胺型二萜生物碱,如乌头胺(aconine)、新乌头胺和次乌头胺,这类成分几乎无毒性,不会引起心律失常。

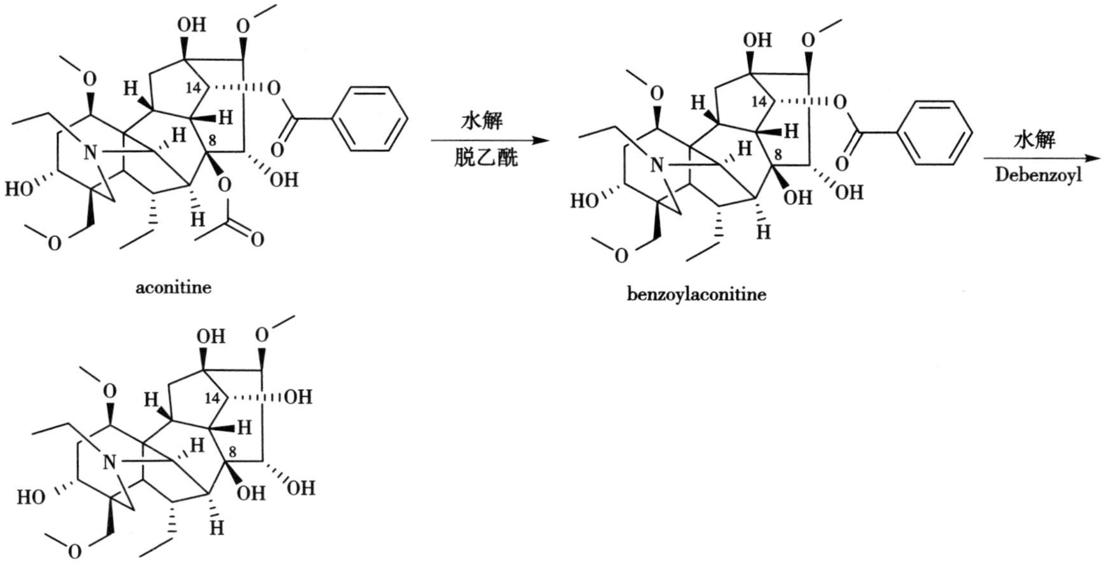

aconitine

benzoylaconitine

aconine

2. 水溶性生物碱　消旋去甲乌药碱(*dl*-demethylcoclaurine,higenamine)、去甲猪毛菜碱(salsolinol)、尿嘧啶(uracil)、棍掌碱(coryneine)等。

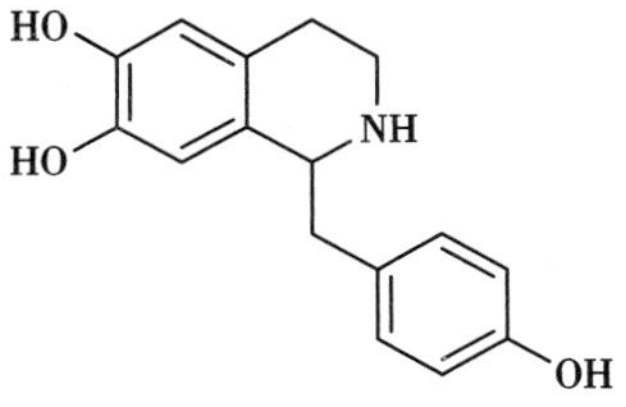

higenamine 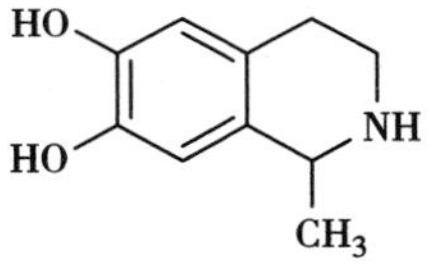　　　　　salsolinol 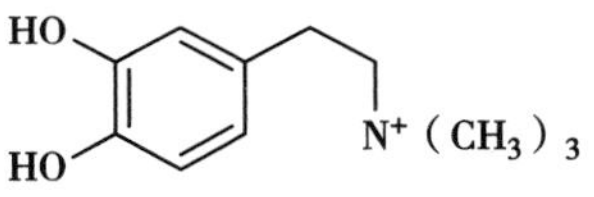　　　　　coryneine

3. 其他成分　皂苷(介拉素,gracillin)、附子苷(fuzinoside)、附子多糖等。

【理化鉴定】　鉴别:采用薄层色谱法。本品粉末经氨试液润湿,加乙醚超声处理,过滤挥干的残渣加二氯甲烷溶解后作为供试品溶液。与乌头双酯型生物碱对照提取物溶液共薄层,以正己烷 - 乙酸乙酯 - 甲醇(6.4∶3.6∶1)为展开剂展开,喷以稀碘化铋钾试液,置日光下检视。供试品色谱中,在与对照提取物色谱相应的位置上显相同颜色的斑点。

含量测定:采用 HPLC 法测定。本品按干燥品计算,药材含乌头碱($C_{34}H_{47}NO_{11}$)、次乌头碱($C_{33}H_{45}NO_{10}$)和新乌头碱($C_{33}H_{45}NO_{11}$)的总量应为 0.050%～0.17%。

【药理作用】

1. 抗炎作用　具有抗炎作用的有效成分为总生物碱。川乌提取物灌胃对角叉菜胶和甲醛性大鼠足跖肿胀、棉球肉芽增生、二甲苯致小鼠耳肿胀及腹腔毛细血管通透性增加均有不同程度的抑制作用;川乌总碱可显著抑制大鼠角叉菜胶、鲜蛋清、组胺及 5- 羟色胺引起的足肿胀。

2. 镇痛作用　川乌提取物灌胃对小鼠热板疼痛和家兔 K^+ 皮下致痛、齿髓致痛 3 种疼痛的实验模型均有显著的镇痛作用;川乌总碱在小鼠热板法、乙酸扭体法实验中均有明显的镇痛作用;乌头碱、新乌头碱、次乌头碱等双酯型二萜生物碱均有明显的镇痛作用。

3. 强心、扩张血管、降血压作用　中乌头胺、次乌头胺等在离体蛙心灌流实验中表现出强心活性;消旋去甲乌药碱、去甲猪毛菜碱、尿嘧啶、棍掌碱、附子苷等也具有强心作用;川乌制剂和乌头碱具有扩张血管的作用;大鼠静脉注射乌头碱、新乌头碱、次乌头碱可引起暂时性血压下降。

4. 增强免疫、抗肿瘤作用　附子多糖能增强机体细胞免疫,能诱导肿瘤细胞凋亡和上调抑癌基因表达。

生川乌有剧毒,其煎剂小鼠灌服的 LD_{50} 为 18g/kg;腹腔注射生川乌及制剂对 CFW 小鼠的 LD_{50} 分别为 11.3 和 14.56g/kg;乌头碱对人的致死剂量为 3~4mg。乌头碱引起中毒时,首先使心搏增强,继而引起传导阻滞而致心律不齐,最后心脏停止于舒张期。乌头碱类引起恒温动物急性中毒的表现为呼吸兴奋、流涎、运动麻痹、末期痉挛、呕吐样开口运动,称为"乌头碱症状"。

【功效与主治】　性热,味辛、苦;有大毒。能祛风除湿,温经止痛。用于风寒湿痹,关节疼痛,心腹冷痛,寒疝作痛及麻醉止痛。一般炮制后用。生品内服宜慎;孕妇禁用;不宜与半夏、瓜蒌、瓜蒌子、瓜蒌皮、天花粉、川贝母、浙贝母、平贝母、伊贝母、湖北贝母、白蔹、白及同用。

经典名方: "乌头汤"出自《伤寒论》(汉·张仲景),由麻黄、芍药、黄芪、甘草、川乌组成。为温里剂,具有温经散寒,除湿宣痹之功效。

【附】

1. **附子**　本品为毛茛科植物乌头 *Aconitum carmichaelii* Debx. 的子根的加工品。与川乌同期采挖,除去母根、须根及泥沙的附子称为"泥附子";再分别加工成盐附子、黑顺片、白附片等。与生川乌相比,生附子呈较规则的圆锥形,较饱满,灰黑色,顶端具凹陷芽痕。化学成分与川乌相似,但中医临床应用有区别。附子性大热,味辛、甘;有毒。能回阳救逆,补火助阳,散寒止痛。用于亡阳虚脱,肢冷脉微,心阳不足,胸痹心痛,虚寒吐泻,脘腹冷痛,肾阳虚衰,阳痿宫冷,阴寒水肿,阳虚外感,寒湿痹痛。孕妇慎用。炮制后的附子(片)用量 3~15g,先煎,久煎。

2. **草乌**　本品为毛茛科植物北乌头 *Aconitum kusnezoffii* Reichb. 的干燥块根。全国大部分地区有分布。秋季茎叶枯萎时采挖,除去须根和泥沙,干燥。生药多为母根,形状与生川乌相似,但北乌头母根表面多皱缩,中部约弯曲,形状不规则,有数个瘤状侧根。成分、功效与生川乌类似;一般炮制后用,生品内服宜慎,孕妇禁用。

白芍

白芍 *　Paeoniae Radix Alba

(英)Peony Root　(日)シャクヤク

【基源】　本品为毛茛科植物芍药 *Paeonia lactiflora* Pall. 的干燥根。

【植物形态】　多年生草本,高 50~80cm。根通常圆柱形。叶互生,下部茎生叶为二回三出复叶,上部茎生叶为三出复叶;小叶狭卵形,椭圆形或披针形,顶端渐尖。花单生于茎枝顶端或腋生;萼片 3~4;花瓣 9~13,倒卵形,白色、粉红色或紫红色。蓇葖果 3~5 个。

【产地】　白芍多为栽培品,主产于浙江、安徽、四川;在河南、山东、陕西、贵州、湖南等地亦有栽培。

【采制】　种植后 3~5 年采收。夏、秋两季采挖,洗净,除去头尾和细根,置沸水中煮后除去外皮或去皮后再煮,晒干。

【性状】　①呈圆柱形,平直或稍弯曲,两端平截,长 5~18cm,直径 1~2.5cm;②表面类白色或淡棕红色,光洁或有纵皱纹及细根痕,偶有残存的棕褐色外皮;③质坚实,不易折断,断面较平坦,类白色或微带棕红色,形成层环明显,射线放射状;④气微,味微苦、酸。一般以根粗长匀直、质坚实、无白心或裂隙者为佳(彩图 17)。

【显微特征】　横切面:①木栓层偶有残存,6~10 层木栓细胞;皮层窄。②韧皮部筛管群于近形成层处较明显。③形成层呈微波状环。④木质部宽广,约占根半径的 3/4,导管于近形成层处成群或被木纤维间隔而径向散在;木射线较宽;中央初生木质部不明显。⑤薄壁细胞含糊化的淀粉粒团块,有的含草酸钙簇晶(图 13-14)。

粉末:黄白色。①淀粉粒多已糊化,有的轮廓隐约可见;含糊化淀粉粒的薄壁细胞无色,类圆形、类长方形或圆多角形。②草酸钙簇晶直径 11~35μm,存在于薄壁细胞中,排列成行,或一个细胞中含数个簇晶。③纤维管胞长梭形,边缘稍不平整,直径 15~40μm,有的胞腔内充塞微粒状草酸钙结晶。④具缘纹孔导管和网纹导管,直径 20~65μm。⑤薄壁细胞壁略呈连珠状增厚,纹孔隐约可见(图 13-15)。

【化学成分】 ①单萜类及其苷:主含芍药苷(paeoniflorin, 含量 1.6%~5.7%),并含少量羟基芍药苷(oxypaeoniflorin)、苯甲酰芍药苷(benzoylpaeoniflorin)、苯甲酰羟基芍药苷(benzoyloxypaeoniflorin)、芍药内酯苷(albiflorin)、丹皮酚原苷(paeonolide)、丹皮酚苷(paeonoside)、芍药苷元酮等;②三萜类及其苷类:齐墩果酸(oleanolic acid)、白桦脂酸(betulinic acid)、常春藤皂苷元(hederagenin)等;③其他成分:含苯甲酸(1%)、没食子酸、儿茶素、牡丹酚、1,2,3,4,6-五没食子酰葡萄糖(1,2,3,4,6-pentagalloyl glucose)、β-谷固醇、胡萝卜苷(daucosterol)、氨基酸、蛋白质、脂肪酸等多种类型的成分。

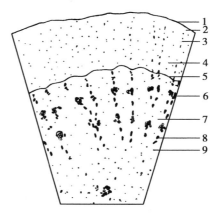

1. 木栓层;2. 栓内层;3. 筛管群;4. 韧皮射线;5. 形成层;6. 木质部;7. 木射线;8. 木纤维束;9. 草酸钙簇晶。

图 13-14 白芍横切面简图

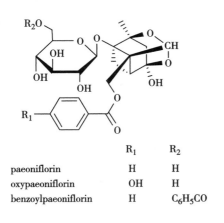

	R_1	R_2
paeoniflorin	H	H
oxypaeoniflorin	OH	H
benzoylpaeoniflorin	H	C_6H_5CO

albiflorin

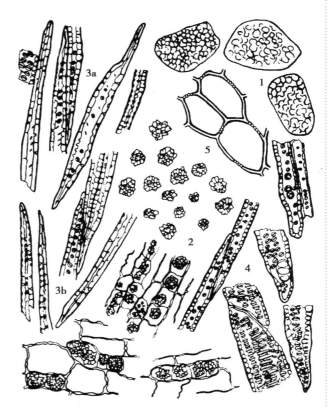

1. 含糊化淀粉粒细胞;2. 草酸钙簇晶;3. 木纤维(a. 纤维管胞;b. 韧型纤维);4. 导管;5. 薄壁细胞。

图 13-15 白芍粉末图

【理化鉴定】 **鉴别:**采用薄层色谱法。取本品粉末乙醇提取液,与等体积芍药苷对照品溶液共薄层,以三氯甲烷-乙酸乙酯-甲醇-甲酸(40∶5∶10∶0.2)为展开剂展开,以 5% 香草醛硫酸溶液加热显色,置日光下检视。供试品色谱中,在与对照品色谱相应的位置上显相同的蓝紫色斑点。

含量测定:采用 HPLC 法测定,药材中芍药苷的含量不得少于 1.6%。

【药理作用】

1. **扩张血管作用** 芍药煎剂对兔耳血管收缩有扩张作用;芍药苷对犬的冠状血管及后肢血管有扩张作用。

2. **保肝作用** 白芍水提取物对 *d*- 半乳糖胺和黄曲霉毒素 B_1 致大鼠肝损伤有保护作用;白芍总苷对四氯化碳致小鼠肝损伤有保护作用。

3. **镇痛、镇静作用** 小鼠腹腔注射芍药苷能减少自发活动、延长戊巴比妥钠的睡眠时间,减少乙酸引起的小鼠扭体反应次数,降低热板痛阈值。

4. **提高识别和记忆能力** 芍药苷能改善东莨菪碱所致的大鼠空间辨别能力障碍;白芍总苷能增强正常小鼠的学习和短时记忆,而不影响长时记忆。

5. **解痉作用** 芍药能抑制副交感神经的兴奋性而有解痉作用。芍药苷对豚鼠、大鼠的离体肠管和在体胃运动,以及大鼠的子宫平滑肌均有抑制作用,并能拮抗缩宫素引起的子宫收缩。

【功效与主治】 性微寒,味苦、酸。能养血调经,敛阴止汗,柔肝止痛,平抑肝阳。用于血虚萎黄,月经不调,自汗,盗汗,胁痛,腹痛,四肢挛痛,头晕眩晕。用量 6~15g。不宜与藜芦同用。

经典名方: "**芍药甘草汤**" 出自《伤寒论》(汉·张仲景),由白芍、甘草组成。为和解剂,具有调和肝脾,缓急止痛之功效。

【附】 赤芍: 本品为毛茛科植物芍药 *Paeonia lactiflora* Pall. 或川赤芍 *Paeonia veitchii* Lynch 的干燥根。多野生,主产于内蒙古、辽宁、河北、四川等地。表面棕褐色,粗糙,有纵沟和皱纹,并有须根痕和横长的皮孔样突起,有的外皮易脱落。质硬而脆,易折断,断面粉白色或粉红色,木部放射状纹理明显。气微香,味微苦、酸涩。化学成分和药理作用与白芍类似,但中医用药功效有所不同。本品性微寒,味苦;能清热凉血,散瘀止痛;用于热入营血,温毒发斑,吐血衄血,目赤肿痛,肝郁胁痛,经闭痛经,癥瘕腹痛,跌扑损伤,痛肿疮疡。

威灵仙   Clematidis Radix et Rhizoma

(英)Chinese Clematis Root and Rhizome (日)イレイセン

本品为毛茛科植物威灵仙 *Clematis chinensis* Osbeck、棉团铁线莲 *Clematis hexapetala* Pall. 或东北铁线莲 *Clematis manshurica* Rupr. 的干燥根和根茎。秋季采挖,除去泥沙,晒干。主产于江苏、浙江、江西、东北、内蒙古等地。威灵仙根茎呈柱状,长 1.5~10cm,直径 0.3~1.5cm;表面淡棕黄色;顶端残留茎基;质较坚韧,断面纤维性;下侧着生多数细根。根呈细长圆柱形,稍弯曲,长 7~15cm,直径 1~3mm;表面黑褐色,有细纵纹,有的皮部脱落,露出黄白色木部;质硬脆,易折断,断面皮部较广,木部淡黄色,略呈方形,皮部与木部间常有裂隙。气微,味淡。3 种基源的威灵仙横切面的显微特征区别:威灵仙维管束外韧型,老根的韧皮部外侧有纤维束及石细胞,形成层明显;棉团铁线莲韧皮部外侧无纤维束及石细胞;东北铁线莲韧皮部外侧偶有纤维及石细胞。

本属植物主要含齐墩果酸型三萜皂苷(苷元多为齐墩果酸或常春藤皂苷元)、白头翁素(anemonin)、白头翁内酯(原白头翁素,protoanemonin)。威灵仙根中还含威灵仙皂苷(clematichinenoside)、灵仙新苷(clematichinenoside AR)、胡中糖苷 B(huzhongoside B)、威灵仙糖苷甲(clematichinenoside A)等成分。本品具有解热、抗痛风及抗组胺作用;对金黄色葡萄球菌、志贺菌属及奥杜益小芽孢癣菌有抑制作用;能增加尿酸盐排泄;总皂苷对小鼠S180瘤有一定的抑制作用。本品性温,味辛、咸。能祛风湿,通经络;用于风湿痹痛,肢体麻木,筋脉拘挛,屈伸不利。用量 6~10g。

(谭 睿)

五、小檗科 Berberidaceae

草本或小灌木。花两性,辐射对称;萼片与花瓣相似,2~4 轮,每轮常 3 片;雄蕊常 3~9,常与花瓣

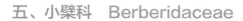

对生;子房上位,常 1 心皮,浆果或蒴果。本科植物约 17 属 650 种,多分布于北温带。我国有 11 属 300 余种,其中药用 140 余种,分布于全国各地。重要生药有淫羊藿、三颗针、功劳木、八角莲、桃儿七、红毛七、山荷叶等。

本科植物中常含有草酸钙结晶,方晶存在于木本植物中,簇晶存在于草本植物中。

本科植物多含异喹啉型生物碱,有的成分具有显著的生物活性,如小檗属(*Berberis*)、十大功劳属(*Mahonia*)植物中的小檗碱(berberine)具有抗菌、消炎、降血压作用;小檗胺(berbamine)具有升高白细胞的作用;木兰花碱(magnoflorine)具有降血压和松弛横纹肌的作用;小檗红碱(berberubine)具有抗癌活性。此外,鬼臼属(*Podophyllum*)、八角莲属(*Dysosma*)、山荷叶属(*Diphylleia*)植物含木脂素类衍生物。其中,鬼臼毒素(podophyllotoxin)具有抗癌活性。淫羊藿属(*Epimedium*)植物含黄酮类化合物,淫羊藿苷(icariin)具有扩张冠状动脉、降低血流阻力的作用。

淫羊藿

淫羊藿 *　Epimedii Folium
（英）Epimedium Herb　（日）インヨウカク

【基源】　本品为小檗科植物淫羊藿 *Epimedium brevicornu* Maxim.、箭叶淫羊藿 *Epimedium sagittatum*（Sieb. Et Zucc.）Maxim.、柔毛淫羊藿 *Epimedium pubescens* Maxim. 或朝鲜淫羊藿 *Epimedium koreanum* Nakai 的干燥叶。

【植物形态】　淫羊藿:多年生草本,高 20~60cm。根状茎粗短,木质化,暗棕褐色。二回三出复叶,基生叶 1~3 枚丛生,具长柄,茎生叶 2 枚,对生;小叶纸质或厚纸质,卵形或阔卵形,先端急尖或短渐尖,基部深心形,顶生小叶基部裂片圆形,近等大,侧生小叶基部裂片稍偏斜,急尖或圆形,上面常有光泽,网脉显著,基出 7 脉,叶缘具刺齿;花茎具 2 枚对生叶。圆锥花序具 20~50 朵花,序轴及花梗被腺毛;花白色或淡黄色;蓇葖果纺锤形。种子 1~2 粒,褐色(图 13-16)。

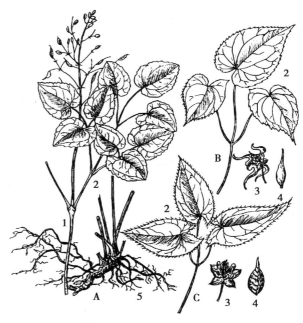

【产地】　淫羊藿主产于甘肃、陕西、河南、山西;箭叶淫羊藿主产于湖北、浙江;柔毛淫羊藿主产于四川、陕西南部等地;朝鲜淫羊藿主产于辽宁、吉林、黑龙江等地。淫羊藿生药以四川、甘肃、陕西、辽宁的产量大。

【采制】　夏、秋茎叶茂盛时采收,晒干或阴干。

A. 淫羊藿;B. 朝鲜淫羊藿;C. 箭叶淫羊藿。
1. 果枝;2. 复叶或小叶;3. 花;4. 果实;5. 根茎。

图 13-16　淫羊藿原植物图

【性状】　淫羊藿(*E. brevicornu*):①二回三出复叶;小叶片卵圆形,长 3~8cm,宽 2~6cm;先端微尖,顶生小叶基部心形,两侧小叶较小,偏心形,外侧较大,呈耳状,边缘具黄色刺毛状细锯齿。②叶片上表面黄绿色,下表面灰绿色。③主脉 7~9 条,基部有稀疏细长毛,细脉两面突起,网脉明显;小叶柄长 1~5cm。叶片近革质。④气微,味微苦(彩图 18)。

箭叶淫羊藿:一回三出复叶,小叶片长卵形至卵状披针形,长 4~12cm,宽 2.5~5cm;先端渐尖,两侧小叶基部明显偏斜,外侧多呈箭形。下表面疏被粗短伏毛或近无毛。叶片革质。

柔毛淫羊藿:一回三出复叶;叶下表面及叶柄密被绒毛状柔毛。

　　朝鲜淫羊藿:二回三出复叶;小叶较大,长 4~10cm,宽 3.5~7cm,先端长尖。叶片较薄。

　　生药以色青绿、无枝梗、叶完整不碎者为佳。

　　【显微特征】　叶表面制片:淫羊藿(*E. Brevicornu*)　①上、下表皮细胞垂周壁深波状弯曲,沿叶脉均有异细胞纵向排列,长形,壁薄,内含 1 至多个草酸钙柱晶。②下表皮气孔众多,不定式,有的可见非腺毛;基部数个细胞,向上渐长,上端有的呈钩状或波状弯曲。③叶片基部薄壁细胞中含草酸钙簇晶,也可见草酸钙方晶及草酸钙砂晶(图 13-17)。

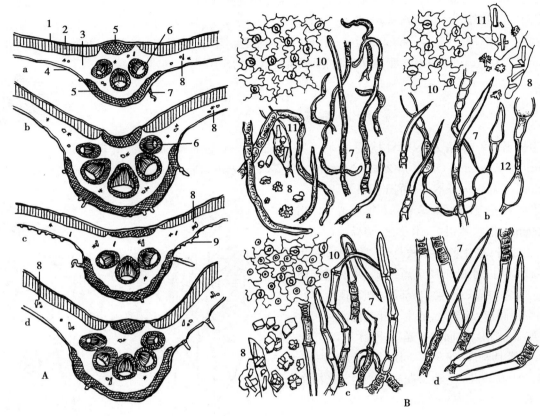

　　A. 叶横切面简图;B. 粉末图。

　　a. 淫羊藿;b. 朝鲜淫羊藿;c. 箭叶淫羊藿;d. 柔毛淫羊藿。

　　1. 上表皮;2. 栅栏组织;3. 海绵组织;4. 下表皮;5. 厚角组织;6. 维管束;7. 非腺毛;8. 草酸钙结晶;9. 乳头状突起;10. 下表皮和气孔;11. 异型细胞(有的有分枝);12. 非腺毛有溢缩或膨大。

图 13-17　淫羊藿横切面简图和粉末图

　　箭叶淫羊藿　上、下表皮细胞较小;下表皮气孔较密,具有多数非腺毛脱落形成的疣状突起,有的可见非腺毛。

　　柔毛淫羊藿　下表皮气孔较稀疏,具有多数细长的非腺毛。

　　朝鲜淫羊藿　下表皮气孔和非腺毛均易见。

　　【化学成分】　含多种黄酮类化合物,总黄酮含量 1.0%~8.8%,主要有淫羊藿苷(icariin),朝藿定 A、B、C(epimedin A、B、C),箭藿苷 A、B、C(sagittatoside A、B、C),宝藿苷 I(baohuoside I),淫羊藿次苷 I,Ⅱ(icariside I,Ⅱ),淫羊藿新苷 A(epimedoside A),大花淫羊藿苷 A、B、C、F(ikarisoside A、B、C、F)等。

　　此外,尚含多糖、木脂素、挥发油、植物甾醇、鞣质、油脂及软脂酸、硬脂酸、油酸、亚油酸等成分。

icariin　　　　　$R_1=CH_3$　　$R_2=H$
epimedin A　　$R_1=CH_3$　　$R_2=Glu$
epimedoside A　$R_1=H$　　　$R_2=H$　　　　　　Glu

【理化鉴定】　鉴别：采用薄层色谱法。本品粉末 0.5g,加乙醇温浸 30 分钟后滤过,残渣以乙醇溶解,点于硅胶 H 薄层板上,以乙酸乙酯 - 丁酮 - 甲酸 - 水(10∶1∶1∶1)为展开剂展开,置紫外线灯(365nm)下检视,与淫羊藿苷对照品色谱相应的位置上显相同的暗红色斑点;喷以三氯化铝试液,再置紫外线灯(365nm)下检视,显相同的橙红色荧光斑点。

含量测定：采用紫外 - 可见分光光度法测定,药材总黄酮含量以淫羊藿苷计不得少于 5.0%;采用 HPLC 法测定,药材含朝藿定 A、朝藿定 B、朝藿定 C 和淫羊藿苷的总量,朝鲜淫羊藿不得少于 0.50%,淫羊藿、柔毛淫羊藿、箭叶淫羊藿均不得少于 1.5%。

【药理作用】

1. 壮阳作用　淫羊藿流浸膏可促进犬的精液分泌;用小鼠前列腺、精囊、肛提肌增重的方法实验,结果表明淫羊藿提取液有雄激素样作用;淫羊藿苷可促进幼年小鼠附睾和精囊腺的发育。

2. 增强免疫作用　淫羊藿多糖和总黄酮可显著提高小鼠巨噬细胞的吞噬功能;淫羊藿苷可使小鼠的脾细胞数增加,增强 T 细胞功能。

3. 降血压、降血脂作用　淫羊藿煎剂对兔、猫、大鼠有降血压作用;总黄酮对正常大鼠和应激性高血压大鼠的平均动脉血压均有降低作用;淫羊藿苷可抑制阻断兔双侧颈总动脉引起的血压升高,还可以降低高脂血症大鼠的血脂。

4. 抗菌、抗病毒作用　淫羊藿煎剂对脊髓灰质炎病毒及白色葡萄球菌、金黄色葡萄球菌有显著的抑制作用,对一些肠道病毒亦有抑制作用。

5. 抗氧化、抗衰老作用　以淫羊藿总黄酮灌胃可恢复 D- 半乳糖致亚急性衰老模型小鼠的 T、B 细胞增殖反应功能,提高肝脏总超氧化物歧化酶活性,减少肝脏脂质过氧化物及心、肝组织的脂褐素形成,延缓衰老。

【功效与主治】　性温,味辛、甘。能补肾阳,强筋骨,祛风湿。用于肾阳虚衰,阳痿遗精,筋骨痿软,风寒湿痹,麻木拘挛。用量 6~10g。

【资源利用】　同属植物巫山淫羊藿 *Epimedium wushanense* T.S. Ying 在《中国药典》(2005 年版)中作为淫羊藿药材的原植物之一。由于含淫羊藿苷明显低于其他 4 种原植物(淫羊藿、箭叶淫羊藿、柔毛淫羊藿和朝鲜淫羊藿),而朝藿定 C 的含量显著高于其他 4 种原植物,故自《中国药典》(2010 年版)起,将其单列为"巫山淫羊藿"。本品为三出复叶,小叶片披针形至狭披针形,长 9~23cm,宽 1.8~4.5cm,先端渐尖或长渐尖,边缘具刺齿,侧生小叶基部的裂片偏斜,内边裂片小,圆形,外边裂片大,三角形,渐尖。下表面被绵毛或秃净。近革质。气微,味微苦。朝藿定 C 的含量不得少于 1.0%。

(杨瑶珺)

六、木通科　Lardizabalaceae

本科植物约 9 属 50 种,分布于亚洲东部和智利。我国有 7 属 42 种,主要分布于长江以南各省。

重要生药有木通、大血藤等。

木通　Akebiae Caulis

　　本品为木通科植物木通 *Akebia quinata*（Thunb.）Decne.、三叶木通 *Akebia trifoliata*（Thunb.）Koidz. 或白木通 *Akebia trifoliata*（Thunb.）Koidz. var. *australis*（Diels）Rehd. 的干燥藤茎。主产于河北、江西、四川、湖北、广西等地。藤茎呈圆柱形,常稍扭曲,长 30~70cm,直径 0.5~2cm。表面灰棕色至灰褐色,外皮粗糙而有许多不规则的裂纹及纵沟纹,具突起的皮孔。节部膨大或不明显,具侧枝断痕。体轻,质坚实,不易折断,断面不整齐,皮部较厚,黄棕色,可见淡黄色颗粒状小点,木部黄白色。射线呈放射状排列,髓小或有时中空,黄白色或黄棕色。气微,味微苦而涩。本品主要含三萜及三萜皂苷类、苯乙醇苷类成分。采用薄层色谱法鉴别。取本品粉末的甲醇提取液,与等体积木通苯乙醇苷 B 对照品溶液共薄层,以三氯甲烷 - 甲醇 - 水（30：10：1）为展开剂展开,以 2% 香草醛硫酸溶液加热显色,供试品色谱在与对照药材色谱相应的位置上显相同颜色的荧光斑点。采用 HPLC 法测定,药材含木通苯乙醇苷 B 不得少于 0.15%。木通皂苷有抗炎、抑制胃酸分泌、抗应激性溃疡的作用。本品性寒,味苦。能利尿通淋,清心除烦,通经下乳。用于淋证,水肿,心烦尿赤,口舌生疮,经闭乳少,湿热痹痛。用量 3~6g。

　　【附】　川木通：本品为毛茛科植物小木通 *Clematis armandii* Franch. 或绣球藤 *Clematis montana* Buch.-Ham. 的干燥藤茎。主产于四川,贵州、湖南、陕西等省亦产。呈长圆柱形,略扭曲,长 50~100cm,直径 2~3.5cm。表面黄棕色或黄褐色,有纵向凹沟及棱线;节处多膨大,有叶痕及侧枝痕。残存皮部易撕裂。质坚硬,不易折断。切片厚 2~4mm,边缘不整齐,残存皮部黄棕色,木部淡黄棕色或浅黄色,有黄白色放射状纹理及裂隙,其间布满导管孔,髓部较小,类白色或黄棕色。

　　【附注】　关木通：本品为马兜铃科植物马兜铃 *Aristolochia manshuriensis* Kom. 的干燥藤茎。呈长圆柱形,平直或稍扭曲;表面类黄色或淡棕黄色,较平滑,节部稍膨大。体轻质坚,不易折断。横切面黄白色或黄色;皮较深,木部占大部分,木射线明显;导管密布,孔洞大,从一端吹气可畅通,多层整齐环状排列;髓部不明显。但因含多种马兜铃酸（aristolochic acid）类成分,有肾毒性,可导致肾衰竭,自《中国药典》(2005 年版)起已取消其药用标准,不再作药用。

（谭　睿）

七、防己科　Menispermaceae*

　　攀缘或缠绕藤本,木质部常有车辐状髓线。叶螺旋状排列,无托叶,单叶。聚伞花序,或由聚伞花序再作圆锥花序式、总状花序式或伞形花序式排列。花单性,雌雄异株,通常两被(花萼和花冠分化明显);萼片、花瓣通常 2 轮,每轮 3 片,覆瓦状排列或镊合状排列;雄蕊通常 6~8 枚;心皮 3~6,离生,子房上位,1 室,1 胚珠。核果。

　　本科约 65 属 350 余种,分布于热带和亚热带地区。我国有 19 属 70 余种,多数可作药用,主产于长江流域及其以南各地。主要属有千金藤属（*Stephania*）、木防己属（*Cocculus*）、蝙蝠葛属（*Menispermum*）、青牛胆属（*Tinospora*）、防己属（*Sinomenium*）、锡生藤属（*Cissampelos*）、轮环藤属（*Cyclea*）、秤钩风属（*Diploclisia*）等。重要生药有防己、北豆根、千金藤、青风藤、金果榄、地不容、锡生藤、木防己、黄藤等。

　　本科植物常有异常组织构造,多由维管束外方的束外形成层向外形成 1 至多个同心性或偏心性环状排列的维管束。各种类型的草酸钙结晶多见。

　　本科植物普遍含有苄基异喹啉类生物碱。主要的生物碱类型有：①l- 苄基异喹啉（l-benzylisoquinoline）型,存在于木防己属及千金藤属植物中;②双苄基异喹啉（bisbenzylisoquinoline）型,在锡生藤属、木防己属、蝙蝠葛属、防己属、轮环藤属、千金藤属及青牛胆属等近 10 个属的植物中均有分布,如粉防己碱(汉防己甲素,tetrandrine)、蝙蝠葛碱(dauricine)和锡生藤碱(hayatine),具有显著的镇痛、抗炎、降血压及肌肉松弛等作用;③阿朴菲(aporphine)型,在防己属等 5 个属的植物中存在,如青藤碱(tuduranine),有清热消炎作用;④吗啡烷(morphinane)型,主要存在于防己属及千金藤属植物中,如防己碱(sinomenine),有镇痛作用;⑤原小檗碱(protoberberine)型,在锡生藤属、蝙蝠葛属、防己属、千金藤属、天仙藤属(*Fibraurea*)及青牛胆属植物中均有分布,如 *l*- 四氢巴马汀(*l*-tetrahydropalmatine,rotundine),有明显的镇痛、镇静作用;⑥原阿片碱(protopine)型,在防己属植物中有发现。

防己 * Stephaniae Tetrandrae Radix
(英)Fourstamen Stephania Root （日）ボウイ

防己

【基源】 本品为防己科植物粉防己 *Stephania tetrandra* S. Moore 的干燥根。

【植物形态】 多年生落叶缠绕藤本。根圆柱形。叶宽三角状卵形,先端钝,基部截形或略呈心形,两面被短柔毛,掌状脉 5 条。花小,雄花序为头状聚伞花序,排列成总状,雄花萼片 4,花瓣 4,雄蕊 4,雌花集成短缩的聚伞花序。核果球形,熟时红色。

【产地】 主产于浙江、安徽、江西、湖北、湖南等地。

【采制】 秋季采挖,洗净,除去粗皮,晒至半干,切段,个大者再纵切,干燥。

【性状】 ①呈不规则圆柱形、半圆柱形或块状,多弯曲,长 5~10cm,直径 1~5cm。②表面淡灰黄色,在弯曲处常有深陷的横沟而成结节状的瘤块样。可见残存的灰褐色栓皮,有细皱纹,具明显横向的皮孔样突起;有时皮部脱落,露出弯曲的导管束条纹;纵剖面黄白色,有弯曲的刺片(导管束条纹)。③体重,质坚实。④断面平坦,灰白色,富粉性,木部占大部分,导管束呈放射状排列。⑤气微,味苦(彩图 19)。

【显微特征】 横切面:①木栓层有时残存。②栓内层散有石细胞,2~3 个成群或单个散在,常切向排列。石细胞呈类方形或多角形,壁稍厚,胞腔明显。③韧皮部较窄,筛管群束状。④形成层成环。⑤木质部占根的大部分,导管稀疏成群,径向排列成放射状,导管旁伴有木纤维,射线宽。⑥薄壁细胞中充满淀粉粒,并含细小草酸钙方晶及柱晶(图 13-18)。

粉末:类白色或淡黄白色。①淀粉粒单粒类圆形,脐点点状、裂缝状、三叉状,层纹不明显;复粒由 2~6(~8)分粒组成。②石细胞类圆形或类方形,壁稍厚,纹孔及孔沟明显。③纤维细长梭形,壁稍厚,有单斜纹孔或交叉成十字形。④导管为具缘纹孔导管和网纹导管。⑤木薄壁细胞长方形或长梭形,壁不均匀连珠状增厚,纹孔较大。另有少量草酸钙小结晶和木栓组织(图 13-18)。

【化学成分】 异喹啉类生物碱成分:主要有粉防己碱(汉防己甲素,tetrandrine)、防己诺林碱(汉防己乙素,fangchinoline)、轮环藤酚碱(cyclanoline),以及小檗胺(berbamine)等。

tetrandrine	R₁=CH₃	R₂=CH₃
fangchinoline	R₁=H	R₂=CH₃

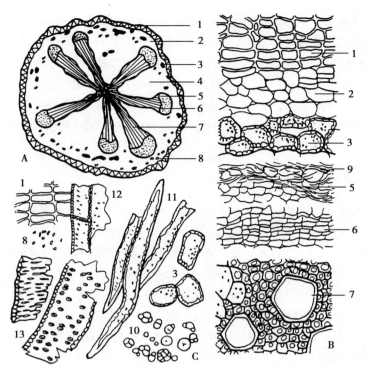

A. 横切面简图；B. 横切面详图；C. 粉末图。

1. 木栓层；2. 皮层；3. 石细胞；4. 射线；5. 韧皮部；6. 形成层；7. 木质部；8. 草酸钙方晶；9. 颓废细胞；10. 淀粉粒；11. 纤维；12. 木薄壁细胞；13. 导管。

图 13-18　防己横切面组织详图和粉末图

【理化鉴定】　鉴别：采用薄层色谱法。取本品粉末经乙醇回流提取后，滤液蒸干，残渣加乙醇溶解，点于硅胶 G 薄层板上，以三氯甲烷 - 丙酮 - 甲醇 -5% 浓氨试液（6：1：1：0.1）为展开剂展开，喷以稀碘化铋钾溶液。在与粉防己碱、防己诺林碱对照品色谱相应的位置上显相同颜色的斑点。

含量测定：采用 HPLC 法测定，药材含粉防己碱和防己诺林碱的总量不得少于 1.6%。

【药理作用】

1. 镇痛、抗炎作用　粉防己碱可用于缓解多种急、慢性疼痛，例如关节周围骨折手术后疼痛、老年髋关节手术后疼痛及煤工尘肺患者胸痛等；对牛磺胆酸钠致大鼠胰腺炎、完全弗氏佐剂致大鼠滑膜炎、巴豆油致小鼠耳水肿等也具有较为明显的抑制作用。

2. 抗肿瘤作用　粉防己碱可阻滞细胞周期进程，对人结肠癌 HCT116 细胞、人肝细胞癌（HCC）、人宫颈癌 HeLa 细胞等的增殖、侵袭和迁移均具有抑制作用，还能改善多药耐药性。

3. 抗菌作用　粉防己碱能抑制多种细菌、真菌，例如金黄色葡萄球菌、白念珠菌等。

4. 肌肉松弛作用　防己总生物碱和轮环藤酚碱对横纹肌有松弛作用；粉防己碱碘甲烷衍生物"汉肌松"可作为肌肉松弛药用于外科手术中的肌肉松弛。

【功效与主治】　性寒，味苦。祛风止痛，利水消肿。用于风湿痹痛，水肿脚气，小便不利，湿疹疮毒。用量 5~10g。

经典名方："防己黄芪汤"出自《金匮要略》（汉·张仲景），由防己、黄芪、白术、甘草组成。为祛湿剂，具有益气祛风，健脾利水之功效。

【附】

1. 木防己　本品为防己科植物木防己 Cocculus orbiculatus (Linn.) DC. 的根。呈圆柱形，稍扁，波状弯曲,直径约 1.5cm,表面灰棕色至黑棕色,略为凹凸不平,有明显的纵沟及少数横皱纹;质坚硬,断面黄白色,皮部窄,导管孔放射状排列,木射线宽。含木兰花碱(magnoflorine)、木防己碱(trilobine)、木防己胺(trilobamine)、木防己新碱(coclobine)等。功效与防己类似,在部分地区曾作防己用,应注意相鉴别。

2. **广防己**　本品为马兜铃科植物广防己 *Aristolochia fangchi* Y. C. Wu ex L. D. Chow et S. M. Hwang 的根。主产于广东、广西。含马兜铃酸 A、B、C(aristolochic acid A、B、C),马兜铃内酰胺(aristolactam),木兰花碱(magnoflorine)等多种成分。因含有肾毒性成分马兜铃酸,可导致肾衰竭,自《中国药典》(2005 年版)起取消其药用标准,不再作药用。

北豆根　**Menispermi Rhizoma**

本品为防己科植物蝙蝠葛 *Menispermum dauricum* DC. 的干燥根茎。主产于东北地区。根茎呈细长圆柱形,弯曲,有分枝,长可达 50cm,直径 0.3~0.8cm。表面黄棕色至暗棕色,多有弯曲的细根,并可见突起的根痕和纵皱纹,外皮易剥落。质韧,不易折断,断面不整齐,纤维细,木部淡黄色,呈放射状排列,中心有髓。气微,味苦。含多种生物碱类成分,总生物碱含量为 1.7%~2.5%,主要包括双苄基异喹啉类生物碱蝙蝠葛碱(dauricine)和蝙蝠葛苏林碱(daurisoline)。本品性寒,味苦;有小毒。清热解毒,祛风止痛。用于咽喉肿痛,热毒泻痢,风湿痹痛。用量 3~9g。

(杨　华)

八、木兰科　Magnoliaceae*

木本,稀藤本,体内常具油细胞。单叶互生,通常全缘,托叶大而早落,托叶环(痕)明显。花单生,辐射对称;花被 3 基数,多为 6~12;雄蕊和雌蕊多数,螺旋排列在延长的花托上;子房上位。聚合蓇葖果或聚合浆果。

本科约 20 属 300 种,主要分布于亚洲和美洲的热带、亚热带地区。我国有 14 属 160 余种,已知药用植物约 90 种,主产于长江流域及以南地区。主要有木兰属(*Magnolia*)、五味子属(*Schisandra*)、南五味子属(*Kadsura*)、八角属(*Illicium*)、鹅掌楸属(*Liriodendron*)、含笑属(*Michelia*)等。重要生药有厚朴、五味子、南五味子、辛夷、八角茴香等。

本科植物茎中的木栓层发生于表皮、下皮或皮层的外侧;常有黏液细胞、油细胞和草酸钙小方晶;木质部中导管单个散在或组成小群,端壁多单穿孔,也可见梯状穿孔;射线宽 3~4 列细胞,偶见单列,同型或异型;纤维多有具缘纹孔。

本科植物的化学成分主要有 4 类:①挥发油,普遍存在,是区别于毛茛科植物的特征性成分,主要含芳香族衍生物类,如茴香脑(anethole)、丁香酚(eugenol)等;②生物碱,为苄基异喹啉类生物碱,如木兰箭毒碱(magnocuraine)、木兰碱(magnoflorine)等,主要分布于木兰属和含笑属植物中,具有抗菌消炎、利尿降血压、松弛肌肉等作用;③倍半萜内酯,如八角属植物含有的莽草毒素(anisatin),有毒性,含笑属植物中的多种倍半萜内酯则有抗肿瘤活性;④木脂素,如五味子醇甲(schizandrin)等一系列联苯环辛烯类(dibenzocyclooctadienes)木脂素,是五味子属和南五味子属植物的特征性化学成分,具有保肝降酶等生物活性。

厚朴 *　**Magnoliae Officinalis Cortex**
(英)**Magnolia Bark**　(日)コウボク

【基源】　本品为木兰科植物厚朴 *Magnolia officinalis* Rehd. et Wils. 或凹叶厚朴 *Magnolia officinalis* Rehd. et Wils. var. *biloba* Rehd. et Wils. 的干燥干皮、根皮及枝皮。

【植物形态】　厚朴　落叶乔木,树皮厚,紫褐色。叶革质,倒卵形或倒卵状椭圆形,先端钝圆或短尖,全缘或略波状。花单生于幼枝顶端,白色,花被片9~12;雄蕊和雌蕊均多数,螺旋状排列于延长的花托上。聚合蓇葖果椭圆状卵形。

凹叶厚朴　灌木状乔木,叶先端凹陷,形成2圆裂。

【产地】　主产于四川、湖北、浙江、福建、湖南。以四川、湖北所产的质量最佳,称为"紫油厚朴";浙江产者质量亦好,称为"温朴"。

【采制】　4—6月剥取,根皮和枝皮直接阴干;干皮置沸水中微煮后,堆置阴湿处,"发汗"至内表面变紫褐色或棕褐色时,蒸软,取出,卷成筒状,干燥。

【性状】　**干皮:**①呈卷筒状或双卷筒状,长30~35cm,厚0.2~0.7cm,习称"筒朴";近根部的一端展开如喇叭口,长13~25cm,厚0.3~0.8cm,习称"靴筒朴"。②外表面灰棕色或灰褐色,粗糙,有时呈鳞片状,较易剥落,有明显椭圆形和纵皱纹,刮去粗皮者显黄棕色。内表面紫棕色或深紫褐色,较平滑,具细密纵纹,划之显油痕。③质坚硬,不易折断,断面颗粒性,外层灰棕色,内层紫褐色或棕色,有油性,有的可见多数小亮星。④气香,味辛辣、微苦(图13-19;彩图21)。

根皮(根朴):呈单筒状或不规则块片,有的弯曲似鸡肠,习称"鸡肠朴"。质硬,较易折断,断面纤维性。

枝皮(枝朴):呈单筒状,长10~20cm,厚0.1~0.2cm。质脆,易折断,断面纤维性。

【显微特征】　**干皮横切面:厚朴**(*M. officinale*)　①木栓细胞数层,有的可见落皮层;栓内层为2~4层石细胞。②皮层外侧有石细胞环带,内侧有油细胞散在,椭圆形,壁木化,内含油状物。③韧皮部射线宽1~2(~3)列细胞,向外渐变宽;油细胞较多,单个散在或2~5个成群;韧皮纤维束众多,略切向断续排列成层(图13-20,图13-21)。

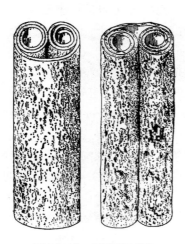

图13-19　厚朴药材图

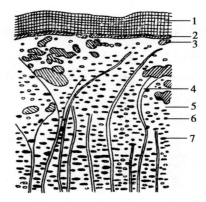

1. 木栓层;2. 栓内层(石细胞层);3. 石细胞群;4. 射线;
5. 韧皮部;6. 油细胞;7. 纤维束。

图13-20　厚朴(*M. officinale*,干皮)横切面简图

粉末:厚朴(*M. officinale*)　棕色。①石细胞呈分枝状者较大,长约至220μm,呈类长圆形、类多角形者直径11~58μm;②纤维多成束,直径15~32μm,壁极厚,木化,孔沟不明显;③油细胞多单个散在,类圆形或椭圆形,直径64~86μm,壁稍厚,木化,含有黄棕色油滴状物;④筛管分子端壁复筛板的筛域较大,筛孔明显,侧壁上也有小形筛域。此外,偶见细小草酸钙方晶及木栓细胞(图13-22;彩图22)。

凹叶厚朴　分枝状石细胞长约至326μm;纤维边缘作锯齿状者较易见;油细胞较少见,直径约至100μm。

【化学成分】　主含木脂素类成分厚朴酚(magnolol)、和厚朴酚(honokiol)等;另含挥发油(约1%),

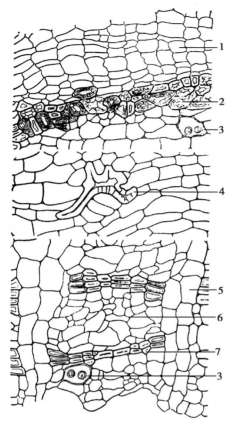

1. 木栓层；2. 栓内层（石细胞层）；3. 油细胞；
4. 石细胞；5. 射线；6. 韧皮部；7. 纤维束。

图 13-21 厚朴（*M. officinale*，干皮）横切
面详图

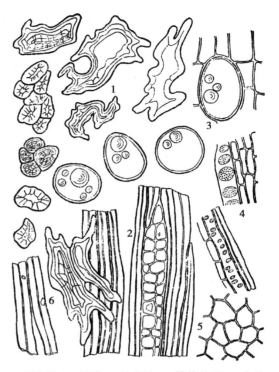

1. 石细胞；2. 纤维；3. 油细胞；4. 筛管分子；5. 木栓
细胞；6. 草酸钙方晶。

图 13-22 厚朴粉末图

主成分为 β-桉油醇（β-eudesmol）、荜澄茄醇（cadinol）、对聚伞花素（*p*-cymene）；此外，尚含木兰箭毒碱（magnocurarine）、木兰碱（magnoflorine）等生物碱（约 0.07%），皂苷（约 0.45%），鞣质及微量烟酸等。

magnolol R_1=OH R_2=H
honokiol R_1=H R_2=OH

magnocurarine

【理化鉴定】 鉴别：采用薄层色谱法。取本品粉末经甲醇振摇提取后，与厚朴酚、和厚朴酚混合对照品溶液共薄层展开，喷以 1% 香草醛硫酸试液，加热至显色清晰。供试品色谱在与对照品色谱相应的位置上显相同颜色的斑点。

含量测定：采用 HPLC 法测定，本品含厚朴酚与和厚朴酚的总量不得少于 2.0%。

【药理作用】

1. 对消化系统的作用 厚朴能促进胃肠道蠕动，其醇提物明显抑制小鼠溃疡形成；厚朴酚能显著抑制胃酸分泌和抗溃疡；厚朴醇提物能对抗番泻叶性小鼠腹泻，促进大鼠胆汁分泌。

2. 对中枢神经系统的作用　①抗焦虑:厚朴具有抗焦虑作用,和厚朴酚是主要活性成分;②抗抑郁:和厚朴酚对紧张压力的啮齿动物有明显的抗抑郁作用,并稳定脑内 5-HT 和 5-HTAA 的表达;③治疗帕金森病:和厚朴酚能对抗 1- 甲基 -4- 苯基 -1,2,3,6- 四氢吡啶(MPTP)诱导的帕金森病模型小鼠的神经损伤,具有神经保护作用,可能与和厚朴酚能营养神经元,促进多巴胺能神经元存活、分化和生长,从而部分恢复多巴胺的合成代谢有关。

3. 对心脑血管系统的作用　①心肌保护:厚朴酚可明显抑制心室颤动和死亡的发生,抑制缺血和再灌注诱导的心律失常;②对脑缺血的保护作用:和厚朴酚可以通过抑制中性粒细胞的渗入和活性氧的产生,保护大鼠脑部,修复局部脑缺血再灌注损伤。

【功效与主治】　性温,味苦、辛。能燥湿消痰,下气除满。用于湿滞伤中,脘痞吐泻,食积气滞,腹胀便秘,痰饮喘咳。用量 3~10g。

经典名方:"半夏厚朴汤"出自《金匮要略》(汉·张仲景),由半夏、厚朴、茯苓、生姜、苏叶组成。为理气剂,具有行气散结,降逆化痰之功效。

【附】　厚朴花:本品为木兰科植物厚朴 *Magnolia officinalis* Rehd. et Wils. 或凹叶厚朴 *Magnolia officinalis* Rehd. et Wils. var. *biloba* Rehd. et Wils. 的干燥花蕾。春季花未开放时采摘,稍蒸后,晒干或低温干燥。本品含厚朴酚与和厚朴酚的总量不得少于 0.20%。具有芳香化湿,理气宽中之功,用于脾胃湿阻气滞、胸脘痞闷胀满、纳谷不香。收载于《中国药典》(2020 年版)。

辛夷　Magnoliae Flos

本品为木兰科植物望春花 *Magnolia biondii* Pamp.、玉兰 *Magnolia denudata* Desr. 或武当玉兰 *Magnolia sprengeri* Pamp. 的干燥花蕾。主产于四川、河南、湖南。花蕾呈长卵形,似毛笔头,长 1.2~4cm,直径 0.8~2cm。苞片 2~3 层,每层 2 片,2 层苞片间有小鳞芽,苞片外表面密被灰白色或灰绿色茸毛,内表面类棕色,无毛。花被片 9 或 10~15,棕色,外轮 3 片呈萼片状。雄蕊和雌蕊多数,螺旋状排列。体轻,质脆。气芳香,味辛凉而稍苦。含挥发油(1%~5%),主要含桉油精(cineole)、丁香油酚(eugenol)、胡椒酚甲醚(chavicol methylether)、枸橼醛等;另含木兰脂素(magnolin),不少于 0.40%。药理实验表明,本品有收缩鼻黏膜血管、降血压、兴奋子宫、抗白念珠菌及皮肤真菌等作用。本品性温,味辛。能散风寒,通鼻窍,用于风寒头痛、鼻塞流涕、鼻衄、鼻渊。用量 3~10g。

(方进波)

五味子

五味子 *　Schisandrae Chinensis Fructus
（英）Chinese Magnoliavine Fruit　（日）ゴミシ

【基源】　本品为木兰科植物五味子 *Schisandra chinensis* (Turcz.) Baill. 的干燥成熟果实,习称"北五味子"。

【植物形态】　落叶木质藤本。叶于幼枝上互生,于老茎的短枝上簇生,叶柄幼时红色;花单性,雌雄同株,稀异株,单生或簇生于叶腋,有长柄,下垂;花被片 6~9;雄花雄蕊通常 5 枚;雌蕊心皮 17~40,覆瓦状排列于花托上,花后花托显著延长。聚合果呈穗状,浆果球形,肉质,成熟后深红色。花期 5—7 月,果期 7—11 月。

【产地】　主产于辽宁、黑龙江、吉林等省。

【采制】　秋季果实成熟时采摘,晒干或蒸后晒干,除去果梗和杂质。

【性状】　①果实呈不规则的球形或扁球形,直径 5~8mm。②表面红色、紫红色或暗红色,皱缩,显油润;有的表面呈黑红色或出现"白霜"。③果肉柔软。④种子 1~2,肾形,长 4~5mm,宽 3~4mm,表面棕黄色,有光泽,种脐黑色,种皮薄而脆,种仁淡黄色,富油质。⑤果肉气微,味酸;种子破碎后,有香气,味辛、微苦(彩图 23)。

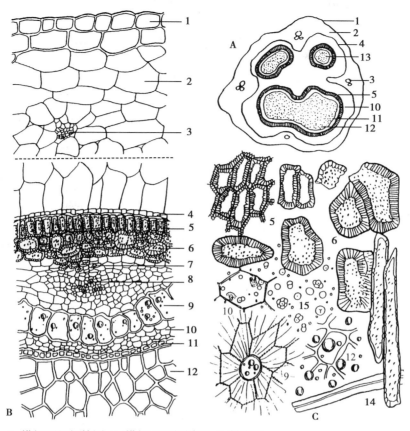

A. 横切面组织简图；B. 横切面组织详图；C. 粉末图。
1. 外果皮；2. 中果皮；3. 中果皮维管束；4. 内果皮；5. 种皮外层石细胞；6. 种皮内层石细胞；7. 纤维束；8. 种脊维管束；9. 油细胞；10. 薄壁细胞；11. 种皮内表皮细胞；12. 胚乳；13. 种子；14. 纤维；15. 淀粉粒。

图 13-23　五味子组织和粉末图

【显微特征】　横切面：①外果皮为 1 列方形或长方形细胞，壁稍厚，外被角质层，散有油细胞；中果皮薄壁细胞 10 余列，含淀粉粒，散有小型外韧型维管束；内果皮细胞形小。②种皮最外层为 1 层径向延长的石细胞，其下 3~4 层石细胞类圆形，纹孔较大；石细胞层下为数层薄壁细胞，种脊部位有维管束；油细胞层由 1 层长方形油细胞组成，含棕黄色挥发油；再下为 3~5 层小形细胞；内表皮细胞壁稍厚。③胚乳细胞含脂肪油滴及糊粉粒（图 13-23）。

粉末：暗紫色。①种皮外表皮石细胞表面观呈多角形或长多角形，直径 18~50μm，壁厚 6~10μm，孔沟极细密。②种皮内层石细胞呈类多角形、类圆形或不规则形，直径达 83μm，壁厚达 20μm，纹孔较大而密。③果皮外表皮细胞表面观类多角形，垂周壁略呈连珠状增厚，角质线纹明显，油细胞散在于表皮中，类圆形，直径达 50μm，内含挥发油滴。此外，有中果皮薄壁细胞、纤维、淀粉粒、内胚乳细胞等（图 13-23；彩图 24）。

【化学成分】　木脂素类成分（约 5%）：主要为联苯环辛烯类木脂素，包括五味子醇甲（五味子素，schizandrin）、五味子醇乙（戈米辛 A，gomisin A）、五味子甲素（去氧五味子素，deoxyschizandrin）、五味子乙素（schizandrin B）、五味子丙素（schizandrin C）、五味子酚（schisanhenol）、戈米辛 J（gomisin J）等。果实完全成熟后，种皮中的木脂素含量最高。

挥发油类成分：种子含挥发油约 2%，果肉含少量挥发油，油中的主成分为 α-、β- 恰米烯（α-、β-chamigrene）。

其他成分：五味子果实中还含有多糖类、三萜类。此外，尚含苹果酸(11%)、柠檬酸(8%)、酒石酸(0.8%)、原儿茶酸、维生素 C 等。

	R₁	R₂	R₃	R₄	R₅	R₆
deoxyschizandrin	CH₃	CH₃	CH₃	CH₃	CH₃	H
schizandrin B	—CH₂—		CH₃	CH₃	CH₃	H
schisanhenol	CH₃	CH₃	H	CH₃	CH₃	H
schizandrin	CH₃	CH₃	CH₃	CH₃	CH₃	OH
gomisin A	CH₃	CH₃	CH₃	—CH₂—		OH

【理化鉴定】 鉴别：采用薄层色谱法。取本品粉末经三氯甲烷回流提取后，与五味子对照药材及五味子甲素对照品共薄层展开，置紫外线灯(254nm)下检视，供试品色谱在与对照药材和对照品色谱相应的位置上显相同颜色的斑点。

含量测定：采用 HPLC 法测定，本品含五味子醇甲不得少于 0.40%。

【药理作用】

1. 适应原样作用 五味子能增强机体对非特异性刺激的抵抗能力、延长烫伤小鼠和大鼠的存活时间、抗应激性胃溃疡、延长小鼠异体移植心肌存活期。发挥适应原样作用的主要成分为五味子醇甲。

2. 抗肝损伤作用 五味子的木脂素类成分对四氯化碳所致的兔、大鼠肝损伤谷丙转氨酶升高具有明显的降低作用，常作为保肝药使用，市售药物有五仁醇胶囊、五仁醇软胶囊等。

3. 中枢调节作用 五味子水提液和醇提液均具有镇静作用，可使正常小鼠的自主活动明显减少，并增强氯丙嗪及利血平对自主活动的抑制作用。其木脂素类成分五味子甲素、五味子丙素、五味子醇乙等均可增加阈下睡眠剂量的戊巴比妥钠致小鼠睡眠只数，延长阈上睡眠剂量的戊巴比妥钠致小鼠睡眠时间，镇静催眠作用呈良好的线性关系。

4. 对代谢酶的影响 五味子提取物单次给药可抑制 CYP3A 酶的活性，而多次给药后可诱导 CYP3A 酶，表现出诱导与抑制的"双重"作用。此外，五味子醇提物可抑制 CYP3A 介导的环磷酰胺侧链代谢，降低环磷酰胺的毒性。

【功效与主治】 性温，味酸、甘。能收敛固涩，益气生津，补肾宁心。用于久嗽虚喘，梦遗滑精，遗尿尿频，久泻不止，自汗盗汗，津伤口渴，内热消渴，心悸失眠。用量 2~6g。

【附】 南五味子：本品为华中五味子 *Schisandra sphenanthera* Rehd. et Wils. 的干燥成熟果实。主产于河南、陕西、甘肃。本品呈球形或扁球形，直径 4~6mm。表面棕红色至暗棕色，干瘪、皱缩，果肉常紧贴于种子上，种皮薄而脆。中果皮细胞中有草酸钙簇晶，直径 8~64μm；并有方晶，直径 16~22μm。主要含五味子酯甲、五味子甲素及安五脂素(anwulignan)等木脂素类成分，其化学成分及含量因产地不同而存在明显差异，但五味子酯甲的含量不得低于 0.20%。功效同五味子。

（殷　军）

九、樟科 Lauraceae

多木本。多具有油细胞，有香气。单叶，多为互生，常革质，全缘，无托叶。花 3 基数，多为单被，2 轮；雄蕊 3~12，花药瓣裂；子房上位，3 心皮合生，1 室 1 胚珠。核果或呈浆果状。种子 1 粒。本科约 45 属，2 000~2 500 种，分布于热带及亚热带地区。我国有 20 属 423 种 43 变种和 5 变型，大多数种分布于长江以南各省区。主要的属有樟属(*Cinnamomum*)、山胡椒属(*Lindera*)、木姜子属(*Litsea*)等。重要生药有肉桂、桂枝、乌药和荜澄茄。

本科植物多含挥发油和生物碱。挥发油中的常见成分有樟脑(camphor)、桂皮醛(cinnamyl aldehyde)、丁香酚(eugenol)及桉叶素(cineole)等,均有重要的药用价值。所含的生物碱主要为异喹啉类生物碱。

肉桂*　Cinnamomi Cortex
(英)Cinnamon Bark　(日)ケイヒ

肉桂

【基源】　本品为樟科植物肉桂 *Cinnamomum cassia* Presl 的干燥树皮。

【植物形态】　常绿乔木,芳香。树皮灰褐色,幼枝多有四棱,被灰黄色茸毛。叶革质,上面绿色,平滑而有光泽,中脉及侧脉明显凹下,下面有疏柔毛,具离基三出脉。圆锥花序腋生;花小,白色。浆果紫黑色,椭圆形。多为栽培品。

【产地】　主产于广西、广东、云南。

【采制】　多于秋季剥取,阴干,但加工方法多样。剥取栽培 5~6 年的树皮和枝皮,晒 1~2 天,卷成圆筒状,阴干,称为"油桂筒"(广条桂);剥取 10 余年生的树皮,将两端削成斜面,夹在木制的凹凸板中晒干,称为"企边桂";剥取 30~40 年生的干皮,放木夹内晒至九成干,取出纵横堆叠,加压,干燥,称为"板桂";桂皮加工过程中余下的边条,削去外部栓皮,称为"桂心";块片称为"桂碎"。

【性状】　①呈槽状或卷筒状,长 30~40cm,宽或直径 3~10cm,厚 0.2~0.8cm。②外表面灰棕色,稍粗糙,有不规则的细皱纹和横向突起的皮孔,有的可见灰白色的斑纹;内表面红棕色,略平坦,有细纵纹,划之显油痕。③质硬而脆,易折断,断面不平坦,外层棕色而较粗糙,内层红棕色而油润,两层间有 1 条黄棕色的线纹(石细胞环带)。④气香浓烈,味甜、辣(彩图 25)。

【显微特征】　横切面:①木栓细胞数列,最内层细胞外壁增厚,木化。②皮层散有石细胞和分泌细胞。③中柱鞘部位有石细胞群,断续排列成环,外侧伴有纤维束,石细胞通常外壁较薄。④韧皮部射线宽 1~2 列细胞,含细小草酸钙针晶;纤维常 2~3 个成束;油细胞随处可见。⑤薄壁细胞含淀粉粒(图 13-24)。

粉末:红棕色。①纤维大多单个散在,长梭形,边缘微波状或有凹凸,长 195~920μm,直径约至 50μm,壁厚,木化,纹孔不明显;②石细胞类方形或类圆形,直径 32~88μm,壁厚,有的一面菲薄;③油细胞类圆形或长圆形,直径 45~108μm;④草酸钙针晶较细小,散在于射线细胞中;⑤木栓细胞多角形,含红棕色物(图 13-24;彩图 26)。

【化学成分】　主要成分为桂皮醛(cinnamyl aldehyde),占 50%~95%,并含少量乙酸桂酯(cinnamyl acetate)、丁香酚、桂皮酸、乙酸苯甲酯等。

cinnamyl aldehyde　　　　　　　cinnamyl acetate

【理化鉴定】　鉴别:1. 取粉末加三氯甲烷浸渍,吸取三氯甲烷液 2 滴于载玻片上,待挥干,滴加 10% 盐酸苯肼试液 1 滴,显微镜下可见桂皮醛苯腙杆状结晶。

2. 采用薄层色谱法。取本品粉末 0.5g,加乙醇 10ml,冷浸后滤过,取滤液作为供试品溶液。以桂皮醛为对照品,以石油醚(60~90℃)-乙酸乙酯(17︰3)为展开剂展开,喷以二硝基苯肼乙醇试液显色。供试品色谱中,在与对照品色谱相应的位置上显相同颜色的斑点。

含量测定:照挥发油测定法测定,本品含挥发油不得少于 1.2%(ml/g);采用 HPLC 法测定,本品含桂皮醛不得少于 1.5%。

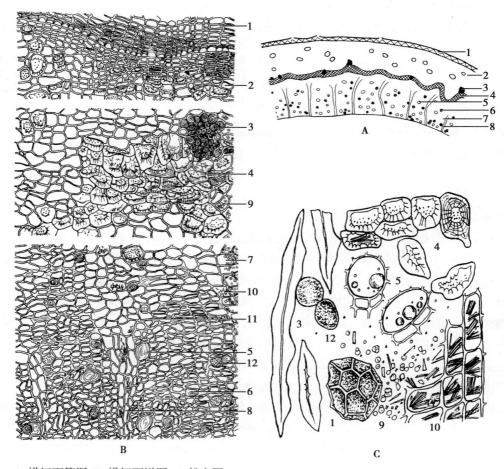

A. 横切面简图；B. 横切面详图；C. 粉末图。

1. 木栓层；2. 皮层；3. 纤维束；4. 石细胞群；5. 油细胞；6. 纤维；7. 韧皮薄壁细胞；8. 韧皮射线；
9. 淀粉粒；10. 草酸钙针晶；11. 颓废的筛管群；12. 分泌细胞。

图 13-24　肉桂组织和粉末图

【药理作用】

1. 抗炎与镇痛作用　肉桂的醚提取物或水提取物均可抑制二甲苯所致的耳肿胀和乙酸所致的腹腔毛细血管渗透性增高，其水提取物还可抑制角叉菜胶引起的大鼠足趾肿胀。

2. 对心血管系统的作用　肉桂的水煎剂对全身血管有扩张作用。肉桂能抑制 ADP(二磷酸腺苷)诱导的大鼠血小板聚集。

【功效与主治】　性大热，味辛、甘。补火助阳，引火归元，散寒止痛，温通经脉。用于阳痿宫冷，腰膝冷痛，肾虚作喘，虚阳上浮，眩晕目赤，心腹冷痛，虚寒吐泻，寒疝腹痛，痛经经闭。用量 1~5g。

【附】　**桂枝**：本品为肉桂的干燥嫩枝。春、夏两季采收，除去叶，晒干，或切片晒干。本品呈长圆柱形，多分枝，最细枝略呈四棱形，长 30~75cm，粗端直径 0.3~1cm。表面红棕色至棕色，微有光泽，有纵棱线、细皱纹及小疙瘩状的叶痕、枝痕、芽痕，皮孔点状；较粗枝皮部作环状横裂，细枝皮部易剥落而露出红棕色木部；断面皮部薄，红棕色，可见一淡色石细胞环带，木部黄白色至浅黄棕色，髓部略呈方形。有特异香气，味甜、微辛。含桂皮醛不得少于 1.0%。本品性温，味辛、甘。发汗解肌，温通经络，助阳化气，平冲降气。用于风寒感冒，脘腹冷痛，血寒经闭，关节痹痛，痰饮，水肿，心悸，奔豚。用量 3~10g。

乌药　Linderae Radix

本品为樟科植物乌药 *Lindera aggregata* (Sims) Kosterm. 的干燥块根。本品多呈纺锤形,略弯曲,有的中部收缩成连珠状,长 6~15cm,直径 1~3cm。表面黄棕色或黄褐色,有纵皱纹及稀疏的细根痕。质坚硬。切片厚 0.2~2mm,切面黄白色或淡黄棕色,射线放射状,可见年轮环纹,中心颜色较深。气香,味微苦、辛,有清凉感。含多种倍半萜类成分,如乌药醚内酯(linderane)、异乌药内酯(isolinderalactone)、乌药酮(linderenone)、乌药醇(linderenol)、乌药烯(linderene)、乌药内酯(linderalactone),并含乌药酸(linderic acid)、乌药薁(linderazulene)等。本品含乌药醚内酯不得少于 0.030%。对金黄色葡萄球菌、甲型溶血性链球菌、伤寒沙门菌、变形杆菌有抑制作用;挥发油有兴奋大脑皮质、促进呼吸、兴奋心肌、加速血液循环、升高血压及发汗作用。本品性温,味辛。行气止痛,温肾散寒。用于寒凝气滞,胸腹胀痛,气逆喘急,膀胱虚冷,遗尿尿频,疝气疼痛,经寒腹痛。用量 6~10g。

(姬生国)

十、罂粟科　Papaveraceae

草本,体内常含乳汁或黄色液汁。花两性,单生或呈总状、聚伞、圆锥等花序;萼片 2,早落,花瓣 4~6;雄蕊多数;子房上位,1 室,侧膜胎座,胚珠多数。蒴果,孔裂或瓣裂。

本科有 40 余属 600 多种,主要分布于北温带。我国有 20 属近 300 种,已知药用的有 130 余种,南、北均有分布。主要的属有罂粟属(*Papaver*)、紫堇属(*Corydalis*)、白屈菜属(*Chelidonium*)、博落回属(*Macleaya*)等。重要生药有延胡索、阿片、夏天无、白屈菜、博落回等。

本科植物普遍含有生物碱,以异喹啉类生物碱为主,几乎均含原阿片碱(protopine)。许多生物碱具有重要的药用价值,如罂粟中的吗啡(morphine)能镇痛、可待因(codeine)能止咳、罂粟碱(papaverine)能解痉,但多易成瘾。紫堇属(*Corydalis*)植物中的延胡索乙素(*dl*-tetrahydropalmatine)具有镇痛和镇静作用。

延胡索 *　Corydalis Rhizoma
（英）Corydalis Tuber　（日）エンゴサク

【基源】　本品为罂粟科植物延胡索 *Corydalis yanhusuo* W.T. Wang 的干燥块茎。

【植物形态】　多年生草本。块茎类球形。叶互生,二回三出复叶,第二回往往呈深裂状。总状花序顶生或与叶对生;花瓣 4,外轮 2 片稍大,上部 1 片尾部延伸成距,内轮 2 片较狭小;雄蕊 6,花丝连合成两束。蒴果线形。

【产地】　主产于浙江东阳、磐安。主要栽培于浙江、湖北、湖南、江苏等地也有种植。

【采制】　夏初茎叶枯萎时采挖,除去须根,洗净,置沸水中煮或蒸至恰无白心时,取出,晒干。

【性状】　①呈不规则的扁球形,直径 0.5~1.5cm。②表面黄色或黄褐色,有不规则网状皱纹。顶端有略凹陷的茎痕,底部常有疙瘩状突起。③质硬而脆,断面黄色,角质样,有蜡样光泽。④气微,味苦(彩图 20)。

【显微特征】　横切面:①皮层细胞 10 余层,淡黄色,扁平;最外侧的 2~3 层细胞常为厚壁性的下皮细胞,壁木化,具细密纹孔。②韧皮部宽广,筛管与管状分泌细胞伴生,呈环状散列。③木质部常分成 4~7 小束,疏列呈环状。④中央有较宽广的髓(图 13-25,

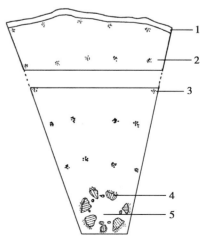

1. 皮层;2. 韧皮部;3. 筛管与分泌细胞;4. 木质部;5. 髓。

图 13-25　延胡索横切面简图

图 13-26)。

粉末:绿黄色。①含糊化淀粉粒,薄壁细胞淡黄色或几无色,类多角形、类方形或类圆形,直径 48~112μm,糊化淀粉粒隐约可见,用水合氯醛液透化后,留有网格样痕迹;②下皮厚壁细胞多角形、类方形或长条形,直径 48~96μm,壁厚 3~5μm,念珠状增厚,木化,纹孔细密;③石细胞单个散在或少数成群,淡黄绿色、类多角形、类方形、长圆形或纺锤形,直径 24~61μm,长 88~160μm,壁厚 8~16μm。此外,可见管状分泌细胞和导管(图 13-27)。

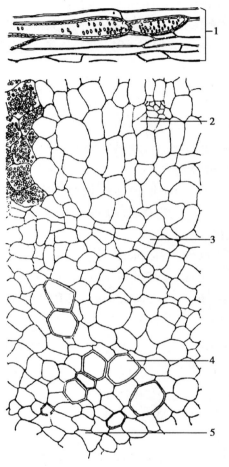

1. 下皮厚壁组织;2. 韧皮部;3. 形成层;
4. 导管;5. 髓。

图 13-26　延胡索横切面详图

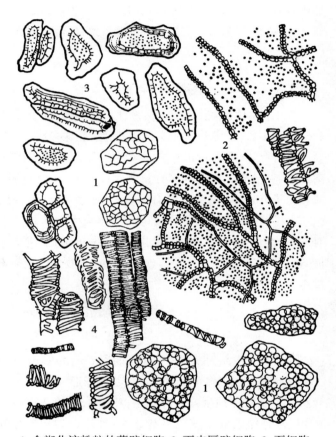

1. 含糊化淀粉粒的薄壁细胞;2. 下皮厚壁细胞;3. 石细胞;
4. 导管。

图 13-27　延胡索粉末图

【化学成分】

1. **生物碱类**　包括原小檗碱类生物碱 30 余种、阿朴菲类生物碱 20 余种及其他生物碱。主要有延胡索甲素(d- 紫堇碱,d-corydaline,0.12%)、延胡索乙素(dl- 四氢巴马汀,dl-tetrahydropalmatine,0.05%)、延胡索丙素(原鸦片碱,protopine)、延胡索丁素(l- 四氢黄连碱,l-tetrahydrocoptisine)、延胡索戊素(dl- 四氢黄连碱)、延胡索己素(l- 四氢非洲防己碱,l-tetrahydrocolumbamine)、延胡索庚素(d-紫堇鳞茎碱,d-corybulbine)等。另有黄连碱(coptisine)、去氢延胡索甲素(dehydrocorydaline)、非洲防己碱(columbamine)、紫堇单酚碱(corydalmine)、去氢紫堇单酚碱(dehydrocorydalmine)、空褐麟碱(bulbocapnine)等。

2. **其他成分**　还含有糖类、甾体、有机酸、矿质元素等其他多种成分。

	R₁	R₂	R₃	R₄	R₅

	R_1	R_2	R_3	R_4	R_5
d-corydaline	CH₃	CH₃	CH₃	CH₃	CH₃
dl-tetrahydropalmatine	CH₃	CH₃	CH₃	CH₃	H
l-tetrahydrocoptisine	—CH₂—		—CH₂—		H
l-tetrahydrocolumbamine	H	CH₃	CH₃	CH₃	H
d-corybulbine	CH₃	H	CH₃	CH₃	CH₃
corydalmine	CH₃	CH₃	CH₃	H	H

【理化鉴定】　鉴别：取本品粉末经甲醇超声提取、乙醚萃取后,以甲苯 - 丙酮(9∶2)为展开剂,与延胡索对照药材及延胡索乙素对照品共薄层展开。碘熏后,在紫外线灯(365nm)下检视,供试品色谱在与对照药材或对照品色谱相应的位置上显相同颜色的荧光斑点。

含量测定：采用 HPLC 法测定,药材含延胡索乙素不得少于 0.050%。

【药理作用】

1. **镇痛作用**　生物碱普遍具有镇痛作用,总碱镇痛效价为吗啡的 40%,以延胡索乙素(左旋体)的作用较强。各种剂型中以醇浸膏及醋制流浸膏的作用最强,毒性以醋制剂最强。

2. **镇静、安定作用**　延胡索乙素的左旋体在较大剂量时对兔、犬、猴有明显的催眠作用。

3. **抗胃溃疡作用**　去氢延胡索甲素有显著的抗大鼠实验性胃溃疡作用;延胡索丙素对幽门结扎性溃疡、延胡索乙素对饥饿引起的溃疡均有轻度抑制作用;各种成分对胃液分泌均有抑制作用。

4. **内分泌调节作用**　延胡索乙素能促进大鼠垂体分泌促肾上腺皮质激素,使甲状腺重量明显增加,对小鼠动情周期也有明显的抑制作用。

5. **改善脑缺血作用**　延胡索乙素对于小鼠脑缺血再灌注损伤引起的血脑屏障破坏及后续脑水肿、神经损伤等症状均有改善作用。

【功效与主治】　性温,味辛、苦。能活血,利气,止痛。用于胸胁和脘腹疼痛,胸痹心痛,经闭痛经,产后瘀阻,跌打肿痛。用量 3~10g。

经典名方："金铃子散"出自《太平圣惠方》(宋·王怀隐),由川楝子、延胡索组成。为理气剂,具有疏肝泄热,活血止痛之功效。

【资源利用】　北延胡索:本品为罂粟科植物东北延胡索 *Corydalis ambigua* Cham. et Schlecht. var. *amurensis* Maxim. 或齿瓣延胡索 *Corydalis turtschaninovii* Bess. 的干燥块茎,为东北地区习用品种,具有活血、利气、止痛的功效。收载于《黑龙江省中药材标准》(2001 年版),并沿用至今。

土元胡:本品为罂粟科植物土元胡 *Corydalis humosa* Migo 的干燥块茎,为山东地区习用品种,具有活血散瘀,行气止痛的功效。收载于《山东省中药材标准》(2002 年版、2012 年版),并沿用至今。

阿片　Opium

本品为罂粟科植物罂粟 *Papaver somniferum* L. 的未成熟蒴果经割破果皮后渗出的乳汁干燥制成,又称鸦片。为棕色或暗棕色膏状物,新鲜品略柔软,存放日久则变坚硬或脆;臭特殊,味极苦。含有数十种生物碱,总量约 20%,大多与罂粟酸(meconic acid)结合成盐存在,主要为吗啡(morphine),含量为 5.6%~12.8%,其次为可待因(codeine)、那可丁(narcotine)、罂粟碱(papaverine)、蒂巴因(thebaine)、那碎因(narceine)。本品用作中枢神经抑制剂,有镇痛、镇咳、镇静、抑制呼吸及抑制肠蠕动的作用。制剂有阿片粉、阿片酊、阿片流浸膏等。内服,入丸、散,用量 0.15~0.3g。本品有毒,且有成瘾性,不应持续应用。本品与其制剂均为麻醉药品,应按《麻醉药品和精神药品管理条例》保管及使用。

(韩　婷)

十一、十字花科　Cruciferae(Brassicaceae)

草本,单叶互生,无托叶。花两性,辐射对称,多排成总状花序;萼片 4,2 轮;花瓣 4,十字形排列;

雄蕊 6,2 短 4 长,为四强雄蕊;子房上位,心皮 2,合生,由假隔膜分为 2 室,侧膜胎座,胚珠 1 至多数。长角果或短角果,多 2 瓣开裂。种子无胚乳。本科植物约 350 属 3 200 种,广布于世界各地,主产于北温带。我国有 96 属约 430 种,已知药用的约 75 种,分布于全国各地。本科的重要生药有板蓝根、大青叶、芥子、独行菜、莱菔子。

本科的多数植物含有硫苷芥子苷(sinigrin)类成分,芥子碱在本科植物中分布广泛,有些植物含有吲哚苷和强心苷。种子多含丰富的脂肪油。

板蓝根

板蓝根 *　Isatidis Radix
(英)Indigowoad Root　(日)バンランコン

【基源】　本品为十字花科植物菘蓝 *Isatis indigotica* Fort. 的干燥根。

【植物形态】　二年生草本,主根圆柱形。叶互生,基生叶具柄,叶片长圆状椭圆形;茎生叶长圆形或长圆状披针形,基部半抱茎。圆锥花序生于枝端,花黄色。短角果长圆形。

【产地】　各地均有栽培。主产于河北、北京、黑龙江、河南、江苏,多自产自销。

【采制】　秋季采挖,除去泥沙,晒干。

【性状】　①呈圆柱形,稍扭曲,长 10~20cm,直径 0.5~1cm。②表面淡灰黄色或淡棕黄色,有纵皱纹、横长皮孔样突起及支根痕。根头稍膨大,可见暗绿色或暗棕色轮状排列的叶柄残基和密集的疣状突起。③体实,质略软,断面皮部黄白色,木部黄色。④气微,味微甜后苦涩(彩图 27)。

以条长、粗大、质坚实者为佳。

【显微特征】　横切面:①木栓层为数列细胞。栓内层狭。②韧皮部宽广,射线明显。③形成层成环。④木质部导管黄色,类圆形,直径约至 80μm;有木纤维束。薄壁细胞含淀粉粒(图 13-28;彩图 28)。

【化学成分】　含靛蓝(indigotin 或 indigo)、靛玉红(indirubin)、(*R*,*S*)-告依春(goitrin)、芥子苷(sinigrin)、吲哚苷(indoxyl glucoside)、2- 羟基 -3- 丁烯基硫氰酸酯(2-hydroxy-3-butenyl thiocyanate)、腺苷(adenosine)、多种氨基酸等。

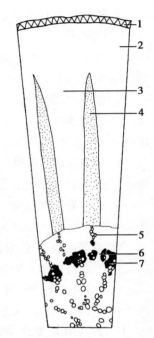

1. 木栓层;2. 栓内层;3. 韧皮射线;4. 韧皮部;5. 导管;6. 木射线;7. 木纤维。

图 13-28　板蓝根横切面简图

indigotin　　　　indirubin　　　　(*R*,*S*)-goitrin

【理化鉴定】　鉴别:采用薄层色谱法。

1. 取本品粉末 0.5g,加稀乙醇经超声处理,滤过,滤液蒸干,残渣溶于乙醇,作为供试品溶液。分别另取板蓝根对照药材及精氨酸对照品同法制成对照液。分别取以上 3 种溶液在同一硅胶 G 薄层板上,以正丁醇 - 冰醋酸 - 水(19∶5∶5)为展开剂展开,喷以茚三酮试液,在 105℃加热至斑点显色清晰。供试品色谱中,在与对照药材色谱和对照品色谱相应的位置上显相同颜色的斑点。

2. 另取本品粉末 1g,加甲醇经超声处理提取后,与板蓝根对照药材及(R,S)-告依春对照品溶液,3 种溶液分别点于同一硅胶 GF_{254} 薄层板上,以石油醚-乙酸乙酯(1:1)为展开剂展开,置紫外线灯(254nm)下检视。供试品色谱中,在与对照药材色谱和对照品色谱相应的位置上显相同颜色的斑点。

含量测定: 采用 HPLC 法测定,药材含(R,S)-告依春(C_5H_7NOS)不得少于 0.020%。

【**药理作用**】

1. **抗病毒作用**　板蓝根对流感病毒和乙肝病毒有抑制作用。主要有效成分为(R,S)-告依春、靛玉红。

2. **抗菌作用**　板蓝根对革兰氏阳性和阴性菌都有抑制作用,包括金黄色葡萄球菌、肺炎球菌、甲型链球菌、流感嗜血杆菌、大肠埃希菌等多种致病菌及钩端螺旋体。

3. **解热和抗炎作用**　板蓝根提取物有显著的解热和抗炎作用。

【**功效与主治**】　性寒,味苦。清热解毒,凉血利咽。用于温疫时毒,发热咽痛,温毒发斑,烂喉丹痧,大头瘟疫,丹毒,痈肿。用量9~15g。

【**附**】　**大青叶:** 本品为菘蓝的干燥叶。产地同板蓝根。本品多皱缩卷曲,有的破碎。完整叶片展平后呈长椭圆形至长圆状倒披针形,长 5~20cm,宽 2~6cm;上表面暗灰绿色,有的可见色较深稍突起的小点;先端钝,全缘或微波状,基部狭窄下延至叶柄呈翼状;叶柄长 4~10cm,淡棕黄色。质脆。气微,味微酸、苦、涩。粉末绿褐色。本品的显微特征:①下表皮细胞垂周壁稍弯曲,略成连珠状增厚。②气孔不等式,副卫细胞 3~4 个。③叶肉组织分化不明显;叶肉细胞中含蓝色细小颗粒状物,亦含橙皮苷样结晶。鲜叶含大青素 B(isatan B),含量约 1%;大青素 B 易被弱碱水解,生成吲哚醇,继而氧化成靛蓝(indigo)。全植物含芸苔葡萄糖硫苷(glucobrassicin)、新芸苔葡萄糖硫苷(neoglucobrassicin)、1-磺基芸苔葡萄糖硫苷及游离的吲哚醇(indoryl alcohol)。本品含靛玉红不得少于 0.020%。本品性寒,味苦。清热解毒,凉血消斑。

isatan B

indoryl alcohol

indigo

青黛: 本品为爵床科植物马蓝 *Baphicacanthus cusia*(Nees)Bremek.、蓼科植物蓼蓝 *Polygonum tinctorium* Ait. 或十字花科植物菘蓝 *Isatis indigotica* Fort. 的叶或茎叶经加工制得的干燥粉末、团块或颗粒。本品为深蓝色的粉末,体轻,易飞扬;或呈不规则多孔性的团块、颗粒,用手搓捻即成细末。微有草腥气,味淡。主含靛蓝 2.0%,靛玉红 0.13% 等,其中靛玉红有抗癌活性,且可以人工合成。本品性寒,味咸。清热解毒,凉血消斑,泻火定惊。

南板蓝根: 本品为爵床科植物马蓝 *Baphicacanthus cusia*(Nees)Bremek. 的干燥根茎和根。以福建应用较多。根茎呈类圆形,有时分叉,着生略弯曲的根,有残留的地上茎。薄壁细胞中含钟乳体。

芥子　Sinapis Semen

本品为十字花科植物白芥 *Sinapis alba* L. 或芥 *Brassica juncea* (L.) Czern. et Coss. 的干燥成熟种子。前者习称"白芥子"，后者习称"黄芥子"。各地均有栽培。白芥子呈球形，直径 1.5~2.5mm；表面灰白色至淡黄色，具细微网纹，一端有明显点状种脐；种皮薄而脆，破开后内有白色折叠的子叶，油性；气微，味辛辣。黄芥子，较小，直径 1~2mm。表面灰白色至淡黄色，少数呈暗红棕色；研碎后加水浸湿，可产生辛烈的特异臭气。白芥子主含白芥子苷(sinalbin)，尚含芥子酶(myrosin)、芥子碱(sinapine)及多量脂肪油，并含 4-羟基苯甲酰胆碱(4-hydroxybenzoylcholine)及 4-羟基苯甲胺(4-hydroxybenzylamine)。黄芥子含芥子苷(sinigrin)、芥子酶、芥子酸(sinapic acid)及芥子碱等。本品含芥子碱以芥子碱硫氰酸盐计不得少于 0.50%。本品性温，味辛；能温肺豁痰利气，散结通络止痛；用于寒痰喘咳，胸胁胀痛，痰滞经络，关节麻木、疼痛，痰湿流注，阴疽肿毒。用量 3~9g；外用适量。

十二、景天科　Crassulaceae

多年生肉质草本或亚灌木。多单叶，互生或对生，有时轮生。花多两性，辐射对称，多排成聚伞花序，有时总状花序或单生；萼片 4~5；花瓣 4~5；雄蕊与花瓣同数或为其倍数；子房上位，心皮 4~5，离生或仅基部合生，每心皮基部具 1 小鳞片，胚珠多数。蓇葖果。本科约 35 属 1 600 种，广布于全球，多为耐旱植物。我国有 10 属近 250 种，已知药用的有 70 种。本科的重要生药有红景天、土三七(景天三七)、垂盆草、瓦松、石莲等。

本科植物含有多种苷类，如红景天苷(rhodioloside)、垂盆草苷(sarmentosin)，前者能提高机体抵抗力，后者有降低谷丙转氨酶的作用。其他尚含黄酮类、香豆素类、有机酸等。本科某些植物的地下茎有异型维管束(如红景天属 *Rhodiola*)。

红景天　Rhodiolae Crenulatae Radix et Rhizoma

本品为景天科植物大花红景天 *Rhodiola crenulata* (Hook. f. et Thoms.) H. Ohba 的干燥根和根茎。秋季花茎凋枯后采挖，除去粗皮，洗净，晒干。本品根茎呈圆柱形，粗短，略弯曲，少数有分枝，长 5~20cm，直径 2.9~4.5cm。表面棕色或褐色，粗糙有褶皱，剥开外表皮有一层膜质黄色表皮且具粉红色花纹；宿存部分老花茎，花茎基部被三角形或卵形膜质鳞片；节间不规则；断面粉红色至紫红色，有一环纹，质轻，疏松。主根呈圆柱形，粗短，长约 20cm，上部直径约 1.5cm，侧根长 10~30cm；断面橙红色或紫红色，有时具裂隙。气芳香，味微苦涩、后甜。本品根横切面：①木栓层 5~8 列细胞，栓内层细胞椭圆形、类圆形。②中柱占极大部分，有多数维管束排列成 2~4 轮环，外轮维管束较大，为外韧型；内侧 2~3 轮维管束渐小，为周木型。根茎横切面：①老根茎有 2~3 条木栓层带，嫩根茎无木栓层带。木栓层为数列细胞，栓内层不明显。②皮层窄。③中柱维管束为大型的周韧型维管束，放射状环列。④髓部宽广，散生周韧型的髓维管束。⑤薄壁细胞含有棕色分泌物。本品含有红景天苷(rhodioloside)、酪醇(tyrosol)等化学成分。本品含红景天苷($C_{14}H_{20}O_7$)不得少于 0.50%。药理研究表明，注射红景天苷能增强大鼠脑干网状结构的兴奋性，并能促进蛋白质合成；本品的流浸膏能增强动物的抗疲劳能力；本品的提取液具有降低小鼠对电离辐射的敏感性，减轻 γ 射线对细胞染色体的损伤作用。本品性平，味甘、苦。能益气活血，通脉平喘。用于气虚血瘀，胸痹心痛，中风偏瘫，倦怠气喘。用量 3~6g。

十三、杜仲科　Eucommiaceae

落叶乔木，枝、叶折断时有银白色胶丝。叶互生，单叶，边缘有锯齿。花单性异株，无被，先叶或与叶同时开放;雄花密集成头状花序状,有短柄,具小苞片,雄蕊4~10,常为8;雌花单生,有苞片,具短花梗,子房上位,心皮2,合生,1室,胚珠2。翅果,含种子1粒。本科仅1属1种:杜仲,中国特有,分布于我国中部及西南各省区,各地有栽培。在自然状态下,生长于海拔300~500m的低山、谷地或低坡的疏林中。

杜仲　Eucommiae Cortex

本品为杜仲科植物杜仲 *Eucommia ulmoides* Oliv. 的干燥树皮。主产于湖北、四川、贵州、陕西。树皮呈板片状或两边稍向内卷,大小不一,厚3~7mm。外表面淡棕色或灰褐色,有明显的皱纹或纵裂槽纹,未去粗皮者可见明显的皮孔,刮去部分栓皮者表面较平坦。内表面暗紫色,光滑。质脆,易折断,断面有细密、银白色、富弹性的橡胶丝相连。气微,味稍苦。含杜仲胶(属于硬性橡胶类,含量约20%);木脂素类:右旋丁香树脂素(syringaresinol)及其苷、右旋松香脂素(pinoresinol)、杜仲素A(eucommin A)等;环烯醚萜类:松脂醇二葡萄糖苷(pinoresinol diglucoside)、桃叶珊瑚苷(aucubin)、杜仲苷(ulmoside)、京尼平(genipin)等;三萜类如白桦脂醇(betulin)、乌苏酸等;有机酸类如咖啡酸、绿原酸等。杜仲的主要降血压成分是松脂醇二葡萄糖苷。本品含松脂醇二葡萄糖苷($C_{32}H_{42}O_{16}$)不得少于0.10%。本品性温,味甘。能补肝肾,强筋骨,安胎。用于肝肾不足,腰膝酸痛,筋骨无力,头晕目眩,妊娠漏血,胎动不安。用量6~10g。

十四、蔷薇科　Rosaceae

草本、灌木或乔木。单叶或复叶,多互生,常具托叶。花两性,辐射对称,单生或排成伞房、圆锥等花序;花托凸起、平展或下凹;花萼下部与花托愈合成盘状、杯状、坛状、壶状的萼筒;萼片、花瓣多各为5,雄蕊常多数;子房上位或下位,心皮1至多数,分离或合生,每室胚珠1~2。蓇葖果、瘦果、核果及梨果,通常具宿萼。种子无胚乳。

本科有124属3 300多种,分布于全球,以北温带为多。我国产51属1 100种,已知药用360种,各地均有分布。本科的重要生药有金樱子、地榆、苦杏仁、乌梅、桃仁、山楂、枇杷叶和木瓜等。

本科植物含有多种活性成分:氰苷,如苦杏仁苷(amygdalin)有止咳祛痰作用,存在于枇杷属(*Eriobotrya*)、梅属(*Prunus*)、梨属(*Pyrus*)等植物中;多元酚类,如仙鹤草酚(agrimophol)有驱绦虫作用,存在于龙芽草属(*Agrimonia*)植物中;黄酮类,如槲皮素(quercetin)、金丝桃苷(hyperoside)存在于山楂属(*Crataegus*)植物中。其他尚含有皂苷、有机酸等。

山楂*　Crataegi Fructus
(英)Hawthorn Fruit　(日)サンザシ

山楂

【基源】　本品为蔷薇科植物山里红 *Crataegus pinnatifida* Bge. var. *major* N. E. Br. 或山楂 *Crataegus pinnatifida* Bge. 的干燥成熟果实,习称"北山楂"。

【植物形态】　山里红:落叶小乔木,叶互生;托叶镰形,较大;叶片广卵形或菱状卵形,5~9羽状浅裂。伞房花序生于枝端或上部叶腋,花白色或稍带红晕。梨果球形,直径达2.5cm,深亮红色,有黄白色小斑点,花萼宿存。

山楂:叶3~5羽状深裂,裂片卵状披针形;果实直径1~1.5cm,深红色。

【产地】　主产于山东,产量大,品质佳,销往全国并出口。北方常见栽培品。

【采制】　秋季果实成熟时采收,切片,干燥。

【性状】　①果实呈类球形,直径1~2.5cm。②表面深红色,有光泽,布有细小白色斑点,顶端有凹窝,边缘有宿萼,基部有细果柄或柄痕;果核5枚,弓形。③通常横切成圆形片,皱缩不平,直径1~2.5cm,厚0.2~0.4cm。④果肉深黄色至淡棕色。中部横切片具5粒浅黄色果核,但多脱落而中空。

⑤气微清香,味酸、微甜(彩图 29)。

以片大、皮红、肉厚、核少者为佳。

【显微特征】　粉末:暗红棕色至棕色。①石细胞单个散在或成群,无色或淡黄色,类多角形、长圆形或不规则形,直径 19~125μm,壁厚达 20~50μm,孔沟及层纹明显,有的胞腔内含深棕色物;②果皮表皮细胞表面观呈类圆形或类多角形,壁稍厚,胞腔内常含红棕色或黄棕色物;③果肉薄壁细胞内含草酸钙方晶或簇晶,方晶直径 10~50μm,草酸钙簇晶直径 20~50μm,棱角较钝;④纤维直径 10~40μm,胞腔多狭窄(图 13-29)。

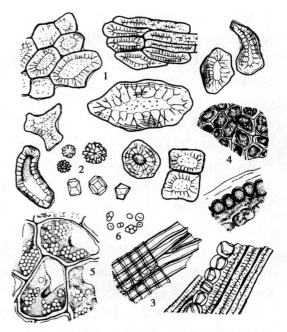

1. 石细胞;2. 草酸钙簇晶及方晶;3. 纤维;4. 果皮表皮细胞;5. 果肉薄壁细胞;6. 淀粉粒。

图 13-29　山楂粉末图

【化学成分】　有机酸类:三萜类成分,如乌苏酸(ursolic acid)、齐墩果酸(oleanolic acid)、山楂酸(crataegolic acid,maslinic acid);其他酸类成分,如苹果酸(malic acid)、绿原酸、酒石酸、琥珀酸、咖啡酸、柠檬酸(及其甲酯)、棕榈酸、硬脂酸、油酸、亚油酸及亚麻酸。

黄酮类:槲皮素(quercetin)、金丝桃苷(hyperoside)、芦丁(rutin)、牡荆素(vitexin)、牡荆素鼠李糖苷。

其他成分:苦杏仁苷、表儿茶素(l-epicatechin)、皂苷、维生素 C、维生素 B_2、胡萝卜素、鞣酐等。

crataegolic acid

【理化鉴定】　鉴别:采用薄层色谱法。取本品粉末 1g,用乙酸乙酯超声提取液为供试品溶液,以乌苏酸为对照品,供试品溶液和对照品溶液点于同一块硅胶 G 薄层板上,以甲苯 - 乙酸乙酯 - 甲酸(20：4：0.5)为展开剂展开,以硫酸乙醇溶液显色、紫外线灯(365nm)下检视。供试品色谱中,在与对照品色谱相应的位置上显相同的紫红色斑点,紫外线灯下显相同的橙黄色斑点。

含量测定:采用酸碱滴定法测定,药材含有机酸以柠檬酸计不得少于 5.0%。

【药理作用】

1. **心脏保护作用**　山楂总黄酮可增加冠状动脉流量、抗心肌缺氧、抗心律不齐等;牡荆素鼠李糖苷可保护心肌损伤。

2. **降血脂作用**　山楂总黄酮可使家兔血中的胆固醇及甘油三酯含量明显降低。

3. **助消化作用**　山楂脂肪酶可促进脂肪分解;山楂有机酸等可提高蛋白分解酶的活性,进而助消化。

4. **抗菌作用**　山楂提取物可抑制福氏志贺菌、宋氏志贺菌等。山楂核提取物可杀灭大肠埃希菌、金黄色葡萄球菌、白念珠菌等。

5. **防癌作用**　山楂总黄酮可通过抑制肿瘤细胞 DNA 的生物合成,阻止肿瘤细胞增殖。

【功效与主治】　性微温,味酸、甘。消食健胃,行气散瘀,化浊降脂,用于肉食积滞、胃脘胀满、泻痢腹痛、高脂血症等。焦山楂消食导滞作用增强,用于肉食积滞、泻痢不爽。用量 9~12g。

【资源利用】　野山楂:本品为蔷薇科植物野山楂 Crataegus cuneata Sieb. et Zucc. 的干燥成熟果实,习称"南山楂"。南山楂主产于浙江、湖南、河南等地。采收后,置沸水中略烫后干燥或直接干燥。果实类球形或梨形,直径 0.8~1.4cm,有的压成饼状;表面棕色至棕红色,有细密皱纹。味微酸、涩。含槲皮素、绿原酸、咖啡酸、齐墩果酸等。功效同山楂。

苦杏仁 *　Armeniacae Semen Amarum
(英)Bitter Apricot Seed　(日)キョウニン

苦杏仁

【基源】　本品为蔷薇科植物山杏 *Prunus armeniaca* L.var. *ansu* Maxim.、西伯利亚杏 *Prunus sibirica* L.、东北杏 *Prunus mandshurica*(Maxim.)Koehne 或杏 *Prunus armeniaca* L. 的干燥成熟种子。

【植物形态】　山杏:落叶乔木,叶互生。花常 2 朵并生,先叶开放,粉红色。核果近球形,果核具网纹,有薄而锐的边缘;种子 1 枚。

西伯利亚杏:落叶灌木或小乔木,高 2~5m。叶卵形或近圆形。花单生或 2 朵并生,白色或粉红色。核果近球形,成熟时黄色带红晕。

东北杏:大乔木,高达 15m;叶缘有粗而深的重锯齿。花 1 朵,少有 2 朵,白色。核果扁圆形,果核粗糙,两侧扁平。

杏:乔木,高达 10m;叶卵圆形,黄色至黄红色或白色,果肉多汁可食,果核平滑,沿腹缝两侧各有 1 棱,棱突起锋利者种子味甜,棱平钝者种子味苦。

【产地】　我国北方大部分地区均产,以内蒙古、辽宁、河北、吉林的产量最大,行销各地并出口。

【采制】　夏季采收成熟果实,除去果肉和核壳,取出种子,晒干。

【性状】　①种子呈扁心形,长 1~1.9cm,宽 0.8~1.5cm,厚 0.5~0.8cm;②表面黄棕色至深棕色,一端尖,另一端钝圆、肥厚,左右不对称;③尖端一侧有短线形种脐,圆端合点处向上具多数深棕色的脉纹;④种皮薄,子叶 2,乳白色,富油性;⑤气微,味苦(图 13-30;彩图 31)。以颗粒饱满、完整、味苦者为佳。

【显微特征】　横切面:①种皮表皮细胞 1 层,间有近圆形橙黄色石细胞,常单个或 3~5 个成群,突出表皮外,埋于表皮的部位有大的纹孔。②表皮下为多层薄壁细胞,有小型维管束。③外胚乳为 1 层颓废细胞;内胚乳细胞含糊粉粒及脂肪油。④子叶薄壁细胞亦含糊粉粒及脂肪油(图 13-31)。

山杏种子粉末:黄白色。①种皮石细胞单个散在或数个成群,黄棕色至棕色,表面观呈类长圆形、类多角形或贝壳形,直径 25~150μm,纹孔大而密;侧面观大多呈贝壳形、卵圆形或类圆形,底部较宽,18~60μm,壁厚 3~5μm,层纹无或少见,孔沟甚密,上部壁厚

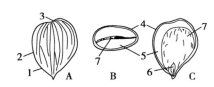

A 外形;B. 横断面;C. 纵剖面。
1. 种脐;2. 种脊;3. 合点;4. 种皮;5. 子叶;6. 胚;7. 空隙。

图 13-30　苦杏仁药材图

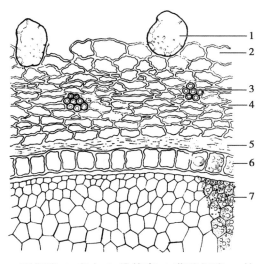

1. 石细胞;2. 表皮;3. 维管束;4. 薄壁细胞;5. 外胚乳;6. 内胚乳;7. 子叶。

图 13-31　苦杏仁横切面组织图

5~10μm,层纹明显,孔沟少。②种皮外表皮薄壁细胞浅橙黄色或棕黄色,类圆形,多皱缩,细胞界限不清,常与种皮石细胞相连。③子叶细胞含糊粉粒及油滴;较大的糊粉粒中有细小草酸钙簇晶,直径 2~6μm。此外有内胚乳细胞、螺纹导管等(图 13-32;彩图 32)。

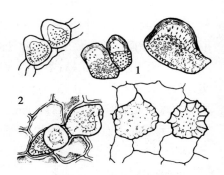

1.石细胞;2.种皮表皮细胞。

图 13-32 苦杏仁(种皮)粉末图

【化学成分】 含苦杏仁苷(amygdalin,含量约 3%)、脂肪油(含量约 50%),并含苦杏仁酶(emulsin)。苦杏仁酶为多种酶的混合物,包括苦杏仁苷酶(amygdalase)、樱叶酶(prunase)、醇腈酶(oxynitrilase),以及可溶性蛋白质。种子研碎后加水放置,苦杏仁苷受苦杏仁酶的作用,生成氢氰酸、苯甲醛和葡萄糖。

【理化鉴定】 鉴别:1. 取本品数粒,捣碎,置试管中,加水数滴使湿润,试管中悬挂一条在碳酸钠溶液中湿润的三硝基苯酚试纸条,用软木塞塞紧,置温水浴中,10 分钟后,试纸显砖红色(苦味酸钠反应)。

2. 采用薄层色谱法。取本品粉末 2g,以二氯甲烷脱脂,残渣的甲醇提取液为供试品溶液。供试品溶液和苦杏仁苷对照品溶液点于同一块硅胶 G 薄层板上,以三氯甲烷 - 乙酸乙酯 - 甲醇 - 水(15∶40∶22∶10)为展开剂展开,喷以磷钼酸的硫酸乙醇溶液,105℃加热至斑点显色清晰。供试品色谱中,在与对照品色谱相应的位置上显相同颜色的斑点。

含量测定:采用 HPLC 法测定,本品含苦杏仁苷($C_{20}H_{27}NO_{11}$)不得少于 3.0%。

【药理作用】

1. **止咳平喘作用** 苦杏仁是重要的止咳平喘药,其煎剂有显著的降气、止咳平喘作用。有效成分为苦杏仁苷的分解产物氢氰酸。

2. **对消化系统的作用** 苦杏仁苷分解产生的苯甲醛可通过抑制胃蛋白酶活性而影响消化功能。

3. **抗肿瘤作用** 小鼠自由摄食苦杏仁,可抑制艾氏腹水癌的生长,使其生存期延长。苦杏仁抗肿瘤的有效成分包括氢氰酸、苯甲醛、苦杏仁苷。

4. **毒副作用** 口服大量苦杏仁易产生呼吸和中枢神经系统毒性,主要表现为眩晕、头痛、呼吸急促、呕吐、心悸、发绀、昏迷、惊厥等症状,可用亚硝酸盐和硫代硫酸钠急救。毒性成分为苦杏仁苷的分解产物氢氰酸。

【功效与主治】 性微温,味苦;有小毒。能降气止咳平喘,润肠通便。用于咳嗽气喘,胸满痰多,肠燥便秘。用量 5~10g。内服不宜过量。

【附】 桃仁:本品为蔷薇科植物桃 Prunus persica (L.) Batsch 或山桃 Prunus davidiana (Carr.) Franch. 的干燥成熟种子。桃仁呈扁长卵形,长 1.2~1.8cm,宽 0.8~1.2cm,厚 0.2~0.4cm。表面黄棕色至红棕色,密布颗粒状突起。一端尖,中部膨大,另端钝圆稍偏斜,边缘较薄。尖端一侧有短线形种脐,圆端有颜色略深不甚明显的合点,自合点处散出多数纵向维管束。种皮薄,子叶 2,类白色,富油性。气微,味微苦。山桃仁呈类卵圆形,较小而肥厚。性平,味苦、甘。能活血祛瘀,润肠通便,止咳平喘。用于经闭痛经,跌打损伤,肠燥便秘。用量 5~10g。孕妇慎用。

木瓜 Chaenomelis Fructus

本品为蔷薇科植物贴梗海棠 Chaenomeles speciosa (Sweet) Nakai 的干燥近成熟果实,习称“皱皮木瓜”。主产于四川、湖北、安徽、浙江。果实呈长圆形,多纵剖成两半,长 4~9cm,宽 2~5cm,厚 1~2.5cm。外表面紫红色或红棕色,有不规则的深皱纹;剖面边缘向内卷曲,果肉红棕色,中心部分凹陷,棕黄色;种子扁长三角形,多脱落。质坚硬。气微清香,味酸。含皂苷、黄酮类、维生素 C 和苹果酸、酒石酸、柠檬酸等大量有机酸。鲜果含过氧化氢酶等多种酶,种子含氢氰酸。本品含齐墩果酸和乌苏酸的总量不得少于 0.50%。煎剂给小鼠灌胃,对蛋清性关节炎有消肿作用。本品性温,味酸。能舒筋活络,和胃化湿。用于湿痹拘挛,腰膝关节酸重疼痛,暑湿吐泻,转筋挛痛,脚气水肿。用量 6~9g。

枇杷叶　Eriobotryae Folium

本品为蔷薇科植物枇杷 *Eriobotrya japonica* (Thunb.) Lindl. 的干燥叶。主产于华东、中南、西南地区。本品呈长圆形或倒卵形,长 12~30cm,宽 4~9cm。先端尖,基部楔形,边缘有疏锯齿,近基部全缘。上表面灰绿色、黄棕色或红棕色,较光滑;下表面密被黄色绒毛,主脉于下表面显著突起,侧脉羽状;叶柄极短,被棕黄色绒毛。革质而脆,易折断。气微,味微苦。除去绒毛后,生用或蜜炙后使用。含苦杏仁苷、皂苷、熊果酸、齐墩果酸、维生素 B₁ 和维生素 C、鞣质、有机酸。鲜叶含挥发油(含量0.04%~0.1%),主成分为反式橙花叔醇(*trans*-nerolidol)、反 - 反式麝子油醇(*trans-trans*-farnesol)等。本品含齐墩果酸和乌苏酸的总量不得少于 0.70%。水煎液对金黄色葡萄球菌、肺炎球菌、志贺菌属等有抑制作用。本品性微寒,味苦。能清肺止咳,降逆止呕。用于肺热咳嗽,气逆喘急,胃热呕逆,烦热口渴。用量 6~10g。

(高建平)

十五、豆科　Leguminosae(Fabaceae)*

茎直立或蔓生,根部常有根瘤。叶常互生;多为羽状或掌状复叶;多具托叶和叶枕(叶柄基部膨大的部分)。雄蕊多为 10 枚,常成二体雄蕊(9+1,稀 5+5);心皮 1,子房上位,1 室,边缘胎座,胚珠 1 至多数。荚果。种子无胚乳。

豆科为种子植物第三大科,仅次于菊科和兰科,有 700 余属 18 000 余种。我国有 160 属 1 550 种和变种,已知药用109属约600种。本科的重要生药有甘草、黄芪、番泻叶、葛根、苦参、鸡血藤、山豆根、槐米、决明子、合欢皮等。

植物组织中常可见薄壁细胞内含草酸钙方晶,也有含簇晶。多见晶纤维。

豆科植物含多种类型的化学成分,药用成分以黄酮类及生物碱为主。黄酮类:在豆科中分布很广,几乎包罗各种类型,有些为豆科所特有,有些具有重要的生理活性。如甘草中的甘草苷(liquiritin)、异甘草苷(isoliquiritin)和葛根中的大豆苷(daidzin)均有解痉作用;槐花(米)中的芦丁能使毛细血管的通透性和阻力恢复正常;葛根中的葛根素(puerarin)能扩张冠状动脉。生物碱:主要分布在蝶形花亚科中,以吡啶型和吲哚型生物碱为主,前者如苦参碱(matrine),有抗癌作用;后者如毒扁豆碱(physostigmine),可用于治疗青光眼。三萜皂苷:豆科植物黄芪中含有三萜皂苷,其苷元多为环黄芪醇(cycloastragenol)、黄芪甲苷(astragaloside Ⅳ)、黄芪皂苷Ⅰ(astragaloside Ⅰ)有降血压、抗炎、镇静和调节代谢的作用。其他成分:含有蒽醌类(如决明属植物中的番泻苷 sennosides)、香豆素、鞣质等。

甘草

甘草*　Glycyrrhizae Radix et Rhizoma
(英)Licorice(Liquorice)　(日)カンゾウ

【基源】　本品为豆科植物甘草 *Glycyrrhiza uralensis* Fisch.、胀果甘草 *Glycyrrhiza inflata* Bat. 或光果甘草 *Glycyrrhiza glabra* L. 的干燥根和根茎。

【植物形态】　甘草:多年生草本,高 30~120cm。茎直立,多分枝,密被鳞片状腺点、刺毛状腺体及白色或褐色的绒毛。奇数羽状复叶,小叶 3~8 对,卵圆形、倒卵形或近圆形,边缘全缘,有时微呈波状,多少反卷,两面被腺鳞及白毛。根茎圆柱状,多横走;主根长,粗大,外皮红棕色或灰棕色。总状花序腋生,花冠蝶形,紫红色或蓝紫色;雄蕊 10,二体(9+1);荚果扁平,窄长,弯曲呈镰刀状或环状,多数紧密排列成球状,密生瘤状突起和刺毛状腺体。

胀果甘草:植物体局部常被密集成片的淡黄褐色鳞片状腺体,无腺毛。小叶 3~7,边缘波状,上面暗绿色,具黄褐色腺点,下面有似涂胶状光泽。荚果短小而直,膨胀,无腺毛。

光果甘草:植物体密被淡黄褐色腺点和鳞片状腺体,不具腺毛。小叶片约 19 片,窄长平直,上面无毛或有微柔毛,下面密被淡黄色腺点。荚果扁而直,多为长圆形,无毛。

【**产地**】　甘草主产于内蒙古、甘肃、新疆等地,按产地分为西甘草和东甘草。西甘草产于内蒙古、甘肃、宁夏、陕西、新疆,东甘草产于吉林、辽宁、黑龙江、河北、山西等地。甘草多分布于海拔 250~1 400m、土壤为中性或微碱性的地区,以内蒙古鄂尔多斯(原伊克昭盟)、巴彦淖尔与阿拉善旗及甘肃、宁夏交界的部分地区所产者的质量最佳。近年以新疆的产量最大,内蒙古、甘肃次之。胀果甘草主产于新疆、甘肃,习称"新疆甘草"。光果甘草主产于我国新疆等地,在国外欧洲也有产出,习称"欧甘草"或"洋甘草"。

【**采制**】　春、秋两季皆可采挖,以秋季产者为佳。将挖取的根和根茎切去地上部分与须根,洗净,按根粗细、大小分等级捆好,干燥风干,干后包装。亦有将外面栓皮削去,切成长段晒干者,称为"粉甘草"。

【**性状**】　甘草(*G. uralensis*):①根呈圆柱形,长 25~100cm,直径 0.6~3.5cm。②外皮松紧不一。表面红棕色或灰棕色,具显著的纵皱纹、沟纹、皮孔及稀疏的细根痕。③质坚实,断面略显纤维性,黄白色,粉性,形成层环明显,射线放射状,有的有裂隙。④根茎呈圆柱形,表面有芽痕,断面中心有髓。⑤气微,味甜而特殊(彩图 35)。一般以外皮细紧、色红棕、质坚实、断面黄白色、粉性足、味甜者为佳。

胀果甘草:①根和根茎木质粗壮,有的分枝,外皮粗糙,多灰棕色或灰褐色;②质坚硬,木质纤维多,粉性小;③根茎不定芽多而粗大;④气微,味甜或带苦。

光果甘草:①根和根茎质地较坚实,有的分枝;②外皮不粗糙,多灰棕色,皮孔细而不明显;③断面纤维性,裂隙较少;④气微,味甜。

【**显微特征**】　**横切面:甘草(*G. uralensis*)**
①木栓层为数列棕色细胞(粉甘草栓皮已除去)。栓内层较窄。②韧皮部射线宽广,多弯曲,常现裂隙;纤维多成束,非木化或微木化,周围薄壁细胞常含草酸钙方晶;筛管群常因压缩而变形。③束内形成层明显。④木质部射线宽 3~5列细胞;导管较多,直径约至 160μm,常单个或 2~3 个成群。木纤维成束,周围薄壁细胞亦含草酸钙方晶。⑤根中心无髓;根茎中心有髓。⑥薄壁细胞中含有淀粉粒(图 13-33,图 13-34;彩图 37)。

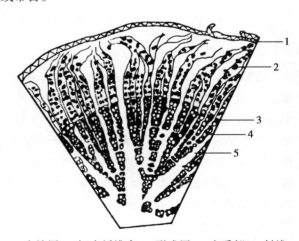

1. 木栓层;2. 韧皮纤维束;3. 形成层;4. 木质部;5. 射线。

图 13-33　甘草(*G. uralensis*,根茎)横切面组织简图

胀果甘草　韧皮部及木质部的射线细胞多皱缩而形成裂隙。

光果甘草　横切面韧皮部射线平直,不偏弯,裂隙少。

粉末:甘草(*G. uralensis*)根及根茎　淡棕黄色。①纤维成束,直径 8~14μm,壁厚,微木化,周围薄壁细胞含草酸钙方晶,形成晶纤维。②草酸钙方晶多见,方晶直径约 30μm。③具缘纹孔导管较大,常破碎,稀有网纹导管。④木栓细胞红棕色,多角形,微木化,有的含形状不一的棕色块状物。⑤淀粉粒众多,多为单粒,卵圆形或椭圆形,长 3~20μm,脐点呈点状。另可见橙红色色素块,散在(图 13-35;彩图 36)。

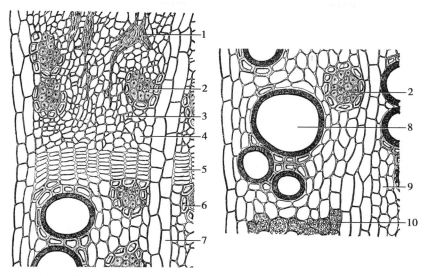

1. 颓废的筛管群；2. 纤维束；3. 筛管群；4. 韧皮薄壁细胞；5. 形成层；6. 草酸钙方晶；7. 射线；8. 导管；9. 木薄壁细胞；10. 淀粉粒。

图 13-34　甘草（*G. uralensis*，根）横切面组织详图

【化学成分】　三萜皂苷类成分：甘草的根和根茎富含甘草甜素（glycyrrhizin），为甘草酸（glycyrrhizic acid）的钾、钙盐，是甘草的甜味成分。甘草酸水解后可得到 2 分子葡糖醛酸和 1 分子五环三萜皂苷元甘草次酸（glycyrrhetinic acid）。此外，甘草还含有甘草皂苷 A_3（licorice-saponin A_3）、22β-乙酰氧基甘草酸（22β-acetoxyglycyrrhizin）、甘草皂苷 E_2（licorice-saponin E_2）、甘草皂苷 G_2（licorice-saponin G_2）、18α- 甘草酸（18α-glycyrrhizic acid，异甘草酸）等成分。

酚类成分：包括游离酚类和黄酮糖苷类。其中，游离酚类包括二氢黄酮、查耳酮、异黄酮、异黄烷、3- 芳基 - 香豆素等基本母核，多数有异戊烯基类取代基团；黄酮糖苷类包括氧苷和碳苷，主要成分有甘草素（liquiritigenin）、甘草苷（liquiritin）、芹糖甘草苷（liquiritin apioside）、异甘草素（isoliquiritigenin）、异甘草苷（isoliquiritin）、芹糖异甘草苷（isoliquiritin apioside）等。3 种药用甘草的游离酚类成分具有明显的品种特异性。例如甘草香豆素（glycycoumarin）、甘草查耳酮 A（licochalcone A）、光甘草定（glabridin）分别是甘草（*G. uralensis*）、胀果甘草、光果甘草的特征性成分。

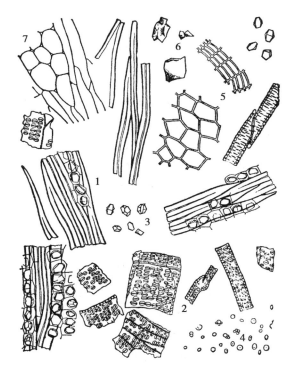

1. 纤维及晶纤维；2. 导管；3. 草酸钙方晶；4. 淀粉粒；5. 木栓细胞；6. 色素块；7. 射线细胞。

图 13-35　甘草（*G. uralensis*，根及根茎）粉末图

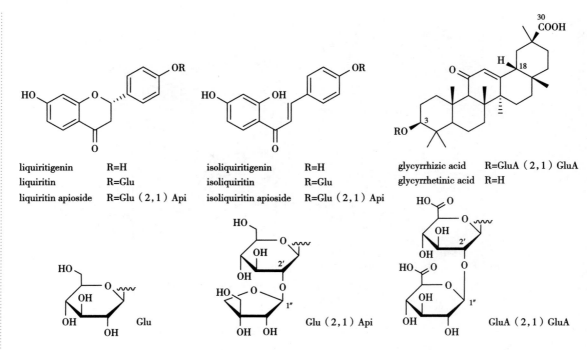

liquiritigenin　　　　　R=H
liquiritin　　　　　　　R=Glu
liquiritin apioside　　R=Glu（2,1）Api

isoliquiritigenin　　　　R=H
isoliquiritin　　　　　　R=Glu
isoliquiritin apioside　R=Glu（2,1）Api

glycyrrhizic acid　　R=GluA（2,1）GluA
glycyrrhetinic acid　R=H

Glu　　　　　　　Glu（2,1）Api　　　　　　GluA（2,1）GluA

【生物合成】　甘草酸的生物合成有较深入的研究,目前已基本建立了其体外的生物合成途径。以 2,3- 环氧角鲨烯(2,3-oxidosqualene)为前体,由角鲨烯环化酶 GgbAS1 催化环合生成 β-amyrin,再经过 2 个 P450 酶(CYP88D6、CYP72A154)氧化生成甘草次酸,最后依次由纤维素合酶类似酶 GuCsl 与糖基转移酶 UGT73P12 催化糖基化反应生成甘草酸(图 13-36)。甘草酸在植物体内的生物合成途径还需进一步的实验验证。

【理化鉴定】　鉴别:采用薄层色谱法。取本品粉末 1g,乙醚回流后弃去醚液,药渣以甲醇提取后经正丁醇萃取、甲醇溶解,点于用 1% 氢氧化钠溶液制备的硅胶 G 薄层板上,以乙酸乙酯 - 甲酸 - 冰醋酸 - 水(15:1:1:2)为展开剂展开,喷以 10% 硫酸乙醇溶液,加热至斑点显色清晰,置紫外线灯(365nm)下检视。在与对照药材色谱相应的位置上显相同颜色的荧光斑点,在与甘草酸单铵盐对照品色谱相应的位置上显相同的橙黄色荧光斑点。

含量测定:采用 HPLC 法测定。药材含甘草苷不得少于 0.50%,含甘草酸不得少于 2.0%。

【药理作用】

1. **止咳作用**　甘草常用于止咳,是复方甘草片、复方甘草口服溶液等药物的主要组分。甘草止咳的主要有效成分包括甘草素、甘草苷、芹糖甘草苷等。

2. **保肝作用**　甘草广泛用于预防和治疗各种肝病,例如慢性病毒性肝炎、非酒精性脂肪性肝病、药物性或化学性肝损伤等。主要有效成分包括甘草酸、查耳酮类。甘草酸二铵、异甘草酸镁均为临床处方药。

3. **抗病毒、抗菌作用**　甘草酸等甘草皂苷可抑制流感病毒(H1N1)、乙型肝炎病毒等多种病毒。甘草可抑制多种革兰氏阳性和阴性菌,如幽门螺杆菌、金黄色葡萄球菌、白念珠菌等。

4. **其他作用**　甘草常在中药复方中发挥调和诸药的作用,可能与调节药物代谢酶有关。甘草还能抑制脂多糖等诱发的炎症反应。

【功效与主治】　性平,味甘。补脾益气,清热解毒,祛痰止咳,缓急止痛,调和诸药。用于脾胃虚弱,倦怠乏力,心悸气短,咳嗽痰多,脘腹、四肢挛急疼痛,痈肿疮毒,缓解药物毒性、烈性。用量 2~10g。煎服。清热应生用,补中宜炙用。反大戟(京大戟、红大戟)、芫花、甘遂、海藻。

经典名方:1. **"甘麦大枣汤"** 出自《金匮要略》(汉·张仲景),由甘草、小麦、大枣组成。为安神剂,具有养心安神,和中缓急之功效。

2. **"炙甘草汤"** 出自《伤寒论》(汉·张仲景),由甘草、生姜、桂枝、人参、生地黄、阿胶、麦冬、麻仁、

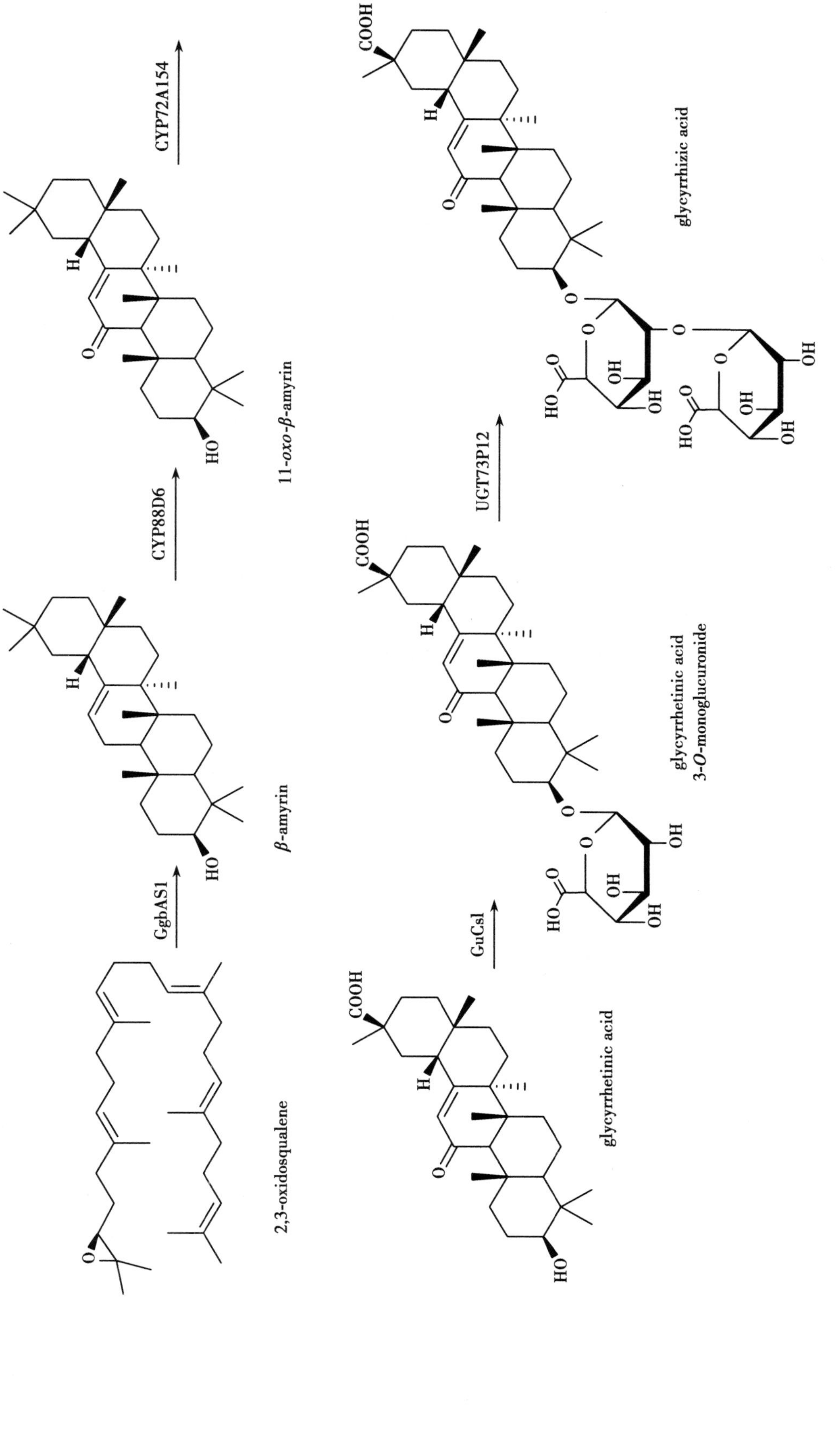
2,3-oxidosqualene
GgbAS1
β-amyrin
CYP88D6
11-oxo-β-amyrin
CYP72A154
glycyrrhetinic acid
GuCsl
glycyrrhetinic acid 3-O-monoglucuronide
UGT73P12
glycyrrhizic acid
COOH
HO
H
O
OH

图 13-36　甘草酸的生物合成途径

大枣组成。为补益剂,具有益气滋阴,通阳复脉之功效。

(叶　敏)

黄芪

黄芪 *　Astragali Radix
（英）Milkvetch Root　（日）オウギ

【基源】　本品为豆科植物蒙古黄芪 *Astragalus membranaceus*（Fisch.）Bge. var. *mongholicus*（Bge.）Hsiao 或膜荚黄芪 *Astragalus membranaceus*（Fisch.）Bge. 的干燥根。

【植物形态】　蒙古黄芪:多年生草本,高 50~150cm。根直而长,圆柱形,木质,长 20~50cm,根头部径 1.5~3cm,表面淡棕色至深棕色。茎直立,上部有分枝,被长柔毛。奇数羽状复叶互生;叶柄基部有托叶;小叶 25~37 片,宽椭圆形,长 4~9mm,先端稍钝,有短尖,两面有白色长柔毛。总状花序腋生,有花 10~25 朵;苞片线状披针形;花萼筒状,长约 5mm,萼齿 5,有长柔毛;花冠黄色,蝶形,长不及 2cm;雄蕊 10,二体;子房有柄,无毛。荚果膜质,膨胀,卵状长圆形,先端有喙,有显著网纹。种子 5~6 粒,肾形,黑色。花期 7~8 月,果期 8~9 月。

膜荚黄芪:形态与蒙古黄芪极为相似,主要区别为小叶 13~31 片,小叶片卵状披针形或椭圆形,长 7~30mm,宽 4~10mm;花冠淡黄色;子房被疏柔毛。荚果被黑色短毛。

【产地】　蒙古黄芪主产于黑龙江、山西、内蒙古、甘肃等省区;膜荚黄芪主产于黑龙江、山西、内蒙古、陕西、宁夏、甘肃、新疆等省区。质量以栽培的蒙古黄芪为好,销往全国并大量出口。产于山西绵山者,习称"绵芪"或"西黄芪";产于黑龙江、内蒙古者,称为"北黄芪"。

【采制】　春、秋两季均可采挖,以秋季采挖者质较佳。挖出后除净泥土及须根,切去根头,晒至六七成干,分出大小,理直,捆成小捆,再晒干,即为"生黄芪"。亦可炮制成"蜜黄芪"(炙黄芪),即将黄芪润透,切成约 2.5mm 的厚片,按常法用蜜水炒至深黄色,放凉后不黏手为度,取出,摊凉散热,干燥;每 100kg 生黄芪片用炼蜜 25kg。

【性状】　①根呈圆柱形,有的有分枝,上端较粗,长 30~90cm,直径 1~3.5cm;②表面淡棕色或淡棕褐色,有不整齐的纵皱纹或纵沟;③质硬而韧,不易折断,断面纤维性强,并显粉性,皮部黄白色,木部淡黄色,有放射状纹理和裂隙,"菊花心"明显;④老根中心偶呈枯朽状,黑褐色或呈空洞;⑤气微,味微甜,嚼之微有豆腥味(图 13-37;彩图 33)。一般以条粗长、皱纹少、质坚而绵、断面色黄白、粉性足、味甜者为佳。

【显微特征】　横切面:①木栓细胞多列;栓内层为 3~5 层厚角细胞。②韧皮部射线外侧常弯曲,有裂隙;纤维成束,壁厚,木化或微木化,与筛管群交互排列;近栓内层处有时可见石细胞。③形成层成环。④木质部导管单个散在或 2~3 个相聚,直径 18~160μm;导管间有木纤维;射线中有时可见单个或 2~4 个成群的石细胞。⑤薄壁细胞含淀粉粒(图 13-38)。

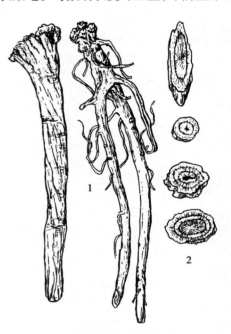

1. 完整药材;2. 饮片。

图 13-37　黄芪药材图

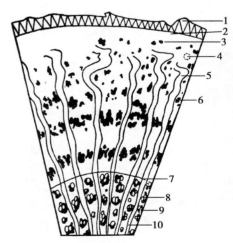

1. 木栓层;2. 栓内层;3. 石细胞;4. 管状木栓组织;5. 韧皮射线;6. 韧皮纤维束;7. 形成层;8. 导管;9. 木纤维束;10. 木射线。

图 13-38　黄芪横切面简图

粉末：黄白色。①纤维成束或散离，直径 8~30μm，壁厚，表面有纵裂纹，初生壁常与次生壁分离，两端常断裂成须状，或较平截；②具缘纹孔导管无色或橙黄色，直径 24~160μm，具缘纹孔排列紧密，亦有网纹导管；③石细胞少见，圆形、长圆形或形状不规则，壁极厚，层纹可见，孔沟稀少；④木栓细胞淡黄绿色，表面观呈多角形或类方形，垂周壁薄，有的细波状弯曲；⑤淀粉粒较多，单粒类圆形、椭圆形或类肾形，直径 3~13μm，复粒由 2~4 分粒组成（图 13-39；彩图 34）。

【化学成分】　三萜皂苷类：为黄芪的主要成分。其中含量最高的是环阿屯烷（9,19- 环羊毛脂烷）型三萜皂苷，包括黄芪皂苷（astragaloside）Ⅰ~Ⅶ、异黄芪皂苷（isoastragaloside）Ⅰ和Ⅱ等，它们的苷元为环黄芪醇（cycloastragenol）。还含有大豆皂苷元 B、黄芪皂苷Ⅷ等齐墩果烷型三萜皂苷。

黄酮类：包括多种异黄酮及其糖苷，如毛蕊异黄酮（calycosin）、毛蕊异黄酮葡萄糖苷（calycosin 7-O-β-D-glucoside）、芒柄花素（formononetin）、芒柄花苷（ononin）等。

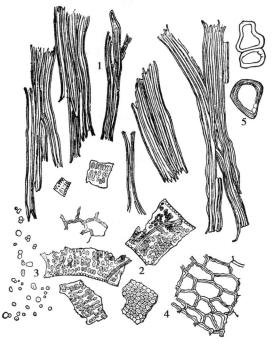

1. 纤维；2. 导管；3. 淀粉粒；4. 木栓细胞；5. 厚壁细胞。

图 13-39　黄芪（*A. membranaceus*）粉末图

多糖类：含葡聚糖 AG-1、AG-2，黄芪多糖（astragalan）Ⅰ~Ⅲ，其中Ⅱ和Ⅲ为葡聚糖；又含酸性多糖 AMon-S，由 L- 阿拉伯糖 -D- 半乳糖 -D- 半乳糖醛酸 -D- 葡糖醛酸（18：18：1：1）组成。

其他类：含 γ- 氨基丁酸、生物碱、甾醇、微量元素等。

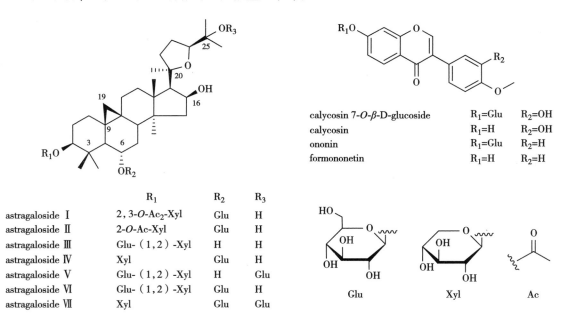

	R_1	R_2	R_3
astragaloside Ⅰ	2, 3-O-Ac$_2$-Xyl	Glu	H
astragaloside Ⅱ	2-O-Ac-Xyl	Glu	H
astragaloside Ⅲ	Glu-（1,2）-Xyl	H	H
astragaloside Ⅳ	Xyl	Glu	H
astragaloside Ⅴ	Glu-（1,2）-Xyl	H	Glu
astragaloside Ⅵ	Glu-（1,2）-Xyl	Glu	H
astragaloside Ⅶ	Xyl	Glu	Glu

	R_1	R_2
calycosin 7-O-β-D-glucoside	R_1=Glu	R_2=OH
calycosin	R_1=H	R_2=OH
ononin	R_1=Glu	R_2=H
formononetin	R_1=H	R_2=H

Glu　　　Xyl　　　Ac

【理化鉴定】　鉴别：1. 采用薄层色谱法。黄芪粉末以含 4% 浓氨试液的 80% 甲醇溶液提取，蒸干后以 80% 甲醇复溶，点于硅胶 G 薄层板上，以三氯甲烷 - 甲醇 - 水（13：7：2）的下层溶液为展开剂展开，喷以 10% 硫酸乙醇溶液显色，加热至斑点显色清晰。在与黄芪甲苷对照品色谱相应的位置上，日光下显相同的棕褐色斑点，紫外线灯（365nm）下显相同的橙黄色荧光斑点。

2. 取本品粉末 2g,乙醇回流,滤过,滤液蒸干,残渣加 0.3% 氢氧化钠溶液溶解,滤过,滤液调 pH 至 5~6,乙酸乙酯萃取,萃取液蒸干,乙酸乙酯复溶,点于硅胶 G 薄层板上,以三氯甲烷 - 甲醇(10:1) 为展开剂展开后,置氨蒸气中熏,再置紫外线灯(365nm)下检视。在与对照药材色谱相应的位置上显相同颜色的荧光主斑点。

含量测定:采用 HPLC 法测定。本品按干燥品计算,含黄芪甲苷(黄芪皂苷Ⅳ)不得少于 0.080%, 含毛蕊异黄酮葡萄糖苷不得少于 0.020%。

【药理作用】

1. 增强机体免疫功能　黄芪具有补气升阳的功效,为"补药之长",能够增强机体免疫功能。主要有效成分是黄芪多糖和黄芪甲苷(黄芪皂苷Ⅳ)。葡聚糖 AG-1 和 AG-2、黄芪多糖Ⅰ和Ⅱ及酸性多糖 AMon-S 均有增强免疫活性的作用。

2. 对心血管的保护作用　黄芪注射液在临床上可用于治疗病毒性心肌炎、心功能不全等。主要有效成分是黄芪皂苷和黄芪多糖。黄芪甲苷在多种心血管损伤模型(心肌缺血、纤维化、心肌炎等)中表现出改善作用,并已进入Ⅲ期临床试验,用于治疗冠心病稳定型劳累性心绞痛。

3. 对肝、肾的保护作用　黄芪能够改善肾病综合征、急性肾小球肾炎、慢性肝炎、糖尿病肾病和肝损伤等,其主要有效成分是黄芪多糖和黄芪甲苷。

4. 抗氧化和抗衰老作用　黄芪的抗氧化作用显著,能够减少细胞膜损伤,从而延长细胞寿命。黄芪能够延长家蚕和果蝇的平均寿命,主要有效成分是黄芪多糖和黄芪总黄酮。环黄芪醇也可以通过抗氧化延长线虫的寿命。

5. 其他作用　黄芪能够增强机体的生理代谢功能,促进血清和肝脏内的蛋白质更新。黄芪还具有调节血糖、抗菌和抗肿瘤等作用。此外,黄芪还可治疗脑卒中,主要药效成分为黄芪皂苷。

【功效与主治】　补气升阳,固表止汗,利水消肿,生津养血,行滞通痹,托毒排脓,敛疮生肌。用于气虚乏力,食少便溏,中气下陷,久泻脱肛,便血崩漏,表虚自汗,气虚水肿,内热消渴,血虚萎黄,半身不遂,痹痛麻木,痈疽难溃,久溃不敛。用量 9~30g。

经典名方:"补中益气汤"出自《内外伤辨惑论》(金·李杲),由黄芪、白术、陈皮、升麻、柴胡、人参、甘草、当归组成。为补益剂,具有补中益气,升阳举陷之功效。

【资源利用】　①红芪:岩黄芪属植物多序岩黄芪 *Hedysarum polybotrys* Hand.-Mazz. 的根,主产于甘肃南部;台湾地区规定"黄芪"来源于本植物。②金翼黄芪 *Astragalus chrysopterus* Bunge 的根,河北称小黄芪,甘肃南部称小白芪入药。③梭果黄芪 *Astragalus ernestii* Comb. 或多花黄芪 *Astragalus floridus* Benth. ex Bunge. 的根,四川作川绵芪或白绵芪入药。

(乔　雪)

番泻叶

番泻叶 *　**Sennae Folium**
(英)**Senna leaf**　(日)センナ葉

【基源】　本品为豆科植物狭叶番泻 *Cassia angustifolia* Vahl 或尖叶番泻 *Cassia acutifolia* Delile 的干燥小叶。

【植物形态】　**狭叶番泻**:矮小灌木。小叶 4~8 对,小叶片卵状披针形至线状披针形,先端急尖,且有锐刺,基部稍不对称,无毛或几无毛。总状花序腋生,雄蕊 10 枚,花药基部箭形;雌蕊弯曲如镰,被疏毛。荚果呈扁平长方形,背缝线顶端具明显的尖突。含种子 8 枚。

尖叶番泻:与狭叶番泻不同处:小叶多为长卵形,先端急尖或有棘尖,叶基不对称,叶背面灰绿色。花较小。荚果较宽,宽 2~2.5cm,先端的尖突微小而不明显,含种子 6~7 枚。

【产地】　狭叶番泻叶主产于印度南端的丁内未利(Tinnevelly),故商品名又称为"印度番泻叶"或"丁内未利番泻叶"。尖叶番泻叶主产于埃及,由埃及的亚历山大港输出,故称为"埃及番泻叶"或"亚历山大番泻叶"。现我国广东、海南及云南西双版纳等地也有栽培。

【采制】　狭叶番泻叶在开花前摘取叶片，阴干，分级，用水压机打包；尖叶番泻叶在9月果实将成熟时，剪取枝条，摘下叶片、果实（多药用）晒干，按全叶与碎叶分别包装。

【性状】　狭叶番泻：①呈长卵形或卵状披针形，长1.5~5cm，宽0.4~2cm，叶端急尖，叶基稍不对称，全缘。上表面黄绿色，下表面浅黄绿色，无毛或近无毛，叶脉稍隆起。②革质。③气微弱而特异，味微苦，稍有黏性（彩图38）。

尖叶番泻：①呈披针形或长卵形，略卷曲，叶端短尖或微突，叶基不对称，两面均有细短毛茸；②质地较薄、脆；③无特殊气味，尝之微涩而稍带苦。

一般以叶片大而完整、色绿者为佳。

【显微特征】　横切面：①表皮细胞1列，常含黏液质，外被角质层；上、下表皮均有气孔和单细胞非腺毛。②叶肉组织为等面叶型。上表面的栅栏细胞1列通过主脉；下表面的不通过主脉，海绵细胞中常含有草酸钙簇晶。③主脉维管束外韧型，上、下两侧均有微木化的中柱鞘纤维束，且纤维外侧的薄壁细胞中含草酸钙方晶，形成晶鞘纤维（图13-40，图13-41）。

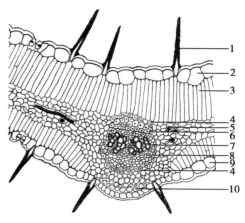

1.非腺毛；2.上表皮细胞；3.栅栏细胞；4.草酸钙方晶；5.草酸钙簇晶；6.纤维；7.导管；8.韧皮部细胞；9.下表皮细胞；10.厚角细胞。

图13-40　番泻叶中脉横切面组织详图

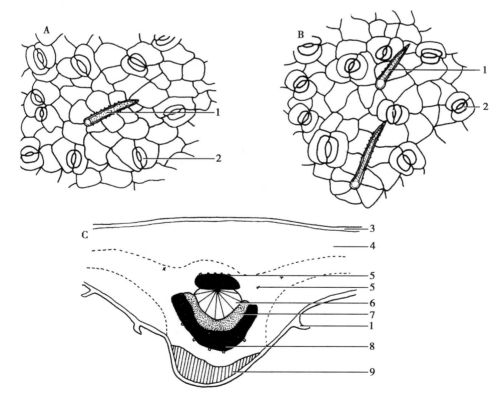

A.叶上表面；B.叶下表面；C.叶主脉横切面简图。

1.非腺毛；2.气孔；3.上表皮；4.栅栏组；5.草酸钙结晶；6.木质部维鞘；7.韧皮部；8.纤部维鞘；9.厚角组织。

图13-41　番泻叶组织图

粉末:淡绿色或黄绿色。①晶纤维多,草酸钙方晶直径 12~15μm。②非腺毛单细胞,长 100~350μm,直径 12~25μm,壁厚,有疣状突起。③表皮细胞表面观呈多角形,垂周壁平直;气孔平轴式,副卫细胞多为 2 个,少有 3 个。④草酸钙簇晶较多,直径 9~20μm,存在于叶肉薄壁细胞中,棱角尖锐(彩图 39)。

【化学成分】 **二蒽酮苷类及蒽醌类:**主要含番泻苷 A、B、C、D(sennoside A、B、C、D,其中 A 与 B、C 与 D 分别互为差向异构体);另外含有大黄酸、芦荟大黄素等游离蒽醌及其糖苷类。其中,番泻苷等二蒽酮苷类是番泻叶的特征性成分。

黄酮类:包括山柰酚、异鼠李素等游离黄酮类及其糖苷。

| sennoside A | R=COOH |
| sennoside C | R=CH₂OH |

| sennoside B | R=COOH |
| sennoside D | R=CH₂OH |

【理化鉴定】 **鉴别:**1. 取本品粉末 25mg,加水 50ml、盐酸 2ml,置水浴中加热 15 分钟,放冷,加乙醚 40ml,振摇提取,分取醚层,过无水硫酸钠层脱水,滤过,取滤液 5ml,蒸干,放冷,加氨试液 5ml,溶液呈黄色或橙色,置水浴加热 2 分钟后,显紫红色(蒽苷类反应)。

2. 采用薄层色谱法。本品经乙醇提取、石油醚脱脂,所得残渣的乙醇溶液点于硅胶 G 薄层板上,以乙酸乙酯 - 正丙醇 - 水(4:4:3)为展开剂展开,置紫外线灯(365nm)下观察,供试品色谱在与对照药材色谱相应的位置上显相同颜色的荧光斑点;喷 20% 硝酸溶液,在 120℃加热约 10 分钟,放冷,再喷以 5% 氢氧化钾的稀乙醇溶液,供试品色谱在与对照药材色谱相应的位置上显相同颜色的斑点。

含量测定:采用 HPLC 法测定。本品按干燥品计算,含番泻苷 A 和番泻苷 B 的总量不得少于 1.1%。

【药理作用】

1. **泻下作用** 用于急性便秘。刺激大肠引起泻下时,可能伴有腹痛。主要有效成分为番泻苷类,较蒽醌类的泻下作用更强。

2. **抑菌作用** 对多种细菌(葡萄球菌、大肠埃希菌等)及皮肤真菌有抑制作用。主要有效成分为大黄酸等蒽醌类。

【功效与主治】 性寒,味甘、苦;归大肠经。有泻热行滞、通便、利水的功能。用于热结积滞、便秘腹痛、水肿胀满。用量 2~6g。入煎剂宜后下,或开水泡服。孕妇慎用。

【资源利用】

1. **卵叶番泻叶** 本品为同属植物卵叶番泻 *Cassia obovata* Colladon. 的干燥小叶。主产于埃及、意大利,习称"意大利番泻叶"。小叶片呈倒卵形,先端具棘刺,被短毛。下表皮细胞呈乳头状凸起。可供药用。含蒽醌总量约 3.8%。

2. **耳叶番泻叶** 本品为同属植物耳叶番泻 *Cassia auriculata* L. 的干燥小叶,为进口番泻叶中常混有的伪品。小叶片呈卵圆形或倒卵圆形,长 1~2.5cm,宽 0.5~1.5cm,先端钝圆或略凹下且具短刺,基部对称或不对称;表面灰黄绿色或红棕色,密被灰白色长茸毛,稍薄,多不平展,易碎,无迭压线。

叶肉组织为异面叶型,上表面具栅栏细胞 2 列,细胞长 50~60μm;非腺毛细长,表面较光滑,基部多平直,长 240~650μm;草酸钙簇晶少而小或无,直径 10~15μm。本品含蒽苷极少,不具泻下作用,不可供药用。

（晁　志）

葛根 *　Puerariae Lobatae Radix
（英）Lobed Kudzuvine Root　（日）カッコン

葛根

【基源】　本品为豆科植物野葛 *Pueraria lobata*（Willd.）Ohwi 的干燥根。

【植物形态】　野葛:多年生落叶藤本,长达 10m,全身被黄褐色粗毛。块根圆柱状、肥厚,表面褐色,内部粉质、白色。茎基部粗壮,上部多分枝,常 8~19cm,宽 6.5~18cm;侧生小叶斜椭圆形,长 6.5~17cm,宽 4.5~14cm;先端渐尖,全缘或波状浅裂,两面均被毛;托叶盾形,小托叶针状。总状花序腋生或顶生,花密集;苞片狭线形,早落,小苞片卵形或披针形;花萼钟状,长 0.8~1cm;萼齿 5,约与萼筒等长,内外均被黄白色绒毛;花冠蓝紫色或紫色,蝶形,长 1~1.5cm;旗瓣圆形,基部有 2 短耳,翼瓣基部的耳长大于宽;雄蕊 10,二体;子房线形,花柱弯曲。荚果带形,长 5~10cm,密生黄褐色长硬毛。种子卵圆形,赤褐色,有光泽。

【产地】　主产于湖南、河南、广东、浙江等省,习称"野葛"。

【采制】　秋、冬两季采挖,趁鲜切成厚片或小块,干燥。

【性状】　①呈纵切的长方形厚片或小方块,长 5~35cm,厚 0.5~1cm;②外皮淡棕色至棕色,有纵皱纹,粗糙;③切面黄白色至淡黄棕色,有的纹理明显;④质韧,纤维性强;⑤气微,味微甜(彩图 30)。

【显微特征】　横切面:①皮部已除去,若有残留,皮层可见石细胞。栓内层较窄。②木质部导管群与木纤维束相间排列,导管直径可达 300μm;纤维束周围的薄壁细胞中含草酸钙方晶,形成晶鞘纤维。③射线宽 3~8 列细胞。④薄壁细胞中含少量淀粉粒。

粉末:淡棕色。①纤维多成束,壁厚,木化,周围细胞大多含草酸钙方晶,形成晶鞘纤维,含晶细胞壁木化增厚。②淀粉粒众多,单粒球形,脐点点状、裂缝状或星状;复粒由 2~10 个分粒组成。③具缘纹孔导管较大,具缘纹孔六角形或椭圆形,排列极为紧密。④石细胞少见,类圆形或多角形,直径 38~70μm。

【化学成分】　异黄酮类成分:主要有葛根素(puerarin)、大豆苷元(daidzein)、大豆苷(daidzin)、染料木素(genistein)、染料木苷(genistin)、鹰嘴豆芽素 A(biochanin A)等。

萜类成分:葛根皂苷 SA$_1$(kudzusaponin SA$_1$)、葛根皂苷 SA$_2$(kudzusaponin SA$_2$)、大豆皂醇 A(soyasapogenol A)、大豆皂醇 B(soyasapogenol B)等。

HO — [结构式] — OH　　puerarin

RO — [结构式] — OH　　daidzein R=H　daidzin R=Glu

HO — [结构式] — OH　　Glu

【理化鉴定】　鉴别:采用薄层色谱法。取本品粉末 0.8g,加甲醇放置 2 小时后滤过,残渣以甲醇溶解,点于硅胶 G 薄层板上,以三氯甲烷 - 甲醇 - 水(7:2.5:0.25)为展开剂展开,置紫外线灯(365nm)下检视。分别与葛根对照药材和葛根素对照品比对,在与葛根对照药材色谱和葛根素对照品色谱相应的位置上显相同颜色的荧光条斑。

含量测定：采用 HPLC 法测定,药材含葛根素不得少于 2.4%。

【药理作用】

1. **解热作用** 葛根水煎剂、葛根乙醇浸膏、葛根素对实验性发热模型动物均有解热作用。

2. **对心脑血管的作用** 葛根素具有降血压、降血脂、抗氧化、抗动脉粥样硬化、扩张冠状动脉、改善脑循环、抑制血小板凝集等作用。葛根能改善高血压患者的项强、头晕、头疼、耳鸣等症状,缓解冠心病患者的心绞痛症状。

3. **降血糖作用** 葛根水煎液具有降血糖作用。葛根素可通过改善胰岛素抵抗,保护胰岛 β 细胞功能,抑制炎症,调节自噬,抗氧化应激,影响胰岛素和胰高血糖素受体信号通路等途径发挥抗糖尿病及其并发症的作用。

4. **解酒作用** 葛根素可影响乙醇的吸收,同时具有保肝作用。葛根还可以通过保护中枢神经系统和提高抗氧化能力达到解酒能力。

5. **预防骨质疏松作用** 葛根素有利于缓解骨密度下降,改善骨组织硬度,提高骨质量。

【功效与主治】 性凉,味甘、辛。解肌退热,生津止渴,透疹,升阳止泻,通经活络,解酒毒。用于外感发热头痛,项背强痛,口渴,消渴,麻疹不透,热痢,泄泻,眩晕头痛,中风偏瘫,胸痹心痛,酒毒伤中。用量 10~15g。煎服。退热生用,止泻煨熟用。

经典名方："葛根芩连汤"出自《伤寒论》(汉·张仲景),由葛根、黄芩、黄连、甘草组成。为表里双解剂,具有解表清里之功效。

【附】 **粉葛：**本品为同属植物甘葛藤 *Pueraria thomsonii* Benth. 的干燥根。本品多除去外皮,稍干,截段或再纵切两半或斜切成厚片,干燥。本品为纵切或斜切的厚片或为圆柱形、类纺锤形或半圆柱形,表面黄白色或淡棕色。横切面可见由纤维形成的浅棕色同心性环纹,纵切面可见由纤维形成的数条纵纹。纤维性较弱,质坚硬而重,富粉性。气微,味微甜。粉末中可见淀粉粒、晶鞘纤维及具缘纹孔导管。粉葛的主要化学成分为黄酮类化合物,主要有葛根素、大豆苷、大豆苷元等,此外还有萜类化合物、淀粉和多糖。粉葛的淀粉含量显著高于葛根。本品采用 HPLC 法测定,含葛根素不得少于 0.30%。粉葛具有解热、改善心脑血管系统功能、抗氧化、降血糖、抗炎、解酒护肝等作用。本品的效用同葛根,用量 10~15g。

（杨瑶珺）

山豆根 Sophorae Tonkinensis Radix et Rhizoma

本品为豆科植物越南槐 *Sophora tonkinensis* Gapnep. 的干燥根和根茎。主产于广西、广东、云南、贵州等地。根茎呈不规则的结节状,顶端常残存茎基,其下着生根数条。根呈长圆柱形,常有分枝,长短不等,直径 0.7~1.5cm。表面棕色至棕褐色,有不规则的纵皱纹及横长皮孔样突起。质坚硬,难折断,断面皮部浅棕色,木部淡黄色。有豆腥气,味极苦。本品含有草酸钙方晶,并有晶纤维。主要含苦参碱(matrine)、氧化苦参碱(oxymatrine)、*N*- 甲基金雀花碱(*N*-methylcytisine)、安那吉碱(anagyrine)等生物碱及广豆根素(sophoranone)、环广豆根素(sophoranochromene)、广豆根酮(sophoradin)、环广豆根酮(sophoradochromene)、紫檀素(pterocarpine)、三叶豆紫檀苷(trifolirhizin)、山槐素(maackiain)等黄酮类成分。本品以 HPLC 法测定含量,含苦参碱和氧化苦参碱的总量不得少于 0.7%。动物实验表明山豆根有抗肿瘤作用。山豆根总碱能显著增加豚鼠离体心脏冠状动脉流量。山豆根水煎液对小鼠应激性溃疡有显著疗效。本品性寒,味苦;有毒。归肺、胃经。有清热解毒,消肿利咽的功效,用于火毒蕴结、乳蛾喉痹、咽喉肿痛、齿龈肿痛、口舌生疮。用量 3~6g。

十六、芸香科 Rutaceae

乔木或灌木。叶或果实上常有透明油点(腺点),多含挥发油。复叶或单身复叶。花辐射对称,两性,雄蕊与花瓣同数或为其倍数,花盘发达;子房上位,心皮 2~5 或更多。蓇葖果、蒴果、核果或柑果。本科约 150 属 1 600 种,分布于热带、亚热带和温带。我国有 22 属 120 余种,已知药用的有 100 余种,主产于南方。本科的重要生药有黄柏、吴茱萸、陈皮、枳实、枳壳、花椒等。

本科植物体普遍具有油室或油细胞,有的种类薄壁细胞含橙皮苷结晶。

本科植物主要含挥发油、黄酮类、生物碱、香豆素及木脂素类。不少成分具有强烈的生物活性,或具有分类学意义。生物碱在芸香科植物中普遍存在,一些呋喃喹啉类、吡喃喹啉类和吖啶酮类生物碱几乎仅存在于本科植物中。异喹啉类生物碱常存在于黄柏属(*Phellodendron*)、花椒属(*Zanthoxylum*)、吴茱萸属(*Euodia*)等植物中。黄酮类成分在本科植物中也有广泛分布,柑橘属(*Citrus*)中的橙皮苷(hesperidin)能降低血管脆性,防止微血管出血,并能降低血中的胆固醇水平。

黄柏

黄柏* Phellodendri Chinensis Cortex
(英)Corktree Bark 　(日)オウバク

【基源】 本品为芸香科植物黄皮树 *Phellodendron chinense* Schneid. 的干燥树皮,习称"川黄柏"。

【植物形态】 乔木。树皮外层暗灰棕色,内层深黄色,有黏性。小枝通常暗红棕色或紫棕色。小叶 7~15 片,通常两侧不对称,密被长柔毛。花单性,雌雄异株,雄花有雄蕊 5~6,长于花瓣。果轴及果枝粗大,常密被短毛;浆果状核果球形,密集成团,熟后紫黑色。

【产地】 主产于四川、贵州等地,陕西、湖南、湖北、云南、甘肃、广西等地亦产。

【采制】 通常在 3—6 月剥取树皮,选 10 年以上的树,轮流相间剥取,剥皮处能够新生树皮,可再次剥取。将剥下的树皮晒至半干,压平,刮净外层栓皮至露出黄色内皮为度,刷净晒干。存放在干燥通风处,防止发霉变色。

【性状】 ①呈板片状或浅槽状,长宽不一,厚 1~6mm。②外表面黄褐色或黄棕色,平坦或具纵沟纹,有的可见皮孔痕及残存的灰褐色粗皮;内表面暗黄色或淡棕色,具细密的纵棱纹。③体轻,质硬,断面纤维性,呈裂片状分层,深黄色。④气微,味极苦,嚼之有黏性(彩图 40)。

一般以皮厚、断面色黄者为佳。

【显微特征】 横切面:①残存的木栓层内含棕色物质。栓内层比较狭窄。②皮层散有多数纤维束及石细胞群;石细胞大多分枝状,壁甚厚,层纹明显,木化。③韧皮部占树皮的大部分,外侧有多数石细胞,纤维束切向排列呈断续的层带,纤维束周围薄壁细胞中常含草酸钙方晶,射线常弯曲,宽 2~4 列细胞,薄壁细胞含细小淀粉粒,黏液细胞随处可见(图 13-42,图 13-43)。

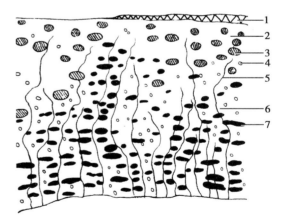

1. 木栓层;2. 皮层;3. 石细胞;4. 黏液细胞;5. 韧皮射线;6. 韧皮部;7. 纤维束。

图 13-42　黄柏横切面组织简图

粉末:鲜黄色。①纤维鲜黄色,直径 16~38μm,常成束。②周围细胞中含草酸钙方晶,形成晶纤维,含晶细胞壁木化壁厚,层纹明显,草酸钙方晶众多。③石细胞鲜黄色,类圆形或纺锤形,直径 35~128μm,有的呈分支状,枝端锐尖,壁厚,层纹明显,孔沟短线形或不明显;有的可见大型纤维状的石细胞,长可达 900μm。④黏液细胞较易察见,类球形,直径可至 85μm。⑤木栓细胞淡黄棕色,表面观呈多角形(图 13-43)。

【化学成分】 含多种生物碱,主要为小檗碱(berberine,含量 4%~8%)、黄柏碱(phellodendrine)、木

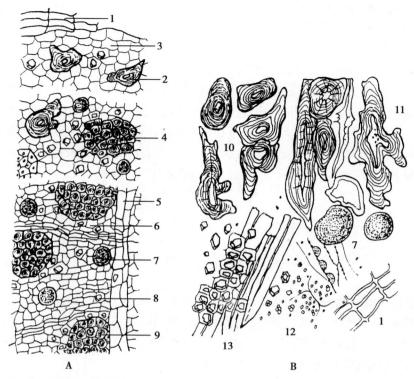

A. 横切面详图;B. 粉末图。

1. 木栓层;2. 石细胞;3. 皮层;4. 纤维束;5. 射线;6. 韧皮部;7. 黏液细胞;8. 草酸钙方晶;9. 韧皮纤维束;10. 关黄柏石细胞;11. 川黄柏石细胞;12. 淀粉粒;13. 晶纤维。

图 13-43 黄柏横切面组织详图和粉末图

兰碱(magnoflorine)、掌叶防己碱(巴马汀,palmatine)、药根碱(jatrorrhizine)等。另含黄柏酮(obakunone)、黄柏内酯(limonin,柠檬苦素)、白鲜内酯,以及黄柏新苷(phellochinin A)、青荧光酸、豆甾醇等成分。

berberine　　　　　phellodendrine　　　　　obakunone

【理化鉴定】 鉴别:采用薄层色谱法。取本品粉末,以 1% 乙酸甲醇超声提取,滤液浓缩后点于硅胶 G 薄层板上,以三氯甲烷 - 甲醇 - 水(30∶15∶4)的下层溶液为展开剂展开,喷以稀碘化铋钾试液显色。供试品色谱中,在与黄柏对照药材色谱和盐酸黄柏碱对照品色谱相应的位置上显相同颜色的斑点。

　　含量测定:采用 HPLC 法测定。本品含小檗碱不得少于 3.0%,含黄柏碱不得少于 0.34%。

【药理作用】

　　1. 抗菌作用 体外试验对金黄色葡萄球菌、肺炎球菌、白喉棒状杆菌、草绿色链球菌、志贺菌属、人型结核分枝杆菌等均有较强的抑制作用。对紫色毛癣菌、絮状表皮癣菌、许兰毛癣菌、奥杜盎小孢子菌及腹股沟表皮癣菌等多种致病性皮肤真菌亦有抑制作用。主要有效成分是小檗碱。

2. 降血压作用　对麻醉动物静脉注射或腹腔注射可产生显著而持久的中枢性降血压作用。

3. 中枢神经系统抑制作用　对中枢神经系统有抑制作用,小鼠的自发活动、各种反射均受到抑制。主要有效成分为黄柏碱。

4. 免疫抑制作用　有抑制细胞免疫反应的作用。主要有效成分为黄柏碱和木兰花碱。

5. 其他作用　可增强离体兔肠振幅,增强张力及振幅,抑制肠管蠕动。主要有效成分是黄柏酮、黄柏内酯。

【功效与主治】　性寒,味苦;归肾、膀胱经。能清热燥湿,泻火除蒸,解毒疗疮。用于湿热泻痢,黄疸尿赤,带下阴痒,热淋涩痛,脚气痿躄,骨蒸劳热,盗汗,遗精;外治疮疡肿毒,湿疹湿疮。用量3~12g;外用适量。

经典名方:1.“知柏地黄丸”出自《医宗金鉴》(清·吴谦),由知母、熟地黄、黄柏、山茱萸、山药、牡丹皮、茯苓、泽泻组成。为补益剂,具有滋阴清热之功效。

2.“二妙散”出自《丹溪心法》(元·朱丹溪),由黄柏、苍术组成。为祛湿剂,具有清热燥湿之功效。

【附】　关黄柏:本品为同科植物黄檗 *Phellodendron amurense* Rupr. 的干燥树皮。在 2000 年版以前的《中国药典》中与黄皮树共同作为“黄柏”的原植物来源。本品呈板片状或浅槽状,长宽不一,厚2~4mm。外表面绿黄色或淡棕黄色,较平坦,有不规则的纵裂纹,皮孔痕小而少见,偶有灰白色的粗皮残留;内表面黄色或黄棕色。体轻,质较硬,断面纤维性,有的呈裂片状分层,鲜黄色或黄绿色。粉末中石细胞直径 35~80μm。气微,味极苦,嚼之有黏性。用 HPLC 法测定。本品按干燥品计算,含盐酸小檗碱不得少于 0.60%,含盐酸巴马汀不得少于 0.30%。功效同黄柏。

<h3 style="text-align:center">枳实　Aurantii Fructus Immaturus</h3>

本品为芸香科植物酸橙 *Citrus aurantium* L. 及其栽培变种或甜橙 *Citrus sinensis* Osbeck 的干燥幼果。主产于四川(川枳实)、湖南(湘枳实)、江西(江枳实)、湖北、贵州等省。本品呈半球形,少数为球形,直径 0.5~2.5cm(少数有 5cm)。外果皮黑绿色或棕褐色,具颗粒状突起和皱纹,有明显的花柱残迹或果梗痕。切面中果皮略隆起,厚 0.3~1.2mm,黄白色或黄褐色,边缘有 1~2 列油室。瓤囊 9~11 瓣,棕褐色,中轴宽 3~5mm。气清香,味苦、微酸。粉末薄壁细胞中含草酸钙方晶,含橙皮苷结晶,有油室。含挥发油、辛弗林(对羟福林,synephrine)、N-甲基酪胺(N-methyl tyramine),以及橙皮苷和新橙皮苷(neohesperidin)。此外,尚含柠檬酸、维生素 C、维生素 P 等。采用 HPLC 法测定,本品含辛弗林不得少于 0.30%。水煎剂对小鼠及兔离体肠管有抑制作用;挥发油表现出一定的镇痛作用,并能预防大鼠幽门结扎性溃疡的形成;麻醉犬静脉注射酸橙枳实注射液(相当于生药 1.5g/kg),能收缩外周血管,增加总外周阻力,收缩压及舒张压均明显升高,血压上升幅度前者大于后者;枳实对豚鼠离体心脏和心肺制备装置、猫心乳头肌及在体犬心脏有加强心肌收缩力和增加心输出量的作用。本品性寒,味苦、辛、酸。能破气消积,化痰散痞。用于积滞内停,痞满胀痛,泻痢后重,大便不通,痰滞气阻,胸痹,结胸,脏器下垂。用量3~10g。

【附】　枳壳:酸橙及其栽培变种的干燥未成熟果实入药称为枳壳。药材呈半球形,直径 3~5cm。外果皮棕褐色至褐色,有颗粒状突起,突起的顶端有凹点状油室。切面中果皮黄白色,厚 0.4~1.3cm,瓤囊 7~12 瓣,汁囊干缩呈棕色至棕褐色,内藏种子。质地坚硬,不易折断。功效与枳实类同。

十七、橄榄科　Burseraceae

乔木或灌木。圆锥花序或极稀为总状或穗状花序,腋生或有时顶生,核果,外果皮肉质,不开裂。本科约 16 属 550 种,分布于热带和亚热带。我国有 3 属 13 种,主产于华南和西南南部。

本科的重要生药有乳香、没药等。

乳香 Olibanum

本品为橄榄科植物乳香树 *Boswellia carterli* Birdw. 及同属植物 *Boswellia bhaw-dajiana* Birdw. 树皮渗出的树脂。主产于红海沿岸的索马里、埃塞俄比亚等地。本品呈长卵形滴乳状、类圆形颗粒或黏合成大小不等的不规则块状物。大者长达 2cm（乳香珠）或 5cm（原乳香）。表面黄白色，半透明，被有黄白色粉末，久存则颜色加深。质脆，破碎面有玻璃样或蜡样光泽。具特异香气，味微苦。嚼之黏附牙齿，唾液成为乳状。本品遇热则变软，烧之微有香气（但不应有松香气），冒黑烟，并遗留黑色残渣。与少量水共研，能形成白色或黄白色乳状液。以色淡黄、颗粒状、半透明、无杂质、气芳香为佳。含树脂 60%~70%、树胶 27%~35%、挥发油 3%~8%。树脂主要含游离 α-、β- 乳香脂酸（α-、β-boswellic acid）33%，结合乳香脂酸 1.5%，乳香树脂烃（olibanoresene）33% 等。树胶主要含多聚糖。挥发油中含 α- 水芹烯（α-phellandrene）、二戊烯、α- 樟脑烯醛（α-camphorenealdehyde）、d- 马鞭草烯醇（d-verbenol）和马鞭草烯酮（verbenone）等。本品性温，味辛、苦；归心、肝、脾经。能活血定痛，消肿生肌。用于胸痹心痛，胃脘疼痛，痛经经闭，产后瘀阻，癥瘕腹痛，风湿痹痛，筋脉拘挛，跌打损伤，痈肿疮疡。用量 3~5g，煎汤或入丸、散；外用适量，研末调敷。孕妇及胃弱者慎用。

没药 Myrrha

本品为橄榄科植物地丁树 *Commiphora myrrha* Engl. 或哈地丁树 *Commiphora molmol* Engl. 的干燥树脂。主产于非洲东北部的索马里、埃塞俄比亚及阿拉伯半岛南部，以索马里所产的没药质量最佳。分为天然没药和胶质没药。天然没药呈不规则颗粒性团状，大小不等，大者直径长达 6cm 以上。表面黄棕色或红棕色，近半透明部分呈棕黑色，被有黄色粉尘，质坚脆，破碎面不整齐，无光泽。有特异香气，味苦而微辛。胶质没药呈不规则块状和颗粒，多黏结成大小不等的团块，大者直径长达 6cm 以上。表面棕黄色至棕褐色，不透明，质坚实或疏松。有特异香气，味苦而有黏性。加水共研，形成黄棕色乳状液。以黄棕色、破碎面微透明、显油润、香气浓、味苦、无杂质为佳。含有挥发油 7%~17%、树脂 25%~40%、树胶 57%~61%，尚含丁香酚（eugenol）、间苯甲基酚（m-cresol）、对位异丙基苯甲醛及蒎烯等。没药树脂（myrrhin）主要含树脂酸，大部分可溶于乙醚，有 α-、β- 及 γ- 没药酸（commiphoric acid）和次没药脂酸（commiphorinic acid）及 2 种酚性树脂，其中 1 种树脂可产生原儿茶酸（protocatechuic acid）及焦儿茶素（pyrocatechin）；难溶于乙醚的部分有 α-、β- 罕没药酸（α-、β-heerabomyrrholic acid）。树胶中含蛋白质 18% 和糖 64%。没药的水浸剂（1：2）在体外对多种致病真菌，如紫色毛癣菌、同心性毛癣菌、许兰毛癣菌等有抑制作用；树脂能降低雄兔高胆固醇血症的血胆固醇含量，防止斑块形成；没药中所含的倍半萜、二萜、三萜等成分还表现出很强的抗肿瘤活性。本品性平，味苦、辛。有散瘀定痛，消肿生肌的功能。用于胸痹心痛、胃脘疼痛、痛经经闭、产后瘀阻、癥瘕腹痛、风湿痹痛、跌打损伤、痈肿疮疡。用量 3~5g；外用适量，研后敷患处。孕妇及胃弱者慎用。

十八、楝科 Meliaceae

木本，多为羽状复叶。花多两性，辐射对称，集成圆锥花序；花瓣 4~5；雄蕊 8~10，花丝合生成管状；具花盘或缺；子房上位，心皮 2~5，合生，2~5 室，每室胚珠 1~2，稀更多。蒴果、浆果或核果。本科约 50 属 650 种，主要分布于热带和亚热带。我国有 17 属约 40 种，已知药用的有 20 余种，主产于长江以南地区。本科的重要生药有苦楝皮、川楝子等。本科植物组织中多有晶纤维，薄壁细胞中含有草酸钙方晶及簇晶。

本科植物含有三萜类化合物及香豆素。楝、川楝的树皮和根皮中含有三萜类成分川楝素（toosendanin）、洋椿苦素（cedrelone）、米仔兰醇（aglaiol）等，其中川楝素具有驱蛔作用。另含有生物碱类如米仔兰碱(odorine)、米仔兰醇碱(odorinol)等。

<h3 style="text-align:center">川楝子   Toosendan Fructus</h3>

本品为楝科植物川楝 *Melia toosendan* Sieb. et Zucc. 的干燥成熟果实。主产于四川、云南等省。本品呈类球形,直径 2~3.2cm。表面金黄色至棕黄色,微有光泽,少数凹陷或皱缩,具深棕色小点。顶端有花柱残痕,基部凹陷,有果柄痕。外果皮革质,与果肉间常成空隙,果肉松软,淡黄色,遇水润湿显黏性。果核球形或卵圆形,质坚硬,两端平截,有 6~8 条纵棱,内分 6~8 室,每室含黑棕色长圆形的种子 1 粒。种子表面具细小突起,富油质。气特异,味酸、苦。以个大、外皮金黄色、肉黄白色、饱满、有弹性者为佳。含川楝素(toosendanin)、异川楝素(iso-toosendanin)、山柰酚、生物碱、挥发油等。药理实验表明,本品对金黄色葡萄球菌及真菌有抑制作用,具有显著的镇痛、抗炎作用;川楝素具有抗肿瘤作用,主要与胞内钙超载和线粒体途径诱发的细胞凋亡有关。本品性寒,味苦;有小毒。有疏肝泻热,行气止痛,杀虫功能。用于肝郁化火,胸胁、脘腹胀痛,疝气疼痛,虫积腹痛。用量 5~10g。

十九、远志科 Polygalaceae

单叶,互生,全缘。花两性,两侧对称;萼片 5,不等长,最内 2 片较大,常呈花瓣状;花瓣 5 或 3,大小不等,最下面 1 片呈龙骨状,其顶部常有鸡冠状附属物;雄蕊 4~8,花丝合成鞘状;子房上位,心皮 1~3,合生。蒴果、翅果或坚果。种子常有毛。本科有 13~17 属约 1 000 种,广布于热带和亚热带。我国有 5 属 50 余种,已知药用的近 30 种,南、北均有分布。属于本科植物的生药有远志、瓜子金等。

本科植物常含三萜皂苷,如远志根中含有的远志皂苷 A~G(onjisaponin A~G)、远志皂苷元(tenuigenin)、瓜子金皂苷(polygalasaponin)等;醇类有远志醇(polygalitol)等;生物碱如远志碱(tenuidine)。

<h3 style="text-align:center">远志   Polygalae Radix</h3>

本品为远志科植物远志 *Polygala tenuifolia* Willd. 或卵叶远志 *Polygala sibirica* L. 的干燥根。主产于山西、陕西、吉林、河南等地。以山西的产量大,陕西的质量好。根呈圆柱形,略弯曲,长 2~30cm,直径 0.2~1cm。表面灰黄色至灰棕色,有较密并深陷的横裂纹、纵皱纹及裂纹,老根的横皱纹较密更深陷,略呈结节状;质硬而脆,易折断,断面皮部棕黄色,木部黄白色,皮部易与木部剥离。也有在加工时将木部除去,形成筒状,称为"远志筒"或"远志肉"。气微,味苦、微辛,嚼之有刺喉感。以根粗、肉厚、皮细者为佳。含远志皂苷 A~G(onjisaponin A~G),寡糖酯类成分 tenuifoliose A~Q、tenuifoliside A~E 及 sibiricose A1~A7;还含有生物碱、甾醇、简单酚酸类等成分。本品的水溶液强力振摇,产生持续性泡沫,10 分钟内不消失。本品用 HPLC 法测定,含细叶远志皂苷不得少于 2.0%,含远志呫酮Ⅲ不得少于 0.15%,含 3,6'- 二芥子酰基蔗糖不得少于 0.50%。药理实验表明,远志皂苷具有祛痰镇咳作用;远志根皮、远志根和根部木心均有镇静和抗惊厥作用;远志水煎剂具有抗衰老、促进动物体力和智力、抗痴呆和脑保护活性。另外,本品还具有降血压、抗心肌缺血、抗肿瘤、抗抑郁、抑菌等作用。本品性温,味苦、辛。能安神益智,交通心肾,祛痰,消肿。用于心肾不交引起的失眠多梦、健忘惊悸、神志恍惚,咳痰不爽,疮疡肿毒,乳房肿痛。用量 3~10g。

二十、大戟科 Euphorbiaceae

木本或草本,常含有乳汁。叶基部常有腺体。花单性。雌雄同株或异株;排成穗状、总状、聚伞或杯状聚伞花序;无花瓣或稀有花瓣;有花盘或腺体;子房上位,心皮 3,3 室,每室胚珠 1~2。蒴果,少数为浆果或核果。种子具胚乳。本科约 320 属 8 900 种,广布于全世界,主产于热带。我国约有 75 属

406 种,已知药用的约 160 种。本科的重要生药有巴豆、大戟、一叶萩、甘遂、叶下珠等。

本科植物常具有节乳管。

本科植物多有不同程度的毒性,化学成分复杂,主要有生物碱、氰苷、硫苷、二萜类(多存在于乳汁和种子中)和三萜类成分(普遍存在于叶、茎、根和乳汁中)。种子中含有大量的脂肪油和蛋白质,多具毒性,如毒性球蛋白、巴豆毒蛋白(crotin)、蓖麻毒蛋白(ricin)等。二萜类成分多有强烈的生理活性或刺激性作用,并有分类学意义。

巴豆 Crotonis Fructus

本品为大戟科植物巴豆 Croton tiglium L. 的干燥成熟果实。主产于四川、云南、广西等省区。果实呈卵圆形,一般具三棱,长 1.8~2.2cm,直径 1.4~2cm。表面灰黄色或稍深,粗糙,有纵线 6 条,顶端平截,基部有果梗痕。破开果壳,可见 3 室,每室有种子 1 粒。种子呈略扁的椭圆形,长 1.2~1.5cm,直径 0.7~0.9cm,表面棕色或灰棕色,一端有小点状的种脐和种阜的瘢痕,另端有微凹的合点,其间有隆起的种脊;外种皮薄而脆,内种皮呈白色薄膜。种仁黄白色,油质;子叶菲薄,胚根细小,位于种阜一端。胚乳味辛辣如灼,有毒不宜口尝。以个大、饱满、种仁黄白色者为佳。本品外果皮具有星状毛。种子含巴豆油 50%~60%、蛋白质约 18%。巴豆油有毒,油中主要为油酸(约 37%)、亚油酸(约 19%)、肉豆蔻酸(约 7.45%)、花生酸(约 1.5%)、棕榈酸(约 0.9%)、硬脂酸、月桂酸、巴豆油酸(crotonic acid)及巴豆酸(tiglic acid)等的甘油酯;巴豆油的亲水性部分尚含巴豆醇(phorbol)的双酯化合物,有致癌活性;又含多种疏水性的 4- 去氧 -4α- 巴豆醇(4-deoxy-4α-phorbol)的三酯化合物,其刺激性和致癌活性很小。此外,尚含有巴豆苷(crotonoside,$C_{10}H_{13}N_5O_5$),其水解生成巴豆毒蛋白。用 HPLC 法测定,本品含巴豆苷不得少于 0.80%。巴豆煎剂或巴豆油能剧烈刺激肠壁,引起强烈的蠕动而峻泻;巴豆煎剂对金黄色葡萄球菌、流感嗜血杆菌、白喉棒状杆菌、铜绿假单胞菌有一定的抗菌作用。本品性热,味辛;有大毒。生品外用蚀疮,用于恶疮疥癣、疣痣。外用适量,研末涂患处,或捣烂以纱布包擦患处。孕妇禁用;不宜与牵牛子同用。

【附】 巴豆霜:本品为巴豆的炮制加工品(榨除大部分油脂)。为粒度均匀、疏松的淡黄色粉末,显油性。气微,味辛辣。主要含油酸、肉豆蔻酸、巴豆油酸、巴豆酸等及巴豆毒蛋白。本品性热,味辛;有大毒。有峻下冷积,逐水退肿,豁痰利咽功能;外用蚀疮。用于寒积便秘、乳食停滞、腹水臌胀、二便不通、喉风、喉痹;外治痈肿脓成不溃、疥癣恶疮、疣痣。用量 0.1~0.3g,多入丸、散分服;外用适量。用药禁忌同巴豆。

(晁 志)

二十一、漆树科 Anacardiaceae

木本,常含有树脂。复叶或单叶,互生,稀对生,无托叶。花多辐射对称,两性、单性或杂性,通常排成圆锥花序,子房上位,常 1 室,每室 1 胚珠。果多为核果。本科约 60 属 600 余种,主要分布于热带、亚热带。我国有 16 属 50 余种,其中已知药用的种类约 35 种,分布于长江以南地区。本科的重要生药有五倍子、广枣、干漆、杧果核、黄连木、黄栌根等。本科植物多含黄酮类、三萜类、树脂和鞣质等成分。

五倍子 Galla Chinensis

本品为漆树科植物盐肤木 Rhus chinensis Mill.、青麸杨 Rhus potaninii Maxim. 或红麸杨 Rhus punjabensis Stew. var. sinica (Diels) Rehd. et Wils. 叶上的虫瘿,主要由五倍子蚜 Melaphis chinensis (Bell) Baker 寄生而形成。按外形不同,分为"肚倍"和"角倍"。主产于四川、贵州、云南。肚倍呈长圆形或纺锤形囊状,长 2.5~9cm,直径 1.5~4cm。表面灰褐色或灰棕色,微有柔毛。质硬而脆,易破碎,断面角质样,有光泽,壁厚 0.2~0.3cm,内壁平滑,有黑褐色死蚜虫及灰色粉状排泄物。气特异,味涩。角倍呈菱形,具不规则的钝角状分枝,柔毛较明显,壁较薄。本品主要含鞣质(gallotannins),含量为 50%~70%,角倍低,肚倍高。另含没食子酸、白果酚、2- 羟基 -6- 十五烷基苯甲酸、淀粉、脂肪、树脂、蜡质等。药理作用:五倍子中的鞣质对蛋白质有沉淀作用,能使皮肤、黏膜、溃疡面等局部组织的蛋白质凝固,减少血液渗出,具收敛固涩、止血作用;五倍子煎剂具有广谱抗菌活性,对金黄色葡萄球菌、乙型溶血性链球菌、肺炎球菌及伤寒沙门菌、志贺菌属、炭疽杆菌、白喉棒状杆菌、铜绿假单胞菌、羊毛状小孢子菌等均有明显的抑制作用;五倍子水提取物还能抑制变异链球菌等厌氧菌的生长及生物膜的形成,具有防治龋齿的功效。本品性寒,味酸、涩。内服能敛肺降火,涩肠止泻,敛汗;用于肺虚久咳,肺热痰嗽,久泻久痢,自汗盗汗,消渴,便血痔血等。外用能止血,收湿敛疮;用于外伤出血,痈肿疮毒,皮肤湿烂。用量 3~6g;外用适量,煎汤熏洗或研末撒敷。外感咳嗽及湿热泻痢忌服。

二十二、卫矛科　Celastraceae

乔木、灌木或藤本。单叶,对生或互生;托叶小,早落。花两性或单性,辐射对称。花盘发达,子房上位。果实为蒴果、翅果、浆果或核果,种子常具有红色或者橙红色的假种皮。本科约 60 属 850 余种,分布于热带、亚热带和温带。我国有 12 属 200 余种,已知药用近 100 种,全国各地均有分布。本科的重要生药有雷公藤、美登木、南蛇藤、卫矛等。本科植物主含倍半萜醇和酯及倍半萜酯生物碱,常有较强的活性。如雷公藤碱(wilfordine)具有免疫抑制活性,美登木碱(maytansine)有抗肿瘤活性。本科尚含三萜内酯三环氧化物、五环三萜类、强心苷和黄酮类化合物。

雷公藤

雷公藤　Tripterygii Radix
(英)Thunder God Vine　(日)タイワンクロヅル

【基源】　本品为卫矛科植物雷公藤 *Tripterygium wilfordii* Hook. f. 的干燥根。

【植物形态】　落叶蔓性灌木,长达 3m。小枝棕红色,有 4~6 棱,密被瘤状皮孔及锈色短毛。单叶互生;叶片椭圆形或宽卵形,先端短尖,基部近圆形或阔楔形,边缘具细锯齿。花白绿色,聚伞圆锥花序顶生或腋生,被锈毛;花杂性,5 数;子房三角形,柱头 6 浅裂。蒴果具 3 片膜质翅,翅上有斜升侧脉。种子 1,细柱状,黑色。

【产地】　主产于福建、浙江、安徽、湖南等地。

【采制】　秋季挖取根部,除去泥土,晒干或去皮晒干。

【性状】　①根圆柱形,扭曲,常具茎残基。②表面土黄色至黄棕色,粗糙,具细密纵向沟纹及环状或半环状裂隙;栓皮层常脱落,脱落处显橙黄色。③皮部易剥离,露出黄白色的木部。④质坚硬,折断时有粉尘飞扬,断面纤维性。⑤气微、特异,味苦微辛。有大毒。

【化学成分】　主要含内酯类、萜类、生物碱类等成分。**内酯类成分:**有雷公藤甲素(雷公藤内酯,triptolide)、雷公藤羟内酯(tripdiolide)、雷公藤羰内酯(triptonide)等。**萜类化合物:**有雷公藤红素(celastrol),雷酚萜醇(triptonoterpenol),雷酚萜甲醚(triptonoterpene methyl ether),雷酚萜 A(triptobenzene A),雷酚萜 N(triptobenzene N),雷公藤内酯甲、乙(wilforlide A、B)等。**生物碱类成分:**根含雷公藤定碱(wilfordine)、雷公藤次碱(wilforine)、雷公藤精碱(wilforjine)、雷公藤特碱(wilfortine)、雷公藤庚碱(wilforzine)、雷公藤榕碱(wilfordlongine)、南蛇藤桂皮酰胺(celacinnine)、南蛇藤 β- 呋喃甲酰胺(celafurine)、南蛇藤苄酰胺(celabazine)、南蛇藤别肉桂酰胺碱(celallocinnine)等,多为倍半萜大环生物碱。另外,尚含山柰酚(kaempferol)、β- 谷固醇(β-sitosterol)等。

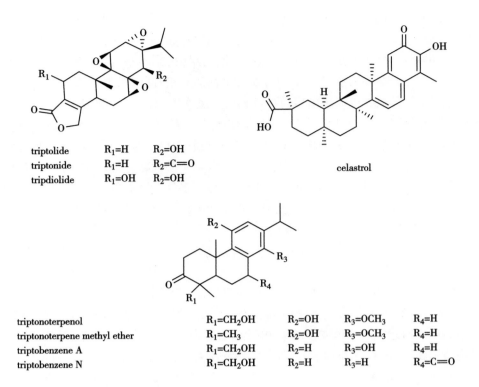

triptolide	R₁=H	R₂=OH
triptonide	R₁=H	R₂=C=O
tripdiolide	R₁=OH	R₂=OH

celastrol

triptonoterpenol	R₁=CH₂OH	R₂=OH	R₃=OCH₃	R₄=H
triptonoterpene methyl ether	R₁=CH₃	R₂=OH	R₃=OCH₃	R₄=H
triptobenzene A	R₁=CH₂OH	R₂=H	R₃=OH	R₄=H
triptobenzene N	R₁=CH₂OH	R₂=H	R₃=H	R₄=C=O

【理化鉴定】 鉴别:1. 取本品 5g,加氨水湿润,加乙醚浸泡,滤过,滤液分 2 份,1 份水浴蒸干,加冰醋酸和醋酐溶解,加入硫酸在两液层接界处显紫红色环;另 1 份水浴浓缩,吸取 1 滴置于滤纸上,喷碘化铋钾试液,吹干后显橙红色斑点。

2. 采用薄层色谱法。取样品粗粉 2g,乙醇回流提取,回收乙醇,残渣加中性氧化铝搅拌均匀,挥干,三氯甲烷提取,回收三氯甲烷至干,加三氯甲烷 1ml 溶解,以雷公藤甲素作为对照品,三氯甲烷 - 乙醚(2∶1)为展开剂展开,喷以 2% 3,5- 二硝基苯甲酸乙醇液和 5% 氢氧化钠乙醇液(现配 1∶3)显色。供试品与对照品色谱在相应的位置上显相同的斑点。

【药理作用】

1. 抗肿瘤作用 雷公藤可以抑制多种癌细胞增殖,促进癌细胞凋亡,如前列腺癌、胰腺癌、膀胱癌、黑色素瘤等。主要有效成分为雷公藤内酯和雷公藤红素。

2. 抗炎作用 雷公藤内酯和雷公藤红素可以抑制免疫相关的炎症,如类风湿关节炎、肠炎、慢性肾小球肾炎等。

3. 毒性 雷公藤甲素具有肝毒性。

【功效与主治】 性凉,味辛;有大毒。祛风除湿,活血通络,消肿止痛,杀虫解毒。用于类风湿关节炎、风湿性关节炎、肾小球肾炎、肾病综合征、红斑狼疮、口眼干燥综合征、白塞病、湿疹、银屑病、麻风病、疥疮、顽癣。本品应在医师指导下使用。通常用量 1~5g,除尽外皮者 15~25g;外用适量。

二十三、鼠李科　Rhamnaceae

木本,稀草本,常具刺。单叶,互生或对生,托叶小,常脱落。花小,两性或单性,稀杂性,辐射对称,通常排成聚伞花序。花盘肉质,子房上位,埋藏于肉质花盘中,心皮合生。核果、蒴果或翅果。本科约 58 属 900 余种。我国有 14 属 130 余种,已知药用的有 76 种,主产于长江以南地区。本科的重要生药有大枣、酸枣仁、枳椇子、鼠李、猫乳等。本科植物含多种化学成分,有蒽醌类成分如大黄素(emodin)、大黄酚(chrysophanol)等,三萜皂苷类成分如酸枣仁皂苷(jujuboside)。另含肽型生物碱、异喹啉类生物碱及多糖等。

大枣 Jujubae Fructus

本品为鼠李科植物枣 *Ziziphus jujuba* Mill. 的干燥成熟果实。主产于山东、河南、山西、陕西、新疆等地。果实呈椭圆形或球形,长 2~3.5cm,直径 1.5~2.5cm。表面暗红色,略带光泽,有不规则皱纹。基部凹陷,有短果梗。外果皮薄,中果皮棕黄色或淡褐色,肉质,柔软,富糖性而油润。果核纺锤形,两端锐尖,质坚硬。气微香,味甜。主要含三萜类、酚类、黄酮类、生物碱、核苷等化合物。三萜类:齐墩果酸(oleanolic acid),麦珠子酸(alphitolic aicd),乌苏酸(ursolic acid),白桦脂酸(betulinic acid),大枣皂苷Ⅰ、Ⅱ、Ⅲ(ziziphus saponin Ⅰ、Ⅱ、Ⅲ)等;酚类:儿茶素(catechin)、表儿茶素(epicatechin)、丁香酸(syringic acid)等;黄酮类:芦丁(rutin)、山奈酚 -3-*O*- 芸香糖苷(kaempferol-3-*O*-rutinoside)等;生物碱类:光千金藤碱(stepharine)、*N*- 去甲基荷叶碱(*N*-nornuciforine)、巴婆碱(asimilobine)等;核苷类:环磷酸腺苷(cAMP)、环磷酸鸟苷(cGMP)等。其他尚含脂肪酸类、植物甾醇类、糖类、氨基酸类、维生素及矿物质等。药理作用:大枣多糖具有增加血清总蛋白及白蛋白的作用,对四氯化碳所致的小鼠急性肝损伤具有保护作用;可延长小鼠游泳至力竭的时间,具有较强的抗疲劳作用;能增强小鼠红细胞的免疫功能,增强小鼠腹腔巨噬细胞的吞噬功能,并对环磷酰胺所致的免疫抑制具有明显的拮抗作用。本品性温,味甘;补中益气,养血安神;用于脾虚食少,乏力便溏,妇人脏躁;用量 6~15g。

酸枣仁 Ziziphi Spinosae Semen

本品为鼠李科植物酸枣 *Ziziphus jujuba* Mill. var. *spinosa*(Bunge)Hu ex H. F. Chou 的干燥成熟种子。主产于河北、陕西、辽宁等地。种子呈扁圆形或扁椭圆形,长 5~9mm,宽 5~7mm,厚约 3mm。表面紫红色或紫褐色,平滑有光泽,有的有裂纹。有的两面均呈圆隆状突起;有的一面较平坦,中间或有 1 条隆起的纵线纹;另一面稍凸起。一端凹陷,可见线形种脐;另端有细小突起的合点。种皮较脆,胚乳白色,子叶 2,浅黄色,富油性。气微,味淡。主要含三萜类、黄酮类、生物碱类等成分。三萜类:酸枣仁皂苷 A、B(jujuboside A、B),白桦脂酸(betulinic acid),白桦脂醇(betulin),麦珠子酸(alphitolic aicd)等;黄酮类:斯皮诺素(spinosin)、6‴- 芥子酰斯皮诺素(6‴-sinapoylspinosin)、当药素(swertisin)等;生物碱类:欧鼠李叶碱(frangufoline)、酸李碱(zizyphusine)、枣仁碱(juzirine)、观音莲明碱(lysicamine)等。另含脂肪酸、蛋白质、甾醇、维生素 C 等,并含微量具强烈刺激性的挥发油。药理作用:酸枣仁皂苷类和黄酮类化合物可对小鼠中枢抑制,从而起到镇静催眠作用;采用小鼠抗抑郁实验,证明酸枣仁水提液具有一定的抗抑郁及抗焦虑作用;酸枣仁总皂苷可对原发性高血压大鼠起降血压作用。本品性平,味甘、酸;养心补肝,宁心安神,敛汗,生津;用于虚烦不眠、惊悸多梦、体虚多汗、津伤口渴。用量 10~15g。

二十四、藤黄科 Guttiferae

木本或草本。单叶对生,稀轮生,全缘,常有透明或暗色腺点,无托叶。花两性或单性,辐射对称,雄蕊通常多数,花丝分离或基部合生成多束(多体雄蕊),子房上位,1 室或 3~5 室,每室 1~2 胚珠至多数。蒴果、浆果或核果。本科约 40 属 1 200 种,广布于热带及温带。我国有 8 属 90 余种,已知药用的有 40 余种,分布于全国各地。

本科的重要生药有贯叶金丝桃、红旱莲、田基黄、元宝草、小连翘等。

本科植物含有二蒽酮化合物、黄酮类、𠮿酮类(xanthone)、生物碱、间苯三酚化合物、挥发油和鞣质等。

贯叶金丝桃　Hyperici Perforati Herba

（英）St. John's Wort　（日）セイヨウオトギリソウ

【基源】　本品为藤黄科植物贯叶金丝桃 *Hypericum perforatum* L. 的干燥地上部分。

【植物形态】　多年生草本，高约 100cm。茎直立，多分枝，小枝细瘦，对生于叶腋。单叶对生，无柄抱茎；叶片披针形或条状长椭圆形，先端钝，基部宽楔形至椭圆形，全缘，无毛，上面布满透明腺点，边缘散生黑色腺点。聚伞花序生于枝顶，花数朵；花冠黄色，花瓣 5，倒卵状披针形，先端钝圆，边缘及花药有黑色腺点；雄蕊多数；子房圆锥形，花柱 3 裂。蒴果矩圆形，棕黄色，具有水泡状突起，种子细小，多数。

【产地】　主产于西南和西北各省。

【采制】　夏、秋两季开花时采割，阴干或低温烘干。

【性状】　①茎呈圆柱形，长 10~100cm，多分枝，茎和分枝两侧各具 1 条纵棱，小枝细瘦，对生于叶腋。②单叶对生，无柄抱茎，叶片披针形或长椭圆形，长 1~2cm，宽 0.3~0.7cm，散布透明或黑色腺点，黑色腺点大多分布于叶片边缘或近顶端。③聚伞花序顶生，花黄色，花萼、花瓣各 5 片，长圆形或披针形，边缘有黑色腺点；雄蕊多数，合生为 3 束，花柱 3。④气微，味微苦涩。

【化学成分】　主要含萘并双蒽酮类、间苯三酚类、黄酮类等成分。**萘并双蒽酮类成分**有金丝桃素（hypericin）、伪金丝桃素（pseudohypericin）、原金丝桃素（protohypericin）、原伪金丝桃素（protopseudohypericin）、异金丝桃素（isohypericin）和大黄素 - 蒽酮（emodin-anthrone）等。**间苯三酚类成分**有贯叶金丝桃素（hyperforin）和加贯叶金丝桃素（adhyperforin）等。**黄酮类成分**有金丝桃苷（hyperoside）、木犀草素（luteolin）、槲皮素（quercetin）、山柰酚（kaempferol）、萹蓄苷（avicularin）、槲皮苷（quercitrin）、异槲皮苷（isoquercitrin）等。另外，尚含咖啡酸（caffeic acid）、绿原酸（chlorogenic acid）、*p*- 香豆酸（*p*-coumaric acid）、胆碱（choline），以及 γ- 氨基丁酸、谷氨酸等多种氨基酸。

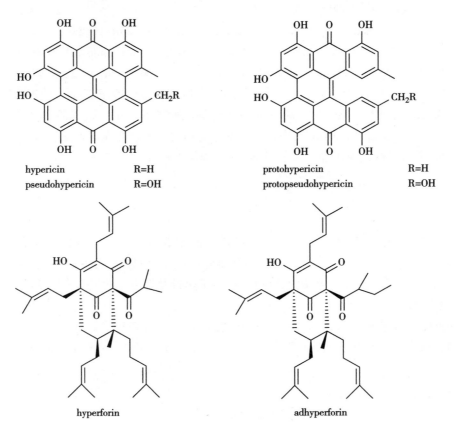

hypericin　　　　　　　　R=H
pseudohypericin　　　　　R=OH

protohypericin　　　　　　　R=H
protopseudohypericin　　　　R=OH

hyperforin

adhyperforin

【理化鉴定】　鉴别:采用薄层色谱法。取本品粉末 0.1g,加甲醇超声,滤液蒸干,残渣加甲醇溶解,作为供试品溶液,点于硅胶 G 薄层板上,以乙酸乙酯 - 甲酸(25：1)为展开剂展开后,立即置紫外线灯(365nm)下检视。供试品色谱在与对照药材色谱相应的位置上显相同颜色的荧光斑点。前述供试品溶液点于另一张硅胶 G 薄层板上,以乙酸乙酯 - 甲酸 - 水(8：1：1)为展开剂展开,喷以 5% 三氯化铝乙醇溶液,置紫外线灯(365nm)下检视。供试品色谱在与金丝桃苷、芦丁对照品色谱相应的位置上显相同颜色的荧光斑点。

含量测定:采用 HPLC 法测定,药材含金丝桃苷不得少于 0.10%。

【药理作用】

1. 抗抑郁作用　贯叶金丝桃具有抗抑郁作用,主要活性成分为贯叶金丝桃素、金丝桃素、假金丝桃素。临床研究表明,贯叶金丝桃的抗抑郁作用与贯叶金丝桃素的含量相关。

2. 抗病毒、抗菌作用　金丝桃素可抑制人类免疫缺陷病毒(HIV)、流感病毒(H1N1)、肝炎病毒等。贯叶金丝桃素和金丝桃素可以抑制多种革兰氏阳性菌,如金黄色葡萄球菌、枯草芽孢杆菌、蜡样芽孢杆菌等。

3. 其他作用　贯叶金丝桃还具有抗氧化、抗炎、抗真菌等作用。

【功效与主治】　性寒,味辛。疏肝解郁,清热利湿,消肿通乳。用于肝气郁结,情志不畅,心胸郁闷,关节肿痛,乳痈,乳少。用量 2~3g。

(王汉卿)

二十五、瑞香科　Thymelaeaceae

灌木或乔木,茎皮多韧皮纤维,不易折断。单叶。花两性,辐射对称;雄蕊与花萼裂片同数或为其 2 倍。浆果、核果或坚果,稀蒴果。本科约 48 属 650 种以上。我国有 10 属约 100 种,已知药用的近 40 种,主要分布于长江流域及以南地区。

本科的重要生药有沉香(分国产、进口)、芫花、祖师麻、了哥王、红狼毒、结香等。多数含有生理活性强或有毒的成分,主要有二萜酯类、香豆素、木脂素类、挥发油和黄酮类等。

沉香 *　Aquilariae Lignum Resinatum

(英)Eaglewood Wood　(日)ジンコウ

沉香

【基源】　本品为瑞香科植物白木香 *Aquilaria sinensis* (Lour.) Gilg 含有树脂的木材。

【植物形态】　常绿乔木。叶互生,革质,顶端短渐尖,基部宽楔形。伞形花序顶生或腋生;花黄绿色,芳香;花瓣鳞片状,有毛。蒴果木质。

【产地】　主产于海南、广西、广东,福建亦产。白木香野生资源量在不断减少,被列为国家二级保护野生植物,已载入《中国植物红皮书》。

【采制】　全年均可采收。通常选择树干直径 30cm 以上的壮龄白木香树,采用凿洞、砍伤等人工结香的方法使伤口处的木质部损伤从而分泌棕黑色树脂,数年后将此变色的木部削下,削去黄白色不含树脂的部分,阴干。刨片或磨细粉用。

【性状】　①呈不规则块状、片状或盔帽状,有的为小碎块;②表面凹凸不平,有刀痕,偶有孔洞,可见黑褐色树脂与黄白色木部相间的斑纹,孔洞及凹窝表面多呈朽木状;③质较坚实,断面刺状;④气芳香,味苦(彩图 41)。

【显微特征】　横切面:①木射线宽 1~2 列细胞,充满棕色树脂。②导管圆多角形,直径 42~128μm,有的含棕色树脂。③木纤维多角形,直径 20~45μm,壁稍厚,木化。④木间韧皮部呈扁长椭圆状或条带状,常与射线相交,细胞壁薄,非木化,内含棕色树脂;其间散有少数纤维,有的薄壁细胞含草酸钙柱晶(图 13-44A、D)。

切向纵切面：①木射线宽1~2列细胞，高4~20个细胞；②导管多为短节导管，两端平截，具缘纹孔排列紧密，导管内含黄棕色树脂团块；③纤维细长，壁较薄，有单纹孔；④木间韧皮部细胞长方形（图13-44B）。

径向纵切面：木射线排列成横向带状，细胞为方形或略长方形。余同切向纵切面（图13-44C）。

粉末：黑棕色。①纤维状管胞长梭形，多成束，直径20~30μm，壁较薄，径向壁上有具缘纹孔。②纤维直径25~30μm，径向壁上有单纹孔。③具缘纹孔导管多见，直径约至130μm，内含黄棕色树脂块。④木射线宽1~2列细胞，高约至20个细胞，壁连珠状增厚。草酸钙柱晶少见，长约至68μm。⑤木薄壁细胞内含黄棕色物质，壁非木化，可见菌丝腐蚀形成的纵横交错的纹理。⑥木间韧皮薄壁细胞内含黄棕色物质，壁非木化，可见菌丝腐蚀形成的纵横交错的纹理（图13-44E、F）。

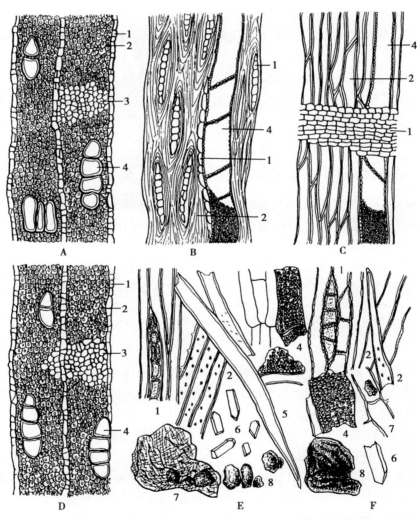

A. 国产沉香横切面；B. 国产沉香切向纵切面；C. 国产沉香径向纵切面；D. 进口沉香横切面；E. 国产沉香粉末；F. 进口沉香粉末。

1. 木射线；2. 木纤维；3. 木间韧皮部；4. 导管；5. 韧型纤维；6. 草酸钙柱晶；7. 木间韧皮薄壁细胞；8. 树脂团块。

图13-44　沉香组织详图和粉末图

【化学成分】　主要含挥发油及树脂。挥发油含量约0.8%，主要为倍半萜类和色酮类成分。**倍半萜类：**白木香酸（baimuxianic acid）、白木香醛（agarospiral）、沉香螺醇（agarospirol）、α-沉香呋喃

（α-agarofuran）、4- 羟基二氢沉香呋喃等。**色酮类:**沉香四醇（agarotetrol）、8- 氯 -2-（2- 苯乙基）-5,6,7-三羟基 -5,6,7,8- 四氢色酮、6,4′- 二羟基 -3′- 甲氧基 -2-（2- 苯乙基）色酮等。

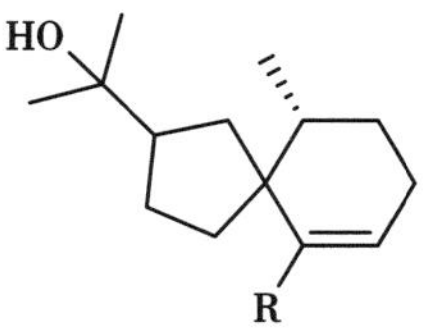

baimuxianic acid	R=COOH
agarospiral	R=CHO
agarospirol	R=CH₃

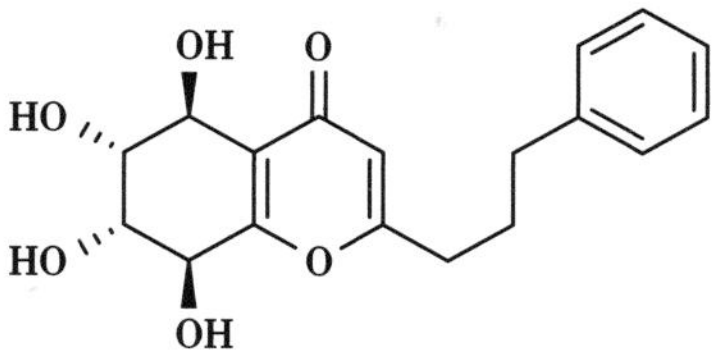

agarotetrol

【**理化鉴定**】　鉴别:1. 取本品乙醇浸出物少量,微量升华,得黄褐色油状物,香气浓郁;于油状物上加盐酸 1 滴与香草醛少量,再滴加乙醇 1~2 滴,渐显樱红色,放置后颜色加深（检查萜类成分）。

2. 采用薄层色谱法。取本品粉末 0.5g,加乙醚超声提取后,残渣加三氯甲烷溶解,以沉香对照药材作对照,以三氯甲烷 - 乙醚（10∶1）为展开剂展开,置紫外线灯（365nm）下检视。供试品色谱中,在与对照药材色谱相应的位置上显相同颜色的荧光斑点。

含量测定:采用 HPLC 法测定,本品含沉香四醇不得少于 0.10%。

【**药理作用**】

1. **解痉作用**　沉香水煮液和水煮醇沉液能抑制离体豚鼠回肠的自主收缩,对抗组胺、乙酰胆碱引起的痉挛性收缩;对整体动物腹腔注射水煮醇沉液能使新斯的明引起的小鼠肠推进运动减缓,呈现肠平滑肌解痉作用。

2. **催眠、镇痛作用**　白木香酸对小鼠有一定的麻醉和镇痛作用。沉香苯提取物能使环己巴比妥引起的小鼠睡眠时间延长。

3. **止咳作用**　沉香醇提取物能促进体外豚鼠气管抗组胺作用。

【**功效与主治**】　性微温,味辛、苦。行气止痛,温中止呕,纳气平喘。用于胸腹胀闷疼痛,胃寒呕吐呃逆,肾虚气逆喘急。用量 1~5g,入煎剂宜后下。

【**资源利用**】　**进口沉香:**本品为沉香 *Aquilaria agallocha* Roxb. 含树脂的木材。主产于印度、印度尼西亚、马来西亚。我国台湾、广东、广西有栽培。进口沉香呈圆柱形或不规则块片,通常长 0~15cm,宽 2~6cm;两端或表面有刀劈痕、沟槽或孔洞凹凸不平,淡黄棕色或灰黑色,密布断续的棕黑色细纵纹（含树脂的木射线）,横断面可见细密棕黑色斑点。能沉或半沉于水;气味较浓烈。油树脂含挥发油 13%,其中主要成分为苄基丙酮（benzylacetone）（含量 26%）、对甲基苄基丙酮（hydrocinnamic acid）（含量 53%）、倍半萜醇（含量 11%）。具有行气止痛,温中止呕,纳气平喘的功效,药效优于白木香（图 11-43）。

（姬生国）

二十六、使君子科　Combretaceae

乔木、灌木或稀木质藤本,有些具刺。单叶对生或互生,极少轮生,无托叶。花通常两性,有时两性花和雄花同株,辐射对称,子房下位,1 室,胚珠 2~6。坚果、核果或翅果。本科约 18 属 450 余种,主要产于热带。中国有 6 属 25 种,已知药用的有 10 余种,分布于长江以南各省。

本科的重要生药有诃子、使君子、毛使君子、风车子、千果榄仁、榄李等。本科植物主含鞣质类成分。

诃子　Chebulae Fructus

本品为使君子科植物诃子 *Terminalia chebula* Retz. 或绒毛诃子 *Terminalia chebula* Retz. var. *tomentella* Kurt. 的干燥成熟果实。主产于云南、广东、广西等地。果实呈长圆形或卵圆形,长 2~4cm,直径 2~2.5cm。表面黄棕色或暗棕色,略具光泽,有 5~6 条纵棱线和不规则的皱纹,基部有圆形果梗痕。质坚实。果肉厚 0.2~0.4cm,黄棕色或黄褐色。果核长 1.5~2.5cm,直径 1~1.5cm,淡黄色,粗糙,坚硬。种子狭长纺锤形,长约 1cm,直径 0.2~0.4cm,种皮黄棕色,子叶 2,白色,相互重叠卷旋。气微,味酸涩后甜。本品主要含鞣质类、酚酸类、三萜类等成分。鞣质类:诃子酸(chebulinic acid),诃黎勒酸(chebulagic acid),诃子鞣质 A、B(chebumeinin A、B),鞣花酸(ellagic acid)等;酚酸类:没食子酸(gallic acid)、莽草酸(shikimic acid)、原儿茶酸(protocatechuic acid)等;三萜类:诃子苷Ⅰ、Ⅱ(chebuloside Ⅰ、Ⅱ),阿江榄仁酸(arjunic acid)等。此外,尚含黄酮类、多糖类、脂肪类、挥发油类、氨基酸类等物质。药理作用:有强抗氧化活性,可清除自由基,影响脂质过氧化;有广泛的抗微生物活性,对常见的人体致病菌有抑制作用,对革兰氏阳性和阴性菌都有高度敏感性;有较强的解毒功效,可解因食物中毒、药物中毒、虫蛇咬伤等所致的症状。本品性平,味苦、酸、涩;涩肠止泻,敛肺止咳,降火利咽;用于久泻久痢,便血脱肛,肺虚喘咳,久嗽不止,咽痛音哑。用量 3~10g。为藏族及蒙古族习用药材。

二十七、桃金娘科　Myrtaceae

常绿木本。单叶对生,有透明腺点。花两性,辐射对称,单生或成各种花序;萼 3 至多裂,宿存;花瓣 4~5;雄蕊多数;心皮 2~5,合生,1 至多室。浆果、核果或蒴果。本科约有 130 属 4 500~5 000 种。我国有 10 属约 120 种,已知药用的约 30 种,分布于长江以南地区。

本科的重要生药有丁香、大叶桉、蓝桉、桃金娘、红千层、番石榴、蒲桃等。

本科生药多数含有生理活性强的挥发油类成分,具有抗病毒、抑菌、消炎等疗效。

丁香

丁香 *　Caryophylli Flos
（英）Clove　（日）チョウジ

【基源】　本品为桃金娘科植物丁香 *Eugenia caryophyllata* Thunb. 的干燥花蕾。

【植物形态】　常绿乔木。叶对生,革质,卵状长圆形。花浓香,顶生聚伞花序,萼片 4;花瓣 4,雄蕊多数;子房下位,2 室。浆果红棕色。花期 8—9 月。

【产地】　主产于坦桑尼亚、马达加斯加、印度尼西亚。近年我国广东有少量栽培。

【采制】　当花蕾由绿色转红时采摘,晒干。

【性状】　略呈研棒状,长 1~2cm。①花冠圆球形,直径 0.3~0.5cm,花瓣 4,覆瓦状抱合,棕褐色或褐黄色;②花瓣内为雄蕊和花柱,搓碎后可见众多黄色细粒状的花药;③萼筒圆柱状,略扁,有的稍弯曲,长 0.7~1.4cm,直径 0.3~0.6cm,红棕色或棕褐色,上部有 4 枚三角状的萼片,十字状分开;④质坚实,富油性;⑤气芳香浓烈,味辛辣、有麻舌感(彩图 46)。

【显微特征】　萼筒中部横切面:①表皮细胞 1 列,有较厚角质层。②皮层外侧散有 2~3 列径向延长的椭圆形油室,长 150~200μm;其下有 20~50 个小型双韧维管束,断续排列成环,维管束外围有少数中柱鞘纤维,壁厚,木化。内侧为数列薄壁细胞组成的通气组织,有大型腔隙。③中心轴柱薄壁组织间散有多数细小维管束。④薄壁细胞含众多细小草酸钙簇晶(图 13-45)。

粉末:暗红棕色。①纤维梭形,顶端钝圆,壁较厚;②花粉粒众多,极面观三角形,赤道表面观双凸镜形,具 3 副合沟;③草酸钙簇晶众多,直径 4~26μm,存在于较小的薄壁细胞中;④油室多破碎,分泌细胞界限不清,含黄色油状物(图 13-45)。

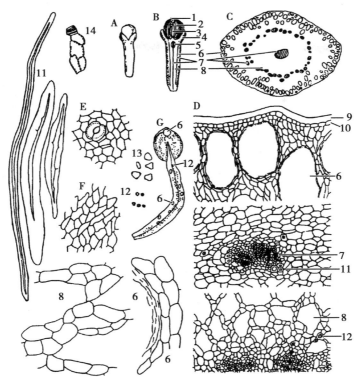

A. 全形；B. 纵切面；C. 花托中部横切面简图；D. 花托中部横切面部分详图；E. 花托表皮表面观；F. 花冠表皮表面观；G. 雄蕊表面观。

1. 花冠；2. 雄蕊；3. 花柱；4. 萼片；5. 子房；6. 油室；7. 维管束；8. 海绵组织；9. 角质层；10. 表皮；11. 纤维；12. 草酸钙簇晶；13. 花粉粒；14. 花粉囊壁。

注：图左下方 6、8 为粉末图；左 11 为解离组织图。

图 13-45　丁香药材图和组织图

【化学成分】　挥发油类成分：包括丁香酚（eugenol）、β- 丁香烯（β-caryophyllene）、乙酰丁香酚（acetyleugenol）、α- 丁香烯（α-caryophyllene）、异丁香酚（isoeugenol）、苯甲醇（phenyl carbinol）、乙酸苯甲酯（benzyl acetate）、间甲氧基苯甲醛（3-methoxybenzaldehyde）、衣兰烯（ylangene）、胡椒酚（chavicol）等。

eugenol　　　　　　　　　　　acetyleugenol

黄酮类成分：包括槲皮素 -3-O- 葡萄糖醛酸苷、槲皮素 -3-O- 葡萄糖醛酸苷 -6- 甲酯、槲皮素 -3-O- 葡萄糖苷、丁香酚 -β- 芸香糖苷、杨梅酮等化合物。

其他成分：苯提取的丁香油含有环氧丁香烯，水蒸气蒸馏时，环氧丁香烯变为丁香烯。

【理化鉴定】　鉴别：1. 取粉末少许于载玻片上，滴加三氯甲烷混匀，再加 3% 氢氧化钠的氯化钠饱和液 1 滴，加盖玻片镜检，有针状丁香酚钠结晶析出。直接加氢氧化钠醇溶液也可形成结晶。

2. 采用薄层色谱法。取本品粉末 0.5g，加乙醚提取后，与丁香酚对照品比对，以石油醚（60~90℃)-

乙酸乙酯(9∶1)为展开剂展开,喷以 5% 香草醛硫酸溶液加热显色。供试品色谱在与对照品色谱相应的位置上显相同颜色的斑点。

含量测定:采用气相色谱法测定,本品含丁香酚不得少于 11.0%。

【药理作用】

1. 抗菌、抗病毒作用　丁香酚可抑制多种革兰氏阳性和阴性菌,如铜绿假单胞菌、大肠埃希菌、幽门螺杆菌、表皮葡萄球菌等。丁香酚通过阻止病毒复制和减少病毒感染发挥抗单纯疱疹(herpes simplex)-1 和单纯疱疹(herpes simplex)-2 的作用。

2. 镇痛作用　丁香和丁香酚通过激活神经节细胞中的氯和钙通道缓解关节、牙齿疼痛。

【功效与主治】　性温,味辛。温中降逆,补肾助阳。用于脾胃虚寒,呃逆呕吐,食少吐泻,心腹冷痛,肾虚阳痿。用量 1~3g。不宜与郁金同用。

经典名方:"丁香柿蒂汤"出自《症因脉治》(明·秦景明),由丁香、柿蒂、生姜、人参组成。为理气剂,具有温中益气,降逆止呃之功效。

【附】　丁香油:本品为丁香花蕾水蒸气蒸馏出的挥发油。为无色或淡黄色的液体,具丁香的特异香气。露置空气中或贮存日久,即渐变棕色,亦渐变稠。药用丁香油含丁香酚(含量 85%~90%),用作香料和兴奋、芳香、防腐剂,以及龋齿局部镇痛药。有时会引起过敏反应。

母丁香:本品为桃金娘科植物丁香 *Eugenia caryophyllata* Thunb. 的干燥近成熟果实。含少量挥发油。

(王汉卿)

二十八、五加科　Araliaceae*

多木本植物,稀草本。木本茎具刺。叶互生,稀对生或轮生;单叶、羽状复叶或掌状复叶;伞形花序或头状花序;花小,两性或单性,辐射对称,花萼、花瓣及雄蕊常为 5,花瓣分离,雄蕊着生于花盘边缘;子房下位,心皮 2~15,合生,2~5 室,胚珠 1;浆果或核果。本科约 80 属 900 种植物。我国有 22 属 160 余种,药用近 100 种。

本科植物常有长而硬的单列或成二歧、丛生、星状与盾状的非腺毛。气孔常为平轴式。分泌道常见,多存在于皮层、韧皮部和髓部,某些属植物的射线中有胞间性分泌道。草酸钙簇晶较常见,也有方晶。

本科植物大多富含三萜皂苷。达玛烷型(dammarane)四环三萜皂苷主要存在于人参属(*Panax*)植物中,其中人参皂苷类(ginsenoside)具有多种生理活性;齐墩果烷型(oleanane)五环三萜皂苷主要分布在楤木属(*Aralia*)、刺楸属(*Kalopanax*)、五加属(*Acanthopanax*)及人参属(*Panax*)植物中,具有兴奋中枢神经、抗炎和抗溃疡等作用。

黄酮类化合物在五加属、人参属等多属植物中均含有,具有多种生理活性。例如刺五加中的金丝桃苷可以提高动物耐低压缺氧的能力,并具有心肌缺血损伤的保护作用;人参茎叶所含的山柰酚(kaempferol)、三叶豆苷(trifolin)、人参黄酮(panasenoside)、木犀草素 -7-O- 葡萄糖苷等有扩张冠状动脉、改善血液循环和抗菌作用。

香豆素类化合物在五加属、刺楸属等植物中存在,刺五加所含的异白蜡树定(isofraxidin)有抗肿瘤及利胆作用。

此外,本科植物还含有聚乙炔类、挥发油及多糖类成分。人参聚乙炔类有抗肿瘤作用;人参挥发油对大脑有镇静及麻醉作用、对延髓有兴奋作用,*β*- 榄香烯具抗癌活性;人参多糖(panaxan)有降低血糖、增强免疫作用,刺五加多糖具有免疫功能及机体解毒和抗感染作用。

本科的重要生药有人参、西洋参、三七、刺五加、五加皮、竹节参、珠子参、通草、龙牙楤木等。

人参 *　Ginseng Radix et Rhizoma
（英）Ginseng　（日）ニンジン

人参

【基源】　本品为五加科植物人参 *Panax ginseng* C. A. Mey. 的干燥根和根茎。栽培的俗称"园参"；播种在山林野生状态下自然生长的称为"林下山参"，习称"籽海"。

【植物形态】　多年生草本，全株高达60cm。主根肥大，根茎短，每年增生1节，有时自根茎分生不定根。茎单一，直立，掌状复叶轮生茎顶，通常一年生者具1枚三出复叶（习称三花），二年生者具1枚五出复叶（巴掌），以后每年递增1枚五出复叶（习称二甲子、灯台、四批叶等），最多可达6枚五出复叶（习称六批叶）。叶椭圆形，叶缘有锯齿，沿叶脉有稀疏刚毛。伞形花序单个顶生；花萼5，齿裂；花瓣5，浅绿色或浅黄绿色；雄蕊5；子房下位，2室。浆果状核果扁圆形，成熟时鲜红色（习称亮红顶），内含半圆形种子2粒（图13-46）。

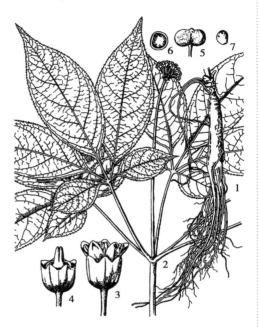

1. 根的全形；2. 花枝；3. 花；4. 去花瓣及雄蕊后，示花柱及花盘；5. 果实；6. 种子；7. 胚体。

图13-46　人参原植物图

【产地】　人参主产于我国的东北地区（吉林、辽宁及黑龙江）、朝鲜半岛、日本及俄罗斯的西伯利亚地区。产于朝鲜和韩国的称为"高丽参"（或朝鲜人参）。

【采制】　园参于9—10月采收栽培6年的人参根，林下山参于7月下旬至9月果红熟时采挖15年左右的地下部分，洗净。加工成①生晒参：取洗净的鲜参，除去支根晒干；如不除去支根晒干，则称为"全须生晒参"；剪下小支根及细根晒干称为"白参须"。②红参：将园参剪去小支根，蒸透（3~6小时）后烘干或晒干。剪下的支根和细根蒸后干燥者称为"红参须"。③糖参：人参鲜根置沸水中浸烫后，排针扎孔，浓糖水浸渍后干燥。

【性状】　生晒参：①主根呈纺锤形或圆柱形，长3~15cm，直径1~2cm；②表面灰黄色，上部或全体有疏浅断续的粗横纹及明显的纵皱；③下部有支根2~3条，并着生多数细长的须根；④须根上常有不明显的细小疣状突出（习称"珍珠疙瘩"）；⑤根茎（芦头）明显较主根短细，长1~4cm，直径0.3~1.5cm，多拘挛而弯曲，具不定根（芋）和稀疏的凹窝状茎痕（芦碗）；⑥质较硬，断面淡黄白色，显粉性；⑦形成层环纹棕黄色，皮部有黄棕色的点状树脂道及放射状裂隙；⑧香气特异，味微苦、甘（彩图42）。

林下山参（Ginseng cultivated naturally in the forest）：主根多与根茎近等长或较短，呈圆柱形、菱角形或人字形，长1~6cm。表面灰黄色，具纵皱纹，上部或中下部有环纹。支根多为2~3条，须根少而细长，清晰不乱，有较明显的疣状突起。根茎细长，少数粗短，中上部具稀疏或密集而深陷的茎痕。不定根较细，多下垂。

红参：全长6~17cm。主根长3~10cm；表面红棕色，半透明，上部有时带有不透明的灰黄色斑块（习称"黄马褂"），具纵沟、皱纹及细根痕，上部可见环纹，下部具有2~3条扭曲支根。质硬而脆，折断面平坦，角质样，中心色较浅。

糖参：表面淡黄白色，上端有较多断续的环纹，下部有2~3条支根，全体可见加工时的点状针刺痕，味较甜。

【显微特征】　根横切面：①木栓层为数列细胞。栓内层窄。②韧皮部外侧有裂隙，内侧薄壁细胞排列较紧密,有树脂道散在,内含黄色分泌物。③形成层成环。④木质部射线宽广,导管单个散在或数个相聚,断续排列成放射状,导管旁偶有非木化的纤维。⑤薄壁细胞含草酸钙簇晶,并含众多淀粉粒(图13-47,图13-48)。

　　粉末:淡黄白色。①树脂道碎片易见,含黄色块状分泌物,分泌细胞中含粒状物或油滴。②草酸钙簇晶直径20~68μm,棱角锐尖。③木栓细胞表面观类方形或多角形,壁细波状弯曲。④网纹导管和梯纹导管直径10~56μm。⑤淀粉粒甚多,单粒类球形、半圆形或不规则多角形,直径4~20μm,脐点点状或裂缝状;复粒由2~6分粒组成(图13-49;彩图43)。

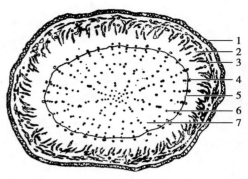

1. 木栓层;2. 韧皮部;3. 裂隙;4. 树脂道;5. 形成层;6. 导管;7. 射线。

图13-47　人参(根)横切面简图

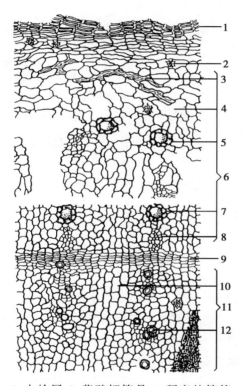

1. 木栓层;2. 草酸钙簇晶;3. 颓废的筛管群;4. 裂隙;5. 树脂道;6. 韧皮部;7. 树脂道;8. 筛管群;9. 形成层;10. 射线;11. 木质部;12. 导管。

图13-48　人参(根)横切面详图

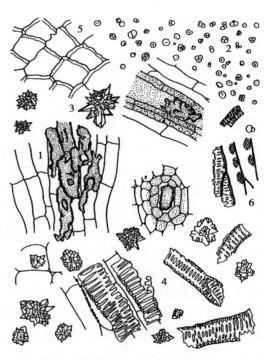

1. 树脂道;2. 淀粉粒;3. 草酸钙结晶;4. 导管;5. 木栓细胞;6. 木薄壁细胞。

图13-49　人参(根)粉末图

【化学成分】　三萜皂苷类成分:人参皂苷(ginsenoside)多数为达玛烷型皂苷,如人参皂苷 Ra_1、Ra_2、Rb_1、Rb_2、Rb_3、Rc、Rd、Re、Rf、Rg_1、Rg_2、Rg_3、Rh_1、Rh_2 等;少数为齐墩果酸型(C型)皂苷,如人参皂苷 Ro。由于苷元不同,达玛烷型皂苷又分为20(S)-原人参二醇[20(S)-protopanaxadiol]类皂苷(A型)和20(S)-原人参三醇[20(S)-protopanaxatriol]类皂苷(B型),前一类较多,皂苷中的糖有葡萄糖、鼠李糖、木糖、阿拉伯呋喃糖、阿拉伯吡喃糖等。A型和B型皂苷酸水解后,由于 C_{20} 上的甲基与羟基发生差向异构并环合,分别得到次生苷元人参二醇(panaxadiol)和人参三醇(panaxatriol),得不到原生苷元。迄今发现生晒参和红参有相同的皂苷 18 种,红参另含特有皂苷 12 种,其中 20(R)- 人参皂苷 Rh$_2$ 具有很好的抗癌活性。生晒参含有丙二酸单酰基取代的皂苷。

20(S)-protopanaxadiol		
ginsenoside Rb$_1$	R$_1$=Glu(2,1)Glu	R$_2$=Glu(6,1)Glu
ginsenoside Rc	R$_1$=Glu(2,1)Glu	R$_2$=Glu(6,1)Ara$f$
ginsenoside Rd	R$_1$=Glu(2,1)Glu	R$_2$=Glu
ginsenoside Rg$_3$	R$_1$=Glu(2,1)Glu	R$_2$=H
ginsenoside Rh$_2$	R$_1$=Glu	R$_2$=H

20(S)-protopanaxatriol		
ginsenoside Re	R$_1$=Glu(2,1)Rha	R$_2$=Glu
ginsenoside Rf	R$_1$=Glu(2,1)Glu	R$_2$=H
ginsenoside Rg$_1$	R$_1$=Glu	R$_2$=Glu

ginsenoside Ro	R$_1$=GluA(2,1)Glu	R$_2$=Glu

Glu　　GluA　　Ara$f$　　Rha

多糖类成分:人参多糖(panaxan)也是人参中的重要活性物质,已分离得到十几种单体;人参果胶即为 SA 与 SB 酸性杂多糖的混合物;人参多糖多由葡萄糖、半乳糖醛酸、果糖、甘露糖、阿拉伯糖等组成。

炔醇类成分:生晒参尚含挥发性成分人参炔醇(panaxynol),也是主要活性成分之一,具有强的抑制肉芽组织形成的活性;并含人参氧炔醇(panaxydol)。红参中特有的挥发性成分为人参炔三醇(panaxytriol)。

挥发油类成分:生晒参含挥发油约0.05%,油中含 α-、β-、γ-、δ-榄香烯;2,6-二特丁基-4-甲基苯酚;反式 -β- 麝子油烯;α-、β- 古芸烯(α-、β-gurjunene);α- 檀香醇;β- 芹子烯(β-selinene)等 20 余种成分。

多肽、蛋白类成分:从生晒参中分离得到 2 种人参多肽(ginseng peptide),近年还分到 1 种平均分子量为 17.8kDa 的糖蛋白(glycoprotein)PGG,具有镇痛作用。

【**理化鉴定**】 鉴别:采用薄层色谱法。取本品粉末经三氯甲烷提取、水饱和正丁醇萃取和氨水碱化后,与人参对照药材及人参皂苷 Rb$_1$、人参皂苷 Re、人参皂苷 Rf 及人参皂苷 Rg$_1$ 对照品溶液共薄层展开,以三氯甲烷 - 乙酸乙酯 - 甲醇 - 水(15∶40∶20∶10)的下层溶液为展开剂展开,取出,晾干,喷以 10% 硫酸乙醇溶液,在 105℃加热至斑点显色清晰,分别置日光和紫外线灯(365nm)下检视。供试品色谱中,在与对照药材和对照品色谱相应的位置上分别显相同颜色的斑点或荧光斑点。

含量测定:采用 HPLC 法测定。本品含人参皂苷 Rg$_1$ 和人参皂苷 Re 的总量不得少于 0.30%,含人参皂苷 Rb₁ 不得少于 0.20%。

【药理作用】

1. **适应原样作用**　人参皂苷具有适应原样作用,可以增强机体对物理、化学和生物学等各种有害刺激与损伤的非特异性抵抗力,使紊乱的功能恢复正常。该作用与调节垂体 - 肾上腺皮质系统有关。

2. **中枢神经作用**　人参皂苷 Rb 类对中枢神经系统有镇静作用,Rg 类有兴奋作用。

3. **保护心血管作用**　人参皂苷具有保护心肌、扩张冠状动脉、抑制血小板聚集、降血脂和抗动脉粥样硬化等作用。

4. **抗肿瘤作用**　人参皂苷可以诱导肿瘤细胞凋亡、抑制肿瘤血管内皮细胞增殖及肿瘤内新生血管形成,从而发挥抗肿瘤作用。中药"参一胶囊"以人参皂苷 Rg₃ 为原料,临床上用于治疗卵巢癌、消化道系统癌症、非小细胞肺癌等。

【功效与主治】　性微温,味甘、微苦。大补元气,复脉固脱,补脾益肺,生津养血,安神益智。用于体虚欲脱,肢冷脉微,脾虚食少,肺虚喘咳,津伤口渴,内热消渴,气血亏虚,久病虚羸,惊悸失眠,阳痿宫冷。用量 3~9g,另煎兑服;也可研粉吞服,一次 2g,一日 2 次。不宜与藜芦、五灵脂同服。

经典名方: 1. "**独参汤**"出自《景岳全书》(明·张景岳),由人参组成。为补益剂,具有大补元气,复脉固脱之功效。

2. "**四君子汤**"出自《太平惠民和剂局方》(宋·太平惠民和剂局),由人参、白术、茯苓、甘草组成。为补益剂,具有补气,益气健脾之功效。

【附】

1. **人参叶**　来源于人参的叶。主要含有三萜类及其皂苷类成分,以原人参三醇类皂苷居多,还含微量的黄酮类化合物。性寒,味苦、甘。具有补气,益肺,祛暑,生津的功效。用于气虚咳嗽、暑热烦躁、津伤口渴、头目不清、四肢倦乏。

2. **人参花**　来源于人参的花序。主要含有人参皂苷及挥发油类成分。具有补气强身,延缓衰老之功效。常用于头昏乏力,胸闷气短。

3. **人参总皂苷**　本品为五加科植物人参 *Panax ginseng* C. A. Mey. 的干燥根及根茎经加工制成的总皂苷。采用比色法测定,含人参总皂苷以人参皂苷 Re 计,为 65%~85%。采用 HPLC 法测定,人参皂苷 Rg₁、人参皂苷 Re 和人参皂苷 Rd 的总量为 15%~25%。

西洋参 *　Panacis Quinquefolii Radix

(英)American Ginseng(日)セイヨウニンジン

【基源】　本品为五加科植物西洋参 *Panax quinquefolium* L. 的干燥根。均系栽培品,又称为"花旗参"。

【植物形态】　多年生草本,高 25~30cm。根肉质,纺锤形,时有分枝。茎圆柱形,具纵条纹。掌状复叶,通常 3~4 枚轮生茎顶;叶柄压扁状,长 5~7cm;小叶通常 5,稀 7 片,下方 2 片较小;小叶柄长 1~2cm;小叶片倒卵形、宽卵形或阔椭圆形,长 4~9cm,宽 2~5cm,先端急尾尖,基部下延楔形,边缘具粗锯齿,上面叶脉有稀疏细刚毛。伞形花序单一顶生,有 20~80 多朵小花集成圆球形,总药梗长 10~20cm,苞片卵形;萼钟状,绿色,5 齿裂;花冠绿白色,5 瓣,长圆形;雄蕊 5,花丝基部稍扁;雌蕊 1,子房下位,2 室,花柱 2,上部分离,环状花盘,肉质。核果状浆果,扁球形,多数,含集成头状,成熟时鲜红色。花期 5—7 月,果期 6—9 月。

【产地】　主产于美国北部及加拿大,我国有引种。

【采制】　秋季采挖,洗净,晒干或低温干燥。

【性状】　①呈纺锤形、圆柱形或圆锥形,长 3~12cm,直径 0.8~2cm。②表面淡黄褐色或黄白色,可见横向环纹及线形皮孔状突起,并有细密浅纵皱纹和须根痕。③主根中下部有 1 至数条侧根,多已折断。有的上端有根茎(芦头),环节明显,茎痕(芦碗)圆形或半圆形,具不定根(芋)或已折断。④体重,质坚实,不易折断,断面平坦,浅黄白色,略显粉性,皮部可见黄棕色点状树脂道,形成层环纹棕黄色,木部略呈放射状纹理。⑤气微而特异,味微苦、甘。

　　【显微特征】　横切面:①木栓层由 6~8 层木栓细胞组成;②皮层薄壁细胞 10 余列,细胞内含草酸钙簇晶,散有树脂道,周围有 5~11 个分泌细胞;③韧皮部占根半径的 1/3~1/2,射线宽 2~3 列细胞,树脂道在韧皮部呈数层环状排列;④形成层明显;⑤次生木质部发达,初生木质部五原型;⑥薄壁细胞含淀粉粒。

　　粉末:黄白色。①树脂道纵断面观呈管道状,内含大量金黄色油滴状分泌物和少量橘红色条状分泌物;②导管多为网纹、梯纹,少数为环纹及螺纹导管;③草酸钙簇晶较多,直径 8~91μm;④淀粉粒单粒,类圆形,脐点点状、星状、裂缝状。

　　【化学成分】　三萜皂苷类成分:含人参总皂苷 6.4%~7.3%,主要分为达玛烷型、齐墩果酸型、奥克梯隆型 3 类,包括人参皂苷 F_1、Rg_6、Rg_8、Ro、Rb_1、Rb_2、Rb_3、Rc、Rd、RA_0、Re、Rf、Rg_1、Rg_2、Rg_3、Rh_1、Rh_2、F_3,西洋参皂苷 L_1、R_1,拟人参皂苷 F_{11}(pseudoginsenoside F_{11}),24(R)- 拟人参皂苷 RT_5 等。西洋参各部分总皂苷的含量有所差异,主根 6.49%,芦头 11.62%,侧根 7.87%,须根 8.80%,茎 2.29%,叶 11.08%,花蕾 13.27%,果实 9.06%,西洋山参(根)11.94%。

　　挥发油:以反式 β- 金合欢烯的含量较高,其次为十六烷 8.9% 和 β- 古芸烯 7.89%。含量在 1% 以上的尚有己酸、十二烷、长叶薄荷酮、长叶烯、β- 甜没药烯、反丁香烯、3- 苯基 - 十一烷、6- 苯基 - 十二烷、4- 苯基 - 十二烷、3- 苯基 - 十二烷、2- 苯基 - 十二烷等。

　　其他成分:含有多种人体必需氨基酸和微量元素。还含有人参多糖,如具有降血糖作用的多糖 Karusan A、B、C、D、E,可溶性果胶等。

pseudoginsenoside F_{11}

　　【理化鉴定】　鉴别:采用薄层色谱法。1. 取本品粉末加甲醇提取,水饱和正丁醇萃取后,与西洋参对照药材,拟人参皂苷 F_{11}、人参皂苷 Rb_1、人参皂苷 Re 及人参皂苷 Rg_1 对照品溶液共薄层展开,以三氯甲烷 - 乙酸乙酯 - 甲醇 - 水(15:40:22:10)的下层溶液为展开剂展开,取出,晾干,喷以 10% 硫酸乙醇溶液,在 105℃加热至斑点显色清晰,分别置日光及紫外线灯(365nm)下检视。供试品色谱中,在与对照药材色谱和对照品色谱相应的位置上分别显相同颜色的斑点或荧光斑点。

2. 取人参对照药材,同上法制成对照药材溶液,上法制备的西洋参供试品溶液与人参对照药材的供试品溶液共薄层,以三氯甲烷 - 甲醇 - 水(13:7:2)的下层溶液为展开剂展开,取出,晾干,喷以 10% 硫酸乙醇溶液,在 105℃加热至斑点显色清晰,分别置日光和紫外线灯(365nm)下检视。西洋参供试品色谱中,不得显与人参对照药材完全相一致的斑点。

含量测定:采用 HPLC 法测定,本品含人参皂苷 Rg_1、人参皂苷 Re 和人参皂苷 Rb_1 的总量不得少于 2.0%。

【药理作用】

1. 对心血管系统的作用 西洋参皂苷有抗心律失常、抗心肌缺血再灌注损伤、保护血管内皮细胞、降低血脂等功能,对心血管系统疾病有一定的治疗作用。

2. 抗肿瘤作用 多种西洋参皂苷均具有抗肿瘤作用,其中含量较丰富的 Rh_2 对于肝癌、肺癌、胶质瘤、乳腺癌、前列腺癌及白血病等多种癌症具有显著的抗肿瘤特性。

3. 对神经系统的作用 西洋参皂苷类成分能够调节中枢神经系统和外周神经系统,使机体达到消除疲劳、宁静心神及增强记忆力等状态。拟人参皂苷 F_{11} 对帕金森病大鼠模型的神经系统具有保护作用。

4. 对免疫系统的影响 西洋参作为补气类中药,可以补充人体物质亏损、增强人体功能,从而提高人体的抗病能力。西洋参皂苷类及多糖类成分都是其增强机体免疫力的重要活性物质。

【功效与主治】 性凉,味甘、微苦。补气养阴,清热生津。用于气虚阴亏,虚热烦倦,咳喘痰血,内热消渴,口燥咽干。用量 3~6g,另煎兑服。不宜与藜芦同用。

三七

三七 * Notoginseng Radix et Rhizoma
(英)Sanchi (日)サンシチニンジン

【基源】 本品为五加科植物三七 *Panax notoginseng* (Burk.) F. H. Chen 的干燥根和根茎。

【植物形态】 多年生草本,高 30~60cm。主根倒圆锥形或短纺锤形,肉质,常有瘤状突起的分枝。根茎短;茎直立,单一。掌状复叶 3~6 枚轮生茎顶,小叶通常 3~7 枚,膜质,长椭圆形或倒卵状长椭圆形,边缘有细密锯齿,齿端有小刚毛。伞形花序顶生,花小,多数两性;花萼 5,齿裂;花瓣 5,淡黄绿色;雄蕊 5;子房下位,2~3 室,花柱 2~3 分离或基部合生。浆果状核果扁球形,成熟时红色。种子 1~3 粒,扁球形,白色。

【产地】 主产于云南及广西,仅见栽培品。

【采制】 现已见不到野生品;栽培于海拔 1 000~1 300m 的山脚斜坡或土丘缓坡上,于 10—12 月播种,1 年后移植,定植 2 年后采挖。秋季采挖于开花前摘去花蕾的植株的根,称为"春七",根饱满,质量好;11 月种子成熟后采挖,称为"冬七",根较松泡,质较次。挖出的根,将根茎、支根及须根剪下,分别晒干。主根(习称"三七头子")晒至半干时,用手搓揉,然后边晒边搓,直至全干,称为"毛货";将毛货置麻袋中反复冲撞,使表面光滑,即为成品。根茎习称"剪口",支根习称"筋条",须根习称"绒根"。

【性状】 ①主根呈类圆锥形或圆柱形,长 1~6cm,直径 1~4cm。②表面灰褐色或灰黄色,有断续的纵皱纹和支根痕。③顶端有茎痕,周围有瘤状突起。④体重,质坚实。⑤断面灰绿色、黄绿色或灰白色,击碎后皮部与木部分离,皮部有棕色细小树脂道斑点,木部微呈放射状排列。⑥气微,味苦回甜(彩图 44)。

筋条:呈圆柱形或圆锥形,长 2~6cm,上端直径约 0.8cm,下端直径约 0.3cm。

剪口:呈不规则的皱缩块状或条状,表面有数个明显的茎痕及环纹,断面中心灰绿色或白色,边缘深绿色或灰色。

【显微特征】　根横切面:①木栓层为数层细胞。韧皮部中树脂道散布。②形成层环常略弯曲。木质部导管 1~2 列径向排列,近形成层处稍多,木射线宽广。③薄壁细胞含淀粉粒,并有少数草酸钙簇晶,射线细胞中淀粉粒尤多(图13-50)。

粉末:灰黄色。①淀粉粒甚多,单粒圆形、半圆形或圆多角形,直径 4~30μm;复粒由 2~10 余分粒组成。②树脂道碎片含黄色分泌物。③梯纹导管、网纹导管及螺纹导管直径 15~55μm。④草酸钙簇晶少见,直径 50~80μm(彩图 45)。

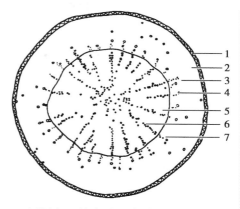

1. 木栓层;2. 栓内层;3. 韧皮部;4. 树脂道;
5. 射线;6. 导管;7. 筛管群。

图 13-50　三七(根)横切面简图

【化学成分】　三萜皂苷类成分:含总皂苷 8%~12%,以人参皂苷 Rb_1 和 Rg_1 为主。其中绝大多数属于达玛烷型:人参皂苷 F_2、Ra_3、Rb_1、Rb_2、Rb_3、Rc、Rd、Rg_3、Rh_2、Rh_3、MC、$M-Rb_1$、$M-Rd$、Rg_3、Rh_2 等,主要以人参三醇型为主。也有三七所独有的皂苷类成分,如三七皂苷(notoginsenoside)R_1、R_2、R_4、R_5、R_7、R_8、R_9、R_{10}、A、B、C、D、E、Fa、Fc、Fe、G、H、I、J、K、L、M、N 等。

氨基酸类成分:三七中分离到 17 种氨基酸,有 7 种为人体必需,其中较特殊的为三七素[田七氨酸(dencichine)],含量为 0.33%~0.38%。

黄酮类成分:黄酮类包括三七黄酮苷(山奈酚 -3-O- 半乳糖 -O- 葡萄糖苷)、槲皮素等。

挥发油类成分:三七挥发油含 30 多种化合物,具有强烈的三七香气,由倍半萜类、酯类等化合物组成。

notoginsenoside R_1　　　　R=Glu　　　　Glu(2,1)Xyl　　　　Glu
notoginsenoside R_2　　　　R=H

dencichine

【理化鉴定】　鉴别:采用薄层色谱法。取本品粉末经水饱和正丁醇提取后,与人参皂苷 Rb_1、人参皂苷 Re、人参皂苷 Rg_1 及三七皂苷 R_1 对照品溶液共薄层,以三氯甲烷 - 乙酸乙酯 - 甲醇 - 水(15∶40∶22∶10)的下层溶液为展开剂展开,取出,晾干,喷以 10% 硫酸乙醇溶液,在 105℃加热至斑点显色清晰,分别置日光和紫外线灯(365nm)下检视。供试品色谱中,在与对照品色谱相应的位置上分别显相同颜色的斑点或荧光斑点。

含量测定:采用 HPLC 法测定,本品含人参皂苷 Rg_1、人参皂苷 Rb_1 和三七皂苷 R_1 的总量不得少于 5.0%。

【药理作用】

1. **止血作用**　三七是著名的止血药,对多种动物的凝血过程和凝血酶的生成有促进作用,可以缩短出血时间和凝血时间,收缩局部血管,增加血小板数。其主要活性成分为氨基酸类成分三七素。

2. **活血与补血作用**　三七皂苷可以通过抑制血小板聚集,降低血液黏度,减少血栓素 A_2(TXA_2)生成发挥活血作用;还可以促进血液中的红细胞、白细胞、血小板等各类血液细胞分裂生长而发挥补血作用。

3. **保护心脑血管作用**　三七皂苷具有扩张冠状动脉、保护心肌细胞、抗心律失常、抗血栓形成、降血脂、降血压等作用,对心脑血管疾病有保护作用。

4. **对中枢神经系统的影响**　三七皂苷可以抑制中枢神经系统,起到镇静、镇痛和改善睡眠的功能;能促进脑内蛋白质的合成,提高记忆,延缓衰老。

云南白药、复方丹参滴丸等多个中成药中含有三七,与其活血、补血、止血作用及心肌保护作用相关。

【功效与主治】　性温,味甘、微苦。散瘀止血,消肿定痛。用于咯血、吐血、衄血、便血、崩漏、外伤出血、胸腹刺痛、跌扑肿痛。用量 3~9g;研粉吞服,一次 1~3g。外用适量。孕妇慎用。

【附】　羽叶三七为五加科人参属植物羽叶三七 *Panax bipinnatifidus* Seem. 的根茎,有疗伤止血之功效。

【附注】　三七的茎、叶、花均含有皂苷类成分,并具有类似于三七的药理作用。从三七花蕾中分离得到 5 个微量的三七特有皂苷,即三七皂苷(notoginsenoside)O、P、Q、S、T。

五加皮　Acanthopanacis Cortex

本品为五加科植物细柱五加 *Acanthopanax gracilistylus* W. W. Smith 的干燥根皮。主产于湖北、河南、安徽。根皮呈不规则卷筒状,单卷或双卷。外表面灰褐色,有稍扭曲的纵皱纹和横长皮孔样斑痕;内表面淡黄色或灰黄色,有细纵纹。体轻,质脆,易折断,断面不整齐,灰白色。气微香,味微辣而苦。含异贝壳杉烯酸(kaurenoic acid)、紫丁香苷、异秦皮定苷(isofraxedinoside)、刺五加苷 B_1、右旋芝麻素、亚麻油酸、维生素 A、维生素 B_1 及多糖等。煎剂具有抗炎、镇痛、镇静、提高免疫及抗癌等活性。本品性温,味辛、苦;能祛风除湿,补益肝肾,强筋壮骨,利水消肿;用于风湿痹病,筋骨痿软,小儿行迟,体虚乏力,水肿,脚气。用量 5~10g。

刺五加　Acanthopanacis Senticosi Radix et Rhizoma Seu Caulis

本品为五加科植物刺五加 *Acanthopanax senticosus* (Rupr. et Maxim.) Harms 的干燥根和根茎或茎。商品名为五加参,主产于东北。根茎呈结节状不规则圆柱形,表面灰褐色或黑褐色。质硬,断面白色,纤维性。有特异香气。根呈圆柱形,多扭曲;表面灰褐色或黑褐色,粗糙,有细纵沟和皱纹,皮较薄,有的剥落,剥落处呈灰黄色。质硬,断面黄白色,纤维性。有特异香气,味微辛、稍苦、涩。茎呈长圆柱形,多分枝,长短不一,直径 0.5~2cm。表面浅灰色,老枝灰褐色,具纵裂沟,无刺;幼枝黄褐色,密生细刺。质坚硬,不易折断,断面皮部薄,黄白色,木部宽广,淡黄色,中间有髓。气微,味微辛。含刺五加苷(eleutheroside)A、B(紫丁香苷)、B_1、C、D、E、F、G 等多种苷及刺五加多糖。刺五加具有类似于人参的适应原样作用,还有扩张冠状动脉、增加冠状动脉流量、预防和治疗蛛网膜下腔出血后脑血管痉挛、增强免疫力、抗衰老、抗疲劳、抗辐射等作用。本品性温,味辛、微苦。益气健脾,补肾安神。用于脾肺气虚,体虚乏力,食欲缺乏,肺肾两虚,久咳虚喘,肾虚腰膝酸痛,心脾不足,失眠多梦。用量 9~27g。

（殷　军）

二十九、伞形科　Umbelliferae*

草本,常含挥发油而有香气。茎中空。叶互生或基生,多为一至多回三出复叶或羽状分裂;叶柄基部膨大成鞘状。花小,两性或杂性,多辐射对称,集成复伞形花序或单伞形花序;花瓣 5;雄蕊 5;子房下位,2 心皮合生,2 室,每室胚珠 1;花柱 2,基部膨大成盘状或短圆状的花柱基。双悬果,顶部连接于心皮柄(果柱)上,每一分果常有果棱 5 条,有纵走的油管 1 至多条。

本科约 270 属 3 000 余种,广布于热带、亚热带和温带地区。我国约有 95 属 600 种,全国均有分布。已知药用的约 230 种。本科的重要生药有当归、川芎、柴胡、白芷、小茴香、羌活、独活和前胡等。

本科植物主要含有挥发油、香豆素类、三萜皂苷类、多糖、生物碱和多烯炔类等化学成分。当归属、藁本属、茴香属、独活属和前胡属等植物含挥发油,如当归挥发油中的苯酞内酯类衍生物藁本内酯(ligustilide)和丁烯基苯酞(butylidene phthalide)为解痉的有效成分,藁本属挥发油中的正丁基苯酞(*n*-butylphthalide)和蛇床内酯(cnidilide)具有抑制真菌的活性。香豆素及其衍生物是本科的特征性成分,主要分布于当归属、前胡属和藁本属等 20 余属植物中,如当归属植物含有伞形花内酯(umbelliferone),白芷含白当归素(byakangelicin)等 10 余种香豆素,白花前胡含有白花前胡甲素、乙素(praeruptorin A、B)等。呋喃香豆素类化合物具有光敏感作用,用于治疗白癜风。柴胡等含有柴胡皂苷(saikosaponin),具有解热、镇痛、抗炎、镇静和保肝等药理作用。当归、川芎、白芷和柴胡等以地下部分入药的药材均含有多糖,具增强免疫的功能。水芹属(*Oenanthe*)含有的水芹毒素(oenanthotoxin)、毒芹属(*Cicuta*)含有的毒芹毒素(cicutoxin)等聚炔类成分也是本科的另一化学特征。极少数植物中含有生物碱,如川芎中含有川芎嗪(tetramethylpyrazine)、毒参属(*Conium*)含有毒参碱(coniine)等。此外,本科少数植物含有黄酮类及含硫化合物。

当归 *　Angelicae Sinensis Radix

(英)Chinese Angelica 　(日)トウキ

当归

【基源】　本品为伞形科植物当归 *Angelica sinensis* (Oliv.) Diels 的干燥根。

【植物形态】　多年生草本,全株有特异香气。主根粗短,有数条支根。茎直立,有纵棱。叶互生,奇数羽状复叶,叶柄基部膨大成鞘状;小叶 3 对,叶脉及叶缘有白色细毛。复伞形花序顶生;花白色。双悬果。

【产地】　主产于甘肃和四川,云南、陕西、青海和湖北亦产。其中以甘肃岷县和宕昌的产量大,质量佳。

【采制】　秋末采挖移栽 1~2 年的根,除去须根和泥沙,待水分稍蒸发后,捆成小把,上棚,用烟火慢慢熏干。

【性状】　①略呈圆柱形,下部有支根 3~5 条或更多,长 15~25cm。②表面浅棕色至棕褐色,具纵皱纹和横长皮孔样突起。③根头(归头)直径 1.5~4cm,具环纹,上端圆钝,或具数个明显突出的根茎痕,有紫色或黄绿色的茎和叶鞘的残基;主根(归身)表面凹凸不平;支根(归尾)直径 0.3~1cm,上粗下细,多扭曲,有少数须根痕。④质柔韧,断面黄白色或淡黄棕色,皮部厚,有裂隙和多数棕色点状分泌腔,木部色较淡,形成层环黄棕色,射线细密。⑤有浓郁的香气,味甘、辛、微苦,有麻舌感(彩图 48)。

柴性大、干枯无油或断面呈绿褐色者不可供药用。

【显微特征】　侧根横切面:①木栓层为数列细胞。栓内层窄,有少数油室。②韧皮部宽广,多裂隙,油室和油管类圆形,直径 25~160μm,外侧较大,向内渐小,周围分泌细胞 6~9 个。③形成层成环。④木质部射线宽 3~5 列细胞;导管单个散在或 2~3 个相聚,呈放射状排列;木薄壁细胞较射线细胞小(图 13-51,图 13-52)。

　　粉末:淡黄棕色。①韧皮薄壁细胞纺锤形,壁略厚,表面有极微细的斜向交错纹理,有时可见菲薄的横隔。②梯纹导管和网纹导管多见,直径约至 80μm。有时可见油室碎片(图 13-53;彩图 49)。此外,有木栓细胞、淀粉粒等。

　　【化学成分】　主要为挥发油、有机酸和多糖类成分。挥发油含量约 0.4%,油中含 30 余种苯酞类化合物,其中藁本内酯(ligustilide)在油中的含量约为 45%、正丁烯酞内酯(*n*-butylidenephthalide)有特殊香气,两者均为抗胆碱作用(解痉)的有效成分。另含有阿魏酸(ferulic acid)等有机酸和当归多糖 X-C-3-Ⅱ、X-C-3-Ⅳ等多糖。

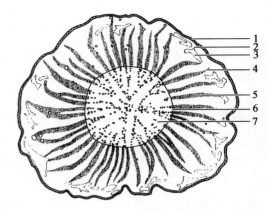

1. 木栓层;2. 栓内层;3. 裂隙;4. 韧皮部;5. 分泌腔(油室、油管);6. 形成层;7. 导管。

图 13-51　当归(侧根)横切面简图

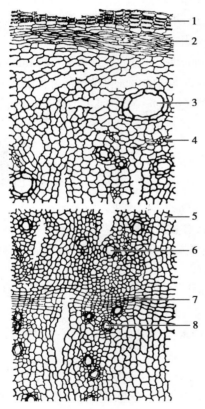

1. 木栓层;2. 栓内层;3. 分泌腔;4. 筛管群;5. 射线;6. 分泌腔;7. 形成层;8. 导管。

图 13-52　当归(侧根)横切面详图

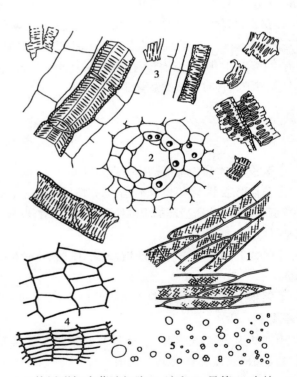

1. 纺锤形韧皮薄壁细胞;2. 油室;3. 导管;4. 木栓细胞;5. 淀粉粒。

图 13-53　当归粉末图

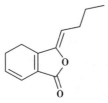

ligustilide

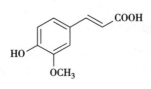

ferulic acid

【理化鉴定】　鉴别:采用薄层色谱法。

1. 取本品粉末 0.5g,乙醚超声提取后滤过,滤液蒸干,残渣乙醇溶解作供试品溶液。另取当归对照药材,同法制成对照药材溶液。吸取上述 2 种溶液,点于硅胶 G 薄层板上,以正己烷 - 乙酸乙酯(4∶1)为展开剂展开,置紫外线灯(365nm)下检视。供试品色谱中,在与对照药材色谱相应的位置上显相同颜色的荧光斑点。

2. 取本品粉末 3g,用 1% 碳酸氢钠溶液超声提取,滤过,上清液稀盐酸调节 pH 后,经乙醚萃取、甲醇溶解,点于硅胶 G 薄层板上,以环己烷 - 二氯甲烷 - 乙酸乙酯 - 甲酸(4∶1∶1∶0.1)为展开剂展开,置紫外线灯(365nm)下检视。在与阿魏酸和藁本内酯对照品色谱相应的位置上显相同颜色的荧光斑点。

含量测定:采用挥发油测定法测定,本品含挥发油不得少于 0.4%(ml/g);采用 HPLC 法测定,本品含阿魏酸不得少于 0.050%。

【药理作用】

1. **对心血管系统的作用**　水提物和醇提物能增加心肌血液供给,降低心肌耗氧量,降低血管阻力,增加循环血流量,并有抗心律失常、抑制血小板聚集作用;对麻醉犬的外周血管有明显的扩张作用。

2. **增强机体免疫力作用**　水溶性成分能提高小鼠巨噬细胞的吞噬功能,促进混合淋巴细胞和 T 细胞增殖反应,促进溶菌酶的产生。

3. **促进造血作用**　具有促进造血干细胞、造血祖细胞增殖分化的作用。

4. **调节子宫平滑肌的作用**　具有兴奋和抑制子宫平滑肌的双向作用。抑制成分主要为高沸点的挥发油,兴奋成分为水或醇溶性非挥发性物质。

5. **机体保护作用**　有抗辐射损伤的作用。

6. **抗肿瘤、保肝、抗氧化、抗变态反应。**

【功效与主治】　性温,味甘、辛。补血活血,调经止痛,润肠通便。用于血虚萎黄,眩晕心悸,月经不调,经闭痛经,虚寒腹痛,风湿痹痛,跌打损伤,痈疽疮疡,肠燥便秘。用量 6~12g。

经典名方:1. "**四物汤**"出自《仙授理伤续断秘方》(唐·蔺道人),由当归、川芎、白芍、熟地黄组成。为补益剂,具有补血和血之功效。

2. "**当归补血汤**"出自《内外伤辨惑论》(金·李杲),由黄芪、当归组成。为补益剂,具有补血之功效。

【资源利用】《日本药局方》规定汉方药所用的"当归"(トウキ)来源于东当归 *Angelica acutiloba* (Sieb. et Zucc.)Kitagawa 及其变种 *Angelica acutiloba* Kitagawa. var. *sugiyamae* Hikino 的干燥根。

柴胡 *　***Bupleuri Radix**

(英)Chinese Thorowax Root　(日)サイコ

柴胡

【基源】　本品为伞形科植物柴胡 *Bupleurum chinense* DC. 或狭叶柴胡 *Bupleurum scorzonerifolium* Willd. 的干燥根。前者习称"北柴胡",后者习称"南柴胡"。

【植物形态】　柴胡:多年生草本。主根坚硬,有少数黑褐色侧根。茎上部多分枝,略呈"之"字形弯曲。基生叶倒披针形或狭线状披针形,早枯;中部叶倒披针形或长圆状披针形,有平行脉 7~9 条,下面具粉霜。复伞形花序;花鲜黄色。双悬果。

狭叶柴胡:主根多单生,棕红色或红褐色。茎基部常被纤维状的叶柄残基。叶线形或线状披针形,有 5~7 条平行脉。复伞形花序。双悬果,棱粗而钝。

【产地】　北柴胡主产于河北、河南、辽宁、陕西等;南柴胡主产于东北、华中地区。2 种柴胡均有栽培。

【采制】　春、秋两季采挖,除去茎叶和泥沙,干燥。

【性状】　北柴胡：①呈圆柱形或长圆锥形,长 6~15cm,直径 0.3~0.8cm;②根头膨大,顶端常带3~15 个茎基或短纤维状叶基,下部分枝;③表面黑褐色或浅棕色,具纵皱纹、支根痕及皮孔;④质硬而韧,不易折断,断面显纤维性,皮部浅棕色,木部黄白色;⑤气微香,味微苦(彩图 47)。

南柴胡：①根较细,圆锥形;②顶端有多数细毛状枯叶纤维,下部多不分枝或稍分枝;③表面红棕色或黑棕色,靠近根头处多具细密环纹;④质稍软,易折断,断面略平坦,不显纤维性;⑤具败油气。

【显微特征】　横切面:北柴胡　①木栓层为 7~8 层木栓细胞;②栓内层窄,有油室 7~11个,类圆形,略扁,径向直径 40~80μm,切向直径 48~68μm,周围分泌细胞 6~8 个;③韧皮部油室较小,直径约 27μm;④木质部占大部分,大型导管切向排列,木纤维与木薄壁细胞聚集成群,排成环状(图 13-54)。

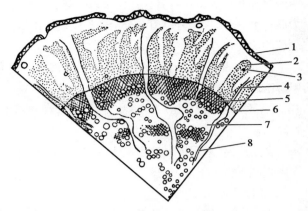

1. 木栓层;2. 韧皮部;3. 油室;4. 韧皮射线;5. 木纤维群;
6. 形成层;7. 木质部;8. 木射线。

图 13-54　北柴胡横切面简图

南柴胡　①栓内层油室较大,切向直径 71~102μm,含黄色油状物;②木质部小型导管多径向排列,老根中木纤维及木薄壁细胞群有时连成圆环(图 13-55)。

粉末:灰棕色。①纤维长梭形初生壁碎裂成短须状,孔沟隐约可见;②油室碎片含黄棕色条状分泌物,周围薄壁细胞大多皱缩;③网纹、双螺纹导管直径 7~43μm;④另有木栓细胞、茎髓薄壁细胞及茎、叶表皮细胞(图 13-56)。

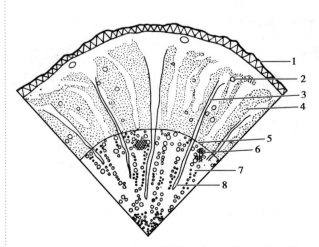

1. 木栓层;2. 油室;3. 韧皮射线;4. 韧皮部;5. 形成层;
6. 木纤维群;7. 木质部;8. 木射线。

图 13-55　南柴胡横切面简图

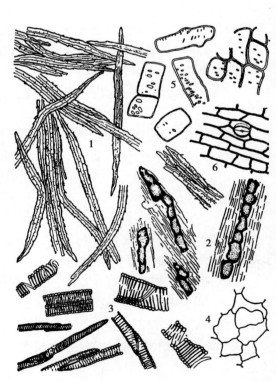

1. 木纤维;2. 油管碎片;3. 导管;4. 木栓细胞;5. 茎髓薄壁细胞;6. 茎表皮细胞。

图 13-56　柴胡粉末图

【化学成分】　主要含三萜皂苷、挥发油类成分。皂苷含量约2%。北柴胡含柴胡皂苷(saikosaponin)a、b₂、b₃、c、d、f 及柴胡皂苷元(saikogenin)E、F、G 等。南柴胡含柴胡皂苷(saikosaponin)a、b₁、b₂、c、d、s 及 scorzoneroside A、B、C。其中柴胡皂苷 a 和 d 具有显著的药理活性。柴胡含约0.03%的挥发油。此外，柴胡的地上部分含黄酮类成分。

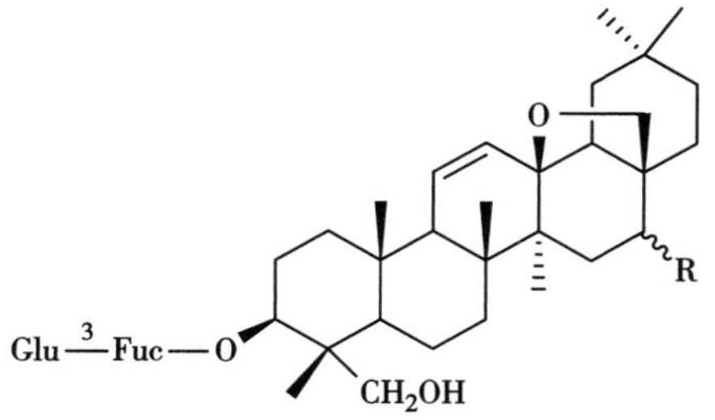

saikosaponin a　　R=β-OH
saikosaponin d　　R=α-OH

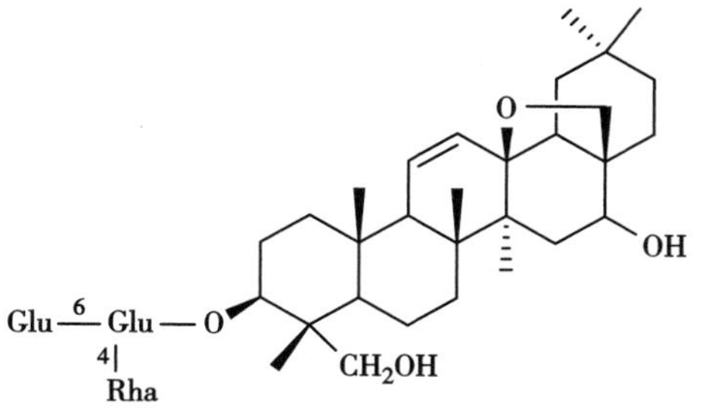

saikosaponin c

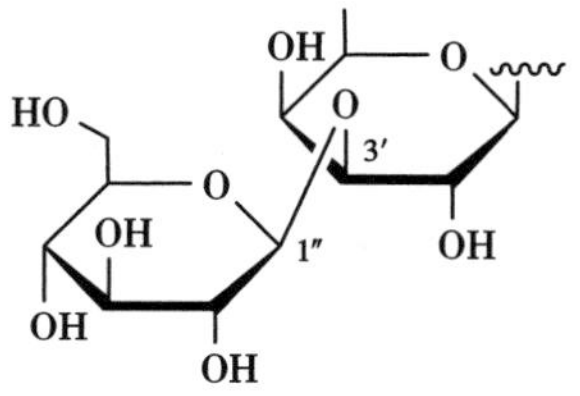

Fuc（3,1）Glu

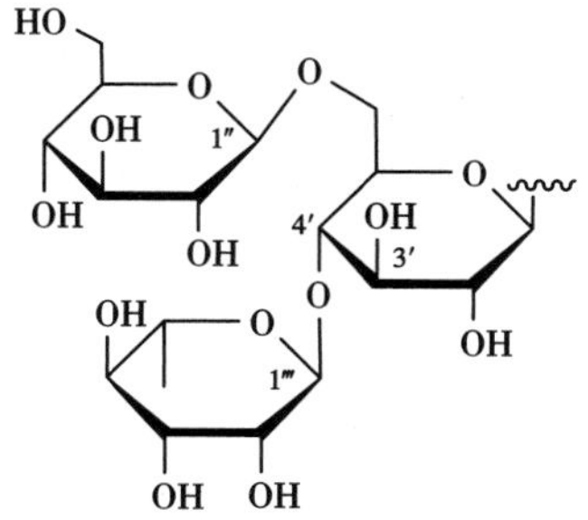

［Glu（6,1）Glu］（4,1）Rha

【理化鉴定】　鉴别：1. 取粉末 0.5g,加水 10ml,用力振摇,产生持久性泡沫。

2. 采用薄层色谱法。取本品(北柴胡)粉末 1g,甲醇超声提取,滤过,浓缩后作为供试品溶液。另取北柴胡对照药材同法制成对照药材溶液。再取柴胡皂苷 a 对照品、柴胡皂苷 d 对照品,加甲醇制成每 1ml 各含 0.5mg 的混合溶液,作为对照品溶液。在硅胶 G 薄层板上以乙酸乙酯 - 乙醇 - 水(8∶2∶1)为展开剂展开,喷以 2% 对二甲氨基苯甲醛的 40% 硫酸溶液,在 60℃加热至斑点显色清晰,分别置日光和紫外线灯(365nm)下检视。供试品色谱中,在与对照药材色谱和对照品色谱相应的位置上显相同颜色的斑点或荧光斑点。

含量测定:采用 HPLC 法测定,本品含北柴胡含柴胡皂苷 a 和柴胡皂苷 d 的总量不得少于 0.30%。

【药理作用】

1. **对中枢神经系统的作用**　具有解热、镇痛、镇静等药理作用。

2. **抗肝损伤作用**　能显著降低四氯化碳引起的大鼠血清谷丙转氨酶(GPT)升高,明显减轻肝细胞变性及坏死,恢复半乳糖所致的肝功能与组织损伤。

3. **抗病原体作用**　北柴胡注射液对流感病毒有强烈的抑制作用。柴胡煎剂对结核分枝杆菌有抑制作用。

4. **对胃、十二指肠的作用**　能兴奋离体肠平滑肌,且不为阿托品所对抗;能增强乙酰胆碱引起的离体豚鼠小肠收缩作用;抑制胃酸分泌;抑制胰蛋白酶的活性,有治疗胃溃疡的作用。

5. **抗辐射损伤、抗炎作用。**

【功效与主治】　性微寒,味辛、苦。疏散退热,疏肝解郁,升举阳气。用于感冒发热,寒热往来,胸胁胀痛,月经不调,子宫脱垂,脱肛。用量3~10g。

经典名方:1. "**小柴胡汤**"出自《伤寒论》(汉·张仲景),由柴胡、半夏、人参、甘草、黄芩、生姜、大枣组成。为和解剂,具有和解少阳之功效。

2.“柴胡疏肝散”出自《医学统旨》(明·叶文龄),由陈皮、柴胡、川芎、香附、枳壳、芍药、甘草组成。为理气剂,具有疏肝理气,活血止痛之功效。

【资源利用】 《日本药局方》规定汉方药所用的“柴胡”(サイコ)来源于三岛柴胡 *Bupleurum falcatum* L. 的干燥根。

【附注】 大叶柴胡 *Bupleurum longiradiatum* Turcz. 的干燥根茎,表面密生环节,有毒,不可当柴胡用。

川芎

川芎*　Chuanxiong Rhizoma

(英)Szechwan Lovage Rhizome　(日)センキュウ

【基源】 本品为伞形科植物川芎 *Ligusticum chuanxiong* Hort. 的干燥根茎。

【植物形态】 多年生草本,全株有香气。根茎呈不整齐结节状拳形团块,下端有多数须根。茎丛生,茎基节膨大呈盘状,中部以上的节不膨大。叶互生,羽状复叶,叶柄基部鞘状抱茎,小叶 3~5 对。复伞形花序,花白色。双悬果卵形。

【产地】 现仅见栽培品。主产于四川,贵州、云南、湖南等地亦有栽培。

【采制】 栽培后第 2 年 6—7 月,当茎上的节盘显著突出,并略带紫色时采挖,除去泥沙,晒后烘干,再去须根。

【性状】 ①根茎呈不规则结节状拳形团块,直径 2~7cm;②表面灰褐色或褐色,粗糙皱缩,有多数平行隆起的轮节,顶端有凹陷的类圆形茎痕,下侧及轮节上有多数小瘤状根痕;③质坚实,不易折断,断面黄白色或灰黄色,散有黄棕色的油室,形成层环呈波状;④气浓香,味苦、辛,稍有麻舌感,微回甜(彩图 50)。

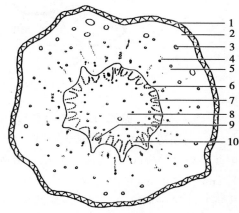

1. 木栓层;2. 皮层;3. 油室;4. 筛管群;5. 韧皮部;6. 形成层;7. 木质部;8. 髓部;9. 纤维束;10. 射线。

图 13-57　川芎横切面简图

【显微特征】 横切面:①木栓层为 10 余列细胞。②皮层狭窄,散有根迹维管束,其形成层明显。③韧皮部宽广,形成层环波状或不规则多角形。④木质部导管多角形或类圆形,大多单列或排成“V”形,偶有木纤维束。髓部较大。⑤薄壁组织中散有多数油室,类圆形、椭圆形或形状不规则,淡黄棕色,直径约至 200μm,靠近形成层的油室小,向外渐大;薄壁细胞中富含淀粉粒,有的薄壁细胞中含草酸钙晶体,呈类圆形团块或类簇晶状(图 13-57)。

粉末:淡黄棕色或灰棕色。①草酸钙晶体存在于薄壁细胞中,呈类圆形团块或类簇晶状,直径 10~25μm,常数个纵向排列。②木纤维呈长梭形,直径 16~44μm,壁厚薄不匀,纹孔及孔沟较密。③导管主为螺纹导管,亦有网纹导管及梯纹导管,直径 14~50μm。④木栓细胞深黄棕色,表面观呈多角形,微波状弯曲。⑤淀粉粒较多,单粒椭圆形、长圆形、类圆形、卵圆形或肾形,直径 5~16μm,长达 21μm,脐点点状、长缝状或人字状;偶见复粒,由 2~4 分粒组成。此外,有油室碎片(图 13-58)。

【化学成分】 含挥发油、生物碱、酚酸类成分。挥发油:含量约 1%,主要为苯酞类化合物,如藁本内酯(ligustilide)、正丁烯酰内酯(n-butylidenephthalide)、洋川芎内酯(senkyunolide)A~H 和新蛇床内酯(neocnidilide)等多种内酯类化合物。生物碱:如川芎嗪(四甲基吡嗪,tetramethylpyrazine,chuanxiongzine)、佩洛里因(perlolyrine)。酚酸类:川芎酚(chuanxiongol)、阿魏酸(ferulic acid)、瑟丹酸(sedanonic acid)、香草酸(vanillic acid)等。

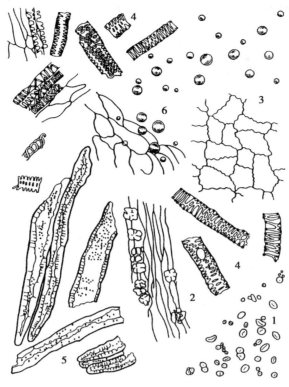

1. 淀粉粒;2. 草酸钙簇晶;3. 木栓细胞;4. 导管;5. 木纤维;6. 油室碎片。

图 13-58 川芎粉末图

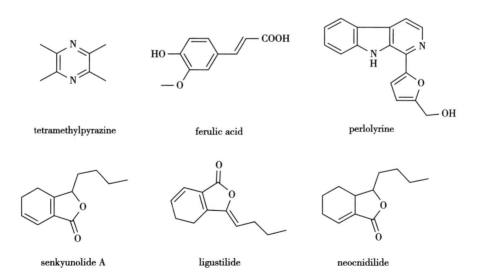

tetramethylpyrazine

ferulic acid

perlolyrine

senkyunolide A

ligustilide

neocnidilide

【理化鉴定】 鉴别:1. 取本品粉末加石油醚放置 10 小时,滤液挥干,残渣加甲醇使溶解,再加 2% 3,5- 二硝基苯甲酸的甲醇溶液和甲醇饱和的氢氧化钾溶液,显红紫色。

2. 采用薄层色谱法。取本品粉末,乙醚回流,提取液挥干,残渣加乙酸乙酯溶解,点于 GF$_{254}$ 薄层板上,以正己烷 - 乙酸乙酯(3∶1)为展开剂展开,置紫外线灯(254nm)下检视。在与对照药材及欧当归内酯 A 对照品色谱相应的位置上显相同颜色的斑点。

含量测定:采用 HPLC 法测定,本品含阿魏酸不得少于 0.10%。

【药理作用】

1. **对心血管的作用** 水提取物有增加心肌收缩力、扩张冠状动脉、增加冠状动脉流量、改善心肌供氧及显著持久的降血压作用。

2. 解痉作用　川芎浸膏微量时增强妊娠动物子宫的收缩,大量则使子宫麻痹而停止收缩。

3. 镇静作用　川芎挥发油少量时对动物的大脑活动具有抑制作用,而对延髓呼吸中枢、血管运动中枢及脊髓反射中枢具有兴奋作用。水煎剂能对抗咖啡因的兴奋作用。

【功效与主治】　性温,味辛。活血行气,祛风止痛。用于胸痹心痛,胸胁刺痛,跌扑肿痛,月经不调,经闭痛经,癥瘕腹痛,头痛,风湿痹痛。用量 3~10g。

经典名方:"川芎茶调散"出自《太平惠民和剂局方》(宋·太平惠民和剂局),由川芎、白芷、羌活、细辛、防风、荆芥、薄荷、甘草组成。为治风剂,具有疏风止痛之功效。

【资源利用】　《日本药局方》规定汉方药所用的"川芎"（センキュウ）来源于日本川芎 *Cnidium officinala* Mak. 的干燥根。

白芷　Angelicae Dahuricae Radix

本品为伞形科植物白芷 *Angelica dahurica*（Fisch. ex Hoffm.）Benth. et Hook. f. 或杭白芷 *Angelica dahurica*（Fisch. ex Hoffm.）Benth. et Hook. f. var. *formosana*（Boiss.）Shan et Yuan 的干燥根。夏、秋间叶黄时采挖,除去须根和泥沙,晒干或低温干燥。白芷主产于河南禹县(禹白芷)和河北安国(祁白芷);杭白芷主产于浙江(杭白芷)和四川(川白芷)。销往全国并出口。白芷根呈长圆锥形,长 10~25cm,直径 1.5~2.5cm。表面灰棕色或黄棕色,根上部钝四棱形或近圆形,具纵皱纹、支根痕及皮孔样的横向突起,有的排列成四纵列。顶端有凹陷的茎痕。质坚实,断面白色或灰白色,粉性,形成层环棕色,近方形或近圆形,皮部散有多数棕色油点(油管)。气芳香,味辛、微苦。杭白芷根呈圆锥形,长 10~20cm,直径 2~2.5cm,上部粗大,略具四棱,皮孔样突起较大,于四棱处尤多,略排成四纵行,断面形成层环类方形。白芷含比克白芷内酯(byak-angelicin)、脱水比克白芷内酯(byak-angelicol)、欧前胡素(imperatorin)、异欧前胡素(isoimperatorin)、氧化前胡内酯(oxypeucedanin)、珊瑚菜素(phelloptorin)等 10 余种香豆素类化合物。依据《中国药典》(2020 年版),本品含欧前胡素不得少于 0.080%。本品性温,味辛。能解表散寒,祛风止痛,宣通鼻窍,燥湿止带,消肿排脓。用于感冒头痛,眉棱骨痛,鼻塞流涕,鼻渊,牙痛,带下,疮疡肿痛。用量 3~10g。

小茴香　Foeniculi Fructus

本品为伞形科植物茴香 *Foeniculum vulgare* Mill. 的干燥成熟果实。秋季果实初熟时采割植株,晒干,打下果实,除去杂质。我国各地均有栽培。本品为双悬果,呈圆柱形,长 4~8mm,直径 1.5~2.5mm。表面黄绿色或淡黄色,两端略尖,顶端残留有黄棕色突起的柱基,基部有时有细小的果梗。分果呈长椭圆形,背面有纵棱 5 条,接合面平坦而较宽。横切面略呈五边形,背面的四边约等长。有特异香气,味微甜、辛。含挥发油,主要成分为反式 - 茴香脑(*trans*-anethole,63.4%),其次为柠檬烯(limonene,13.1%)、小茴香酮(fenchone,12.1%),其他有爱草脑(estragole)、α- 蒎烯(α-pinene)、月桂烯(myrcene)、β-蒎烯(β-pinene)等。果实脂肪油中含有 16 种脂肪酸,如 10- 十八碳烯酸(10-octadecenoic acid)、花生酸(arachic acid)、棕榈酸(palmitic acid)等。还含伞形花内酯(umbelliferone)、花椒毒素(xanthotoxin)、α-香树脂醇(α-amyrin)等。依据《中国药典》(2020 年版),本品含反式茴香脑不得少于 1.4%。本品性温,味辛。能散寒止痛,理气和胃。用于寒疝腹痛,睾丸偏坠,痛经,少腹冷痛,脘腹胀痛,食少吐泻。挥发油能促进胃肠蠕动和分泌,能排出肠内气体,并有祛痰作用。用量 3~6g。

三十、山茱萸科　Cornaceae

乔木或灌木,稀草本。叶常对生或轮生,无托叶。花辐射对称,常排成聚伞花序或伞形花序;子房下位,心皮 2 枚,合生成 1~4 室,每室胚珠 1。核果或浆果状核果。

本科有 13 属 100 余种。我国有 7 属近 50 种。重要生药有山茱萸、青荚叶（小通草）、灯台树、四照花和鞘柄木等。

本科植物含三萜皂苷、环烯醚萜、黄酮、多糖、鞣质、有机酸类等成分。

山茱萸 Corni Fructus

本品为山茱萸科植物山茱萸 *Cornus officinalis* Sieb. et Zucc. 的干燥成熟果肉。秋末冬初果皮变红时采收果实，用文火烘或置沸水中略烫后，及时除去果核，干燥。主产于浙江、河南、安徽和陕西。果肉呈不规则的片状或囊状，长 1~1.5cm，宽 0.5~1cm。表面紫红色至紫黑色，皱缩，有光泽。顶端有的有圆形宿萼痕，基部有果梗痕。质柔软。气微，味酸、涩、微苦。主要含环烯醚萜类，如山茱萸苷（cornin，verbenalin）、马钱苷（loganin）、莫诺苷（morroniside）、獐牙菜苷（sweroside）、7- 脱氢马钱苷（7-dehydrologanin）等。鞣质类，如山茱萸鞣质（cornustannin），异诃子素（即山茱萸鞣质Ⅰ，isoterchebin），特里马素Ⅱ、Ⅲ（tellimagrandin Ⅱ、Ⅲ），路边青鞣质 D（gemin D），梾木鞣质 A、B、C（cornusiin A、B、C）。另含有乌苏酸、酒石酸、苹果酸等。依据《中国药典》（2020 年版），本品含莫诺苷和马钱苷的总量不得少于 1.2%。山茱萸对非特异性免疫功能有增强作用；对化疗、放疗引起的白细胞下降有升高作用；醇提物具有降血糖、降血脂作用；煎剂有抗菌、抗炎作用。本品性微温，味酸、涩。能补益肝肾，收涩固脱。用于眩晕耳鸣，腰膝酸痛，阳痿遗精，遗尿尿频，崩漏带下，大汗虚脱，内热消渴。用量 6~12g。

（陈立娜）

三十一、木犀科 Oleaceae

灌木或乔木。叶对生。花两性，稀单性，辐射对称；花萼 4 裂；花冠 4 裂，雄蕊 2 枚；子房上位，2 室，每室 2 胚珠。本科有 27 属 400 余种，广布于温带或亚热带地区。我国 12 属约 178 种，已知药用的有 80 余种。重要生药有连翘、女贞子、秦皮、暴马子皮、茉莉花、桂花等。

本科某些属中有由腺毛组成的花外蜜腺；气孔一般为不定式；非腺毛似盾状，常见；叶肉中常有厚壁异形细胞。茎中柱鞘可见连续或间断的厚壁细胞环带；木质部射线通常宽 2~3 列细胞，异型或同型；在某些属中纤维有具缘纹孔。草酸钙小针晶或方晶广泛存在于茎和叶中。

本科植物含有的化学成分多样，含香豆素类、酚类、木脂素类、黄酮类等。香豆素类如秦皮苷（fraxin）、秦皮乙素（esculetin）、七叶树苷（aesculin），均有抗菌消炎，止咳化痰作用；酚类如连翘酚（forsythol），具抗菌作用；木脂素类如连翘苷（forsythin，phillyrin），具抗菌消炎作用。

连翘* Forsythiae Fructus
（英）Weeping Forsythia Fruit （日）レンギョウ

连翘

【基源】 本品为木犀科植物连翘 *Forsythia suspensa*（Thunb.）Vahl 的干燥果实。

【植物形态】 落叶灌木。枝条开展或下垂，小枝略呈四棱形，节间中空，节部具实心髓。单叶对生，叶片完整或 3 全裂，卵形或长椭圆形。春季先叶开花，花冠黄色，上部 4 裂。木质蒴果卵形，成熟时 2 瓣裂。花期 3—4 月，果期 7—9 月。

【产地】 主产于山西、河南、陕西、山东等地。

【采制】 秋季果实初熟尚带绿色时采收，除去杂质，蒸熟，晒干，习称"青翘"；果实熟透后采收，晒干，除去杂质，习称"老翘"。

【性状】 ①果实呈长卵形至卵形，稍扁，长 1.5~2.5cm，直径 0.5~1.3cm。表面有不规则的纵皱纹和多数突起的小斑点，两面各有 1 条明显的纵沟。顶端锐尖，基部有小果柄或已脱落。②青翘多不开裂，表面绿褐色，突起的灰白色小斑点较少；质硬；种子多数，黄绿色，细长，一侧有翅。③老翘常顶端开裂或裂成两瓣,表面黄棕色或红棕色,粗糙,有多数小疣状突起;内表面多为浅棕黄色,平滑,具一纵隔;质脆;种子棕色,多已脱落。④气微香,味苦(彩图51)。

【化学成分】　主要含木脂素、苯乙醇苷、挥发油类成分。**木脂素类:**如连翘苷(phillyrin)、连翘苷元(phillygenin)、松脂素(pinoresinol)、牛蒡子苷(arctiin)、罗汉松脂苷(matairesinoside)等。**苯乙醇苷类:**如连翘酯苷(forsythoside)A、B、C、D、E等。**挥发油类:**主要有 α- 蒎烯、乙酸松油酯、4- 萜品醇、β- 蒎烯等。此外,尚含桦木酸、乌苏酸、齐墩果酸等。

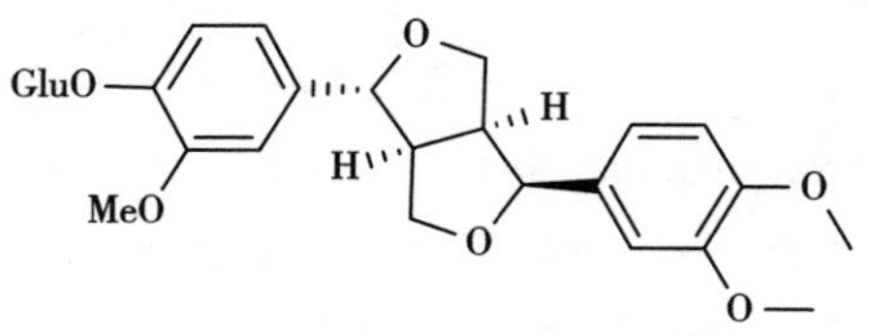

phillyrin

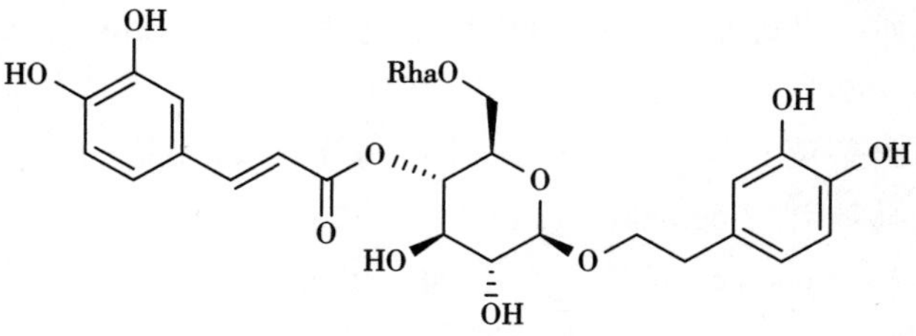

forsythoside A

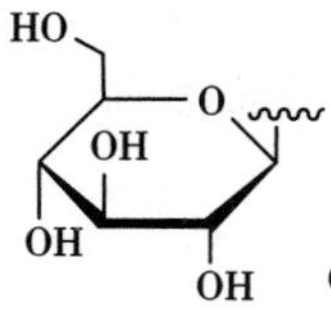

Glu

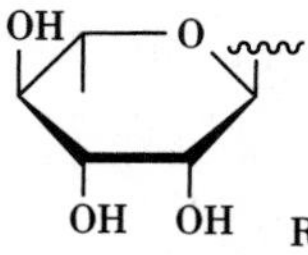

Rha

【显微特征】　果皮横切面:①外果皮为 1 列扁平细胞,外壁及侧壁增厚,被角质层。②中果皮外侧薄壁组织中散有维管束;中果皮内侧为多列石细胞,长条形、类圆形或长圆形,壁厚薄不一,多切向镶嵌状排列。③内果皮为 1 列薄壁细胞。

【理化鉴定】　鉴别:采用薄层色谱法。取本品粉末 1g,用石油醚(30~60℃)超声提取,提取液回收溶剂至干,残渣乙醇溶解,点于硅胶 G 薄层板上,以环己烷 - 甲酸乙酯 - 甲酸(15：10：0.25)为展开剂展开,喷以 10% 硫酸乙醇溶液,加热至斑点显色清晰,置日光及紫外线灯(365nm)下检视。在与对照药材色谱相应的位置上显相同颜色的斑点或荧光斑点。

含量测定:1. 采用挥发油测定法(甲法)测定,青翘含挥发油不得少于 2.0%(ml/g)。

2. 采用 HPLC 法测定,含连翘苷不得少于 0.15%;含连翘酯苷 A,青翘不得少于 3.5%,老翘不得少于 0.25%。

【药理作用】

1. **抗菌作用**　连翘有广谱抗菌作用,能抑制多种革兰氏阳性和阴性菌;对大肠埃希菌、肺炎克雷伯菌、铜绿假单胞菌、金黄色葡萄球菌等的抑制效果显著。有效成分为苯乙醇苷、连翘酯苷、挥发油类。

2. **抗病毒作用**　连翘水提物及连翘酯苷 A 能抑制亚洲甲型流感病毒、呼吸道合胞病毒等的增殖。抗病毒机制可能与诱生干扰素有关。

3. **抗炎作用**　连翘水提物能够降低角叉菜胶诱导的炎症模型小鼠血清中肿瘤坏死因子 -α(TNF-α)和白细胞介素 -6(IL-6)等炎症因子的水平。有效成分为连翘酯苷 A、连翘脂素、牛蒡子苷等。

4. **解热作用**　连翘煎剂能延缓酵母所致的大鼠体温升高,抑制内毒素所致的家兔发热。

5. **免疫调节作用**　连翘酯苷 A 可增强内毒素血症小鼠的免疫调节作用,能显著升高溃疡性结肠炎模型大鼠的脾脏指数和胸腺指数。

【功效与主治】　性微寒,味苦。能清热解毒,消肿散结,疏散风热。用于痈疽,瘰疬,乳痈,丹毒,风热感冒,温病初起,温热入营,高热烦渴,神昏发斑,热淋涩痛。用量 6~15g。

经典名方:"**银翘散**"出自《温病条辨》(清·吴瑭),由连翘、金银花、桔梗、薄荷、竹叶、生甘草、荆芥穗、淡豆豉、牛蒡子组成。为解表剂,具有辛凉透表,清热解毒之功效。

(王梦月)

三十二、马钱科　Loganiaceae

灌木、乔木或藤本,稀草本。单叶对生。花两性,辐射对称;雄蕊与花冠裂片同数而互生;子房上位,通常 2 室;花柱单生,2 裂。本科共 35 属 750 多种,分布于热带、亚热带地区。我国有 9 属 63 种,产于西南及东部地区。

本科的重要生药有马钱子、密蒙花、钩吻(断肠草)等。

本科马钱亚科植物的茎中存在内生韧皮部,醉鱼草亚科中有星状非腺毛。

本科植物大多有毒,主要的化学成分为吲哚类生物碱如士的宁(strychnine)、马钱子碱(brucine)、钩吻碱(gelsemine)等;黄酮类如密蒙花苷(linarin)等;环烯醚萜苷类苦味成分如马钱苷(loganin)等。

马钱子 *　**Strychni Semen**

(英)Nux Vomica　(日)ホミカ

马钱子

【**基源**】　本品为马钱科植物马钱 *Strychnos nux-vomica* L. 的干燥成熟种子。

【**植物形态**】　常绿乔木。叶对生,广卵形,全缘,革质。聚伞花序顶生,小花白色筒状。浆果球形,表面光滑;种子 3~5 粒或更多,纽扣状圆板形,密被银色茸毛,种柄生于一面的中央。果期 8 月至翌年 1 月。

【**产地**】　主产于印度、越南、缅甸、泰国、斯里兰卡。我国云南等地引种成功。

【**采制**】　冬季采收成熟果实,取出种子,晒干。

【**性状**】　①呈纽扣状圆板形,常一面隆起,一面微凹下,直径 1.5~3cm,厚 0.3~0.6cm。②表面密被灰棕色或灰绿色绢状茸毛,由中央向四周呈辐射状排列,有丝样光泽。边缘稍隆起,较厚,有突起的珠孔,底面中心有突起的圆点状种脐,种脐与珠孔间隐约见一隆起线。③质坚硬,平行剖面可见淡黄白色胚乳,角质状,子叶心形,叶脉 5~7 条。④气微,味极苦(图 13-59;彩图 54)。

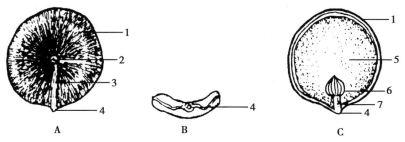

A. 外形;B. 横切面;C. 纵剖面。

1. 种皮;2. 种脐;3. 棱线(非种脊);4. 珠孔;5. 胚乳;6. 子叶;7. 胚根。

图 13-59　马钱子外形与剖面图

【**显微特征**】　**横切面:**①种皮表皮细胞分化成单细胞毛,向一方斜伸,长 500~1 100μm,宽 25μm 以上,基部膨大似石细胞状,壁极厚,强烈木化,有纵长扭曲的纹孔,体部有肋状木化增厚条纹,胞腔断面观类圆形;②种皮内层为颓废的棕色薄壁细胞,细胞边界不清;③内胚乳细胞壁约 25μm,隐约可见胞间连丝,以稀碘液处理后较明显,细胞内含脂肪油滴及糊粉粒(图 13-60)。

粉末:灰黄色。①非腺毛单细胞,多断裂,完整者长达 1 100μm,直径 25~63μm,壁强烈木化,极厚,基部似石细胞状,纹孔纵裂成缝状,毛体具 5~18 条纵向肋状增厚条纹,顶端钝圆,易纵裂,宛如纤维;②胚乳细胞多角形,壁厚,隐约可见胞间连丝,有的胞间层呈细波状弯曲,内含脂肪油及糊粉粒。此外,可见种皮内层颓废的棕色色素层(图 13-61;彩图 55)。

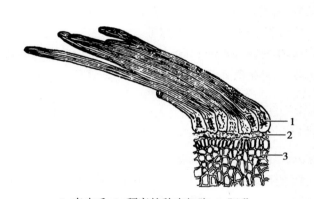

1. 表皮毛;2. 颓废的种皮细胞;3. 胚乳。

图 13-60   马钱子横切面详图

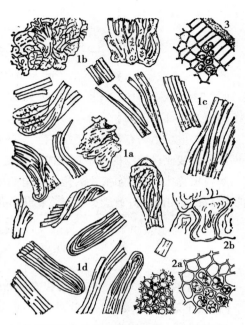

1. 非腺毛(a. 基部;b. 底面观;c. 中部裂片;d. 顶端);2. 内胚乳细胞(a. 示内含物及胞间连丝;b. 示壁极厚);3. 色素层。

图 13-61   马钱子粉末图

【化学成分】 主要含吲哚类生物碱,总碱含量 3%~5%,其中士的宁(番木鳖碱,strychnine)含量约 1.23%、马钱子碱(brucine)约 1.55%;并含多种微量生物碱,如异番木鳖碱(isostrychnine)、异马钱子碱(isobrucine)、番木鳖次碱(vomicine)、马钱子新碱(novacine)等。此外,尚含马钱苷(loganin)。

马钱子经炮制后,其中一些生物碱的结构发生变化,如马钱子碱转化成异马钱子碱、异马钱子碱 N- 氧化物;番木鳖碱转化成异番木鳖碱 N- 氧化物、二羟基三甲基番木鳖碱,从而使马钱子的毒性降低,抗肿瘤细胞生长和抗氧化的活性增加。

strychnine $R_1=R_2=H$
brucine $R_1=R_2=OCH_3$ loganin   Glu

【理化鉴定】 鉴别:1. 取本品干燥种子的胚乳作切片,加 1% 钒酸铵硫酸溶液 1 滴,胚乳显蓝紫色。另取胚乳切片,加浓硝酸 1 滴,即显橙红色(前者为士的宁反应,后者为马钱子碱反应)。

2. 采用薄层色谱法。取本品粉末 0.5g,经加一定比例的三氯甲烷、乙醇与浓氨混合溶液提取后,与士的宁和马钱子碱对照品溶液共薄层于同一硅胶 G 板上,以甲苯 - 丙酮 - 乙醇 - 浓氨试液(4:5:0.6:0.4)为展开剂展开,以稀碘化铋钾试液显色。供试品色谱中,在与对照品色谱相应的位置上显相同的颜色斑点。

含量测定：采用 HPLC 法测定。干燥药材中士的宁的含量应为 1.20%~2.20%，马钱子碱的含量不得少于 0.80%。

【药理作用】

1. 镇痛作用　马钱子常用于通络止痛，是治疗痹症的有效药物，对坐骨神经痛、骨质增生、痛风、腰肌劳损等有疗效，是伸筋丹胶囊、疏风定痛丸等药物的主要组分。镇痛的主要成分马钱子碱通过增加脑部的脑啡肽和单胺类神经递质含量来发挥镇痛作用，经由中枢和外周 2 种途径实现。

2. 抗炎免疫作用　马钱子碱和去氧马钱子碱促进炎症渗出物的吸收，可有效抑制炎症。马钱子对非特异性免疫具有明显的抑制作用，常用于治疗类风湿关节炎、强直性脊柱炎等疾病。

3. 中枢兴奋作用　士的宁对整个中枢神经都有兴奋作用，首先兴奋脊髓的反射功能，其次兴奋延髓的呼吸中枢及血管运动中枢，并能提高大脑皮质的感觉中枢功能。

4. 毒性作用　马钱子具大毒，其药效成分士的宁和马钱子碱同时也是毒性成分。相比于士的宁，马钱子碱的毒性较小。成人口服士的宁 5~10mg 出现中毒症状、30mg 以上致死，小儿 5mg 致死；生马钱子单次摄入量超过 7g 即可致死。

【功效与主治】　性温，味苦；有大毒。通络止痛，散结消肿。用于跌打损伤，骨折肿痛，风湿顽痹，麻木瘫痪，痈疽疮毒，咽喉肿痛。用量 0.3~0.6g，炮制后入丸、散用。孕妇禁用；不宜多服久服及生用；运动员慎用；有毒成分能经皮肤吸收，外用不宜大面积涂敷。

（陈　旭）

三十三、龙胆科　Gentianaceae

草本。单叶对生，全缘。花常两性，辐射对称；花冠漏斗状、辐状或管状；雄蕊与花冠裂片同数而互生；子房上位，常 2 心皮合生成 1 室。蒴果 2 瓣裂。本科约 80 属 900 多种，广布于全世界，主产于北温带。我国有 19 属 350 多种，各地均有分布，以西南山区的种类较多。已知药用的有 15 属 100 多种。

重要生药有龙胆、秦艽、广地丁、当药、青叶胆、肺形草等。

本科植物多数无毛，有的具 1~2 细胞的非腺毛，稀见腺毛。叶表皮及叶肉中常有黏液细胞。草酸钙结晶通常细小，为针晶、棱柱晶、砂晶或棱晶。维管束大多为双韧型。

本科的化学成分包括裂环烯醚萜苷、𠮿酮和生物碱类成分。裂环烯醚萜苷如龙胆苦苷（gentiopicroside）、獐牙菜苷（sweroside）、獐牙菜苦苷（swertiamarin），为龙胆科的苦味成分，具抗菌消炎、促进胃液分泌等作用；𠮿酮类如龙胆𠮿酮（gentisin）、当药𠮿酮（swertianin），有抗结核及利胆作用；生物碱如龙胆碱（gentianine），能镇静和抗过敏。

龙胆

龙胆 *　**Gentianae Radix et Rhizoma**
（英）**Gentian Root**　（日）リュウタン

【基源】　本品为龙胆科植物条叶龙胆 *Gentiana manshurica* Kitag.、龙胆 *Gentiana scabra* Bge.、三花龙胆 *Gentiana triflora* Pall. 或坚龙胆 *Gentiana rigescens* Franch. 的干燥根和根茎。前 3 种习称"龙胆"，后 1 种习称"坚龙胆"。

【植物形态】　龙胆：多年生草本。茎直立，略具四棱，粗糙。叶对生，边缘及下面主脉粗糙，基部抱茎。花无梗，花冠钟状，5 裂，先端尖。蒴果卵圆形，有柄；种子条形，边缘有翅。

条叶龙胆：叶片边缘反卷。花有短梗，花冠裂片三角状卵形，先端急尖。

三花龙胆：叶边缘及叶脉光滑。花冠裂片卵圆形，先端钝。

坚龙胆：叶近革质。花冠裂片卵状椭圆形，顶端急尖。

【产地】　龙胆、三花龙胆主产于黑龙江、辽宁、内蒙古,习称"关龙胆",产量大,销往全国并出口;条叶龙胆产于江苏、浙江、安徽,习称"苏龙胆",产量小;坚龙胆产于云南、贵州、四川。

【采制】　春、秋两季采挖,洗净,干燥。

【性状】　龙胆(*G. scabra*):①根茎呈不规则的块状,长 1~3cm,直径 0.3~1cm;表面暗灰棕色或深棕色,上端有茎痕或残留茎基,周围和下端着生多数细长的根。②根圆柱形,略扭曲,长 10~20cm,直径 0.2~0.5cm;表面淡黄色或黄棕色,上部多有显著的横皱纹,下部较细,有纵皱纹及支根痕。③质脆,易折断,断面略平坦,皮部黄白色或浅黄棕色,木部色较浅,呈点状环列。④气微,味甚苦。龙胆(*G. scabra*)的根通常 20 余条;三花龙胆的根约 15 条;条叶龙胆的根常少于 10 条(彩图 52)。

坚龙胆:表面无横皱纹,外皮膜质,易脱落,木部黄白色,易与皮部分离。

【显微特征】　根横切面:龙胆(*G. scabra*)　①表皮细胞有时残存,外壁较厚。②皮层窄;外皮层细胞类方形,壁稍厚,木栓化;内皮层细胞切向延长,每一细胞由纵向壁分隔成数个类方形小细胞。③韧皮部宽广,有裂隙。形成层不甚明显。④木质部导管 3~10 个群束。⑤髓部明显。⑥薄壁细胞含细小草酸钙针晶(图 13-62)。

坚龙胆　①内皮层以外组织多已脱落;②韧皮部宽广,筛管群稀疏散在;③木质部导管发达,均匀密布;④无髓部。

粉末:龙胆(*G. scabra*)　淡黄棕色。①外皮层细胞表面观类纺锤形,每一细胞由横壁分隔成数个扁方形的小细胞;②内皮层细胞表面观类长方形,甚大,平周壁显纤细的横向纹理,每一细胞由纵壁分隔成数个栅状小细胞,纵隔壁大多连珠状增厚;③薄壁细胞草酸钙针晶长约至 10μm,不规则散在薄壁细胞中或充塞于细胞一角(图 13-62)。

坚龙胆　无外皮层细胞。①内皮层细胞类方形或类长方形,平周壁的横向纹理较粗而密,有的粗达 3μm,每一细胞分隔成多数栅状小细胞,隔壁稍增厚或呈连珠状;②含细小草酸钙菱晶或细梭晶。

【化学成分】　含龙胆苦苷(gentiopicroside,gentiopicrin)、獐牙菜苦苷(swertiamarin)、獐牙菜苷(sweroside)等裂环烯醚萜苷类,还含有龙胆叫酮(gentisin)、龙胆三糖(gentianose)等成分。

gentiopicroside　　swertiamarin　R=OH　　Glu
　　　　　　　　　　sweroside　　R=H

【理化鉴定】　鉴别:采用薄层色谱法。取本品粉末的甲醇提取液,与龙胆苦苷对照品溶液共薄层于同一硅胶 GF$_{254}$ 板上,以乙酸乙酯 - 甲醇 - 水(10∶2∶1)为展开剂展开,置紫外线灯下检视。供试品色谱在与对照品色谱相应的位置上显相同颜色的斑点。

含量测定:采用 HPLC 法测定。按干燥品计,龙胆含龙胆苦苷不得少于 3.0%,坚龙胆含龙胆苦苷不得少于 1.5%。

【药理作用】

1. **保肝利胆作用**　龙胆提取物对肝损伤有明显的保护作用,对健康及肝损伤动物能显著增加胆汁流量。发挥保肝利胆功效的有效成分包括龙胆苦苷、獐牙菜苷、獐牙菜苦苷、龙胆碱等。龙胆泻肝汤(丸)用于治疗肝炎及肝胆湿热所致的诸多疾病。

2. **抗炎镇痛作用**　有较显著的抗炎镇痛作用,临床用于治疗急性结膜炎、湿热型急性肾炎等疾病。龙胆苦苷、龙胆碱等为其有效成分。

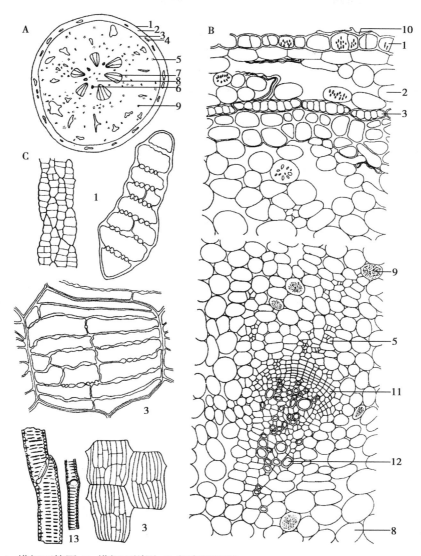

A. 横切面简图；B. 横切面详图；C. 解离组织图。
1. 外皮层；2. 皮层；3. 内皮层；4. 腔隙；5. 筛管组织；6. 初生木质部；7. 次生木质部；
8. 髓；9. 细小草酸钙针晶；10. 表皮；11. 形成层；12. 导管；13. 梯纹导管。

图 13-62　龙胆（*G. scabra*,根）横切面组织和解离图

3. 健胃作用　龙胆可以加速胃排空,促进胃肠蠕动,改善便秘、消化不良、腹胀和反流性食管炎。主要是龙胆中的苦味成分龙胆苦苷等裂环烯醚萜苷类的作用。

4. 镇静与解痉作用　獐牙菜苦苷等能抑制中枢神经系统,具镇静作用,对肠及子宫平滑肌有解痉作用。

5. 抗菌作用　龙胆碱对革兰氏阴性和阳性菌有抑制作用。

【功效与主治】　性寒,味苦。清热燥湿,泻肝胆火。用于湿热黄疸,阴肿阴痒,带下,湿疹瘙痒,肝火目赤,耳鸣耳聋,胁痛口苦,强中,惊风抽搐。用量 3~6g。

经典名方:"龙胆泻肝汤"出自《医方集解》(清·汪昂),由龙胆、栀子、黄芩、木通、泽泻、车前子、柴胡、甘草、当归、生地黄组成。为清热剂,具有清脏腑热,清泻肝胆实火,清利肝经湿热之功效。

秦艽 Gentianae Macrophyllae Radix

本品为龙胆科植物秦艽 *Gentiana macrophylla* Pall.、麻花秦艽 *Gentiana straminea* Maxim.、粗茎秦艽 *Gentiana crassicaulis* Duthie ex Burk. 或小秦艽 *Gentiana dahurica* Fisch. 的干燥根。前 3 种按照性状不同分别习称"秦艽"和"麻花艽",后 1 种习称"小秦艽"。秦艽主产于陕西、甘肃;麻花秦艽主产于四川、云南;粗茎秦艽主产于山西、内蒙古、河北;小秦艽主产于河北、内蒙古、陕西等地。春、秋两季采挖,除去泥沙;秦艽和麻花艽晒软,堆置"发汗"至表面呈红黄色或灰黄色时,摊开晒干,或不经"发汗"直接晒干;小秦艽趁鲜时搓去黑皮,晒干。

秦艽呈类圆柱形,上粗下细,扭曲不直,根头部膨大或裂生为 2~4 个根茎(由木栓组织环分割形成),长 10~30cm,直径 1~3cm。小秦艽呈圆锥形或类圆柱形,主根通常 1 个,长 8~15cm,直径 0.2~1cm,表面都有纵向或扭曲的纵皱纹,顶端有残存茎基及纤维状叶鞘,质硬而脆,易折断,断面略显油性,皮部黄色或棕黄色,木部黄色。麻花艽呈类圆锥形,多由数个小根纠聚而膨大,直径可达 7cm,表面有裂隙呈网状孔纹,质松脆,易折断,断面多呈枯朽状。气特异,味苦、微涩。含龙胆苦苷(gentiopicroside)、马钱苷酸(loganic acid),以及少量的挥发油、糖类等。其生物碱类成分秦艽甲素(龙胆碱,gentianine)、秦艽乙素(龙胆次碱,gentianidine)、秦艽丙素(龙胆醇,gentianol)是在提取处理过程中由裂环烯醚萜苷类成分与氨作用转化而来的,是体内产生抗炎、镇痛作用的活性成分。本品性平,味辛、苦。祛风湿,清湿热,止痹痛,退虚热。用于风湿痹痛,中风半身不遂,筋脉拘挛,骨节酸痛,湿热黄疸,骨蒸潮热,小儿疳积发热。用量 3~10g。

（陈　旭）

三十四、萝藦科 Asclepiadaceae

藤本或多年生草本,具乳汁。单叶对生。花两性,辐射对称,五基数;雄蕊 5 枚,与雌蕊合生成合蕊柱;花丝合生成具有蜜腺的筒,将雌蕊包围,称合蕊冠;花粉粒常聚合成花粉块;子房上位,2 心皮,离生;蓇葖果,种子顶端具白色丝状毛。本科有 180 属 2 200 余种,分布于全世界,主产于热带。我国有 44 属 245 种,分布于全国,以西南、华南的种类较多。已知药用的有 32 属 112 种。本科植物大多有毒,尤其是乳汁和根。

本科的重要生药有香加皮、徐长卿、白首乌、白前、白薇、通关藤、萝藦等。

本科全体植物均有乳管。气孔常为平轴式。有非腺毛与腺毛。维管束常为双韧型。薄壁细胞中含草酸钙方晶、簇晶。

香加皮 Periplocae Cortex

本品为萝藦科植物杠柳 *Periploca sepium* Bge. 的干燥根皮,又名北五加皮、杠柳皮。主产于山西、河北、山东等地。根皮呈卷筒状或槽状,少数呈不规则的块片状,长 3~10cm,直径 1~2cm,厚 0.2~0.4cm。外表面灰棕色或黄棕色,栓皮松软常呈鳞片状,易剥落。内表面淡黄色或淡黄棕色,较平滑,有细纵纹。体轻,质脆,易折断,断面不整齐,黄白色。有特异香气,味苦。含北五加皮苷(periplocoside)A~K,其中北五加皮苷 H 和 K 为 C_{21} 甾体苷、北五加皮苷 G(又名杠柳苷,periplocin)为强心苷。另含 4- 甲氧基水杨醛,为香加皮的香气成分。杠柳苷具强心作用,其强心作用具有迅速、持续时间短、无积蓄等特点,并有一定的抗辐射与抗炎作用。杠柳苷脱去葡萄糖成为杠柳加拿大麻糖苷,也有相同的强心作用。此外,还有抗肿瘤、升血压、抗炎等作用。本品性温,味苦、辛。能利水消肿,祛风湿,强筋骨。用于下肢浮肿,心悸气短,风寒湿痹,腰膝酸软。用量 3~6g。本品有毒,不宜过量服用。

（陈　旭）

三十五、唇形科　Labiatae(Lamiaceae)*

多为草本,稀灌木,多含挥发油而有香气。茎呈四棱形。叶对生,单叶,稀复叶。轮状聚伞花序(轮伞花序),有的再集成穗状、总状、圆锥状或头状的复合花序;花冠唇形;雄蕊通常4枚,2强;雌蕊子房上位,4深裂成假4室;花柱着生于4裂子房隙中央的基部。果实由4枚小坚果组成。共约220属3 500种,广布于全世界。我国有99属808种,全国各地均有分布。已有药用的记载有75属436种。

主要的药用属有鼠尾草属(*Salvia*)、黄芩属(*Scutellaria*)、益母草属(*Leonurus*)、薄荷属(*Mentha*)、香茶菜属(*Rabdosia*)、裂叶荆芥属(*Schizonepeta*)、石荠苧属(*Mosla*)、紫苏属(*Perilla*)、夏枯草属(*Prunella*)等。重要生药有丹参、黄芩、半枝莲、益母草、薄荷、冬凌草、溪黄草、荆芥、紫苏、广藿香、夏枯草、连钱草(活血丹)等。

本科植物气孔为直轴式,具有腺毛、腺鳞,偶有间隙腺毛等显微特征。

本科植物主要含有二萜类、挥发油、黄酮类、生物碱类和甾酮类成分。**二萜类:**丹参属植物中的丹参酮(tanshinone)、隐丹参酮(cryptotanshinone)、异丹参酮(isotanshinone)等具抗菌、消炎、降血压、活血化瘀、促进伤口愈合等作用;香茶菜属植物中的冬凌草甲素(rubescensin A)、冬凌草乙素(rubescensin B)、延命草素(enmein)具抗菌、消炎和抗癌作用。**挥发油:**薄荷油、荆芥油、广藿香油和紫苏油等有抗菌、消炎及抗病毒作用。**黄酮类:**黄芩苷(baicalin)、黄芩素(baicalein)等有抗菌、消炎作用。**生物碱类:**益母草碱(leonurine)、水苏碱(stachydrine);益母草碱有兴奋子宫和呼吸中枢的作用,水苏碱能够祛痰、镇咳、平喘。**甾酮类:**筋骨草属(*Ajuga*)植物中含羟基促蜕皮甾酮(ecdysterone)、筋骨草甾酮(ajugasterone)、杯苋甾酮(cyasterone)等昆虫变态激素,能促进蛋白质合成和降血脂。

薄荷

薄荷*　**Menthae Haplocalycis Herba**

(英)**Mentha Herb**　(日)ハッカ

【基源】　本品为唇形科植物薄荷 *Mentha haplocalyx* Briq. 的干燥地上部分。

【植物形态】　多年生草本,全株有香气。茎直立,方形,有倒向微柔毛和腺鳞。叶对生,叶片卵形或长圆形,先端稍尖,基部楔形,边缘具细锯齿。轮伞花序腋生;花冠淡紫色;雄蕊4。小坚果卵球形。

【产地】　主产于江苏(称为"苏薄荷")、安徽等地,江西、河南、四川、云南也产。

【采制】　7—8月割取地上部分(称为头刀),供提取挥发油用;10—11月割取(称为二刀),供药用。采收之前1~2天及采收时宜选晴天,收割后晒至半干,捆把,堆放1~2天,再摊开晒至全干。

【性状】　①茎呈方柱形,有对生分枝,长15~40cm,直径0.2~0.4cm;表面紫棕色或淡绿色,棱角处具柔毛,节间长2~5cm;质脆,断面白色,髓部中空。②叶对生,有短柄;叶片皱缩卷曲,完整者展平后呈宽披针形、长椭圆形或卵形,长2~7cm,宽1~3cm;上表面深绿色,下表面灰绿色,稀被茸毛,有凹点状腺鳞。③轮伞花序腋生,花冠多数存在,淡紫色。④叶搓揉后有特殊清凉香气,味辛凉。以叶多、色绿深、气味浓者为佳(图13-63A;彩图56)。

【显微特征】　叶横切面:①上表皮细胞长方形,下表皮细胞稍小,具气孔;上、下表皮细胞有多数凹陷,内有大型特异的扁球形腺鳞,可见少数小腺毛和非腺毛。②叶异面型,叶内栅栏组织1(~2)层细胞,海绵组织4~5层细胞,排列疏松;叶肉细胞中常含针簇状橙皮苷结晶,以栅栏组织的细胞中为多见。③主脉维管束外韧型,木质部导管常2~6个排列成行,韧皮部外侧与木质部外侧均有厚角组织;薄壁细胞及少数导管中有时可见橙皮苷结晶(图13-63B、C)。

茎横切面:呈四方形。①表皮为一层长方形细胞,外被角质层,有腺鳞、小腺毛及非腺毛。②皮层薄壁细胞数列,排列疏松,四棱角处由厚角细胞组成。③内皮层明显。④韧皮部狭窄;形成层成环;木质部在四棱处发达,导管类多角形,木纤维多角形,射线宽窄不一。⑤髓薄壁细胞大,中心常呈空洞

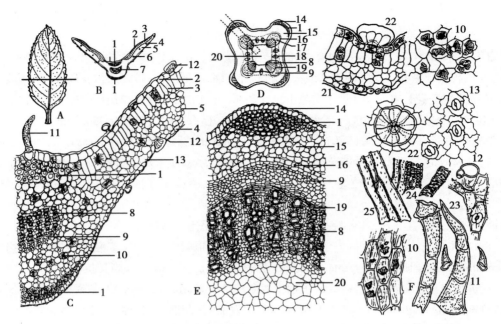

A. 薄荷叶；B. 薄荷叶横切面简图；C. 薄荷叶横切面详图；D. 薄荷茎横切面简图；E. 薄荷茎横切面详图；F. 粉末图。

1. 厚角组织；2. 上表皮；3. 栅栏组织；4. 下表皮；5. 海绵组织；6. 侧脉；7. 中脉；8. 木质部；9. 韧皮部；10. 橙皮苷结晶；11. 非腺毛；12. 腺毛；13. 气孔；14. 表皮；15. 皮层；16. 内皮层；17. 大维管束；18. 小维管束；19. 形成层；20. 髓；21. 叶肉碎片；22. 腺鳞；23. 茎表皮；24. 导管；25. 木纤维。

图 13-63　薄荷（叶和茎）组织及粉末图

（图 13-63D、E）。

　　粉末：淡黄绿色，微有香气。①腺鳞由头、柄部组成。头部顶面观球形，侧面观扁球形。直径 60~100μm，由 6~8 个分泌细胞组成，内含淡黄色分泌物；柄极短，单细胞，基部四周表皮细胞 10 余个，呈辐射状排列。②小腺毛头部椭圆形，单细胞，直径 15~26μm，内含淡黄色分泌物；柄多为单细胞。③非腺毛完整者由 1~8 个细胞组成，常弯曲，壁厚 2~7μm，外壁有细密疣状突起。④叶片上表皮细胞表面观不规则形，垂周壁略弯曲；下表皮细胞垂周壁波状弯曲，细胞中常含淡黄色橙皮苷结晶；气孔直轴式。尚有茎表皮细胞、导管、木纤维等（图 13-63F；彩图 57）。

　　【化学成分】　主含挥发油，鲜叶含油 1%~1.46%；又含黄酮类、有机酸等。**挥发油**：l- 薄荷醇（薄荷脑，l-menthol，77%~87%）、l- 薄荷酮（l-menthone，约 10%）、乙酰薄荷酯类（3%~6%）、异薄荷酮（约 1.75%）、胡薄荷酮（pulegone）、d- 月桂烯（d-myrcene）、柠檬烯（limonene）、辛醇 -3（octanol-3）等成分。**黄酮类**：异瑞福灵（iso-raifolin）、木犀草素 -7-O-β-D- 葡萄糖苷（luteolin-7-O-β-D-glucoside）、薄荷异黄酮苷（menthoside）等。**有机酸**：迷迭香酸（rosmarinic acid）、咖啡酸（caffeic acid）等。

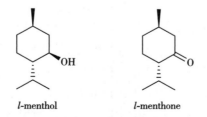

l-menthol　　　　　　l-menthone

　　【理化鉴定】　鉴别：1. 取本品叶的粉末少量，经微量升华得油状物，镜检，有针簇状薄荷醇结晶析出；加硫酸 2 滴及香草醛结晶少量，初显黄色至橙黄色，再加水 1 滴，即变紫红色。

2. 采用薄层色谱法。取本品及对照药材粉末的石油醚提取液，与薄荷醇对照品溶液共薄层展开，喷以香草醛硫酸试液 - 乙醇（2：8）混合液，100℃加热至斑点清晰。供试品在与对照药材、对照品色谱相应的位置上显相同颜色的斑点。

含量测定：照挥发油测定法测定，本品含挥发油不得少于 0.80%（ml/g）。

【**药理作用**】

1. 抗菌、抗病毒作用　薄荷水煎剂对病毒 ECHO11 株有抑制作用。对金黄色葡萄球菌、甲型链球菌、福氏志贺菌、白念珠菌等多种球菌、杆菌均有抑制作用。主要有效成分为挥发油和薄荷酮。

2. 发汗解热作用　内服少量薄荷或薄荷油可刺激中枢神经，使皮肤的毛细血管扩张，促进汗腺分泌，增加散热，有发汗解热作用。

3. 解痉、止痛作用　薄荷油、薄荷醇与薄荷酮外用能够产生止痒、止痛、清凉感及对抗刺激的作用；对兔离体肠和豚鼠离体回肠均有解痉作用。

4. 抗早孕作用　薄荷油对小鼠和家兔均有抗早孕和抗着床作用。对于家兔、豚鼠的离体子宫，薄荷油及其主要成分薄荷醇对其张力、强度、强度 - 张力差有明显的抑制作用。

5. 祛痰作用　薄荷醇能增加呼吸道黏液分泌，减少呼吸道的泡沫痰，降低分泌物重量，增大有效通气腔道，使稠厚的黏液稀释而易于排出。

6. 促渗透作用　薄荷油能通过改变角质层的通透性，提高药物在皮肤角质层的扩散系数。

【**功效与主治**】　性凉，味辛。能疏散风热，清利头目，利咽，透疹，疏肝行气。用于风热感冒，风温初起，头痛，目赤，喉痛，口疮，风疹，麻疹，胸胁胀闷。用量 3~6g。

【**资源利用**】　薄荷属植物我国有 12 个种和多个变种，在不同地区均有药用。主要有家薄荷 *Mentha haplocalyx* Briq. var. *piperascens*（Malinvand）C.Y. Wu et H.W. Li，栽培于天津、江苏、河南、四川；龙脑薄荷 *Mentha arvensis* L. var. *malinvaudi*（Levl.）C.Y. Wu et H.W. Li，过去曾栽培于江苏苏州、太仓；假薄荷 *Mentha asiatica* Boriss，分布于新疆、四川西北部、西藏；兴安薄荷 *Mentha dahurica* Fisch. ex Benth.，分布于黑龙江、吉林、内蒙古东部；灰薄荷 *Mentha vagans* Boriss.，分布于新疆。在上海、四川、北京、南京、云南栽培的还有圆叶薄荷 *Mentha rotundifolia*（L.）Huds.；在南京、北京栽培有辣薄荷 *Mentha piperita* L. 等种类。

在薄荷商品中有时混有留兰香 *Mentha spicata* Linn.。本品的挥发油中富含香芹酮（carvone），不含薄荷油、薄荷脑，所以留兰香不能代替薄荷入药。

【**附**】

1. 薄荷油　为新鲜叶、茎经水蒸气蒸馏，再冷冻，部分脱脑加工得到的挥发油（又称薄荷白油）。为无色或淡黄色澄清液体，有特异清凉香气，味初辛、后凉。长时间存放，则色渐变深。能与乙醇、三氯甲烷、乙醚以任意比例混合。相对密度为 0.888~0.908，旋光度为 -24°~-17°，折光率约为 1.50。其含酯量按醋酸薄荷酯计，为 2.0%~6.5%（*W/W*）；含薄荷脑应为 28%~40%。本品为芳香剂、祛风剂、调味剂，用于皮肤能产生清凉感并减轻疼痛。口服一次剂量为 0.02~0.2ml，一日为 0.06~0.6ml；外用适量。

2. 薄荷脑　为薄荷油放置过程中析出的结晶，为一种饱和环状醇；为无色针状或棱柱状结晶，或白色结晶性粉末；有薄荷的特殊香气，味初灼热后清凉。在乙醇、液体石蜡中极易溶解，在水中微溶。熔点为 42~44℃，旋光度为 -50°~-49°。取本品 2g，置称重的蒸发皿中，水浴上加热，缓缓挥散后，在 105℃干燥至恒重，遗留残渣不得超过 1mg。含薄荷脑应为 95.0%~105.0%。功效同薄荷油。用量 0.02~0.1g。

丹参*　　**Salviae Miltiorrhizae Radix et Rhizoma**

（英）**Dan-shen Root**　（日）タンジン

丹参

【**基源**】　本品为唇形科植物丹参 *Salvia miltiorrhiza* Bge. 的干燥根和根茎。

【植物形态】 多年生草本,全株密被柔毛及腺毛。根圆柱形,朱红色。茎四棱形。叶对生,羽状复叶,小叶卵形至椭圆状卵形,边缘有锯齿,两面被柔毛。轮伞花序组成顶生或腋生的假总状花序;花萼钟状,紫色;花冠蓝紫色,2唇形;雄蕊2。小坚果椭圆形。

【产地】 主产于四川、安徽、河南、山东、陕西、江苏、山西、河北等省。商品丹参多为栽培品。

【采制】 春、秋两季采挖,以秋季采挖质量较好。栽培品于种植第2、第3年秋季采挖,除去地上部分及须根,将根摊开暴晒,晒至五六成干时,集中堆积发热,使内部变为紫黑色,再晒干。

【性状】 ①根茎短粗,顶端有时残留茎基。②根数条,长圆柱形,略弯曲,有的分枝并具须状细根,长10~20cm,直径0.3~1cm。表面棕红色或暗棕红色,粗糙,具纵皱纹,老根外皮疏松,多显紫棕色,常呈鳞片状剥落。③质硬而脆,断面疏松,有裂隙或略平整而致密,皮部棕红色,木部灰黄色或紫褐色,导管束黄白色,呈放射状排列。④气微,味微苦涩。以根条粗壮、色紫红者为佳(彩图58)。

栽培品较粗壮,直径0.5~1.5cm。表面红棕色,具纵皱纹,外皮紧贴不易剥落。质坚实,断面较平整,略呈角质样。

【显微特征】 根横切面:①木栓层为数层细胞,大多含橙色或淡紫棕色物,有的可见落皮层。②韧皮部宽广,筛管群明显;形成层环明显;木质部射线宽,导管束作2~3歧状径向排列,导管近中心少,向外渐多,单个或2~12个径向或切向相接,常与薄壁组织相间排列形成层状;木纤维发达,与导管常伴存。少数根的皮层与韧皮部可见石细胞散在(图13-64)。

粉末:红棕色。①石细胞类圆形、类三角形、类长方形或不规则形,长至257μm,直径14~70μm,壁厚5~16μm,有的胞腔内含黄棕色物。②网纹与具缘纹孔导管,直径11~60μm;网纹导管分子长梭形,末端长尖或斜尖,壁不均匀增厚,网孔狭细,穿孔多位于侧壁。③韧皮纤维梭形,长60~170μm,直径7~27μm,壁厚3~12μm,孔沟明显,有的可见层纹与纹孔。④木纤维多成束,长梭形,末端斜尖或钝圆,直径12~27μm,壁厚2~4μm,纹孔斜缝状,孔沟较稀疏。⑤木栓细胞黄棕色,表面观类方形或多角形,壁稍厚,弯曲或平直,含红棕色色素(水合氯醛透化,色素则溶解)(图13-65;彩图59)。

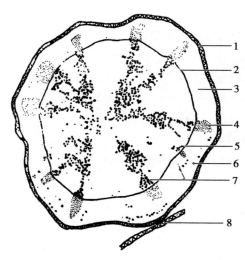

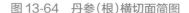

1. 木栓层;2. 形成层;3. 栓内层;4. 韧皮部;
5. 导管;6. 石细胞;7. 木质部;8. 落皮层。

图13-64 丹参(根)横切面简图

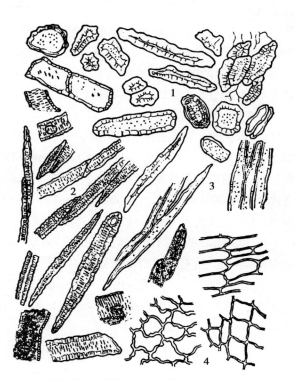

1. 石细胞;2. 导管;3. 木纤维;4. 木栓细胞。

图13-65 丹参(根)粉末图

【化学成分】　主要含结晶性菲醌类、水溶性酚酸类成分。**菲醌类**有丹参酮Ⅰ(tanshinone Ⅰ)、丹参酮ⅡA(tanshinone ⅡA)、丹参酮ⅡB(tanshinone ⅡB)、隐丹参酮(cryptotanshinone)等成分。**酚酸类**有丹参酸甲(salvianic acid A)〔又称丹参素(danshensu)〕、丹酚酸B(salvianolic acid B)、原儿茶醛(protocatechuic aldehyde)、紫草酸(lithospermic acid)及迷迭香酸(rosmarinic acid)等。

tanshinone Ⅰ　　　　tanshinone ⅡA　　　　cryptotanshinone

salvianolic acid B

【生物合成】　丹参酮ⅡA的生物合成途径较为复杂,目前尚未完全解析,但其中的多数关键酶已得到体外功能验证。以GGPP为前体,通过柯巴基焦磷酸合酶SmCPS1及贝壳杉烯合酶SmKSL1合成关键骨架次丹参酮二烯(miltiradiene)。Miltiradiene可在P450酶CYP76AH1的催化作用下,氧化生成铁锈醇(ferruginol)。随后由P450酶CYP76AH3、CYP76AK1分别催化,并经自发氧化反应,生成关键化合物10-hydromethyltetrahydromiltirone。由该化合物至丹参新酮(miltirone)的生物合成酶尚未阐明,其下游催化酶CYP71D375则可进行连续的羟基化及杂环化反应,合成隐丹参酮(cryptotanshinone)(图13-66)。丹参酮ⅡA生物合成途径中未解析的关键步骤不仅包含P450酶,亦可能有2OGD酶参与,有待进一步研究。

【理化鉴定】　鉴别:采用薄层色谱法。取本品粉末及丹参对照药材,加乙醇超声处理15分钟,离心。以丹参酮ⅡA、丹酚酸B为对照品。分别点于同一硅胶G薄层板上,使成条状,以三氯甲烷-甲苯-乙酸乙酯-甲醇-甲酸(6∶4∶8∶1∶4)为展开剂展开,展至约4cm,取出,晾干;再以石油醚(60~90℃)-乙酸乙酯(4∶1)为展开剂展开,展至约8cm,取出,晾干,分别在日光及紫外线灯(365nm)下检视。供试品色谱中,在与对照药材色谱和对照品色谱相应的位置上显相同颜色的斑点或荧光斑点。

含量测定:采用HPLC法测定。本品含丹参酮ⅡA、隐丹参酮和丹参酮Ⅰ的总量不得少于0.25%,含丹酚酸B不得少于3.0%。

【药理作用】

1. **心血管保护作用**　丹参可扩张冠状动脉,增加血流量,防治动脉粥样硬化,降低心肌的兴奋性,对心肌缺血有一定的保护作用。丹酚酸A具有降低大鼠主动脉脂质沉积、甘油三酯、总胆固醇、低密度脂蛋白胆固醇水平的作用。丹参酮ⅡA还可通过降低细胞炎症因子水平、抑制心肌细胞凋亡和抑制JAK/STAT信号通路等方面来调节自身免疫性心肌炎。

2. **对脑血管的作用**　丹酚酸可改善脑缺血再灌注所致的小鼠学习记忆障碍及脂质过氧化反应,

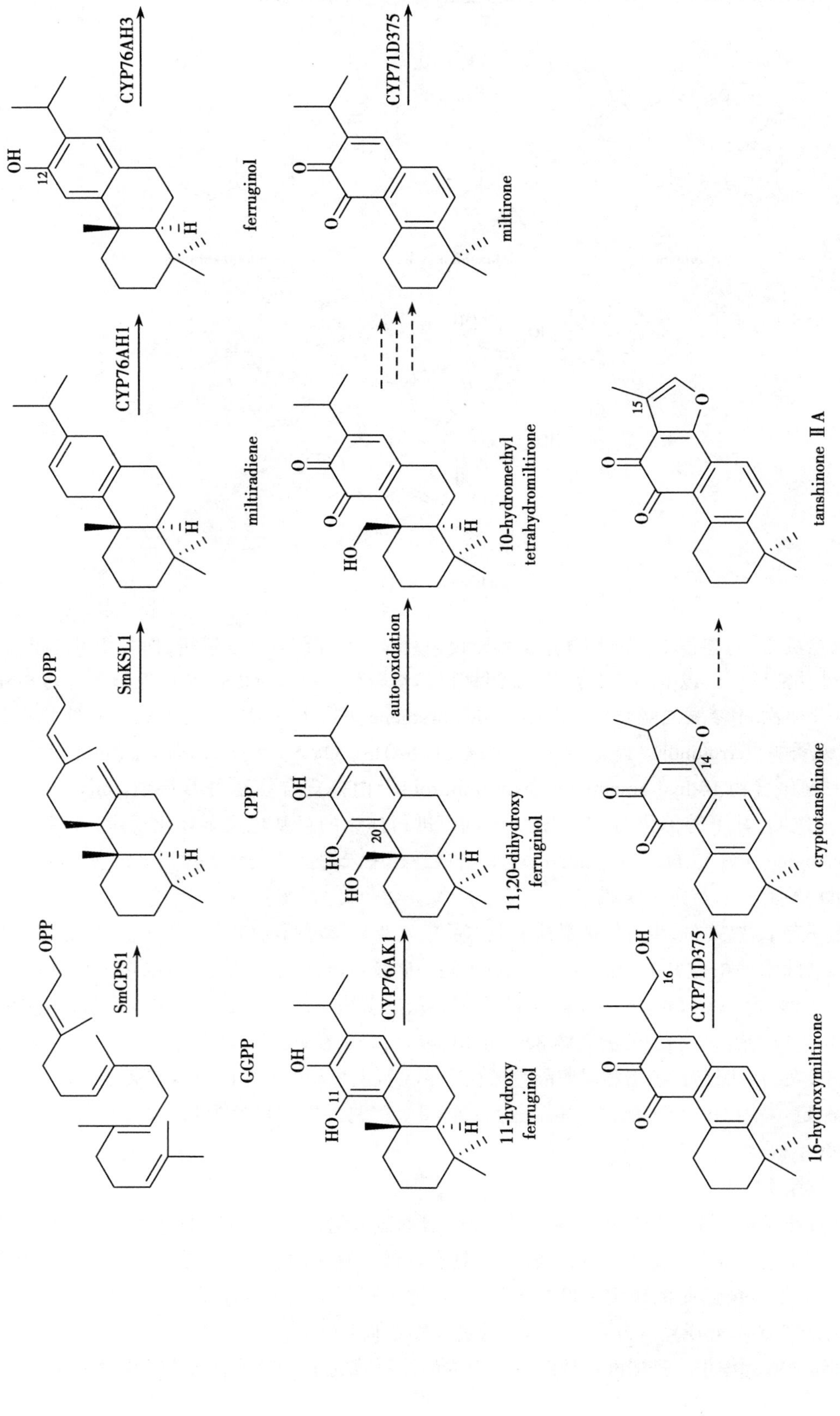

图13-66　丹参酮ⅡA 的生物合成途径

可降低脑缺血大鼠的脑梗死面积和水肿。

3. 抗血栓作用　丹参水提取液体外试验有抑制凝血、激活纤溶酶原、促进纤维蛋白裂解的作用。丹参素有抑制血小板聚集、抗血栓形成的作用,也有抗凝作用。

4. 抗肿瘤作用　丹参具有抗肿瘤、诱导肿瘤细胞分化和凋亡的作用;丹参酮ⅡA和隐丹参酮对多种肿瘤细胞具有抑制作用。

5. 抗氧化作用　体内外试验证明能消除自由基,保护 DNA,以丹酚酸的作用最强;水溶性部位能显著抑制动物心、脑、肝、肾、睾丸的脂质过氧化。

6. 抗纤维化作用　丹参酮ⅡA可以显著降低小鼠的肺脏质量,减轻肺水肿、炎症细胞浸润和细胞纤维化。丹酚酸 B 可以减轻模型组小鼠的肺组织结构扭曲、胶原过度生成、炎症细胞过度浸润和氧化应激损伤。

7. 其他作用　丹参还可以发挥抗非酒精性脂肪肝、抗菌、神经系统保护和胃黏膜保护等作用。

【功效与主治】　性微寒,味苦。能活血祛瘀,通经止痛,清心除烦,凉血消痈。用于胸痹心痛,脘腹胁痛,癥瘕积聚,热痹疼痛,心烦不眠,月经不调,痛经经闭,疮疡肿痛。用量 10~15g。

【资源利用】　我国有 53 种鼠尾草属(*Salvia*)植物在全国各地作药用,主要有甘西鼠尾草 *Salvia przewalskii* Maxim.,在甘肃省作“紫丹参”药用,分布于湖北西部、四川南部和西部、甘肃东部、云南东北部和西北部;褐毛甘西鼠尾草 *Salvia przewalskii* var. *mandarinorum* (Diels) Stib.,在甘肃亦作“紫丹参”药用,分布于甘肃、青海、四川、云南等省;云南鼠尾草 *Salvia yunnanensis* C. H. Wright,在贵州作“滇丹参”药用,分布于我国西南地区。

经典名方:“复方丹参片”收载于《中国药典》(2020 年版)一部,由丹参、三七、冰片组成。为理血剂,具有活血化瘀,理气止痛之功效。

黄芩 *　Scutellariae Radix
(英)Scutellaria Root　(日)オウゴン

黄芩

【基源】　本品为唇形科植物黄芩 *Scutellaria baicalensis* Georgi 的干燥根。

【植物形态】　多年生草本。主根粗大,圆锥形,老根中心常腐朽、中空。茎丛生,基部伏地,钝四棱形。单叶对生,披针形至条状披针形,顶端钝,基部圆形,全缘。总状花序顶生,花偏生于花序一侧;花冠紫色、紫红色至蓝紫色;雄蕊 4;雌蕊花柱细长。小坚果卵球形,黑褐色,表面有瘤状物。

【产地】　主产于东北及河北、山西、河南、陕西、内蒙古等省区。以山西的产量大,河北承德的质量好。

【采制】　春、秋两季采挖,以春季采挖为好。除去须根和泥沙,晒后撞去粗皮,晒干。商品将新根色鲜黄、内部充实者称为“子芩”“条芩”“枝芩”;老根内部暗棕色、中心枯朽者称为“枯芩”。以子芩质佳,枯芩次之。黄芩切制饮片前不宜冷浸软化,而以蒸(不超过 1 小时)或沸水煮(10 分钟)后切制为好,这样才不影响药材中有效成分的含量。

【性状】　①根呈圆锥形,扭曲,长 8~25cm,直径 1~3cm。②表面棕黄色或深黄色,有稀疏的疣状细根痕,上部较粗糙,有扭曲的纵皱纹或不规则的网纹,下部有顺纹和细皱纹。③质硬而脆,易折断,断面黄色,中心红棕色;老根中心呈枯朽状或中空,暗棕色或棕黑色。④气微,味苦(彩图 60)。

以条粗长、质坚实、色黄者为佳。

栽培品较细长,多有分枝。表面浅黄棕色,外皮紧贴,纵皱纹较细腻。断面黄色或浅黄色,略呈角质样。味微苦。

【显微特征】　横切面:①木栓层为数层至 20 余层扁平细胞组成,其中散在石细胞,木栓组织外缘多破裂。②皮层狭窄,散在纤维及石细胞。③韧皮部较宽广,有多数纤维与石细胞,石细胞多分布于外侧,纤维单个散在或数个成群,多分布于内侧;形成层环明显;木质部导管单个散在或数个成群,周围有木纤维束;木射线较宽。④老根中央有1至多个同心状的木栓组织环。⑤薄壁细胞中含淀粉粒(图13-67)。

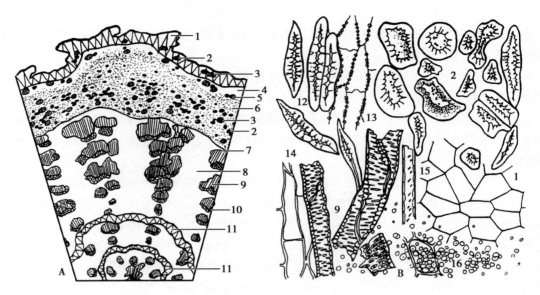

A. 横切面简图;B. 粉末图。

1. 木栓层;2. 石细胞;3. 纤维束;4. 皮层;5. 皮层内石细胞和纤维;6. 韧皮部;7. 形成层;8. 木射线;
9. 木质部(导管);10. 木纤维;11. 木栓细胞环;12. 韧皮纤维;13. 韧皮薄壁细胞;14. 纺锤形木薄壁细胞;15. 木纤维;16. 淀粉粒。

图13-67　黄芩组织和粉末图

　　粉末:黄色。①韧皮纤维微黄色,梭形,两端尖或圆钝,长60~250μm,直径9~35μm,壁厚,孔沟细。②石细胞淡黄色,类圆形、类方形或长方形,直径24~48μm,长达85μm,稀更长,壁厚达24μm。③纺锤形木薄壁细胞伴导管旁,壁稍厚,中部有横隔。④韧皮薄壁细胞纺锤形或长圆形,壁常呈连珠状增厚。⑤网纹导管与具缘纹孔导管多见,直径约至72μm,导管分子较短,有的长仅为56μm;端壁倾斜,常延长成尾状。此外,还有木栓细胞、木纤维及细小淀粉粒(图13-67;彩图61)。

　　【**化学成分**】　含多种黄酮类化合物,主要为黄芩苷(baicalin)、黄芩素(baicalein)、汉黄芩苷(wogonoside)、汉黄芩素(wogonin)、野黄芩苷(scutellarin)、野黄芩素(scutellarein)、千层纸素A(oroxylin A)、千层纸素A葡萄糖醛酸苷(oroxylin A-glucuronide)、去甲汉黄芩素(norwogonin)、去甲汉黄芩苷(norwogonoside)、7-甲氧基黄芩素(7-methoxybaicalein)、7-甲氧基去甲基汉黄芩素(7-methoxynorwogonin)等。

baicalein　R=H
baicalin　R=GluA

wogonin　R=H
wogonoside　R=GluA

GluA

　　【**生物合成**】　黄芩苷的生物合成研究较为深入,部分关键酶的体内功能通过毛状根RNAi技术得到确证。以苯丙氨酸为前体,在苯丙氨酸解氨酶PAL的作用下生成肉桂酸,再经过肉桂酰辅酶A连接酶SbCLL-7催化生成肉桂酰辅酶A,在此基础上与3分子丙二酰辅酶A在查耳酮合成酶

SbCHS-2 的作用下生成松属素查耳酮(pinocembrin chalcone),由查耳酮异构酶 SbCHI 催化合成松属素,再经过 2 个 P450(SbFNSII-2 和 SbCYP82D1.1)依次催化生成白杨素(chrysin)和黄芩素(baicalein),最后在糖基转移酶 SbUBGAT 的催化下形成黄芩苷(baicalin)。其中,6 位羟基化及 7 位葡糖醛酸化这 2 步反应在植物黄酮类化合物的生物合成途径中比较独特(图 13-68)。

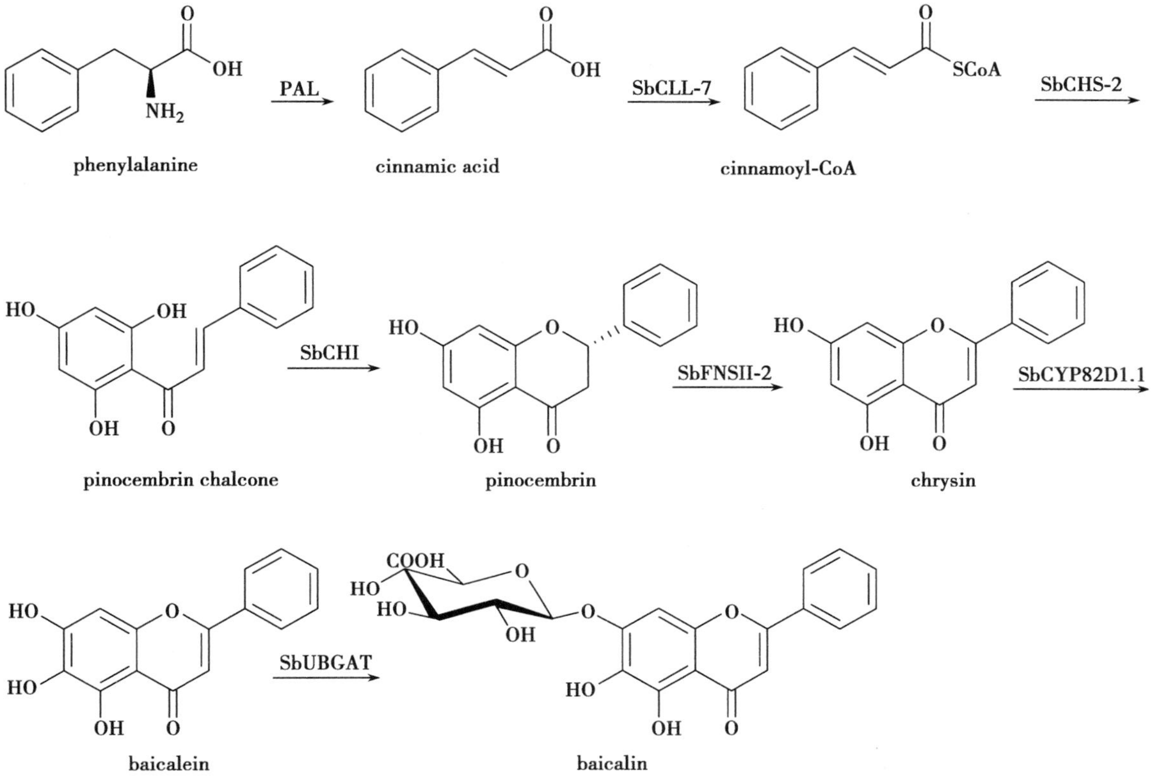

图 13-68　黄芩苷的生物合成途径

【理化鉴定】　鉴别:采用薄层色谱法。取本品粉末及黄芩对照药材的甲醇提取液,与黄芩苷、黄芩素、汉黄芩素共薄层展开,置紫外线灯下检视。供试品在与对照药材、对照品色谱相应的位置上显相同颜色的斑点。

含量测定:采用 HPLC 法测定,本品含黄芩苷不得少于 9.0%。

【药理作用】

1. **抗菌、抗病毒作用**　黄芩的抗菌谱广,对多种球菌、杆菌、流感病毒、乙型肝炎病毒、皮肤真菌有抑制作用;体外试验有抑制阿米巴原虫生长和杀灭钩端螺旋体的作用。主要有效成分是黄芩苷、黄芩素、汉黄芩苷、汉黄芩素等。

2. **抗炎作用**　黄芩苷和黄芩素通过下调 iNOS、COX-2 蛋白的表达,抑制巨噬细胞产生 NO、TNF-α、IL-6 等炎症因子的释放而发挥抗炎作用。

3. **抗肿瘤作用**　黄芩素、汉黄芩素、黄芩苷和汉黄芩苷等黄酮类成分能够诱导多种癌症细胞凋亡,而在正常细胞中没有凋亡发生。黄芩的有效成分对肺癌、直肠癌、胃癌、乳腺癌、胰腺癌及肝癌等癌细胞有抑制其增殖和促进其凋亡的作用。

4. **改善脂肪代谢**　黄芩苷、黄芩素及汉黄芩苷能降低肝总胆固醇、游离胆固醇及甘油三酯含量,从而发挥降血脂及抗动脉粥样硬化作用。

5. **扩张血管及降血压作用**　黄芩素和汉黄芩素可能通过促进血管内皮细胞 NO 产生,上调内皮型一氧化氮合酶蛋白表达来增强乙酰胆碱对血管的扩张作用;黄芩苷能够在一定程度上降低大鼠的肾性高血压,可能通过减少心肌细胞凋亡、减轻心肌纤维化,进而改善心室重构的发生。

6. 解热作用　黄芩苷和黄芩素对干酵母所致的大鼠发热有显著的解热作用。

7. 其他作用　黄芩对中枢神经系统也有一定作用,如改善记忆、抗抑郁、镇静、抗癫痫、抗帕金森病等作用;另外,还具有安胎、保护肝脏、治疗糖尿病、增强免疫力的作用。

【功效与主治】　性寒,味苦。能清热燥湿,泻火解毒,止血,安胎。用于治疗湿温,暑温,胸闷呕恶,湿热痞满,泻痢,黄疸,肺热咳嗽,高热烦渴,血热吐衄,痈肿疮毒,胎动不安。用量 3~10g。

经典名方:"黄芩汤"出自《伤寒论》(汉·张仲景),由黄芩、芍药、甘草、大枣组成。为清热剂,具有清热止利,和中止痛的作用。

【资源利用】　我国有 48 种黄芩属植物在不同地区作药用。主要有滇黄芩 *Scutellaria amoena* C. H. Wright,在贵州作"西南黄芩"药用,分布于云南西北部、中部、四川西部和贵州等省;甘肃黄芩 *Scutellaria rehderiana* Diels,在甘肃作"小黄芩"药用,分布于山西、陕西、甘肃。

益母草　Leonuri Herba

本品为唇形科植物益母草 *Leonurus japonicus* Houtt. 的新鲜或干燥地上部分。全国各地均产。茎呈方柱形,上部多分枝,表面青绿色,具纵向棱槽,被糙伏毛,易折断,折断面中心有白色髓。叶对生,皱缩,常脱落或残存,下部茎生叶掌状三裂,上部叶羽状深裂或浅裂成 3 片,裂片全缘或具少数锯齿。轮伞花序腋生,花冠紫色,常脱落,宿存花萼顶端 5 尖齿,多数聚集成球状;萼内 4 小坚果呈棕褐色,三棱形。气微,味微苦。全草含益母草碱(leonurine,0.02%~0.12%)、水苏碱(stachydrine,0.59%~1.72%)、益母草啶(leonuridine)等生物碱,以及黄酮类成分槲皮素(quercetin)、芹菜素(apigenin)、山奈酚(kaempferol)等。还含有延胡索酸(fumaric acid)、益母草酰胺(leonuruamide)、月桂酸,亚麻酸、亚油酸、挥发油等成分。本品含盐酸水苏碱、盐酸益母草碱分别不得少于 0.50% 和 0.050%。益母草煎剂、醇浸膏及益母草碱对离体子宫有明显的兴奋作用;益母草能增加外周、冠状动脉和心肌营养血流量;有减慢心率、改善血液循环、利尿、抗凝、降血压等作用。小剂量的益母草碱对离体蛙心有强收缩作用,而大剂量反而呈抑制作用。本品性微寒,味辛、苦。能活血调经,利尿消肿,清热解毒。用于月经不调,痛经经闭,恶露不尽,水肿尿少,疮疡肿毒。用量 9~30g。

紫苏叶　Perillae Folium

本品为唇形科植物紫苏 *Perilla frutescens* (L.) Britt. 的干燥叶(或带嫩枝)。全国各地均有栽培。叶片多皱缩卷曲、破碎,完整者展平后呈卵圆形,长 4~11cm,宽 2.5~9cm。先端长尖或急尖,基部圆形或宽楔形,边缘具圆锯齿。两面紫色或上表面绿色,下表面紫色,疏生灰白色毛,下表面可见多数凹点状的腺鳞。叶柄长 2~7cm,紫色或紫绿色。质脆。带幼枝者,枝的直径 2~5mm,紫绿色,断面中部有髓。气清香,味微辛。本品含挥发油约 0.40%,油中的主要成分为紫苏醛(*l*-perillaldehyde)、紫苏醇(perilla alcohol)、柠檬烯(limonene)、二氢紫苏醇等。紫苏叶能抑制葡萄球菌生长;其挥发油能使家兔的血糖升高,油中的紫苏醛成肟(oxim)后升血糖的作用更强。本品性温,味辛。能解表散寒,行气和胃。用于风寒感冒,咳嗽呕恶,妊娠呕吐,鱼蟹中毒。用量 5~10g。

紫苏的茎和成熟果实药用分别称为紫苏梗和紫苏子。前者的主要功能是理气安胎,用量 5~10g;后者主要是化痰止咳,用量 3~10g。

广藿香　Pogostemonis Herba

本品为唇形科植物广藿香 *Pogostemon cablin* (Blanco) Benth. 的干燥地上部分。主产于海南及广东,大量栽培。商品广藿香按产地分为海南广藿香及石牌广藿香,以海南广藿香为大宗,销往全国;传统认为石牌广藿香质优,但产量少,主销广州地区。茎略呈方柱形,多分枝,枝条稍曲折,长 30~60cm,直径 0.2~0.7cm;表面淡绿色,被黄白色柔毛;质脆,易折断,折断面裂片状,中部有小型髓。老茎类圆柱形,直径 1~1.2cm,被灰褐色栓皮,质较坚硬;叶对生,皱缩成团,展平后叶片呈卵形或椭圆形,长 4~9cm,宽 3~7cm;两面均被灰白色绒毛;先端短尖或钝圆,基部楔形或钝圆,边缘具大小不规则的钝齿;叶柄细,长 2~5cm,被柔毛。气香特异,味微苦。茎的皮层薄壁组织和叶的叶肉组织中有间隙腺毛,头部单细胞且大,柄极短,由 1~2 个细胞组成。本品含挥发油 2.0%~2.8%,油中的主要成分为广藿香醇(patchoulic alcohol),占 52%~57%;还含广藿香酮(pogostone)、刺蕊草醇(pogostol)、丁香油酚、桂皮醛、丁香烯等。尚含多种黄酮类化合物,主要有芹菜素(apigenin)、芹菜苷(apigenin 7-O-β-glucoside)等。广藿香挥发油有促进胃液分泌,增强消化功能与解痉作用;广藿香酮对白念珠菌、新型隐球菌、黑根霉菌等有明显的抑制作用,对金黄色葡萄球菌、甲型溶血性链球菌等亦有一定的抑制作用。本品性微温,味辛。能芳香化浊,和中止呕,发表解暑。用于湿浊中阻,脘痞呕吐,暑湿表证,湿温初起,发热倦怠,胸闷不舒,寒湿闭暑,腹痛吐泻,鼻渊头痛。用量 3~10g。

以广藿香为君药的藿香正气散源于宋代《太平惠民和剂局方》,为治疗外感风寒、内伤湿滞的代表方剂。藿香正气水、口服液、软胶囊、滴丸由藿香正气散去掉桔梗,将白术换为苍术化裁而来(10 味方)。全方解表化湿,理气和中,主治外感风寒、内伤湿滞或夏伤暑湿所致的感冒,症见头痛昏重、胸膈痞闷、脘腹胀痛、呕吐泄泻;胃肠型感冒见上述证候者。现代研究表明,藿香正气方具有抑菌、抗病毒、抗炎、镇痛、止呕、免疫调节和改善胃肠不适等药理作用。

(陈随清)

三十六、茄科　Solanaceae*

草本或灌木、稀小乔木或藤本。单叶互生,有时呈大小叶对生状,稀复叶。花两性,辐射对称,单生、簇生或成各式的聚伞花序;花冠 5 裂,呈辐状、钟状、漏斗状或高脚碟状;雄蕊常 5 枚,着生花冠上,与花冠裂片互生;子房上位,中轴胎座,胚珠多数;柱头头状或 2 浅裂。蒴果或浆果。种子盘形或肾形。

约 80 属 3 000 种,广布于温带及热带地区。我国有 26 属 115 种,各地均产。已知药用的有 25 属 84 种。主要的药用属有枸杞属(Lycium)、曼陀罗属(Datura)、茄属(Solanum)、天仙子属(Hyoscyamus)、酸浆属(Physalis)、泡囊草属(Physochlaina)等。重要生药有枸杞子、洋金花、龙葵、白英(蜀羊泉)、颠茄草、莨菪、酸浆、华山参(热参)、地骨皮等。

本科植物多具有双韧型维管束及木间韧皮部。叶具不等式气孔、腺毛与非腺毛。通常含有草酸钙砂晶,形成砂晶细胞(砂晶囊),有时尚含簇晶、方晶或砂晶细胞内夹杂有小簇晶。

本科植物的化学成分以含多种莨菪烷类生物碱、甾体生物碱和吡啶类生物碱为特征。**莨菪烷类生物碱**:如莨菪碱(hyoscyamine)、东莨菪碱(scopolamine)、颠茄碱(belladonine),为抗胆碱药,能扩瞳、解痉、止痛及抑制腺体分泌,多含于颠茄属(Atropa)、莨菪属(Scopolia)及曼陀罗属(Datura)的一些植物中。**甾体生物碱**:龙葵碱(solanine)、澳茄碱(solasonine)、蜀羊泉碱(soladulcine)、辣椒胺(solanocapsine)等,多具抗菌消炎和抗真菌作用,为甾体药物合成的原料,主要存在于茄属(Solanum)、酸浆属(Physalis)及辣椒属(Capsicum)植物中。**吡啶类生物碱**:烟碱(nicotine)、胡芦巴碱(trigonelline)、石榴碱(pelletierine)。此外,还含吡咯类、吲哚类、嘌呤类生物碱等。睡茄属(Withania)植物还含有一类甾体类内酯(withanolide),具增加机体免疫功能和抗炎等作用。

洋金花 *　**Daturae Flos**

(英)Daturae Flower　(日)マンダラ花

【基源】　本品为茄科植物白花曼陀罗 Datura metel L. 的干燥花,习称"南洋金花"。

【植物形态】　一年生草本。叶互生或茎上部叶近对生,卵形或宽卵形,顶端渐尖,基

洋金花

部不对称楔形,全缘或微波状。花单生;花萼筒状,稍有棱纹;花冠漏斗状,白色;雄蕊 5 枚;子房球形。蒴果类球状或扁球状,表面疏生短硬刺(图 13-69)。

【产地】 主产于江苏,广东、浙江、安徽等地亦产。以江苏产洋金花质佳。

【采制】 4—11 月花初开时采收,晒干或低温烘干。通常扎成小把。

【性状】 ①多皱缩成条状,完整者长 9~15cm。②花萼呈筒状,长为花冠的 2/5,灰绿色或灰黄色,先端 5 裂,基部具纵脉纹 5 条,表面微有茸毛,通常花萼已除去。③花冠呈喇叭状,淡黄色或黄棕色,先端 5 浅裂,裂片有短尖,短尖下有明显的纵脉纹 3 条,两裂片之间微凹;雄蕊 5,花丝贴生于花冠筒内,长为花冠的 3/4;雌蕊 1,柱头棒状。④烘干品质柔韧,气特异;晒干品质脆,气微,味微苦。

以花朵大、不破碎,花冠肥厚者为佳。

【显微特征】 粉末:淡黄色。①花粉粒类球形或长圆形,直径 42~65μm,表面有条纹状雕纹,具 3 孔沟。②花萼非腺毛 1~3 细胞,壁具疣突;花冠裂片边缘非腺毛 1~10 细胞,壁微具疣突;花丝基部非腺毛粗大,1~5 细胞,基部直径约至 128μm,顶端钝圆。③腺毛 2 种,短腺毛头部 2~6 细胞,柄 1~2 细胞;长腺毛头部单细胞,柄 2~6 细胞。④花冠表皮气孔不定式,副卫细胞 3~8 个。⑤可见草酸钙簇晶、方晶、砂晶(图 13-70)。

【化学成分】 含多种莨菪烷类生物碱,总生物碱的含量为 0.47%(盛开期)~0.75%(凋谢期);其中以东莨菪碱(scopolamine)的含量较高,约占总碱的 85%。还含有少量 l- 莨菪碱(l-hyoscyamine),尚含六环和五环醇茄甾内酯。

scopolamine

【理化鉴定】 鉴别:1. Vitali 反应。取本品粉末 4g,加乙醇 15ml,振摇 15 分钟,滤过,滤液蒸干,残留物加 1% 硫酸 2ml 溶解,滤过,滤液加氨试液使呈碱性,用三氯甲烷 2ml 振摇提取,分取三氯甲烷液,蒸干,加发烟硝酸 5 滴,蒸干得黄色残留

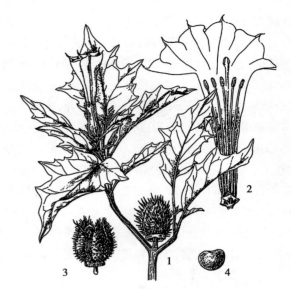

1. 植株;2. 花冠展开示雄蕊、雌蕊;3. 果实;4. 种子。

图 13-69　白花曼陀罗植物图

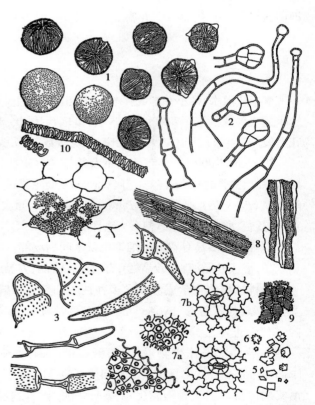

1. 花粉粒;2. 腺毛;3. 非腺毛;4. 草酸钙砂晶;5. 草酸钙方晶;6. 草酸钙簇晶;7. 花冠表皮(a. 上表皮;b. 下表皮);8. 黄棕色条块;9. 花粉囊内壁细胞;10. 导管。

图 13-70　洋金花粉末图

物,冷后加醇制氢氧化钾溶液 2~3 滴,显深紫色,渐变为暗红色,再加固体氢氧化钾少许,则紫色复现(莨菪烷类生物碱反应)。

2. 取本品粉末加氨试液碱化,三氯甲烷浸提液与硫酸阿托品、氢溴酸东莨菪碱共薄层展开,喷雾改良碘化铋钾溶液显色,供试品色谱在与对照品相应的位置上显相同颜色的斑点。

含量测定:采用 HPLC 法测定,本品含东莨菪碱不得少于 0.15%。

【药理作用】

1. **对中枢神经系统的作用**　人肌内注射或静脉滴注洋金花总生物碱后会出现头晕、眼重、无力、嗜睡等现象,继而兴奋,然后进入麻醉状态。东莨菪碱对人、猴、犬均可致全身麻醉。主要有效成分为总生物碱和东莨菪碱。

2. **抗心律不齐作用**　东莨菪碱对正常及麻醉犬能拮抗肾上腺素或去甲肾上腺素引起的心律失常。

3. **平喘止咳作用**　生物碱组分和水煎液可抑制氨水所致的小鼠咳嗽,延长豚鼠变态性哮喘的潜伏期,减缓热板法引起的疼痛,解除支气管平滑肌痉挛。东莨菪碱能快速改善血管全身微循环,解除平滑肌痉挛,兴奋呼吸,减少呼吸道分泌物的产生;清除支气管平滑肌痉挛,减少器官内膜分泌物的产生,改善肺的通气功能;兴奋呼吸中枢,使呼吸加快,对抗冬眠药的呼吸抑制作用。

4. **散瞳作用**　洋金花对家兔有扩瞳作用。

5. **抗银屑病作用**　洋金花的醉茄内酯类组分能改善银屑病患者的皮肤瘙痒症状。

【功效与主治】　性温,味辛;有毒。能平喘止咳,解痉定痛。用于哮喘咳嗽,脘腹冷痛,风湿痹痛,小儿慢惊;外科麻醉。用量 0.3~0.6g,宜入丸、散;亦可作卷烟分次燃吸(一日量不超过 1.5g)。外用适量。青光眼与高血压患者禁用。在制药工业上,洋金花用作提取东莨菪碱的原料。

【资源利用】　我国有 4 种曼陀罗属植物,南、北各省区均有分布,野生或栽培。该属植物是提取莨菪碱和东莨菪碱的资源植物。主要有毛曼陀罗 *Datura innoxia* Mill.,花通称"北洋金花",在河北、山东、河南、陕西、内蒙古有少量生产,一般均自产自销;曼陀罗 *Datura stramonium* Linn.,全国普遍分布,花有时也混作洋金花用,但不作正品洋金花用。

【附】　曼陀罗叶:本品为曼陀罗 *Datura stramonium* Linn. 的干燥叶与带叶枝梢。总生物碱含量为 0.2%~0.4%,主要为莨菪碱,少量为东莨菪碱。功效与颠茄草类同。

【附注】

1. **阿托品(atropine)**　本品为在提取 *l*- 莨菪碱(*l*-hyoscyamine)的过程中遇酸或碱发生消旋化反应转变成的外消旋体(*dl*-hyoscyamine),为临床常用药品。

2. **"止喘灵气雾剂"**　收载于《部颁标准》(国药准字 Z52020225),由洋金花总生物碱、盐酸克仑特罗组成。为抗胆碱药和选择性受体兴奋剂的中西药复方制剂,具有扩张支气管的功效。

(陈随清)

枸杞子*　Lycii Fructus
(英)Wolfberry　(日)クコシ

枸杞子

【基源】　本品为茄科植物宁夏枸杞 *Lycium barbarum* L. 的干燥成熟果实。

【植物形态】　灌木或小乔木状,高 80~200cm。单叶互生或数片簇生于短枝上;叶片卵状披针形或窄倒卵形。花腋生,常单一或 2~6 朵簇生于短枝上;花冠漏斗状,粉红色或淡紫红色,具暗紫色脉纹,边缘有疏纤毛;雄蕊 5,外露。浆果卵圆形或椭圆形,红色或橘红色。种子多数,棕黄色。

【产地】　主产于宁夏、甘肃、青海、新疆、内蒙古等地,多为栽培。

【采制】　夏、秋两季果实呈红色时采收,热风烘干,除去果梗;或晾至皮皱缩后,晒干,除去果梗。

晒时不宜用手翻动,以免变黑。

【性状】 ①果实呈类纺锤形或椭圆形,长 6~20mm,直径 3~10mm。②表面红色或暗红色,顶端有小突起状的花柱痕,基部有白色的果梗痕。③果皮柔韧,皱缩;果肉肉质,柔润。④种子 20~50 粒,类肾形,扁而翘,长 1.5~1.9mm,宽 1~1.7mm,表面浅黄色或棕黄色。⑤气微,味甜(彩图 62)。

【显微特征】 粉末:黄橙色或红棕色。外果皮表皮细胞表面观呈类多角形或长多角形,垂周壁平直或细波状弯曲,外平周壁表面有平行的角质条纹。中果皮薄壁细胞呈类多角形,壁薄,胞腔内含橙红色或红棕色球形颗粒。种皮石细胞表面观不规则多角形,壁厚,波状弯曲,层纹清晰(彩图 63)。

【化学成分】 主要含有多糖、类胡萝卜素、生物碱等成分。多糖:是枸杞子的主要化学成分,占干重的 5%~8%,其分子量在 10~2 300kDa。枸杞多糖是由酸性杂多糖、多肽或蛋白质组成的复杂糖肽,其中含有阿拉伯糖(arabinose)、鼠李糖(rhamnose)、木糖(xylose)等。

类胡萝卜素:包括 β- 胡萝卜素(β-carotene)、β- 隐藻黄素(β-cryptoxanthin)、玉米黄素(zeaxanthin)、玉米黄素双棕榈酸酯(zeaxanthin dipalmitate)、玉米黄素单棕榈酸酯(zeaxanthin monopalmitate)等;多以类胡萝卜素酯类存在,主要为玉米黄素双棕榈酸酯。

生物碱:包括甜菜碱(betaine)及枸杞亚精胺类(lycibarbarspermidines A~O)等。

另外尚含有没食子酸(gallic acid)、绿原酸(chlorogenic acid)、维生素 C(抗坏血酸,ascorbic acid)、维生素 B_1(硫胺素,thiamine)、维生素 B_2(核黄素,riboflavine)、烟酸(nicotinic acid)、l- 莨菪碱、莨菪亭(scopoletin),以及天冬氨酸、谷氨酸等多种氨基酸。

β-carotene	R_1=H	R_2=H
β-cryptoxanthin	R_1=OH	R_2=H
zeaxanthin	R_1=OH	R_2=OH
zeaxanthin dipalmitate	R_1=OCO$(CH_2)_{14}CH_3$	R_2=OCO$(CH_2)_{14}CH_3$

【理化鉴定】 鉴别:采用薄层色谱法。取本品 0.5g,加水煮沸,放冷后滤过,滤液用乙酸乙酯振摇萃取,浓缩乙酸乙酯萃取液,以枸杞子对照药材作为对照,以乙酸乙酯 - 三氯甲烷 - 甲酸(3∶2∶1)为展开剂展开,置紫外线灯(365nm)下检视。供试品色谱在与对照药材色谱相应的位置上显相同颜色的荧光斑点。

含量测定:1. 采用可见 - 紫外分光光度法(苯酚 - 浓硫酸法)测定,本品含枸杞多糖以葡萄糖计不得少于 1.8%。

2. 采用高效液相色谱法测定,本品含甜菜碱不得少于 0.50%。

【药理作用】

1. 保肝作用 枸杞子可以改善肝纤维化、肝氧化应激、肝炎、肝凋亡等,发挥保肝作用。主要活性成分包括枸杞多糖、玉米黄素双棕榈酸酯等。

2. 保护视网膜作用 枸杞子可以改善年龄相关性黄斑病变、糖尿病视网膜病变、视网膜色素变性等,并可以缓解眼干燥症。主要活性成分包括枸杞多糖及类胡萝卜素类等。

3. 益精作用 枸杞多糖对糖尿病诱导的男性生精功能障碍具有保护作用,可能与其增加抗氧化酶活性和抑制细胞死亡有关。

4. 免疫调节作用 枸杞多糖对树突状细胞、巨噬细胞、T 细胞、B 细胞和 NK 细胞均具有免疫调节作用。

【功效与主治】　性平,味甘。滋补肝肾,益精明目。用于虚劳精亏,腰膝酸痛,眩晕耳鸣,阳痿遗精,内热消渴,血虚萎黄,目昏不明。用量6~12g。

经典名方:"杞菊地黄丸"出自《医级》(清·董西园),由枸杞子、菊花、熟地黄、山茱萸、牡丹皮、山药、茯苓、泽泻组成。为补益剂,具有滋肾养肝明目之功效。

【附】

1. **地骨皮**　本品为茄科植物枸杞 *Lycium chinense* Mill. 或宁夏枸杞 *Lycium barbarum* L. 的干燥根皮。筒状或槽状,长3~10cm,宽0.5~1.5cm,厚0.1~0.3cm。外表灰黄色至棕黄色,粗糙,有不规则纵裂纹,易成鳞片状剥落。内表面黄白色至灰黄色,较平坦,有细纵纹。体轻,质脆,易折断,断面不平坦,外层黄棕色,内层灰白色。气微,味微甘而后苦。含甜菜碱(betaine)、枸杞酰胺(lyciumamide)、柳杉酚(sugiol)、蜂蜜酸(melissic acid)等。性寒,味甘。凉血除蒸,清肺降火。用于阴虚潮热,骨蒸盗汗,肺热咳嗽,咯血,衄血,内热消渴。用量9~15g。

2. **黑果枸杞**　本品为茄科植物黑果枸杞 *Lycium ruthenicum* Murr. 的干燥成熟果实。类球形,外表深紫色或紫黑色,皱缩。含花青素、原花青素、花色苷、氨基酸等。清肺热,镇咳,消炎,退热。用于哮喘性气管炎,咳嗽,感冒发热,牙龈出血,尿道结石,疥癣。

(王汉卿)

三十七、玄参科　Scrophulariaceae

草本,少灌木或乔木。叶多对生,少互生或轮生。花两性,常两侧对称,成总状或聚伞花序;花冠4~5裂,裂片多少不等或作2唇形;雄蕊多为4枚,2强;子房上位,中轴胎座,每室胚珠多数;花柱顶生。蒴果。种子多而细小。本科约200属3 000种以上,广布于全世界。我国有60属634种,全国均有分布,主要是西南地区。已知药用的植物有231种,主要来自洋地黄属(*Digitalis*)、地黄属(*Rehmannia*)、玄参属(*Scrophularia*)等。

本科常用的生药有地黄、玄参、毛花洋地黄叶、洋地黄叶、胡黄连、北刘寄奴(阴行草)、仙桃草等。

本科植物含多种类型的化学成分,包括环烯醚萜苷,如桃叶珊瑚苷(aucubin)、梓醇(catalpol)、哈巴俄苷(harpagoside)、胡黄连苷(kurroside);强心苷,如洋地黄毒苷(digitoxin)、地高辛(digoxin)、毛花苷C(lanatoside C)等;黄酮类,如柳穿鱼苷(pectolinarin)、蒙花苷(linarin);蒽醌类,如洋地黄蒽醌(digitoquinone);生物碱,如槐定碱(sophoridine)、骆驼蓬碱(peganine)。

地黄 *　**Rehmanniae Radix**

(英)Rehmannia Root　(日)ジオウ

地黄

【基源】　本品为玄参科植物地黄 *Rehmannia glutinosa* Libosch. 的新鲜或干燥块根。

【植物形态】　多年生草本,全株密被长柔毛及腺毛。块根肉质肥大,呈圆柱形或纺锤形,表面红黄色。基生叶丛生,倒卵形至长椭圆形,先端钝圆,基部渐狭下延成柄,边缘有不整齐钝齿,叶面多皱缩。总状花序顶生;花冠筒状,稍弯曲,先端5裂,略呈2唇形,紫红色;雄蕊4,2强;子房上位。蒴果卵圆形。

【产地】　主产于河南、山东、山西等地。野生、栽培兼有,商品多为栽培。以河南产者质佳,习称"怀地黄"。

【采制】　秋季采挖,除去芦头、须根及泥沙,沙藏或窖藏备用,称为"鲜地黄";将块根缓缓烘焙至约八成干,捏成圆球形,继续焙至不再变形,即为"生地黄"。另有"熟地黄"附于本品种项下。

【性状】　**鲜地黄:**①呈纺锤形或条状,长8~24cm,直径2~9cm;②外皮薄,表面浅红黄色,具弯曲的纵皱纹、芽痕、横长皮孔样突起及不规则瘢痕;③肉质,易断,断面皮部淡黄白色,可见橘红色油点,木部黄白色,导管呈放射状排列;④气微,味微甜、微苦。以粗壮、色红黄者为佳(图13-71)。

生地黄:①多呈不规则的团块状或长圆形,中间膨大,两端稍细,有的细小,长条状,稍扁而扭曲,长 6~12cm,直径 2~6cm;②表面棕黑色或棕灰色,极皱缩,具不规则的横曲纹;③体重,质较软而韧,不易折断,断面棕黄色至黑色或乌黑色,有光泽,具黏性;④气微,味微甜。以块大、体重、断面乌黑者为佳(图 13-71;彩图 53)。

【显微特征】　鲜地黄横切面:①木栓细胞数列。②栓内层薄壁细胞排列疏松;散有较多分泌细胞,含橙黄色油滴;偶有石细胞。③韧皮部较宽,分泌细胞较少。④形成层成环。⑤木质部射线宽广;导管稀疏,排列成放射状(图 13-72)。

生地黄粉末:深棕色。①木栓细胞淡棕色,断面观类长方形,排列整齐;②薄壁细胞类圆形,内含类圆形核状物;③分泌细胞形状与一般薄壁细胞相似,内含橙黄色或橙红色油滴状物;④具缘纹孔导管和网纹导管直径约至 92μm(图 13-73)。

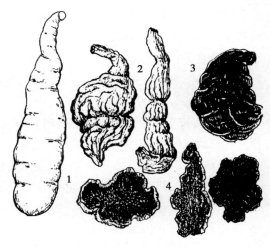

1.鲜地黄;2.生地黄;3.熟地黄;4.饮片。

图 13-71　地黄药材图

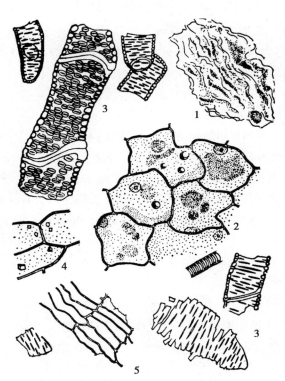

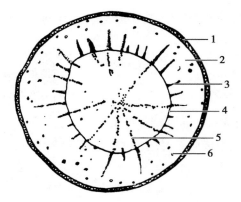

1.木栓层;2.栓内层;3.韧皮部;4.形成层;
5.木质部;6.分泌细胞。

图 13-72　地黄横切面简图

1.薄壁细胞;2.分泌细胞;3.导管;4.草酸钙方晶;
5.木栓细胞。

图 13-73　地黄粉末图

【化学成分】　含环烯醚萜苷类、苯丙素苷类、糖类、氨基酸、挥发油等成分。环烯醚萜苷类:是鲜地黄和生地黄的主要成分,包括梓醇(catalpol),二氢梓醇(dihydrocatalpol),益母草苷(leonuride),桃叶珊瑚苷(aucubin),地黄苷 A、B、C、D(rehmannioside A、B、C、D)等。苯丙素苷类:毛蕊花糖苷(acteoside)、肉苁蓉苷 A(cistanoside A)、肉苁蓉苷 F(cistanoside F)等。糖类:地黄多糖、D- 葡萄糖、D- 果糖、D- 半乳糖、蔗糖、棉籽糖、毛蕊花糖、水苏糖、甘露三糖等。**氨基酸:**赖氨酸、组氨酸、精氨酸、天冬氨酸、谷氨酸等。

	R_1	R_2		R		R
catalpol	H	Glu	leonuride	H	aucubin	H
rehmannioside A	H	Glu（6,1）Gal	rehmannioside C	Gal	melittoside	O-Glu
rehmannioside B	Gal	Glu			rehmannioside D	O-Glu（2,1）Glu

acteoside

Glu

Gal

【理化鉴定】　鉴别:采用薄层色谱法。1. 取本品粉末加甲醇提取,与梓醇共薄层,以三氯甲烷-甲醇-水(14:6:1)为展开剂,以茴香醛试液为显色剂,105℃加热至斑点显色清晰。供试品色谱中,在与对照品色谱相应的位置上显相同颜色的斑点。

2. 取本品粉末加80%甲醇提取,以水饱和的正丁醇萃取,与毛蕊花糖苷共薄层,以乙酸乙酯-甲醇-甲酸(16:0.5:2)为展开剂展开后,用0.1% 2,2-二苯基-1-苦肼基无水乙醇溶液浸板,晾干。供试品色谱中,在与对照品色谱相应的位置上显相同颜色的斑点。

含量测定:采用HPLC法测定。生地黄含梓醇不得少于0.20%,含地黄苷D不得少于0.10%。

【药理作用】

1. **提高免疫功能**　生地黄水提物可显著提高小鼠的免疫器官指数、碳粒廓清指数,提高T细胞比值、血清溶血素水平及脾淋巴细胞增殖率,并提高小鼠血清中的IgG、IgA水平。

2. **增强造血功能**　地黄多糖升高气血双虚模型小鼠血清中的粒细胞-巨噬细胞集落刺激因子水平,维持造血前体细胞和成熟血细胞的增殖与分化,从而促进骨髓造血功能。

3. **改善糖代谢**　地黄寡糖可降低正常小鼠的餐后血糖水平及α-葡糖苷酶活性。地黄寡糖可降低四氧嘧啶致糖尿病大鼠的血糖水平,逆转去胸腺大鼠及衰老大鼠受损的糖代谢水平。

【功效与主治】　鲜地黄:性寒,味甘、苦。清热生津,凉血,止血。用于热病伤阴,舌绛烦渴,温毒发斑,吐血,衄血,咽喉肿痛。用量12~30g。

生地黄:性寒,味甘。清热凉血,养阴,生津。用于热入营血,温毒发斑,吐血衄血,舌绛烦渴,热病伤阴,津伤便秘,阴虚发热,骨蒸劳热,内热消渴。用量10~15g。

经典名方:"六味地黄丸"出自《小儿药证直诀》(宋·钱乙),由熟地黄、山茱萸、牡丹皮、山药、茯苓、泽泻组成。为补益剂,具有滋阴补肾之功效。

【附】　熟地黄:将生地黄照蒸法或酒炖法[《中国药典》(2020年版)通则0213],蒸至黑润或炖至酒吸尽,内外全黑,取出晒至约八成干时,切厚片或块,干燥,即得"熟地黄"。药材呈不规则的块片,碎块,大小、厚薄不一。表面乌黑色,有光泽,黏性大。质柔软而带韧性,不易折断,断面乌黑色,有光泽。气微,味甜。含单萜类成分,如焦地黄素A、B、C(jioglutins A、B、C),焦地黄内酯(jioglutolide),焦地黄呋喃(jiofuran),地黄苦苷元(rehmapicrogenin)等。与生地黄相比,因蒸制等原因,环烯醚萜苷类成分和氨基酸的含量较低;寡糖(水苏糖、蔗糖和棉籽糖)的含量较低,而单糖(葡萄糖、半乳糖和果糖)的含量较高;熟地黄中含有较多的 5- 羟甲基糠醛。本品含地黄苷 D 不得少于 0.050%。动物实验表明,熟地黄能调节甲亢型阴虚模型大鼠的甲状腺功能,并能调节异常的甲状腺激素状态。性微温,味甘。滋阴补血,益精填髓。用于肝肾阴虚,腰膝酸软,骨蒸潮热,盗汗遗精,内热消渴,血虚萎黄,月经不调,崩漏下血,眩晕,耳鸣,须发早白。用量 9~15g。

毛花洋地黄叶

毛花洋地黄叶 * Digitalis Lanatae Folium
(英)Grecian Foxglove Leaf (日)ケジギタリス

【基源】 本品为玄参科植物毛花洋地黄 *Digitalis lanata* Ehrh. 的干燥叶。

【植物形态】 二年生或多年生草本。基生叶长披针形或倒长披针形,黄绿色至灰绿色,全缘稍波状弯曲,并下延呈翼状,叶缘下半部有疏毛;茎生叶披针形至纺锤形,全缘。总状花序顶生,密被长柔毛,花冠 2 唇形,乳黄色。蒴果圆锥形,种子细小。

【产地】 长江以南各省均有栽培,主产于浙江杭州一带。现江苏、山东等地也有栽培。

【采制】 栽培后第 2 年花未开放时采叶,8 月叶中有效成分的含量最高,随着植株逐年生长,有效成分的含量渐减。宜在晴天中午分批采收植株底层的成熟叶,于 20~40℃缓缓晾干,低温贮藏于密闭容器中。

【性状】 ①多皱缩、破碎,完整叶片展平后呈长披针形或倒披针形,长 5~30cm,宽 2~5cm。②全缘,叶缘下半部有时有毛,上表面暗绿色,微有毛,下表面灰绿色,叶脉显著下突,无柄。基生叶的叶缘略呈波状弯曲,基部渐呈翼状,无柄。③气微香,味微苦(图 13-74)。

【显微特征】 横切面:①上表皮细胞类圆形或略呈方形,外被角质层;下表皮细胞较小,略扁圆形,大小不一,有较多气孔与毛茸。②栅栏细胞不明显,略为 1 层,细胞呈不明显的短柱形,海绵细胞 8~10 层。③主脉及侧脉上面凹陷,下面显著突出。④维管束外韧型,木质部呈新月形,导管常 2~10 个排列成行,韧皮部较窄,细胞细小,维管束周围有厚角组织包围。⑤主脉上、下表皮内侧有 1~2 层厚角细胞(图 13-75)。

叶表面观:①上表皮细胞垂周壁略弯曲,下表皮细胞垂周壁波状弯曲,有时呈串珠状增厚,气孔为不定式,副卫细胞 3~4 个。②腺毛 2 种,一种腺头为 2 个细胞,柄为单细胞;另一种腺头为单细胞,柄

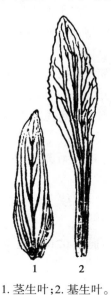

1. 茎生叶;2. 基生叶。

图 13-74 毛花洋地黄叶

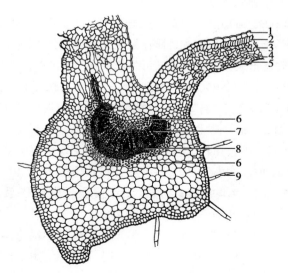

1. 上表皮;2. 栅栏组织;3. 海绵组织;4. 下表皮;5. 气孔;
6. 厚角组织;7. 木质部;8. 韧皮部;9. 非腺毛。

图 13-75 毛花洋地黄叶横切面详图

1~6个细胞,腺头直径为22~52μm。③非腺毛多达14个细胞,中部常有1~2个细胞皱缩,微有疣状突起(图13-76)。

【化学成分】 含有40余种强心苷,由洋地黄毒苷元(digitoxigenin)、羟基洋地黄毒苷元(gitoxigenin)、异羟基洋地黄毒苷元(digoxigenin)、双羟基洋地黄毒苷元(diginatigenin)和吉他洛苷元(gitaloxigenin)5种苷元与不同的糖缩合而成。

鲜叶中存在的一级苷有5种,是以上5种苷元分别与2分子洋地黄毒糖、1分子乙酰洋地黄毒糖及1分子葡萄糖依次缩合而成的,分别称为毛花苷A、

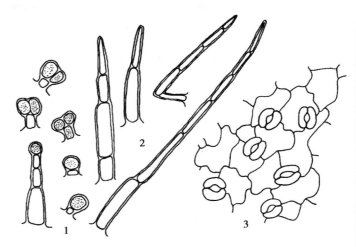

1. 腺毛;2. 非腺毛;3. 下表皮细胞及气孔。

图13-76 毛花洋地黄叶表面观图

B、C、D、E(lanatoside A、B、C、D、E)。毛花苷C可水解生成临床上常用的异羟基洋地黄毒苷(地高辛,digoxin)和去乙酰毛花苷C(西地兰,cedilanid D)。

在干燥与贮藏过程中,一级苷可酶解生成一系列次级苷,如洋地黄毒苷(由洋地黄毒苷元与3个洋地黄毒糖缩合而成)、羟基洋地黄毒苷(由羟基洋地黄毒苷元与3个洋地黄毒糖缩合而成)等。

digitoxigenin	$R_1=H$	$R_2=H$	$R_3=OH$
gitoxigenin	$R_1=H$	$R_2=OH$	$R_3=OH$
digoxigenin	$R_1=OH$	$R_2=H$	$R_3=OH$
diginatigenin	$R_1=OH$	$R_2=OH$	$R_3=OH$
gitaloxigenin	$R_1=H$	$R_2=OCHO$	$R_3=OH$
lanatoside A	$R_1=H$	$R_2=H$	$R_3=a$
lanatoside B	$R_1=H$	$R_2=OH$	$R_3=a$
lanatoside C	$R_1=OH$	$R_2=H$	$R_3=a$
lanatoside D	$R_1=OH$	$R_2=OH$	$R_3=a$
lanatoside E	$R_1=H$	$R_2=OCHO$	$R_3=a$
digoxin	$R_1=OH$	$R_2=H$	$R_3=b$
cedilanid D	$R_1=OH$	$R_2=H$	$R_3=c$

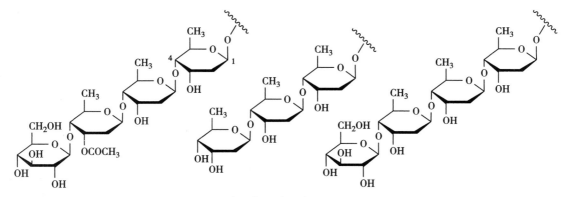

a=Dig(4,1)Dig(4,1)Ace(4,1)Glu   b=Dig(4,1)Dig(4,1)Dig   c=Dig(4,1)Dig(4,1)Dig(4,1)Glu

Ace: β-acetyldigitoxose   Dig: β-digitoxose   Glu: β-glucose

【理化鉴定】 鉴别:采用三氯化铁冰醋酸反应(Keller-Kiliani反应)。取粉末0.5g,加稀乙醇

30ml,煮沸2分钟,放冷,加碱式醋酸铅试液5滴,滤过。滤液加三氯甲烷10ml,振摇,分取三氯甲烷层,蒸干。残渣加三氯化铁冰醋酸溶液2ml溶解后,移至试管中,沿管壁缓缓加入硫酸2ml,使成两液层,接界处即显棕色,渐变为浅绿色、蓝色,最后冰醋酸层显蓝色(检查强心苷)。

【药理作用】

1. 强心作用　洋地黄可促进心肌收缩,在临床用于充血性心力衰竭的治疗。主要有效成分是强心苷类,通过抑制心肌细胞膜上的 Na^+,K^+-ATP 酶发挥作用。

2. 抗病毒作用　洋地黄强心苷类成分对单纯疱疹病毒 HSV-1 和 HSV-2 具有显著的抑制作用。

【功效与主治】　仅作为原料药,用于提取强心苷。强心苷类成分易蓄积中毒,使用时须注意。

【附】　洋地黄叶:本品为玄参科植物洋地黄 *Digitalis purpurea* Linn. 的干燥叶。药材多皱缩、破碎,完整叶片展平后长卵形至卵状椭圆形;基生叶具翅状叶柄,茎生叶有短柄或无柄;叶端稍钝圆,基部渐狭而形成翅状叶柄,边缘具不规则圆钝锯齿;上表面暗绿色,微有毛,具羽状网脉,叶脉下凹;下表面浅灰绿色,密被毛,叶脉显著突出,细脉末端伸入叶缘每一锯齿;质脆。气微,味苦。本品主要含强心苷类成分,现已分离出 20 余种,由洋地黄毒苷元、羟基洋地黄毒苷元及吉他洛苷元与不同的糖缩合而成。还含有多种甾体皂苷,如洋地黄皂苷(digitonin)、吉托皂苷(ditonin)、提果皂苷(tigonin)。尚含蒽醌类、内酯类、黄酮类等成分。药理作用与功效同毛花洋地黄叶。洋地黄粉的常用量口服一次0.05~0.2g,一次极量 0.4g。

玄参　Scrophulariae Radix

本品为玄参科植物玄参 *Scrophularia ningpoensis* Hemsl. 的干燥根。主产于浙江、重庆、湖北、贵州,均为栽培品。冬季茎叶枯萎时采挖,除去根茎、幼芽、须根及泥沙,晒或烘至半干,堆放 3~6 天(发汗),反复数次至干燥。药材呈类圆柱形,中间略粗或上粗下细,有的微弯曲,长 6~20cm,直径 1~3cm。表面灰黄色或灰褐色,有不规则的纵沟、横向皮孔样突起及稀疏的横裂纹和须根痕。质坚实,不易折断,断面黑色,微有光泽。气特异似焦糖,味甘、微苦。以水浸泡,水呈墨黑色。

主要含环烯醚萜苷类成分,如哈巴苷(harpagide)、哈巴俄苷(harpagoside)等。玄参药材经加工炮制后变黑,其原因是环烯醚萜苷在酸性条件下苷键易水解,并进一步氧化。还含有苯丙素苷类成分,如毛蕊花糖苷(acteoside)、安格洛苷 C(angoroside C)等。本品含哈巴苷和哈巴俄苷的总量不得少于 0.45%。

harpagide

harpagoside

玄参醇提取液对角叉菜胶和眼镜蛇毒诱导的大鼠足趾肿胀具有较强的抑制活性;体外抑菌实验表明,玄参对金黄色葡萄球菌、铜绿假单胞菌、大肠埃希菌等均有抑制作用;给正常犬和肾性高血压犬口服玄参煎液均可使血压降低。本品性微寒,味甘、苦、咸。能清热凉血,滋阴降火,解毒散结。用于热入营血,热病伤阴,舌绛烦渴,温毒发斑,津伤便秘,骨蒸劳嗽,目赤,咽痛,白喉,瘰疬,痈肿疮毒。用量 9~15g。

三十八、茜草科　Rubiaceae

木本或草本,有时攀缘状。单叶,对生或轮生,有时托叶呈叶状。花常两性,辐射对称,以聚伞花序排成圆锥状或头状,少单生;花冠4~6裂;雄蕊与花冠裂片同数而互生;子房下位。蒴果、浆果或核果。

本科约500属6 000多种,广布于热带和亚热带,少数分布于温带地区。我国有75属477种,主产于西南及东南部。已知药用的有50属219种。常见的药用属有茜草属(Rubia)、栀子属(Gardenia)、钩藤属(Uncaria)、巴戟天属(Morinda)等。重要生药有钩藤、巴戟天、茜草、红大戟、栀子等。

本科植物含有的化学成分主要有生物碱、环烯醚萜苷和蒽醌类。生物碱:有多种类型,喹啉类,如奎宁(quinine)、奎尼丁(quinidine)具抗疟活性;吲哚类,如钩藤碱(rhynchophylline)、异钩藤碱(isorhynchophylline)具镇静、降血压作用;嘌呤类,如咖啡因(caffeine)能强心、利尿。环烯醚萜苷:如栀子苷(geniposide)、车叶草苷(asperuloside)等多有促进胆汁分泌的作用。蒽醌类:如茜草酸(munjistin)、紫茜素(purpurin)等。

钩藤

钩藤*　Uncariae Ramulus cum Uncis

（英）Uncaria　（日）チョウトウコウ

【基源】　本品为茜草科植物钩藤 *Uncaria rhynchophylla*（Miq.）Miq. ex Havil.、大叶钩藤 *Uncaria macrophylla* Wall.、毛钩藤 *Uncaria hirsuta* Havil.、华钩藤 *Uncaria sinensis*（Oliv.）Havil. 或无柄果钩藤 *Uncaria sessilifructus* Roxb. 的干燥带钩茎枝。

【植物形态】　钩藤:常绿攀缘状灌木。大枝四方形,小枝圆柱形或四棱形,全体光滑无毛。钩叶腋着生,对生或单生;单叶对生。叶膜质或亚革质,叶片卵状披针形或椭圆形或椭圆状矩圆形,长5~12cm,宽3~7cm。先端渐尖或向内卷曲,基部楔形或稍圆,全缘。表面紫红色或-红棕色,光滑,略有纵纹理;断面外层棕红色,髓部淡黄色。托叶一对,2深裂圆,裂片线形或三角状披针形。头状花序直径2~2.5cm,单生,花间小苞片多数;花序柄长2~5cm;花冠黄色。蒴果倒卵状椭圆形,无柄。

大叶钩藤:小茎枝呈方柱形,四面有纵凹陷,略具棱角,小枝和叶片均被褐色毛茸。钩端有的膨大如珠,钩基部圆或扁平,蒴果纺锤形,有长柄。

毛钩藤:茎枝呈方柱形或圆柱形,四面微呈纵凹陷。钩端渐尖,钩基部圆或微扁平粗糙,有疣状突起,密被淡黄色长粗毛,尤以钩尖端为多;折断面有髓部白色。

华钩藤:茎枝多呈方柱形,小枝四棱形。托叶大,宽三角形或半圆形,顶端有时略有凹缺,常反卷,全缘。钩端渐尖向内卷,折断面外层黄棕色。蒴果无柄,倒卵状椭圆形或果棒状。

无柄果钩藤:茎枝多呈方柱形,小枝四棱形,四面微有纵凹陷。钩尖端及节处较密;折断面髓部淡黄白色。托叶2裂,裂片条形或窄三角形;花冠白色或淡黄色。

【产地】　主产于广西、江西、湖南等省区,以广西的产量大。

【采制】　秋、冬两季采收,去叶,切段,晒干。

【性状】　本品茎枝呈圆柱形或类方柱形,长2~3cm,直径0.2~0.5cm。表面红棕色至紫红色者具细纵纹,光滑无毛;黄绿色至灰褐色者有的可见白色点状皮孔,被黄褐色柔毛。多数枝节上对生2个向下弯曲的钩(不育花序梗),或仅一侧有钩,另一侧为突起的瘢痕;钩略扁或稍圆,先端细尖,基部较阔;钩基部的枝上可见叶柄脱落后的窝点状痕迹和环状的托叶痕。质坚韧,断面黄棕色,皮部纤维性,髓部黄白色或中空。气微,味淡(彩图64)。

【显微特征】　钩藤:粉末淡黄棕色至红棕色。韧皮薄壁细胞成片,细胞延长,界限不明显,次生壁常与初生壁脱离,呈螺旋状或不规则扭曲状。纤维成束或单个散在,多断裂,直径10~26μm,壁厚3~11μm。具缘纹孔导管多破碎,直径可达56μm,纹孔排列较密。表皮细胞棕黄色,表面观呈多角形或稍延长,直径 11~34μm。草酸钙砂晶存在于长圆形的薄壁细胞中,密集,有的含砂晶细胞连接成行。

大叶钩藤:单细胞非腺毛多见,多细胞非腺毛 2~15 个细胞。

毛钩藤:非腺毛 1~5 个细胞。

华钩藤:与钩藤相似。

无柄果钩藤:少见非腺毛,1~7 个细胞。可见厚壁细胞,类长方形,长 41~121μm,直径 17~32μm。

【化学成分】 生物碱类成分:钩藤富含单萜吲哚类生物碱,如钩藤碱(rhynchophylline)、异钩藤(isorhynchophylline)、毛钩藤碱(hirsutine)、去氢毛钩藤碱(hirsuteine)。**三萜类成分:**以齐墩果烷型和乌苏烷的五环三萜类化合物为主,如齐墩果酸(oleanolic acid)和熊果酸(乌苏酸,ursolic acid)。

rhynchophylline   isorhynchophylline   hirsutine

hirsuteine   oleanolic acid   ursolic acid

【理化鉴定】 鉴别:取本品粉末 2g,用浓氨试液浸泡后,用三氯甲烷回流提取。以异钩藤碱对照品,点于硅胶薄层板上,以石油醚 - 丙酮(6∶4)为展开剂展开,以改良碘化铋钾显色。供试品色谱中,在与对照品色谱相应的位置上显相同颜色的斑点。

【药理作用】

1. **降血压作用**   研究表明钩藤中降血压的主要成分是钩藤碱和异钩藤碱,降血压的强度顺序为异钩藤碱 > 钩藤碱 > 钩藤总碱 > 钩藤非生物碱,可以有效阻断 Cav1.2 离子通道,治疗高血压。

2. **对神经系统的保护作用**   ①抗癫痫:钩藤提取物对 KA 诱导的海马 CA1 区癫痫发作具有神经保护作用;②抗阿尔茨海默病:钩藤对 Aβ1~40 和 Aβ1~42 的纤维形成均有呈浓度依赖性的抑制作用,可抑制 Aβ 聚集;③抗抑郁:钩藤乙醇提取物可以激活 5-HT$_{1A}$ 受体,增加海马、皮质、纹状体和下丘脑的单胺类物质表达。

3. **抗心律失常作用**   钩藤碱对心肌细胞的钾通道有抑制作用,可抑制瞬间外向 K$^+$ 电流,对 L-型钙通道也有明显的抑制作用。

4. **其他作用**   钩藤水、醇提液有明显的镇痛和抗炎作用;钩藤碱能抑制缩宫素所致的大鼠离体子宫收缩;钩藤煎剂能够短时间降低离体回肠肌的张力,同时很快使收缩幅度显著增大;钩藤碱具有显著抑制血小板聚集和抗血栓形成的作用。

【功效与主治】 性凉,味甘;归肝、心包经。息风定惊,清热平肝。用于肝风内动,惊痫抽搐,高热惊厥,感冒夹惊,小儿惊啼,妊娠子痫,头痛眩晕,高血压。用量 3~12g。

经典名方:"天麻钩藤饮"出自《中医内科:杂病证治新义》(当代·胡光慈),由天麻、钩藤、石决明、栀子、黄芩、川牛膝、杜仲、益母草、桑寄生、首乌藤、茯神组成。为治风剂,具有平肝息风,清热活血,补益肝肾之功效。

栀子　Gardeniae Fructus

本品为茜草科植物栀子 *Gardenia jasminoides* Ellis 的干燥成熟果实。主产于湖南、湖北、江西、浙江等地,以湖南的产量大,浙江产的质量佳。9—11 月果实成熟呈红黄色时采收,除去果梗和杂质,蒸至上气或置沸水中略烫,取出,干燥。果实呈长卵圆形或椭圆形,表面红黄色或棕红色,具 6 条翅状纵棱,棱间常有 1 条明显的纵脉纹。顶端残存萼片,具 5~8 片长形裂片,基部稍尖,有残留果梗。果皮薄而脆,具 2~3 条隆起的假隔膜。种子多数。气微,味微酸而苦。含多种环烯醚萜苷类成分,主要为栀子苷、去羟栀子苷、京尼平 -1-β- 龙胆双糖苷、鸡矢藤次苷甲酯、栀子新苷、栀子酮苷、去乙酰车叶草苷酸甲酯等;另含番红花苷、番红花酸、乌苏酸等。本品含栀子苷不得少于 1.8%,饮片含栀子苷不得少于 1.5%。对于黄疸性肝炎及各种化学物质造成的肝损伤均有较好的治疗作用,然而大剂量栀子及其有效成分对肝脏有一定的毒性作用。栀子苷、番红花苷及番红花酸等均能使大鼠和兔的胆汁分泌量增加;栀子乙醇提取物有较好的抗炎作用,对实验性软组织损伤有明显的治疗效果,同时可显著抑制乙酸诱发的毛细血管通透性增加;栀子水煎液对中枢神经系统表现为镇静催眠、降温和镇痛作用,作用强烈,持续时间长。本品性寒,味苦。能泻火除烦,清热利湿,凉血解毒;外用消肿止痛。用于热病心烦,湿热黄疸,淋证涩痛,血热吐衄,目赤肿痛,火毒疮疡;外治扭挫伤痛。用量 6~10g;外用生品适量,研末调敷。

(马骁驰)

三十九、忍冬科　Caprifoliaceae

灌木或木质藤本,稀草本。多单叶,对生。花两性,聚伞花序或再组成各种花序;花萼多 5 裂;花冠合瓣,辐状、钟状、筒状、高脚碟状或漏斗状,多 5 裂,有时 2 唇形;雄蕊与花冠裂片同数而互生;子房下位,中轴胎座。浆果、核果或蒴果。

本科共 13 属约 500 种,主要分布于北温带和热带高海拔山地,东亚和北美东部的种类最多。我国有 12 属约 200 种,大多分布于华中和西南各省、区。本科的重要生药有金银花、山银花、忍冬藤、接骨木等。

本科植物普遍含有酚酸类、环烯醚萜苷类和黄酮类成分。此外,有些还富含三萜类、皂苷类成分等。

金银花*　Lonicerae Japonicae Flos
(英)Japanese Honeysuckle Flower　(日)キンギンカ

金银花

【基源】　本品为忍冬科植物忍冬 *Lonicera japonica* Thunb. 的干燥花蕾或带初开的花。

【植物形态】　多年生半常绿木质藤本。幼枝红褐色,密被柔毛。叶对生,卵形至长卵形。花成对腋生,总花梗通常单生于小枝上部叶腋;苞片大,叶状;花梗及花均有短柔毛;花冠外被柔毛和腺毛;花冠筒细长,花冠 2 唇形,上唇 4 浅裂,下唇狭而不裂;雄蕊 5,伸出花冠外。花冠初开时白色,后变黄色。浆果球形,蓝黑色(图 13-77)。

【产地】　主产于河南、山东,多为栽培。河南密县产者称为"密银花",山东产者称为"东银花""济银花",产量大,质量也较好,供销全国并出口。

【采制】　5—6 月晴天早晨露水刚干时采摘花蕾,薄摊在席上晾晒或通风阴干;忌在烈日下暴晒,在晾晒过程中忌直接用手翻动,否则容易变黑;阴天晾干或微火烘干,但烘者色较暗。

【性状】　①花蕾呈棒状,上粗下细,略弯曲,长2~3cm,上部直径约3mm,下部直径约1.5mm。②表面黄白色或绿白色(贮久色渐深),密被短柔毛。③花萼绿色,先端5裂,裂片有毛,长约2mm。④开放者花冠筒状,先端2唇形;雄蕊5,附于筒壁,黄色;雌蕊1,子房无毛。⑤气清香,味淡、微苦(彩图66)。

【显微特征】　粉末:浅黄棕色或黄绿色。①腺毛较多,头部倒圆锥形、类圆形或略扁圆形,4~33细胞,排成2~4层,直径30~108μm,柄1~5个细胞,长可达700μm。②厚壁非腺毛,单细胞,长可达900μm,表面有微细疣状或泡状突起,有的具螺纹。③薄壁非腺毛,单细胞,甚长,弯曲或皱缩,表面有微细疣状突起。④草酸钙簇晶散在,或存在于薄壁细胞中,直径6~45μm。⑤花粉粒类球形,具3孔沟,表面具细密短刺及细颗粒状雕纹(图13-78;彩图67)。

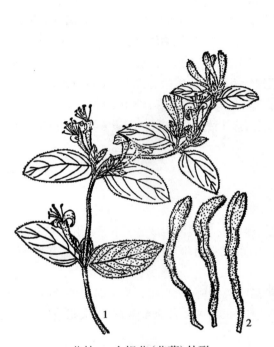

1. 花枝;2. 金银花(花蕾)外形。

图 13-77　忍冬原植物图

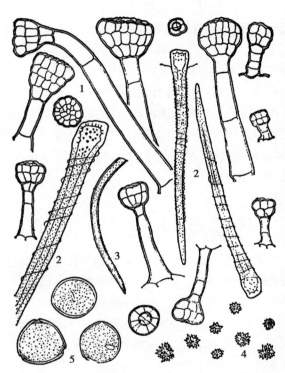

1. 腺毛;2. 厚壁非腺毛;3. 薄壁非腺毛;4. 草酸钙簇晶;5. 花粉粒。

图 13-78　金银花粉末图

【化学成分】　酚酸类成分:单咖啡酰基奎宁酸类,如绿原酸(chlorogenic acid,3-O-caffeoylquinic acid)、隐绿原酸(cryptochlorogenic acid,4-O-caffeoylquinic acid)、新绿原酸(neochlorogenic acid,5-O-caffeoylquinic acid)等。双咖啡酰基奎宁酸类,如 3,5- 二 -O- 咖啡酰奎宁酸(即异绿原酸 A,isochlorogenic acid A,3,5-dicaffeoylquinic acid)、3,4- 二 -O- 咖啡酰奎宁酸(即异绿原酸 B,isochlorogenic acid B,3,4-dicafeoylquinic acid)、4,5- 二 -O- 咖啡酰奎宁酸(即异绿原酸 C,isochlorogenic acid C,4,5-dicaffeoylquinic acid)等。

环烯醚萜苷类成分:包括断氧化马钱苷(secoxyloganin)、当药苷(sweroside)、(Z)- 二聚断马钱子烯醛(centauroside)等。

黄酮类成分:包括木犀草苷(即木犀草素 -7-O- 葡萄糖苷,luteolin-7-O-glucoside)、忍冬苷(lonicerin)等。

chlorogenic acid
3,5-di-*O*-caffeoylquinic acid
4,5-di-*O*-caffeoylquinic acid

	R₁	R₂	R₃
	caffeoyl	H	H
	caffeoyl	H	caffeoyl
	H	caffeoyl	caffeoyl

luteolin-7-*O*-glucoside

sweroside   secoxyloganin   centauroside   Glu

【理化鉴定】 鉴别:采用薄层色谱法。取本品粉末,用甲醇浸渍,收集滤液,点于硅胶H薄层板上,以乙酸丁酯-甲酸-水(7:2.5:2.5)的上层溶液为展开剂展开,置紫外线灯(365nm)下检视。在与绿原酸对照品色谱相应的位置上显相同颜色的荧光斑点。

含量测定:采用HPLC法测定。药材含绿原酸不得少于1.5%,含酚酸类以绿原酸、3,5-二-*O*-咖啡酰奎宁酸和4,5-二-*O*-咖啡酰奎宁酸的总量计不得少于3.8%;含木犀草苷不得少于0.050%。

【药理作用】

1. **抗菌作用** 金银花可抑制多种革兰氏阳性和阴性菌,如金黄色葡萄球菌、枯草芽孢杆菌、大肠埃希菌、白念珠菌、黑曲霉菌、枯草芽孢杆菌与藤黄八叠球菌等。

2. **抗病毒作用** 金银花对乙型肝炎病毒、甲型流感病毒等均有抑制作用。

3. **抗炎作用** 金银花提取物具有抗炎作用,对5%葡聚糖硫酸钠(SDS)致小鼠结肠炎、二甲苯致小鼠耳肿胀、脂多糖(LPS)致小鼠肺部炎症均具有抑制作用。

4. **保肝利胆作用** 金银花能够刺激小鼠胆汁分泌,可降低肝内脂质过氧化反应,提高血清超氧化物歧化酶(SOD)活性,清除自由基,从而发挥保护肝脏的作用。金银花提取物对多种化学刺激诱导的肝损伤均具有抑制作用,如能够减轻四氯化碳(CCl₄)所致的小鼠肝纤维化及二甲基亚硝胺所致的大鼠急性肝损伤。

【功效与主治】 性寒,味甘。清热解毒,疏散风热。用于痈肿疔疮,喉痹,丹毒,热毒血痢,风热感冒,温病发热。用量6~15g。此外,金银花加水蒸馏可制成金银花露,清热解毒,用于暑热内犯肺胃所致的中暑、痱疹、疖肿,症见发热口渴、咽喉肿痛、痱疹鲜红、头部疖肿。

经典名方:"四妙勇安汤"出自《验方新编》(清·鲍相璈),由金银花、元参、当归、甘草组成。为清热剂,具有清热解毒,活血止痛之功效。

【附】

1. **山银花** 本品为忍冬科植物灰毡毛忍冬 *Lonicera macranthoides* Hand.-Mazz.、红腺忍冬 *Lonicera hypoglauca* Miq.、华南忍冬 *Lonicera confusa* DC. 或黄褐毛忍冬 *Lonicera fulvotomentosa* Hsu et S. C. Cheng 的干燥花蕾或带初开的花。灰毡毛忍冬主产于湖南、贵州等地;红腺忍冬主产于浙江、江西、福建等地;华南忍冬主产于广东、广西等地;黄褐毛忍冬主产于广西、贵州和云南。主要含有酚酸类和皂苷类成分,酚酸类成分包括绿原酸、异绿原酸等,皂苷类成分包括灰毡毛忍冬皂苷乙（macranthoidin B）、川续断皂苷乙（dipsacoside B）等,其中皂苷类成分的含量远高于金银花。采用 HPLC 法测定,山银花药材含绿原酸不得少于 2.0%,含灰毡毛忍冬皂苷乙和川续断皂苷乙的总量不得少于 5.0%。本品性寒,味甘。清热解毒,疏散风热。用于痈肿疔疮,喉痹,丹毒,热毒血痢,风热感冒,温病发热。用量 6~15g。

2. **忍冬藤**　本品为忍冬科植物忍冬 *Lonicera japonica* Thunb. 的干燥茎枝。含酚酸类成分如绿原酸、环烯醚苷类成分如马钱苷（loganin）。采用 HPLC 法测定,忍冬藤药材含绿原酸不得少于 0.10%,含马钱苷不得少于 0.10%。本品性寒,味甘。清热解毒,疏风通络。用于温病发热,热毒血痢,痈肿疮疡,风湿热痹,关节红肿热痛。用量 9~30g。

【附注】　"**双黄连颗粒**":收载于《中国药典》（2020 年版）一部,由金银花、黄芩、连翘组成。为解表剂,具有疏风解表,清热解毒之功效。

（杨　华）

四十、葫芦科　Cucurbitaceae

草质藤本,具卷须。多为单叶互生。花单性,同株或异株,辐射对称;花萼及花冠 5 裂;雄花:雄蕊 5 枚;雌花:子房下位,1 室,侧膜胎座;花柱 1,柱头膨大,3 裂、瓠果,稀蒴果。种子常扁平。本科共 113 属 800 余种。我国有 32 属 154 种,各地均有分布或栽培,以南部和西南部的种类最多。已知药用的有 21 属 90 种。

本科的常见生药有天花粉、瓜蒌、绞股蓝、丝瓜络等。

本科植物的茎中具有双韧维管束,常见有草酸钙针晶、石细胞。特征性活性成分为四环三萜葫芦烷型皂苷,如葫芦素（cucurbitacine）、罗汉果苷（mogroside）;五环三萜齐墩果烷型皂苷、黄酮及苷类较普遍存在。

天花粉 *　Trichosanthis Radix

（英）Mongolian Snakegourd Root　（日）カロコン

天花粉

【基源】　本品为葫芦科植物栝楼 *Trichosanthes kirilowii* Maxim. 或双边栝楼 *Trichosanthes rosthornii* Harms 的干燥根。

【植物形态】　**栝楼**:多年生草质藤本。叶互生,宽卵状心形或扁心形,常 3~5 浅裂至中裂;卷须 2~7 分枝。花单性,雌雄异株,雌花单生于叶腋,果实圆形或长圆形,成熟后橘黄色,有光泽,种子浅棕色,卵状椭圆形,近边缘处有 1 圈棱线（图 13-79）。

双边栝楼:与栝楼的主要区别是叶常 5 深裂,中部裂片 3,条形或倒披针形。种子深棕色。

【产地】　栝楼主产于山东、河南、河北,多栽培;双边栝楼主产于四川,栽培。

【采制】　秋、冬两季采挖,洗净,除去外皮,切段或纵剖成瓣,干燥。

【性状】　①呈不规则圆柱形、纺锤形或瓣块状,长 8~16cm,直径 1.5~5.5cm。②表面黄白色或淡棕黄色,有纵皱纹、细根痕及略凹陷的横长皮孔,有的有黄棕色外皮残留。③质坚实,断面白色或淡黄色,富粉性,横切面可见黄色木质部（导管）,略呈放射状排列;纵切面可见黄色条纹状木质部。④气微,味微苦（彩图 65）。

【显微特征】　**横切面**:①木栓层内侧有 1~4 列石细胞断续排列成环;②韧皮部狭窄;③形成层不明显,木质部宽广,导管 3~10 个,成群或单个散在,初生木质部导管附近常有小片木间韧皮部;④薄壁细胞富含淀粉粒。

粉末:类白色。①淀粉粒甚多,单粒类球形、半圆形或盔帽形,直径 6~48μm,脐点点状、短缝状或人字状,层纹隐约可见;复粒由 2~14 分粒组成,常由 1 个大的分粒与几个小分粒复合。②石细胞黄绿色,长方形、椭圆形、类方形、多角形或纺锤形,直径 27~72μm。③具缘纹孔导管大,多破碎,有时纹孔呈六角形或方形,排列紧密(图 13-80)。

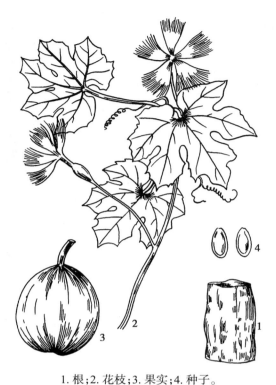

1. 根;2. 花枝;3. 果实;4. 种子。

图 13-79　栝楼原植物图

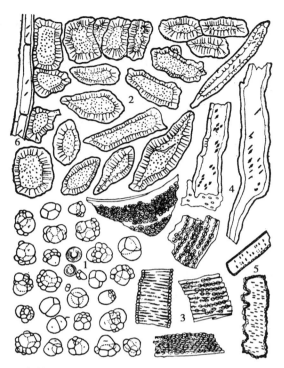

1. 淀粉粒;2. 石细胞;3. 导管;4. 木纤维;5. 木薄壁
细胞;6. 韧皮纤维。

图 13-80　天花粉粉末图

【化学成分】 主要含天花粉蛋白(trichosanthin)、氨基酸类、多糖等。①**天花粉蛋白**:属碱性蛋白,成熟肽由 247 个氨基酸残基组成,分子量约 24 000Da;②**氨基酸类**:如瓜氨酸、精氨酸、谷氨酸、天冬氨酸、丝氨酸、甘氨酸、丙氨酸、γ-氨基丁酸等 14 种游离氨基酸和少量肽类;③**多糖类**:是由阿拉伯糖、半乳糖、葡萄糖、鼠李糖等单糖组成的杂多糖。此外,还含有栝楼酸、胆碱及 α-菠甾醇、豆甾醇、Δ^7-豆甾烯醇等甾类成分。

【理化鉴定】 鉴别:采用薄层色谱法。取本品粉末 2g,加稀乙醇超声提取,点于硅胶 G 薄层板上,以正丁醇-无水乙醇-冰醋酸-水(8:2:2:3)为展开剂展开,喷以茚三酮试液,加热显色。供试品色谱中,在与瓜氨酸对照品色谱相应的位置上显相同颜色的斑点。

【药理作用】

1. **引产、抗早孕作用** 天花粉蛋白能使绒毛膜上皮细胞变性坏死,促使胎盘激素下降和胎儿死亡;同时,由于蜕膜细胞产生前列腺素,发生宫缩而引产。

2. **抗肿瘤作用** 天花粉粗提物对葡萄胎和恶性葡萄胎有很好的疗效,有效成分为天花粉蛋白。

3. **抗菌、抗病毒作用** 天花粉煎剂对肺炎球菌、溶血性链球菌、白喉棒状杆菌、HIV 等有抑制作用,有效成分为天花粉蛋白。

4. **降血糖作用** 天花粉可显著改善糖尿病大鼠的血糖异常,增强大鼠的抗氧化能力;显著降低四氧嘧啶引起的糖尿病模型小鼠的血糖水平。有效成分为天花粉蛋白、多糖。

【功效与主治】 性微寒,味甘、微苦。能清热泻火,生津止渴,消肿排脓。用于热病烦渴,肺热燥咳,内热消渴,疮疡肿毒。用量 10~15g。不宜与乌头类药材同用。新鲜天花粉根中的蛋白质制成针剂,临床用于中期妊娠引产。

瓜蒌　Trichosanthis Fructus

本品为葫芦科植物栝楼 *Trichosanthes kirilowii* Maxim. 或双边栝楼 *Trichosanthes rosthornii* Harms 的干燥成熟果实。商品药材分为仁瓜蒌和糖瓜蒌 2 种，以仁瓜蒌质优。类球形或宽椭圆形，长 7~15cm，直径 6~10cm。表面橙红色或橙黄色，皱缩或较光滑，顶端有圆形的花柱残基，基部略尖，具残存的果梗。质脆，易破裂，内表面黄白色，有红黄色丝络(维管束)，果瓤橙黄色，黏稠，与多数种子黏结成团。具焦糖气，味微酸、甜。含三萜皂苷、有机酸及其盐类、树脂、糖类及色素等；瓜蒌皮含少量挥发油，尚含多种游离氨基酸和微量元素；种子含脂肪油、亚油酸及多种甾醇类化合物。本品性寒，味甘、微苦。能清热涤痰，宽胸散结，润燥滑肠。用于肺热咳嗽，痰浊黄稠，胸痹心痛，结胸痞满，乳痈，肺痈，肠痈，大便秘结。用量 9~15g。

（王梦月）

四十一、桔梗科　Campanulaceae

草本，常具乳汁。单叶互生，少对生或轮生；无托叶。花两性，单生或集成聚伞、总状、圆锥花序；萼常 5 裂，宿存；花冠钟状或管状，先端 5 裂；雄蕊 5，与花冠裂片互生，着生于花冠基部或花盘上，花丝分离，花药聚合成管状或分离；子房下位或半下位，2~5 心皮合生成 2~5 室，中轴胎座，胚珠多数。蒴果，稀浆果。种子扁平，小型，有时有翅。本科共 60 属 2 000 余种。我国有 17 属约 170 种，已知药用的有 13 属 111 种。属于本科植物的生药有桔梗、党参、沙参、半边莲、羊乳等。

本科植物中具有乳汁管群，一些种含有菊糖。根横断面形成层环明显，木质部导管单个或数个相聚，呈放射状排列，形成菊花心。

本科植物多数含有皂苷和多糖，如桔梗皂苷(platycodin)、党参多糖。而半边莲属(*Lobelia*)植物普遍含生物碱，如洛贝林(lobeline)。

桔梗

桔梗 *　Platycodonis Radix
（英）Platycodon Root　（日）キキョウ

【基源】　本品为桔梗科植物桔梗 *Platycodon grandiflorum* (Jacq.) A. DC. 的干燥根。

【植物形态】　多年生草本，全株有白色乳汁。茎直立，无毛。叶于茎下部及中部对生或 3~4 叶轮生，上部叶互生，卵形或披针形，边缘有锐锯齿。花单生茎顶或集成总状花序；花冠钟状，蓝色或蓝紫色，先端 5 裂；雄蕊 5。蒴果倒卵圆形，熟时先端 5 瓣裂，具宿萼。

【产地】　全国大部分地区均产，以东北、华北的产量较大，称为"北桔梗"。习惯认为华东地区产品的质量较佳，称为"南桔梗"，尤以安徽产者质量最佳。

【采制】　春、秋两季采挖，洗净，除去须根，趁鲜剥去外皮或不去外皮，干燥。

【性状】　①呈圆柱形或略呈纺锤形，下部渐细，有的有分枝，略扭曲，长 7~20cm，直径 0.7~2cm。②表面淡黄白色至黄色，不去外皮者表面黄棕色至灰棕色，具纵扭皱沟，并有横长的皮孔样斑痕及支根痕，上部有横纹。顶端有数个半月形茎痕。③质脆，断面不平坦，形成层环棕色，皮部黄白色，有裂隙，木部淡黄色(俗称"金井玉栏")，导管单个散在或数个相聚放射状排列形成"菊花心"。④气微，味微甜后苦(图 13-81；彩图 68)。

【显微特征】　横切面：①木栓细胞有时残存，细胞中含草酸钙小棱晶。②栓内层窄，常见裂隙。③韧皮部宽广，乳管群散在，乳管壁略厚，内含微细颗粒状黄棕色物，韧皮射线外侧渐弯曲。形成层成环。④木质部导管单个散在或数个相聚，呈放射状排列。⑤薄壁细胞含菊糖(图 13-82，图 13-83)。

粉末：米黄色。①用水合氯醛装片(不加热)观察，薄壁细胞中的菊糖结晶多呈扇形；②乳汁管连接成网状，内含浅黄色油滴及颗粒状物；③梯纹导管、网纹导管及其缘纹孔导管直径 16~72μm；④木

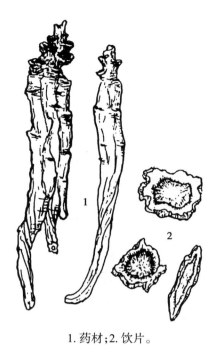

1. 药材；2. 饮片。

图 13-81　桔梗药材图

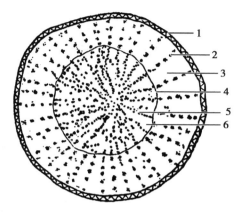

1. 木栓层；2. 乳管群；3. 韧皮部；4. 形成层；
5. 木质部；6. 木射线。

图 13-82　桔梗横切面简图

薄壁细胞端壁细波状弯曲（图 13-84；彩图 69）。

【化学成分】　含多种三萜皂苷，如桔梗皂苷（platycodin）A、C、D 等。总皂苷完全水解后产生的皂苷元主要有桔梗皂苷元（platycodigenin），其次有远志酸（polygalacic acid），桔梗酸（platycogenic acid）A、B、C。另含 α-菠甾醇及其糖苷、白桦脂醇、桔梗聚糖、14 种氨基酸、挥发油。

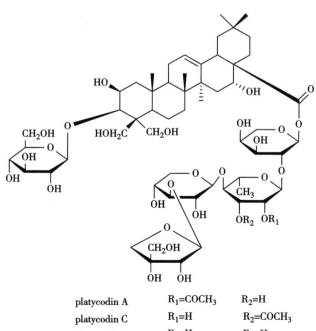

platycodin A　　　R₁=COCH₃　　R₂=H
platycodin C　　　R₁=H　　　　R₂=COCH₃
platycodin D　　　R₁=H　　　　R₂=H

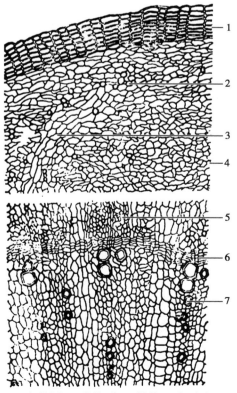

1. 木栓层；2. 乳管群；3. 射线；4. 韧皮部；
5. 筛管群；6. 形成层；7. 导管。

图 13-83　桔梗横切面详图

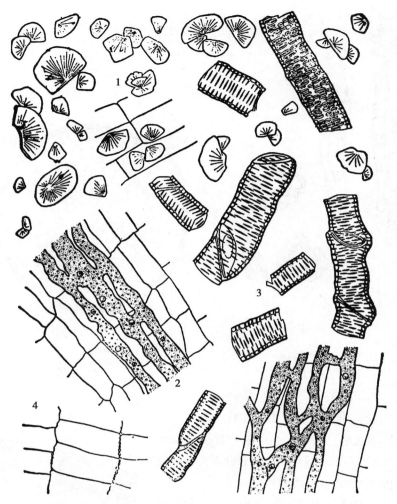

1. 菊糖；2. 乳汁管；3. 导管；4. 木薄壁细胞。

图 13-84 桔梗粉末图

【理化鉴定】 鉴别：1. 粉末或切片遇 α- 萘酚、浓硫酸试液显紫堇色（菊糖反应）。

2. 本品切片，用稀甘油装片，置显微镜下观察，可见扇形或类圆形的菊糖结晶。

3. 采用薄层色谱法。本品粉末 1g，用 7% 硫酸乙醇 - 水（1：3）回流提取，用三氯甲烷溶液萃取，萃取液蒸干用甲醇溶解，与桔梗对照药材溶液点于同一块硅胶 G 薄层板上，以三氯甲烷 - 乙醚（2：1）为展开剂展开，喷以 10% 硫酸乙醇溶液，加热 105℃至斑点显色清晰。供试品色谱中，在与对照品色谱相应的位置上显相同颜色的斑点。

含量测定：采用 HPLC 法测定，本品中桔梗皂苷 D（$C_{57}H_{92}O_{28}$）的含量不得少于 0.10%。

【药理作用】

1. **镇咳、祛痰作用**   桔梗煎剂可显著延长小鼠引咳模型的咳嗽潜伏期、减少咳嗽次数，可增加呼吸道黏液分泌量，促使痰液排出。有效成分为桔梗皂苷。

2. **抗溃疡作用**   桔梗皂苷 D 和 D_3 对乙酸所致的大鼠慢性消化性溃疡有明显的疗效。

3. **降血糖、降血脂作用**   桔梗皂苷可明显改善 2 型糖尿病肝病大鼠的血糖、血脂；桔梗皂苷能降低大鼠肝内的胆固醇含量，增加类固醇和没食子酸分泌。

4. **中枢抑制作用**   桔梗皂苷具有镇静、镇痛及解热等中枢抑制作用。

【功效与主治】 性平，味苦、辛。可宣肺，利咽，祛痰，排脓。用于咳嗽痰多，胸闷不畅，咽痛音哑，肺痈吐脓。用量 3~10g。

　　经典名方:"桔梗汤"出自《金匮要略》(汉·张仲景),由桔梗、甘草组成。为祛痰剂,具有宣肺止咳,祛痰排脓之功效。

党参*　Codonopsis Radix
(英)Pilose Asiabell Root　(日)トウジン

党参

　　【基源】 本品为桔梗科植物党参 *Codonopsis pilosula*(Franch.)Nannf.、素花党参 *Codonopsis pilosula* Nannf. var. *modesta*(Nannf.)L. T. Shen 或川党参 *Codonopsis tangshen* Oliv. 的干燥根。

　　【植物形态】 **党参:**多年生草质藤本,具乳汁。根肉质、圆柱状,茎基具多数瘤状茎痕。根常肥大较少分枝或中部以下略有分枝,表面灰黄色,上端或有细密环纹,下部则疏生横长皮孔。茎缠绕,有多数分枝。叶在主茎及侧枝上互生,在小枝上的近于对生,叶片卵形或狭卵形,两面疏或密地被贴伏的长硬毛或柔毛,少为无毛。花单生于枝端,阔钟状,黄绿色或黄白色,内面有明显紫斑,浅裂,裂片正三角形。蒴果圆锥状。种子多数,细小。花果期 7—10 月。

　　素花党参:与党参的主要区别仅仅在于本变种全体近于光滑无毛;花萼裂片较小,长约 10mm。叶片幼嫩时上面或先端常疏生柔毛及缘毛。

　　川党参:植株除叶片两面密被微柔毛外,全体几近于光滑无毛。花冠钟状,淡黄绿色而内有紫斑。

　　【产地】 党参按产地分为东党、潞党和白条党。东党主产于东北各地,为野生品;潞党主产于长治平顺、壶关、黎城、晋城陵川等地,为栽培品;白条党主产于甘肃定西市渭源县、陇西县、临洮县及其周边地区;素花党参又称为西党、纹党、晶党,主产于甘肃文县、武都,四川松潘、南坪等地;川党参又称为板桥党或条党,主产于四川南坪、湖北恩施及与陕西接壤地区。

　　【采制】 秋季采挖,除去地上部分及须根,洗净泥土,晒至半干,反复揉搓,揉搓 3~4 次,晒至七八成干时,捆成小把,晒干燥。

　　【性状】 **党参**(*C. pilosula*):呈长圆柱形,稍弯曲,长 10~35cm,直径 0.4~2cm。表面黄棕色至灰棕色,根头部有多数疣状突起的茎痕及芽,习称"狮子盘头";根头下有致密的环状横纹,向下渐稀疏,有的达全长的一半,栽培品环状横纹少或无;全体有纵皱纹及散在的横长皮孔样突起,支根断落处常有黑褐色胶状物。质稍柔软或稍硬而略带韧性,断面稍平坦,有裂隙或放射状纹理,皮部淡棕黄色至黄棕色,木部淡黄色至黄色。有特殊香气,味微甜(彩图 70)。

　　素花党参:长 10~35cm,直径 0.5~2.5cm。根头下致密的环状横纹常达全长的一半以上。

　　川党参:长 10~45cm,直径 0.5~2cm。有明显不规则的纵沟,顶端有较稀的横纹,大条者亦有"狮子盘头",但茎痕较少;小者根头部较小,称为"泥鳅头"。质较软而结实,断面裂隙较少。

　　【显微特征】 **根横切面:**①木栓细胞数列至 10 数列,外侧有石细胞,单个或成群;②栓内层窄;③韧皮部宽广,外侧常现裂隙,散有淡黄色乳管群,并常与筛管群交互排列;④形成层成环;⑤木质部导管单个散在或数个相聚,呈放射状排列;⑥薄壁细胞含菊糖。

　　粉末:淡黄色。①石细胞呈方形、长方形或多角形,壁不甚厚;②菊糖呈扇形结晶,表面具放射状纹理;③有节状乳管碎片甚多,含淡黄色颗粒状物;④木栓细胞类多角形,垂周壁薄,微弯曲;⑤网纹导管多见(彩图 71)。

　　【化学成分】 **苯丙素类:**如党参苷(tangshenoside)Ⅰ~Ⅵ、codonoside A 和 B、紫丁香苷等。**三萜类:**如 codonopilate A~C、蒲公英萜醇(taraxerol)、木栓酮等。**炔苷类:**如党参炔苷(lobetyolin)、党参炔苷宁(lobetyolinin)、党参炔醇(lobetyol)等。**生物碱类:**如 codonopyrrolidium A 和 B,codonopsinol A、B、C 等。**甾醇类:**如 α-菠甾醇(α-spinasterol)、Δ^7-豆甾烯醇(Δ^7-stigmasterol)、豆甾醇($\Delta^{5,22}$-stigmasterol)等。**多糖:**菊粉型果聚糖(inulin-type fructan)及其他杂多糖。

tangshenoside Ⅰ　　　　　　tangshenoside Ⅱ

lobetyol	R=H
lobetyolin	R=Glu
lobetyolinin	R=Glu（6，1）Glu

Glu

【理化鉴定】 **鉴别:** 采用薄层色谱法。取本品粉末 1g,用甲醇超声提取蒸干,残渣加水溶解后上大孔吸附树脂柱,依次用水、50% 乙醇洗脱,收集 50% 乙醇洗脱液蒸干,残渣加甲醇溶解后作为供试品溶液。供试品和党参炔苷对照品溶液点于同一块硅胶 G 薄层板上,以正丁醇 - 冰醋酸 - 水(7：1：0.5)为展开剂展开,以 10% 硫酸乙醇溶液显色。供试品色谱在与对照品色谱相应的位置上显相同颜色的斑点或荧光斑点。

含量测定: 按醇溶性浸出物测定法热浸法测定,用 45% 乙醇作溶剂,含醇溶性浸出物不得少于 55.0%。

【药理作用】

1. 调节胃肠道 党参可保护胃黏膜、抗胃溃疡、调节肠道菌群,主要有效成分为党参炔苷、党参多糖、果聚糖。调控胃肠道激素是其发挥胃肠道调节作用的机制之一。

2. 调节免疫 党参多糖可促进巨噬细胞增殖,对特异性和非特异性免疫均能发挥调节作用。

3. 抗氧化、抗衰老 党参木脂素类化合物可清除自由基,表现出抗氧化作用。党参多糖可拮抗 D-半乳糖诱导的小鼠衰老。

4. 调节心血管系统 党参提取物可增加血液中的红细胞,改善微循环,降低甘油三酯水平,保护血管内皮细胞受氧化损伤,而且可改善 X 射线诱导的造血功能障碍,通过增强心肌细胞收缩功能发挥改善心力衰竭大鼠心功能的作用。有效成分为党参多糖。

【功效与主治】 性平,味甘。能健脾益肺,养血生津。用于脾肺气虚,食少倦怠,咳嗽虚喘,气血不足,面色萎黄,心悸气短,津伤口渴,内热消渴。用量 9~30g。

南沙参 Adenophorae Radix

本品为桔梗科植物轮叶沙参 *Adenophora tetraphylla* (Thunb.) Fisch. 或沙参 *Adenophora stricta* Miq. 的干燥根。轮叶沙参主产于贵州、河南、黑龙江、内蒙古及江苏;沙参主产于安徽、江苏、浙江。本品呈圆锥形或圆柱形,略弯曲,长 7~27cm,直径 0.8~3cm。表面黄白色或淡棕黄色(因已除去栓皮),凹陷处常有残留粗皮,上部多有深陷横纹,呈断续的环状,下部有纵纹和纵沟。顶端具 1 或 2 个根茎("芦头")。体轻,质松泡,易折断,断面不平坦,黄白色,多裂隙。气微,味微甘。根含三萜皂苷、蒲公英萜酮、饱和脂肪酸及多糖等。本品可提高机体细胞免疫和非特异性免疫,抑制体液免疫,具有调节免疫平衡的功能。沙参多糖具有抗肿瘤、抗辐射、抗氧自由基、抗衰老作用。沙参提取物具有祛痰、抑制皮肤真菌及强心作用。本品性微寒,味甘。能养阴清肺,益胃生津,益气,化痰。用于肺热燥咳,阴虚劳嗽,干咳痰黏,胃阴不足,食少呕吐,气阴不足,烦热口干。用量 9~15g。

半边莲　Lobeliae Chinensis Herba

本品为桔梗科植物半边莲 *Lobelia chinensis* Lour. 的干燥全草。主产于安徽、江苏、浙江,以安徽安庆地区的产量最大。药材常缠结成团。根茎极短,直径 1~2mm;表面淡棕黄色,平滑或有细纵纹。根细小,黄色,侧生纤细须根。茎有分枝,灰绿色,节明显,有的可见附生的细根。叶互生,无柄,叶片多皱缩,绿褐色,展平后叶片呈狭披针形,长 1~2.5cm,宽 0.2~0.5cm,边缘具疏而浅的齿或全缘。花梗细长,花小,单生于叶腋,花冠基部筒状,上部 5 裂,偏向一边,浅紫红色,花冠筒内有白色茸毛。气微特异,味微甘而辛。全草含生物碱,主要为洛贝林(lobeline)、山梗菜酮碱和山梗菜醇碱等,以及黄酮苷、皂苷、氨基酸、延胡索酸、琥珀酸、对羟基苯甲酸等。口服粉剂或煎剂均有显著而持久的利尿作用,浸剂有显著而持久的降血压作用。另外还有利胆、催吐、抑菌、抗蛇毒等作用。本品性平,味辛。能清热解毒,利尿消肿。用于痈肿疔疮,蛇虫咬伤,臌胀水肿,湿热黄疸,湿疹湿疮。用量 9~15g。

(高建平)

四十二、菊科　*Compositae**

草本、灌木或藤本,稀为乔木。有的具乳汁管或树脂道。叶互生,少对生或轮生,无托叶。花两性,稀单性或无性;头状花序,外有总苞,单生或再排成总状、聚伞状、伞房状或圆锥状花序。有些花具小苞片,称为托片;花萼不发育,通常形成鳞片状、刚毛状或毛状的冠毛;花冠管状、舌状或假舌状(先端3 齿、单性),少 2 唇形、漏斗状(无性);雄蕊 5,稀 4,花丝分离,着生于花冠管上,花药合生成筒(聚药雄蕊);子房下位,2 心皮 1 室,1 枚胚珠,基底着生;花柱单一,柱头 2 裂。不开裂瘦果,顶端常有刺状、羽状冠毛或鳞片;种子无胚乳。本科约 1 000 属 25 000~30 000 种,主要广布于全球温带地区。我国约 200 属 2 000 多种,分布于全国。

按照头状花序中小花的构造及植物有无乳汁等特征,分为 2 个亚科和 13 个族。管状花亚科(Tubuliflorae):整个花序全为管状花或中央为管状花,边缘为舌状花,植物体无乳汁,有的含挥发油;舌状花亚科(Liguliflorae):整个花序全为舌状花,植物体具乳汁。

本科的重要生药有菊花、红花、苍术、白术、木香、川木香、款冬花、茵陈、青蒿、艾叶、苍耳子、牛蒡子、蒲公英等。

本科植物中普遍含有菊糖。有香气,常具有各种腺毛,如蒿属植物中具有 4、6、8 个细胞相对叠加而成鞋底形的腺毛,并有丁字形(T 形)非腺毛;款冬花、旋覆花等植物中腺头由 2 列细胞组成。有的则具有分泌道、油室,并具有各种草酸钙结晶体,如苍术、白术中的针晶,艾叶中的方晶,旋覆花中的柱晶等。

本科常见的活性成分有倍半萜内酯、黄酮类、生物碱、挥发油、香豆素、三萜皂苷、菊糖等,其中最具特征性的为倍半萜内酯和菊糖。前者至今已发现 500 多种,生理活性显著,如佩兰内酯(euparatin)、斑鸠菊内酯、地胆草内酯、蛇鞭菊内酯均有抑制癌细胞的作用;青蒿素(artemisinin)有抗疟作用;山道年(santonin)、天名精内酯有驱虫作用。黄酮类,如水飞蓟宾(silymarin)可治疗肝炎。生物碱,如野千里光碱(campestrine)、蓝刺头碱、北通水苏碱。三萜皂苷,如紫菀皂苷。管状花亚科还常含挥发油和聚炔类成分,如佩兰挥发油有抗病毒作用,艾叶油能祛痰,云木香油有抗菌、降血压作用。聚炔类,如茵陈二炔(capillene)、茵陈素、苍术炔。香豆素类,如蒿属香豆素(scoparone)有利胆、降血压和镇静作用。

青蒿*　Artemisiae Annuae Herba

(英)Sweet Wormwood　(日)セイコウ

【基源】　本品为菊科植物黄花蒿 *Artemisia annua* L. 的干燥地上部分。

青蒿

【植物形态】 一年生草本,高 40~150cm。全株有强烈气味。叶片三回羽状深裂,裂片矩圆状条形或条形,两面均有短柔毛。头状花序多数,黄色,球形,排成总状。花冠先端分裂。瘦果椭圆形。

【产地】 全国各地均有分布,主产于湖北、浙江、江苏等地。重庆、四川、贵州等省的气候较适宜栽培。

【采制】 秋季花盛开时采割,除去老茎,阴干。

【性状】 ①茎呈圆柱形,上部多分枝。表面黄绿色或棕黄色,具纵棱线。②质略硬,易折断,断面中部有髓。③叶互生,暗绿色或棕绿色,卷缩易碎,完整者展平后为三回羽状深裂,裂片和小裂片矩圆形或长椭圆形,两面被短毛。头状花序小,黄色,多数,球形。④气香特异,味微苦(彩图 72)。

【显微特征】 叶片表面制片:①上、下表皮细胞垂周壁波状弯曲,脉脊上的表皮细胞呈窄长方形。②气孔不定式。③丁字形(T 形)非腺毛,柄 3~8 个细胞单列,基部柄细胞较大;单个臂细胞呈丁字形着生,两臂不等长。④腺毛椭圆形,由 2 个半圆形细胞相对排列(图 13-85)。

叶片上部中脉横切面:上、下表皮均可见气孔、丁字毛及腺毛。上、下表皮下均有栅栏组织。维管束位于基本组织的中心(图 13-86)。

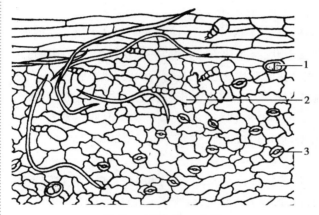

1. 腺毛;2. 丁字毛;3. 气孔。

图 13-85 青蒿(叶)表面观图

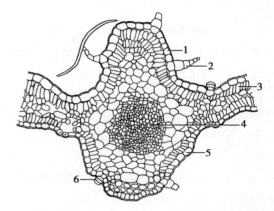

1. 上表皮细胞;2. 丁字毛柄部;3. 栅栏细胞;
4. 维管束;5. 下表皮细胞;6. 腺毛。

图 13-86 青蒿(叶)横切面详图

【化学成分】 倍半萜类成分:黄花蒿中含多种倍半萜类化合物,主要有青蒿素(artemisinin)、青蒿酸(artemisinic acid)、青蒿甲素(arteamisinine Ⅰ)、青蒿乙素(arteamisinine Ⅱ)、青蒿丙素(qinghaosu Ⅲ,deoxyartemisinin)等。青蒿素是一种结构独特、含有过氧化物基团的倍半萜内酯,是青蒿抗疟的主要活性成分,含量一般占黄花蒿干重的 0.4%~0.7%,主要富集在花和叶片中。

挥发油:全草含挥发油 0.3%~0.5%,油中以莰烯(camphene)、β- 莰烯、异蒿酮、左旋樟脑、β- 丁香烯、β- 蒎烯等成分为主。尚含有多种黄酮类和香豆素类等成分。

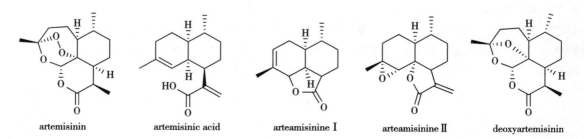

artemisinin   artemisinic acid   arteamisinine Ⅰ   arteamisinine Ⅱ   deoxyartemisinin

【理化鉴定】 鉴别:采用薄层色谱法。本品粉末经石油醚提取后蒸干,用正已烷溶解后用 20%

乙腈溶液萃取,蒸干,残渣以乙醇溶解,点于硅胶 G 薄层板上,以石油醚(60~90℃)-乙醚(4∶5)为展开剂展开,喷以含 2% 香草醛的 10% 硫酸乙醇溶液,105℃加热显色后,置紫外线灯(365nm)下检视。在与青蒿素对照品色谱相应的位置上显相同颜色的荧光斑点。

【生物合成】　青蒿素是重要的抗疟药,目前主要从黄花蒿中提取获得。为了绿色、高效地制备青蒿素,科学家对其生物合成和调控开展了系列研究。

青蒿素属于倍半萜,由 MVA 或 MEP 途径生成前体法尼基二磷酸(FPP),经紫穗槐二烯合成酶 ADS 催化生成紫穗槐二烯,再经 CYP450 酶 CYP71AV1 催化依次生成青蒿醇、青蒿醛和青蒿酸。这一系列反应还可由细胞色素 CYB5、脱氢酶 ADH1 和 ALDH1 催化(图 13-87)。从青蒿酸到青蒿素的生物合成途径目前还不明确。青蒿素的生物合成受多种转录因子的调控,包括 WRKY、AP2/ERF、bHLH 和 bZIP 等家族。通过调节这些转录因子,有望进一步提升黄花蒿植物中青蒿素的产量。

基于青蒿素的生物合成途径,目前已构建了可产 25g/L 青蒿酸的酵母工程菌,进一步通过化学半合成,将青蒿酸转变为青蒿素,由此发展为吨级规模的青蒿素工业化生产新途径。

【药理作用】

1. 抗疟作用　东晋葛洪的《肘后备急方》记载"青蒿一握,以水二升渍,绞取汁,尽服之",具有截疟作用。我国学者从青蒿中分离得到具有抗疟活性的青蒿素,此后对青蒿素进行结构修饰,又研发了双氢青蒿素、青蒿琥酯、蒿甲醚和蒿乙醚等一系列新型抗疟药。2006 年,以青蒿素为基础的联合用药被 WHO 推荐用于恶性疟治疗的一线药物,疗效显著,疟疾的感染率和死亡率大幅下降,对全球疟疾的治疗作出重要贡献。

2. 免疫调节作用　青蒿素类药物可以影响免疫系统,对自身免疫病如系统性红斑狼疮有良好的疗效,毒性小、可耐受。候选新药马来酸蒿乙醚胺已进入 Ⅱ 期临床试验,双氢青蒿素的临床试验也在进行中。

3. 抗菌、杀虫作用　青蒿素及其衍生物对结核分枝杆菌、大肠埃希菌、金黄色葡萄球菌及幽门螺杆菌等多种临床常见的致病菌、耐药菌都具有直接或协同的抗菌作用。青蒿挥发油也具有一定的抗菌作用。临床研究发现,青蒿素衍生物制剂(双氢青蒿素哌喹片和青蒿琥酯片)与复方磺胺甲噁唑联合阿奇霉素是治疗弓形虫脑病的有效方案。

4. 解热作用　青蒿是传统的清热药,青蒿提取物及青蒿乙素、青蒿酸等均有解热作用。

【功效与主治】　性寒,味苦、辛。清虚热,除骨蒸,解暑热,截疟,退黄。用于温邪伤阴,夜热早凉,阴虚发热,骨蒸劳热,暑邪发热,疟疾寒热,湿热黄疸。用量 6~12g。

经典名方:"青蒿鳖甲汤"出自《温病条辨》(清·吴瑭),由青蒿、鳖甲、知母、生地黄、丹皮组成。为清热剂,具有养阴透热之功效。

(乔　雪)

红花 *　Carthami Flos
（英）**Safflower** 　（日）コウカ

红花

【基源】　本品为菊科植物红花 *Carthamus tinctorius* L. 的干燥花。

【植物形态】　一年生或二年生草本。叶互生,抱茎,长椭圆形或卵形,叶缘齿端多数有尖刺,两面无毛。头状花序顶生,排成伞房状;总苞片数层,外层苞片绿色,卵状披针形,边缘多数具尖刺;内层苞片白色,膜质,卵状椭圆形;全部为管状花,初开时黄色,后转为橙红色。瘦果卵形或长卵形,白色或灰白色,有的果皮表面有条纹,稍有光泽(图 13-88)。

【产地】　主产于新疆、河南、四川、云南,大多为栽培品。

【采制】　夏季花由黄变红时采摘,阴干或晒干。

【性状】　①为不带子房的管状花,长 1~2cm。表面红黄色或红色。②花冠筒细长,先端 5 裂,裂

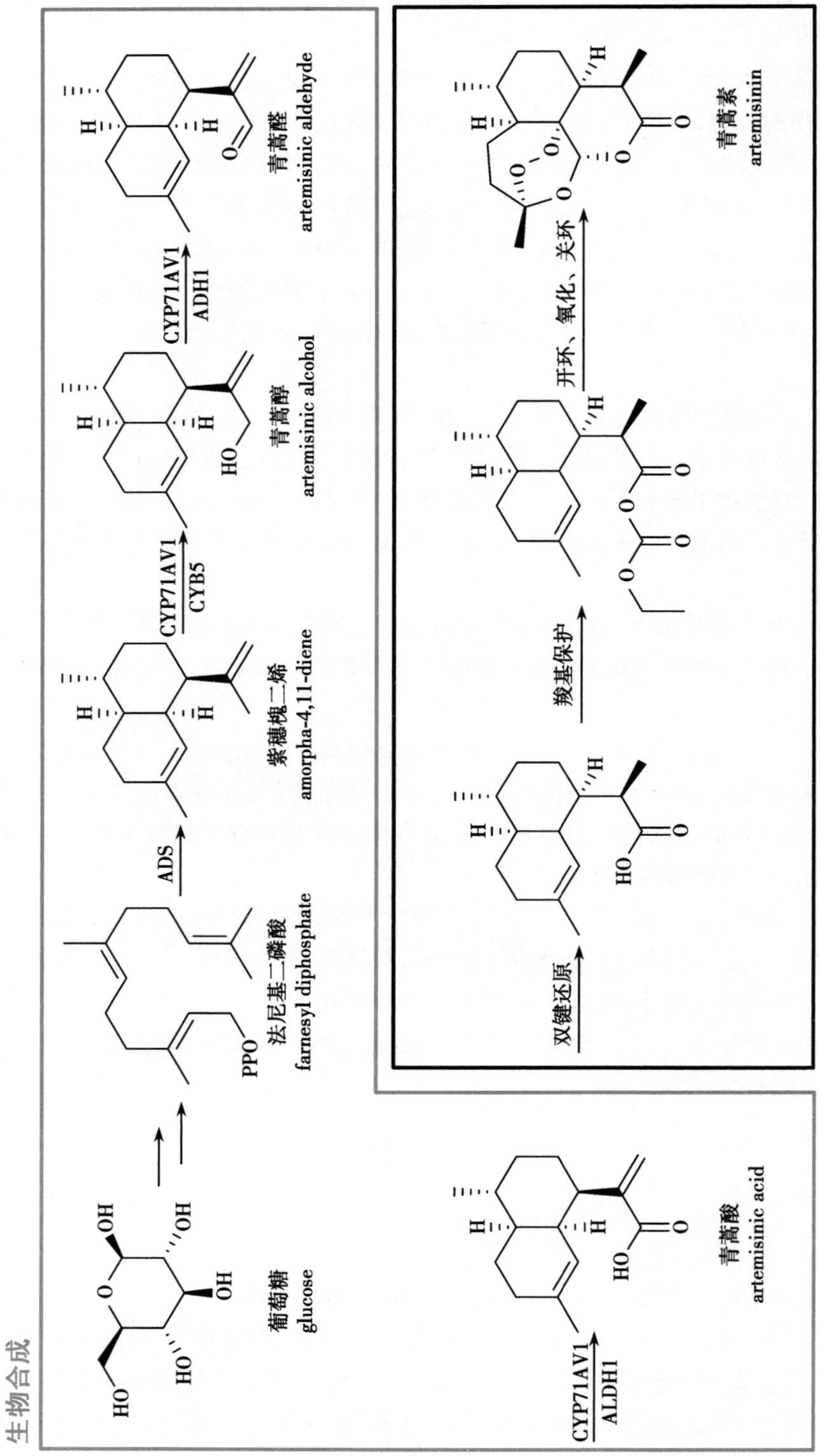

生物合成

化学合成

图 13-87　生物合成与化学合成相结合生产青蒿素

片狭条形,长 5~8mm;雄蕊 5,花药聚合成筒状,黄白色;柱头长圆柱形,顶端微分叉。③质柔软。④气微香,味微苦(彩图 74)。

【显微特征】　粉末:橙黄色。花冠、花丝、柱头碎片多见。①分泌细胞呈长管状,直径约至 66μm,含黄色至红棕色分泌物。②花粉粒类圆形、椭圆形或橄榄形,直径约至 60μm,具 3 个萌发孔,外壁有齿状突起。③柱头和花柱上部表皮细胞分化成圆锥形单细胞毛,先端尖或稍钝。④花冠裂片顶端表皮细胞外壁突起呈短柔毛状。⑤薄壁细胞中有草酸钙方晶,直径 2~6μm(图 13-89;彩图 75)。

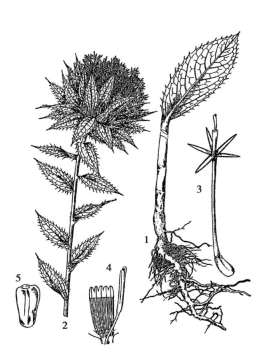

1. 根;2. 花枝;3. 花;4. 雄蕊和雌蕊;5. 瘦果。

图 13-88　红花原植物图

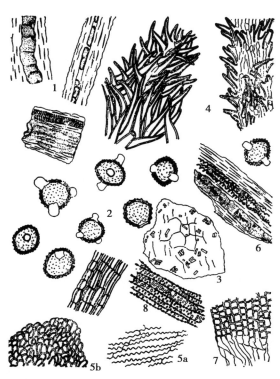

1. 分泌细胞;2. 花粉粒;3. 草酸钙方晶;4. 花柱碎片;
5. 花冠表皮细胞(a. 表面观,b. 侧面观);6. 花粉囊内
壁细胞;7. 花药基部;8. 网纹细胞。

图 13-89　红花粉末图

【化学成分】　主要含黄酮类,又含木脂素类、多糖、挥发油、脂肪油和有机酸等。黄酮类:羟基红花黄色素(hydroxysafflor yellow)A,红花黄色素(safflor yellow)A、B、C,红花素(carthamidin),红花苷(carthamin),红花醌苷(carthamone),新红花苷(neocarthamin),山奈素(kaempferide),山奈酚(kaempferol)及其苷类,槲皮素(quercetin)及其苷类等。木脂素类:2,3- 二苄基丁内酯木脂素葡萄糖苷、2- 羟基牛蒡子苷等。

hydroxysafflor yellow A

safflor yellow A

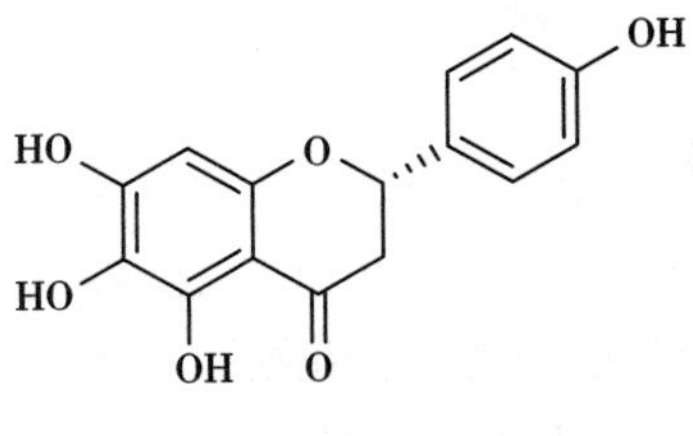

carthamidin

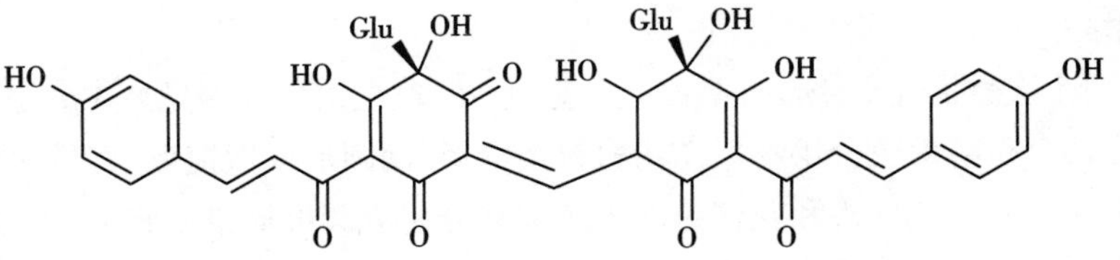

carthamin

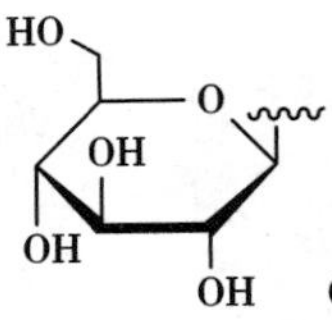

Glu

【理化鉴定】　鉴别：1. 取本品 1g，加稀乙醇 10ml 浸渍，倾取浸出液，于浸出液内悬挂一滤纸条，5 分钟后把滤纸条放入水中，随即取出，滤纸条上部显淡黄色、下部显淡红色。

2. 采用薄层色谱法。本品粉末经 80% 丙酮提取，与红花对照药材溶液以乙酸乙酯 - 甲酸 - 水 - 甲醇（7：2：3：0.4）为展开剂共薄层展开。供试品色谱中，在与对照药材色谱相应的位置上显相同颜色的斑点。

含量测定：采用 HPLC-UV 法测定。药材含羟基红花黄色素 A 不得少于 1.0%，含山柰酚不得少于 0.050%。

【药理作用】

1. 对心血管的作用　红花黄色素可抗心肌缺血，改善心肌能量代谢，缓解心肌缺氧损伤。水提取液能使麻醉犬的冠状动脉流量显著或中等程度增加，对急性心肌缺血有明显的保护作用。

2. 对平滑肌的作用　红花总黄酮对子宫有兴奋作用，使子宫产生紧张性及节律性收缩，对已孕子宫更为明显。

3. 抗凝、抗血栓作用　红花黄色素可显著延长凝血酶原时间和凝血时间，能显著提高血浆纤溶酶原激活剂的活性，使局部血栓溶解，从而起到治疗心血管疾病的作用。

4. 镇痛、镇静作用　红花黄色素有较强而持久的镇痛、镇静作用。

【功效与主治】　性温，味辛。能活血通经，散瘀止痛。用于经闭，痛经，恶露不行，癥瘕痞块，胸痹心痛，瘀滞腹痛，胸胁刺痛，跌扑损伤，疮疡肿痛。用量 3~10g。孕妇慎用。

经典名方："血府逐瘀汤"出自《医林改错》（清·王清任），由桃仁、红花、当归、生地黄、牛膝、川芎、桔梗、赤芍、枳壳、甘草、柴胡组成。为理血剂，具有活血化瘀，行气止痛之功效。

【附】　红花子：又称为白平子，为红花的果实，含脂肪油 15%~20%，种子中的含油量可达 50%，常称为"红花子油"。油脂中不饱和脂肪酸亚油酸的含量可达 15%。红花子油具有降低血脂、软化和扩张血管、增加血液循环、防衰老及调节内分泌等作用，有良好的食用价值与辅助治疗作用。

（韩　婷）

苍术

苍术 *　Atractylodis Rhizoma

（英）Swordlike Atractylodes Rhizome　（日）ソウヅュツ

【基源】　本品为菊科植物茅苍术 Atractylodes lancea（Thunb.）DC. 或北苍术 Atractylodes chinensis（DC.）Koidz. 的干燥根茎。

【植物形态】　茅苍术：多年生草本。茎下部木质化。叶互生，革质，上部叶一般不分裂，无柄，卵状披针形至椭圆形，边缘有刺状锯齿，下部叶多为 3~5 深裂或半裂。头状花序顶生，全为管状花，白色或淡紫色。瘦果有柔毛，冠毛羽状。

北苍术:叶片较宽,卵形或狭卵形,一般羽状 5 深裂,茎上部叶 3~5 羽状浅裂或不裂。头状花序稍宽。

【产地】 茅苍术又名南苍术,主产于江苏、湖北、河南等省;北苍术主产于华北及西北等地区。

【采制】 春、秋两季采挖,除去泥沙,晒干,撞去须根。

【性状】 **茅苍术:**①呈不规则连珠状或结节状圆柱形,略弯曲,偶有分枝,长 3~10cm,直径 1~2cm。②表面灰棕色,有皱纹、横曲纹及残留须根,顶端具茎痕或残留茎基。③质坚实,断面黄白色或灰白色,散有多数橙黄色或棕红色油室,习称"朱砂点";断面暴露稍久可析出白色细针状结晶,习称"起霜"或"吐脂"。④气香特异,味微甘、辛、苦(彩图 73)。

北苍术:呈疙瘩块状或结节状圆柱形,长 4~9cm,直径 1~4cm。表面黑棕色,除去外皮者黄棕色。质较疏松,断面散有黄棕色油室。香气较淡,味辛、苦。

【显微特征】 横切面:**茅苍术** ①木栓层有 10~40 层木栓细胞,其间有石细胞环带(硬栓部)3~8 条,每环带由 2~3 列石细胞组成。②皮层中散有大型油室,直径达 450μm。韧皮部较窄。形成层成环。③木质部内侧有木纤维束,根茎缢缩部位木纤维束或导管群相间排列,射线和髓部散有油室。④薄壁细胞中含有菊糖,并充塞有细小草酸钙针晶(图 13-90)。

北苍术 主要鉴别点为皮层有纤维束,油室直径约至 270μm;木质部纤维束较大,与导管群相间排列。

粉末:棕色。①石细胞甚多,有时与木栓细胞连结,多角形、类圆形或类长方形,直径 20~80μm,壁极厚;②纤维大多成束,长梭形,直径约至 40μm,壁甚厚,木化;③草酸钙针晶细小,长 5~30μm,不规则地充塞于薄壁细胞中;④油室多破碎,有的细胞中含淡黄色挥发油;⑤菊糖多见,略呈扇形或不规则形,表面呈放射状纹理;⑥可见网纹导管及具缘纹孔导管,直径约至 48μm;⑦木栓细胞淡黄色,相互连接(图 13-91)。

【化学成分】 茅苍术根茎含挥发油,油中的主成分为苍术醇(hinesol)和 β-桉叶醇(β-eudesmol)。尚含苍术酮、苍术素、苍术素醇、色氨酸和倍半萜糖苷等。北苍术根茎中的挥发油主成分为苍术醇、苍术酮、苍术素等。

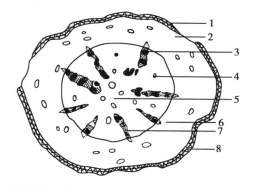

1. 木栓层;2. 皮层;3. 木纤维;4. 油室;5. 髓;6. 韧皮部;
7. 木质部;8. 石细胞带。

图 13-90　苍术(*A. lancea*)横切面组织简图

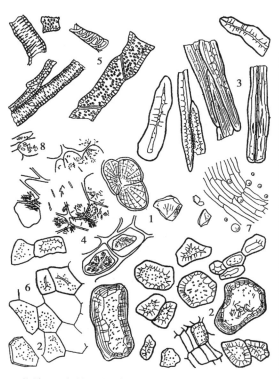

1. 菊糖;2. 木栓石细胞;3. 木纤维;4. 草酸钙针晶;
5. 导管;6. 木栓细胞;7. 油室碎片;8. 草酸钙方晶。

图 13-91　苍术(*A. lancea*)粉末图

β-eudesmol

hinesol

【理化鉴定】　鉴别：采用薄层色谱法。取本品粉末 0.8g,用甲醇超声提取溶液,与苍术对照药材溶液对比,以石油醚(60~90℃)-丙酮(9:2)为展开剂展开,喷以 10% 硫酸乙醇溶液,加热显色。供试品色谱中,在与对照药材色谱相应的位置上显相同颜色的斑点。

含量测定:采用 HPLC 法测定,含苍术素不得少于 0.30%。

【药理作用】

1. 对消化系统的作用　苍术醇、β-桉油醇能明显促进胃肠运动,对胃肠运动功能有双向调节作用,在功能低下时能促进胃肠蠕动,在功能呈现亢进时则有抑制作用。

2. 抗菌、抗病毒作用　苍术醇、β-桉油醇对结核分枝杆菌、金黄色葡萄球菌、大肠埃希菌、枯草杆菌和铜绿假单胞菌及多种病毒(流感病毒、腮腺炎病毒等)等具有明显的抑制作用。

3. 镇痛作用　β-桉叶醇能增强琥珀酰胆碱诱导的神经肌肉阻滞作用。

【功效与主治】　性温,味辛、苦。燥湿健脾,祛风散寒,明目。用于湿阻中焦,脘腹胀满,泄泻,水肿,脚气痿躄,风湿痹痛,风寒感冒,夜盲,眼目昏涩。用量 3~9g。

经典名方:"除湿胃苓汤"出自《医宗金鉴》(清·吴谦)。由苍术、厚朴、陈皮、猪苓、泽泻、茯苓、白术、滑石、防风、栀子、木通、肉桂、甘草组成。为祛湿剂,具有清热除湿,健脾利水之功效。

【附】　白术:本品为菊科植物白术 *Atractylodes macrocephala* Koidz. 的干燥根茎。为不规则的肥厚团块,长 3~13cm,直径 1.5~7cm。表面灰黄色或灰棕色,有瘤状突起及断续的纵皱和沟纹,并有须根痕,顶端有残留茎痕和芽痕。质坚硬不易折断,断面黄白色至淡棕色,有棕黄色的点状油室散在;烘干者断面角质样,色较深或有裂隙。气清香,味甘、微辛,嚼之略带黏性。含挥发油,另含白术内酯 A、B,3-β-乙酰氧基苍术酮,3-β-羟基苍术酮等。性温,味苦、甘。健脾益气,燥湿利水,止汗,安胎。用于脾虚食少,腹胀泄泻,痰饮眩悸,水肿,自汗,胎动不安。用量 6~12g。

木香 *　Aucklandiae Radix
（英）Costus Root　（日）モッコウ

木香

【基源】　本品为菊科植物木香 *Aucklandia lappa* Decne. 的干燥根。

【植物形态】　多年生草本。基生叶三角形、卵形,基部心形,叶柄常下延成不规则分裂的翅状,边缘不规则微波状或浅裂,两面有短毛。头状花序单生或 2~5 个丛生于茎顶或单生叶腋;花冠暗紫色,5 裂。瘦果矩圆形,上端有淡紫褐色冠毛 2 层,羽毛状,果熟时脱落。

【产地】　以前从印度等地经由广州进口,通称"广木香"。今主产于云南,又名"云木香"。

【采制】　秋、冬两季采挖,除去泥沙和须根,切段,大的再纵切成瓣,干燥后撞去粗皮。

【性状】　①呈圆柱形或半圆柱形,长 5~10cm,直径 0.5~5cm;②表面黄棕色至灰褐色,明显的皱纹、纵沟及侧根痕;③质坚,不易折断,断面灰褐色至暗褐色,周边灰黄色或浅棕黄色,形成层环棕色,有放射状纹理及散在的褐色点状油室;④气香特异(羊膻气),味微苦(彩图 76)。

【显微特征】　根横切面:①木栓层为 2~6 层细胞,外侧时有残存的落皮层。②韧皮部较宽厚,筛管群明显;韧皮纤维束无或稀疏散在,或排列成 1~3 层。形成层断续成环。③木质部导管束径向分叉排列;木纤维少数,分布在导管周围或与导管相伴,近根中心纤维较多。④韧皮部及木射线中均有较大的油室散在,长径达 263μm,短径达 254μm,常有黄色分泌物。⑤薄壁细胞中充满菊糖(图 13-92)。

粉末:黄绿色。①菊糖多见,表面现放射状纹理;②木纤维多成束,长梭形,直径 16~24μm,纹孔口横裂缝状、十字状或人字状;③网纹导管多见,也有具缘纹孔导管,直径 30~90μm;④油室碎片有时可见,内含黄色或棕色分泌物;⑤木栓细胞形状不一,壁薄,淡黄棕色,垂周壁有时呈微波状弯曲(图 13-92)。

【化学成分】　含挥发油,主要由单萜和倍半萜内酯组成。单萜类成分主要有蒎烯、水芹烯、对伞花烃(*p*-cymene)、芳樟醇、β-榄香烯、丁香烯等;倍半萜内酯类主要有木香内酯(mokkolactone)、二氢木

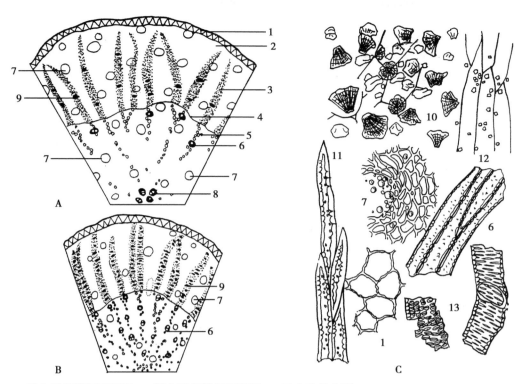

A. 云木香根横切面简图；B. 川木香根横切面简图；C. 云木香粉末图。
1. 木栓层；2. 栓内层；3. 韧皮部；4. 形成层；5. 木质部；6. 木纤维；7. 油室；8. 初生木质部；9. 韧皮纤维束；10. 菊糖；11. 韧皮纤维；12. 薄壁细胞和方晶；13. 导管。

图 13-92　木香类药材组织和粉末图

香内酯（dihydrocostus lactone）、去氢木香内酯（dehydrocostus lactone）、木香烃内酯（costunolide）、二氢木香烃内酯等。还含生物碱如木香碱等。

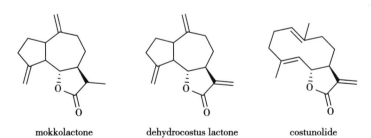

mokkolactone　　　　dehydrocostus lactone　　　　costunolide

【理化鉴定】　鉴别：采用薄层色谱法。取本品粉末 0.5g，经甲醇超声提取液，以去氢木香内酯、木香烃内酯为对照品，以环己烷 - 甲酸乙酯 - 甲酸（15∶5∶1）为展开剂展开，喷以 1% 香草醛硫酸溶液显色，加热至斑点显色清晰。供试品色谱中，在与对照品色谱相应的位置上显相同颜色的斑点。

含量测定：采用 HPLC 法测定，含木香烃内酯和去氢木香内酯的总量不得少于 1.8%。

【药理作用】

1. 对消化系统的作用　木香烃内酯和去氢木香烃内酯有较强的利胆作用。

2. 抑菌作用　木香挥发油能抑制细菌和真菌生长。

3. 松弛平滑肌作用　木香挥发油对支气管收缩有对抗作用，能扩张支气管平滑肌。

【功效与主治】　性温，味辛、苦。能行气止痛，健脾消食。用于胸胁、胸脘胀痛，泻痢后重，食积不消，不思饮食。用量 3~6g。

经典名方："香连丸"出自《太平惠民和剂局方》(宋·太平惠民和剂局),由木香、黄连组成。为清热剂,具有清热化湿,行气止痛之功效。

【附】 我国商品木香类生药尚有川木香、土木香和青木香。青木香来源于马兜铃科植物马兜铃 *Aristolochia debilis* Sieb. et Zucc. 的干燥根,因含马兜铃酸类成分,自 2005 年版《中国药典》起已不再收录。

1. **川木香** 本品为菊科植物川木香 *Vladimiria souliei* (Franch.) Ling 或灰毛川木香 *Vladimiria souliei* (Franch.) Ling var. *cinerea* Ling 的干燥根。主产于四川。呈圆柱形或有纵槽的半圆柱形,稍弯曲,习称"铁杆木香"。表面黄褐色或棕褐色,具纵皱纹,外皮脱落处可见丝瓜络状细筋脉;根头偶有黑色发黏的胶状物,习称"油头"。体较轻,质硬脆,易折断,断面黄白色或黄色,木部宽广,有放射状纹理;有的中心呈枯朽状。气微香,味苦,嚼之黏牙。含挥发油,油中分离得木香内酯(mokkolactone)、土木香内酯。有类似于山道年的驱蛔虫作用。性味、功效与木香类同。

2. **土木香(祁木香)** 本品为菊科植物土木香 *Inula helenium* L. 的干燥根。主产于河北。呈圆锥形,略弯曲。表面黄棕色或暗棕色,有纵皱纹及须根痕。根头粗大,顶端有凹陷的茎痕及叶鞘残基,周围有圆柱形支根。质坚硬,不易折断,断面略平坦,黄白色至浅灰黄色,有凹点状油室。气微香,味苦、辛。挥发油中的主成分为土木香内酯、异土木香内酯、土木香醇、土木香酸、二氢土木香内酯等。性味与木香类同。能健脾和胃,行气止痛,安胎。用于胸胁、脘腹胀痛,呕吐泻痢,胸胁挫伤,岔气作痛,胎动不安。

茵陈　Artemisiae Scopariae Herba

本品为菊科植物滨蒿 *Artemisia scoparia* Waldst. et Kit. 或茵陈蒿 *Artemisia capillaris* Thunb. 的干燥地上部分。春季采收的习称"绵茵陈",秋季采割的称为"花茵陈"。主产于陕西、山西、安徽等地。绵茵陈多卷曲成团状,灰白色或灰绿色,全株密被白色茸毛,绵软如绒。叶多为二至三回羽状深裂,小裂片卵形或稍呈倒披针形、条形,先端锐尖。气清香,味微苦。花茵陈茎呈圆柱形,多分枝;表面淡紫色或紫色,有纵条纹,被短柔毛;体轻,质脆,断面类白色。叶密集,或多脱落。头状花序卵形,有短梗。瘦果长圆形,黄棕色。气芳香,味微苦。全草含挥发油、香豆素、黄酮类、绿原酸等。水提取液、醇提取物均有利胆、保肝作用,能促进胆汁分泌与排泄,降低血清谷丙转氨酶,对肝细胞肿胀、脂肪肝有减轻作用。还有降血脂、抑菌、抗炎、解热、镇痛、抗癌等作用。本品性微寒,味苦、辛。能清热利湿,利胆退黄。用于黄疸尿少,湿温暑湿,湿疮瘙痒。用量 6~15g。

(姬生国)

菊花

菊花 *　Chrysanthemi Flos
(英)Chrysanthemum　(日)キク

【基源】 本品为菊科植物菊 *Chrysanthemum morifolium* Ramat. 的干燥头状花序。

【植物形态】 多年生草本,高 60~150cm。茎直立,分枝或不分枝,被柔毛。叶卵形至披针形,长5~15cm,羽状浅裂或半裂,有短柄,叶下面被白色短柔毛。头状花序直径 2.5~20cm,大小不一。总苞片多层,外层外面被柔毛。舌状花颜色各种,管状花黄色。

【产地】 菊花多为栽培品,主产于安徽亳州(亳菊)、滁州(滁菊)、歙县(贡菊)、江苏盐城和浙江桐乡(杭菊)、河南焦作(怀菊)、河北安国、山东济南、湖北麻城、山西运城。药材按产地和加工方法不同,分为"亳菊""滁菊""贡菊""杭菊""怀菊"。因花有黄色和白色 2 种颜色,以及加工方法不同,又有多个品种如白菊、黄菊等,性状有较大变化。主要生长于亚洲温带和亚热带地区的山地、丘陵和平原地区。喜排水良好、土质肥沃疏松、pH 6.5~7.5 的中性或微酸性富含有机质的土壤,尤以砂壤土为最好。

【采制】　9—11月花盛开时分批采收,阴干或焙干,或熏、蒸后晒干。

【性状】　**亳菊**:①呈倒圆锥形或圆筒形,有时稍压扁呈扇形,直径1.5~3cm,常具花序梗,易散瓣。②总苞碟状;总苞片3~4层,卵形或椭圆形,草质,黄绿色或褐绿色,外面被柔毛,边缘膜质。③花托半球形。舌状花数层,雌性,位于外围,类白色,劲直,上举,纵向折缩;管状花多数,两性,位于中央,为舌状花所隐藏,黄色,顶端5齿裂。瘦果不发育,无冠毛。④体轻,质柔润,干时松脆。气清香,味甘、微苦。

滁菊:①呈不规则球形或扁球形,直径1.5~2.5cm。②舌状花类白色,不规则扭曲,内卷,边缘皱缩,有时可见淡褐色腺点;管状花大多隐藏。③体稍重,质柔润。气香浓郁,味甘、微苦。

贡菊:①呈扁球形或不规则球形,直径1.5~2.5cm。②舌状花白色或类白色,斜升,上部反折,边缘稍内卷而皱缩,通常无腺点;管状花少,外露。③体轻松脆。气香浓郁,味甘。

杭菊:①呈碟形或扁球形,直径2.5~4cm,常数个相连成片。②舌状花类白色或黄色,平展或微折叠,彼此粘连,通常无腺点;管状花多数,多露。③体稍重。气清香,味微甘、辛(彩图77)。

怀菊:①呈不规则球形或扁球形,直径1.5~2.5cm。②多数为舌状花,舌状花类白色或黄色,不规则扭曲,内卷,边缘皱缩,有时可见腺点;管状花大多隐藏。③体轻质柔软。气芳香,味微苦。

【显微特征】　**粉末**:黄白色。花粉粒类球形,直径22~37μm,表面有网孔纹及短刺,具3孔沟。T形毛较多,顶端细胞长大,两臂近等长,柄2~4细胞。腺毛头部鞋底状,6~8细胞两两相对排列。草酸钙簇晶较多,细小。

【化学成分】　**酚酸类**:主要是咖啡酰奎宁酸的衍生物,包括绿原酸(chlorogenic acid)、异绿原酸C(isochlorogenic acid C)、1,5-二咖啡酰基奎宁酸(1,5-di-O-caffeoylquinic acid)、3,5-O-二咖啡酰基奎宁酸(3,5-di-O-caffeoylquinic acid)等。

黄酮类:包括游离黄酮和黄酮苷类,主要成分有木犀草素(luteolin)、木犀草素7-O-β-D-葡萄糖苷(木犀草苷,luteolin 7-O-β-D-glucoside)、大波斯菊苷(apigenin 7-O-β-D-glucoside)等。

挥发油:主要含单萜及倍半萜类成分,如桉树脑(eucalyptol)、龙脑(borneol)、石竹烯(caryophyllene)等。

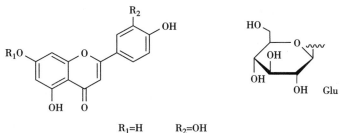

	R_1	R_2	R_3	R_4
quinic acid	H	H	H	H
chlorogenic acid	H	caffeoyl	H	H
isochlorogenic acid C	H	H	caffeoyl	caffeoyl
1,5-di-O-caffeoylquinic acid	caffeoyl	H	H	caffeoyl
3,5-di-O-caffeoylquinic acid	H	caffeoyl	H	caffeoyl

luteolin	R_1=H	R_2=OH
luteolin 7-O-β-D-glucoside	R_1=Glu	R_2=OH
apigenin 7-O-β-D-glucoside	R_1=Glu	R_2=H

【理化鉴定】 鉴别:取本品粉末 1g,用石油醚脱脂,药渣加稀盐酸 1ml 与乙酸乙酯 50ml 超声提取,用甲醇溶解,点样于聚酰胺薄膜上,以甲苯 - 乙酸乙酯 - 甲酸 - 冰醋酸 - 水(1:15:1:1:2)的上层溶液为展开剂展开,晾干,置紫外线灯(365nm)下检视。供试品色谱中,在与对照药材色谱和绿原酸对照品色谱相应的位置上显相同颜色的荧光斑点。

含量测定:采用 HPLC 法测定。药材含绿原酸不得少于 0.20%,含木犀草苷不得少于 0.080%,含3,5-O- 二咖啡酰基奎宁酸不得少于 0.70%。

【药理作用】

1. **抗病毒、抗菌作用** 木犀草素、木犀草苷等具有抗 HIV 作用。挥发油、绿原酸和 3,5-O- 二咖啡酰基奎宁酸等能抑制大肠埃希菌、金黄色葡萄球菌、伤寒沙门菌、沙门菌肠炎、铜绿假单胞菌、枯草芽孢杆菌、结核分枝杆菌等。

2. **对心血管系统的作用** 菊花具有降血压、降血脂作用。

3. **抗氧化作用** 黄酮类及咖啡酰奎宁酸衍生物是菊花抗氧化的主要有效成分。

【功效与主治】 性微寒,味甘、苦。散风清热,平肝明目,清热解毒。用于风热感冒,头痛眩晕,目赤肿痛,眼目昏花,疮痈肿毒。用量 5~10g。

经典名方:"桑菊饮"出自《温病条辨》(清·吴瑭),由桑叶、菊花、杏仁、连翘、薄荷、桔梗、甘草、苇根组成。为解表剂,具有辛凉解表,疏风清热,宣肺止咳之功效。

【附】 胎菊:8—10 月花开放前或初开时,采收花蕾或初开的头状花序,阴干或蒸后烘干,习称胎菊,主供茶饮。

(方进波)

第二节 单子叶植物类生药

单子叶植物纲(Monocotyledoneae)以草本为主,叶多为单叶、全缘,具平行脉。根为须根系,茎中维管束散生。三基数花,花粉粒具单萌发孔。种子具 1 枚子叶。分为泽泻亚纲、槟榔亚纲、鸭跖草亚纲、姜亚纲和百合亚纲,共 65 科 53 700 余种。生境多种多样,阴生生境中的单子叶植物较为丰富,如兰科、百合科、石蒜科、天南星科、姜科等。

四十三、泽泻科 Alismataceae

水生或沼生草本,具根茎或球茎。单叶常基生,叶柄基部鞘状。花两性或单性,辐射对称,常轮生于花葶上,成总状或圆锥花序;花被片 6,外轮 3 枚萼片状,绿色,宿存;内轮 3 枚花瓣状,易脱落;雄蕊 6 至多数;雌蕊子房上位,心皮 6 至多数,分离,常螺旋状排列在突起或扁平的花托上,1 室,边缘胎座;胚珠 1 或数枚,仅 1 枚发育;花柱宿存。聚合瘦果。共 11 属近 100 种,广布于全球。我国产 4 属 20 种,各地均有分布。已知药用的有 2 属 12 种。本科的重要生药有泽泻、草泽泻、长叶慈菇、野慈菇等。

本科植物主要含三萜类、糖类、挥发油、生物碱等化学成分。

泽泻 Alismatis Rhizoma

本品为泽泻科植物东方泽泻 *Alisma orientale* (Sam.) Juzep. 或泽泻 *Alisma plantago-aquatica* Linn. 的干燥块茎。主产于福建、四川、江西。块茎呈类球形、椭圆形或卵圆形,长 2~7cm,直径 2~6cm。表面淡黄色至淡黄棕色,有不规则的横向环状浅沟纹(节痕)及多数细小突起的须根痕,底部有的有瘤状芽痕。质坚实,断面黄白色,粉性,有多数细孔。气微,味微苦。以三萜类成分为主,含多种四环三萜酮醇衍生物,如泽泻醇 A、B、C(alisol A、B、C)及其乙酸酯,表泽泻醇 A(epialisol A),泽泻醇(alisol),并含胆碱、卵磷脂等。具有利尿、降血脂、增加冠状动脉流量、降低血糖、抗脂肪肝等作用。降血脂的有效成分为泽泻萜醇类及其乙酸酯。采用 HPLC 法测定,含 23-乙酰泽泻醇 B($C_{32}H_{50}O_5$)和 23-乙酰泽泻醇 C($C_{32}H_{48}O_6$)的总量不得少于 0.10%。本品性寒,味甘、淡。能利水渗湿,泄热,化浊降脂。用于小便不利,水肿胀满,泄泻尿少,痰饮眩晕,热淋涩痛,高脂血症。用量 6~10g。

(马骁驰)

四十四、禾本科　Gramineae

多为草本,常具根状地下茎或须状根;地上茎有明显的节和节间,节间常中空。单叶互生,排成 2 列;叶由叶片、叶鞘和叶舌三部分组成;花小,集成小穗再排成穗状、总状或圆锥状花序;雄蕊通常 3,花丝细长,花药丁字着生;雌蕊子房上位,2~3 心皮合生,1 室,1 胚珠;花柱 2,柱头常羽毛状。颖果。

共约 785 属 10 000 多种,广布于世界各地。我国有 219 属近 2 000 种,已知药用的有 84 属近 200 种。本科的重要生药有薏苡仁、白茅根、蒲黄、天竺黄、竹茹、淡竹叶等。本科含黄酮类和三萜类等化学成分。

薏苡仁　Coicis Semen

本品为禾本科植物薏米 *Coix lacryma-jobi* L. var. *ma-yuen*(Roman.)Stapf 的干燥成熟种仁。秋季果实成熟时采割植株,晒干,打下果实,再晒干,除去外壳、黄褐色种皮和杂质,收集种仁。主产于福建、江苏、河北、辽宁等省。种仁呈宽卵形或长椭圆形,长 4~8mm,直径 3~6mm。表面乳白色,光滑,偶有残存的黄褐色种皮;一端钝圆,另端较宽而微凹,有 1 淡棕色点状种脐;背面圆凸,腹面有 1 条宽约 2mm 的深纵沟。质坚实,断面白色,粉性。气微,味微甜。主要成分为脂类及多糖类,如薏苡仁酯(coixenolide,约 0.2%)及薏苡多糖 A、B、C(coixan A、B、C),还含有甾醇、氨基酸、维生素 B_1、维生素 B_2 等成分。依据《中国药典》(2020 年版),本品含甘油三油酸酯不得少于 0.50%。药理研究表明,薏苡仁具有抗肿瘤、免疫调节、降血糖、降血压及抗病毒等作用。本品性凉,味甘、淡。能利水渗湿,健脾止泻,除痹,排脓,解毒散结,用于水肿,脚气,小便不利,脾虚泄泻,湿痹拘挛,肺痈,肠痈,赘疣,癌肿。用量 9~30g。

白茅根　Imperatae Rhizoma

本品为禾本科植物白茅 *Imperata cylindrica* Beauv. var. *major*(Nees)C. E. Hubb. 的干燥根茎。春、秋两季采挖,洗净,晒干,除去须根和膜质叶鞘,捆成小把。全国各地均产。根茎呈长圆柱形,长 30~60cm,直径 0.2~0.4cm。表面黄白色或淡黄色,微有光泽,具纵皱纹,节明显,稍突起,节间长短不等,通常长 1.5~3cm。体轻,质略脆,断面皮部白色,多有裂隙,放射状排列,中柱淡黄色,易与皮部剥离。气微,味微甜。含有三萜类如芦竹素(arundoin)、白茅素(cylindrin),黄酮类如麦黄酮(tricin)、六羟黄酮 -3,6,3- 三甲基醚(jaceidin),木脂素类如 graminone A、graminone B,以及有机酸类如对羟基桂皮酸(*p*-coumaric acid)、棕榈酸(palmitic acid)等。具有利尿及抗菌等作用。本品性寒,味甘。能凉血止血,清热利尿。用于血热吐血,衄血,尿血,热病烦渴,湿热黄疸,水肿尿少,热淋涩痛。用量 9~30g。

(陈立娜)

四十五、香蒲科　Typhaceae

多年生沼生、水生或湿生草本,常具伸长的根状茎,横走,须根多。地上茎直立,上部出水,粗壮或细弱。长线形叶直立,或斜上,在茎上成 2 列排列,下部有鞘。花单性同株,成蜡烛状肉穗花序,无花被;雄花集生花序上部,有 1~7 雄蕊花丝分离或合生,花药线形;雌花集生花序下部,有柔毛状或狭长匙状小苞片,具 1 雌蕊,1 室,1 下垂胚珠。果实为小坚果,被丝状毛或鳞片,以利散布。种子有粉状胚乳。

香蒲科仅香蒲属(Typha)1 属约 18 种,分布于温带和热带地区。我国约有 10 种,大部分产于北方沼泽地,几乎均可药用。

本科植物的花粉含有黄酮类、甾类、有机酸、糖类等化学成分。黄酮类,如异鼠李素(isorhamnetin)的糖苷等;糖类,如曲二糖(kojibiose)、松二糖(turanose)、麦白糖(leucrose)等。此外,尚含有多种氨基酸、脂肪油等。

蒲黄　Typhae Pollen

本品为香蒲科植物水烛香蒲 *Typha angustifolia* L.、东方香蒲 *Typha orientalis* Presl 或同属植物的干燥花粉。夏季采收蒲棒上部的黄色雄花序,晒干后碾轧,筛取花粉。全国各地均产。本品为黄色粉末。体轻,放水中则飘浮水面。手捻有滑腻感,易附着手指上。气微,味淡。以粉细、质轻、色鲜黄、滑腻者为佳。含柚皮素(naringenin)、香蒲新苷(typhaneoside)、异鼠李素 -3-*O*- 新橙皮苷(isorhamnetin-3-*O*-neohesperidoside)等黄酮类化合物及脂肪油。依据《中国药典》(2020 年版),本品含异鼠李素 -3-*O*-新橙皮苷和香蒲新苷的总量不得少于 0.50%。性平,味甘。能止血,化瘀,通淋。生品偏于活血、行气、止痛,可用于外伤出血、经闭痛经、脘腹刺痛、跌打肿痛、血淋涩痛。炭品偏于止血,用于吐血、衄血、咯血、崩漏等血证。用量 5~10g,包煎;外用适量。孕妇慎用。

(陈立娜)

四十六、棕榈科　Palmae

乔木或灌木,稀藤本。叶大型,常绿,互生或聚生于茎顶;叶片掌状或羽状分裂,革质;叶柄基部常扩大成具纤维的鞘。花两性或单性,同株或异株,辐射对称,肉穗花序分枝或不分枝;常具佛焰苞 1 至数枚;花被片 6,成二轮排列;雄蕊常 6 枚;雌蕊子房上位。浆果、核果或坚果。

共约 207 属 2 800 余种,主产于非洲、美洲和亚洲的热带、亚热带地区。我国有 18 属 98 种,已知药用的有 16 属 26 种,主产于西南部至东南部。本科的重要生药有槟榔、大腹皮、血竭、棕榈、枣椰子、棕竹叶等。

本科植物主要含黄酮类、生物碱、多元酚和缩合鞣质等化学成分。

槟榔　Arecae Semen

本品为棕榈科植物槟榔 *Areca catechu* L. 的干燥成熟种子。春末至秋初采收成熟果实,用水煮后,干燥,除去果皮,取出种子,干燥。主产于海南、广东、广西、云南。种子呈扁球形或圆锥形,高 1.5~3.5cm,底部直径 1.5~3cm。表面淡黄棕色或淡红棕色,具稍凹下的网状沟纹,底部中心有圆形凹陷的珠孔,其旁有 1 明显瘢痕状种脐。质坚硬,不易破碎,断面可见棕色种皮与白色胚乳相间的大理石样花纹。气微,味涩、微苦。含生物碱 0.3%~0.6%,主要为槟榔碱(arecoline)、槟榔次碱(arecaine)、去甲槟榔碱(guvacoline)、去甲槟榔次碱(guvacine)、异去甲槟榔次碱(isoguvacine)等,均与鞣酸结合存在;另含鞣质 15%、脂肪油 14%、槟榔红色素(areca red pigment)等。依据《中国药典》(2020 年版),本品含槟榔碱不得少于 0.20%。本品性温,味苦、辛。能杀虫,消积,行气,利水,截疟。用于绦虫病,蛔虫病,姜片虫病,虫积腹痛,积滞泻痢,里急后重,水肿脚气,疟疾。用量 3~10g;驱绦虫、姜片虫用量可增至 30~60g。

【附】　大腹皮:本品为棕榈科植物槟榔 *Areca catechu* L. 的干燥果皮。冬季至次春采收未成熟的果实,煮后干燥,纵剖两瓣,剥取果皮。略呈椭圆形或长卵形瓢状。含大量鞣质及少量槟榔碱。本品性微温,味辛。能行气宽中,行水消肿。用于湿阻气滞,脘腹胀闷,大便不爽,水肿胀满,脚气浮肿,小便不利。用量 5~10g。

血竭　Draconis Sanguis

本品为棕榈科植物麒麟竭 *Daemonorops draco* Bl. 果实渗出的树脂经加工制成。主产于马来西亚、印度尼西亚、印度。分为"原装血竭"与"加工血竭"。"原装血竭"呈扁圆块状,大小不一,表面暗红色、红色或砖红色,多粗糙,有光泽;质脆易碎,碎断面光亮;品质不一,有时可见果实、鳞片等少量杂质。"加工血竭"多呈扁圆四方形或长方形,直径 6~8cm,厚 4~6cm;表面暗红,有光泽,附有因摩擦而成的红粉。质硬而脆,破碎面红色,研粉为砖红色。气微,味淡。血竭在水中不溶,在热水中软化,可溶于乙醇、乙醚及苯。含血竭素(dracorhodin)、血竭红素(dracorubin)、去甲血竭素(nordracorhodin)、去甲血竭红素(nordracorubin)、松香酸及黄烷醇等黄酮类成分。依据《中国药典》(2020 年版),本品含血竭素不得少于 1.0%。具有活血化瘀和止血收敛的双向调节作用,以及抗炎、镇痛、抗菌作用;血竭素、血竭红素对金黄色葡萄球菌、白念珠菌均有抑制作用。本品性平,味甘、咸。能活血定痛,化瘀止血,生肌敛疮。用于跌打损伤,心腹瘀痛,外伤出血,疮疡不敛。内服研末用量 1~2g,或入丸剂;外用研末撒或入膏药用。

(陈立娜)

四十七、天南星科　Araceae

多年生草本,稀木质藤本;常具块茎或根茎。单叶或复叶,常基生,叶柄基部常有膜质鞘,叶脉网状。花小,两性或单性,辐射对称,成肉穗花序,具佛焰苞;单性花同株或异株,同株时雌花群生于花序下部,雄花群生于花序上部,两者间常有无性花相隔,无花被,雄蕊 1~6,常愈合成雄蕊柱,少分离,两性花具花被片 4~6,鳞片状,雄蕊与其同数而互生;雌蕊子房上位,1 至数心皮,1 至数室,每室 1 至数枚胚珠。浆果,密集于花序轴上。

本科约有 115 属 2 000 余种,分布于热带和亚热带地区。我国有 35 属 206 种,多数种类分布于长江以南各省区。已知药用的有 23 属 83 种。本科的重要生药有半夏、天南星、禹白附、千年健、魔芋、水菖蒲、石菖蒲、水半夏等。

本科植物主要含生物碱、挥发油、黄酮类、氰苷等化学成分。

半夏

半夏 *　Pinelliae Rhizoma
(英)Pinellia Tuber　(日)ハンゲ

【基源】　本品为天南星科植物半夏 *Pinellia ternata*(Thunb.)Breit. 的干燥块茎。

【植物形态】　多年生草本,高 15~30cm;块茎近球形。叶基生,第 1 年为单叶,卵状心形,第 2 年后为三出复叶,全缘,羽状网脉。花单性同株,肉穗花序,花序下部为雌花,贴生于佛焰苞,中部为不育花,上部为雄花,顶端的附属器青紫色,伸于佛焰苞外呈鼠尾状。浆果熟时红色。

【产地】　我国大部分地区均有生产,主产于四川、湖北、河南等省。

【采制】　夏、秋两季采挖,洗净,除去外皮和须根,晒干。一般炮制后应用,常见的炮制品有法半夏、姜半夏和清半夏,炮制方法如下。

法半夏:取半夏,大小分开,用水浸泡至内无干心,取出;另取甘草适量,加水煎煮 2 次,合并煎液,倒入用适量水制成的石灰液中,搅匀,加入上述已浸透的半夏,浸泡,每天搅拌 1~2 次,并保持浸液 pH 12 以上,至剖面黄色均匀,口尝微有麻舌感时,取出,洗净,阴干或烘干。

姜半夏:取净半夏,大小分开,用水浸泡至内无干心时,取出;另取生姜切片煎汤,加白矾与半夏共煮透,取出,晾干,或晾至半干,干燥;或切薄片,干燥。

清半夏:取净半夏,大小分开,用8%白矾溶液浸泡或煮至内无干心,口尝微有麻舌感,取出,洗净,切厚片,干燥。

【性状】 ①呈类球形,有的稍偏斜,直径 0.7~1.6cm。②表面白色或浅黄色,顶端有凹陷的茎痕,周围密布麻点状根痕;下面钝圆,较光滑。③质坚实,断面洁白,富粉性。④气微,味辛辣、麻舌而刺喉。以个大、色白、质坚实、粉性足者为佳(彩图 78)。

【显微特征】 横切面:①未去外皮的生药,最外有 10 余列木栓细胞。已除去外皮的,主体为薄壁组织。靠外侧的基本组织含淀粉粒较少,渐次向内含淀粉粒渐多。②黏液细胞椭圆形,内含草酸钙针晶束。③维管束外韧型或周木型,纵横散布。导管常数个成群排列(图 13-93)。

粉末:类白色。①淀粉粒甚多,单粒类圆形、半圆形或圆多角形,直径 2~20μm,脐点裂缝状、人字状或星状;复粒由 2~6 分粒组成。②草酸钙针晶束存在于椭圆形黏液细胞中,或随处散在,针晶长 20~144μm。③螺纹导管直径 10~24μm(图 13-93;彩图 79)。

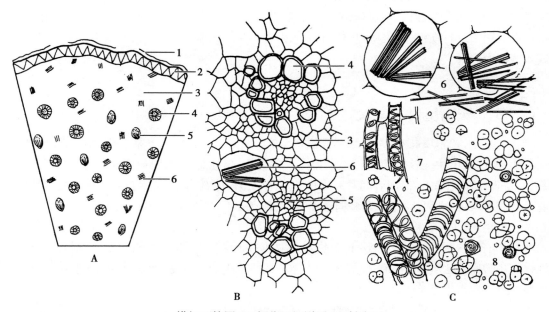

A. 横切面简图;B. 部分组织详图;C. 粉末图。
1. 表皮;2. 木栓层;3. 基本组织;4. 周木维管束;5. 外韧维管束;6. 草酸钙针晶束;7. 导管;8. 淀粉粒。

图 13-93　半夏组织和粉末图

【化学成分】 含半夏蛋白和氨基酸,氨基酸(含量 0.08%)计 16 种:包括精氨酸、丙氨酸、缬氨酸、亮氨酸、天冬氨酸、苏氨酸、丝氨酸、谷氨酸、甘氨酸、赖氨酸等;有机酸(0.85%):琥珀酸、棕榈酸、硬脂酸、油酸、α- 亚麻酸、β- 亚麻酸等;生物碱:*l*- 麻黄碱(0.002%);黄酮:芹菜素 -6,8-*C*- 二糖苷;挥发油(0.003%~0.01%);草酸钙等。刺激性物质(麻舌而刺喉,含量 0.01%)包括尿黑酸(homogentisic acid)及其苷、3,4- 二羟基苯甲醛及其二糖苷。

homogentisic acid

【理化鉴定】 鉴别:1. 氨基酸反应。取本品粉末 1g,以 50% 乙醇 20ml 温浸,滤液浓缩至 2ml,进行以下试验。滤液加 0.2% 茚三酮试剂,煮沸数分钟,溶液显蓝紫色;取滤液点样于滤纸上,以甲醇展开,喷 0.2% 茚三酮试剂,烘干后显蓝紫色斑点。以上均为氨基酸颜色反应。

2. 采用薄层色谱法。取本品粉末,加甲醇提取,以精氨酸、丙氨酸、缬氨酸、亮氨酸为对照品,在硅胶 G 薄层板上以正丁醇 - 冰醋酸 - 水(8∶3∶1)为展开剂展开,喷以茚三酮试剂,加热至斑点显色清晰。供试品色谱中,在与对照品色谱相应的位置上显相同颜色的斑点。

含量测定:采用电位滴定法测定,本品含总酸以琥珀酸计不得少于 0.25%。

【药理作用】

1. **镇咳、祛痰作用**　半夏中的有机酸具有镇咳作用,能够减少氨水所致的小鼠咳嗽次数和延长柠檬酸所致的豚鼠咳嗽的潜伏期。

2. **镇吐作用**　对阿扑吗啡、洋地黄等引起的呕吐具有镇吐作用,其机制与中枢抑制作用有关。

3. **镇静作用**　可抑制小鼠自主活动和增加戊巴比妥钠阈下催眠量的入睡动物数,并延长睡眠时间。

【功效与主治】　性温,味辛;有毒。能燥湿化痰,降逆止呕,消痞散结。用于湿痰寒咳,喘咳痰多,痰饮眩悸,风痰眩晕,痰厥头痛,呕吐反胃,胸脘痞闷,梅核气等;外治痈肿痰核。内服一般炮制后使用,用量 3~9g。法半夏长于燥湿化痰,用于痰多咳嗽、痰饮眩悸、风痰眩晕、痰厥头痛;姜半夏长于温中化痰、降逆止呕,用于痰饮呕吐、胃脘痞满;清半夏长于祛寒痰,同时具有调和脾胃的作用,用于湿痰咳嗽、胃脘痞满、痰涎凝聚、咯吐不出。外用适量,磨汁涂或研末以酒调敷患处。本品不宜与乌头类药材同用。

经典名方:1. "**半夏泻心汤**"出自《伤寒论》(汉·张仲景),由半夏、黄芩、干姜、人参、炙甘草、黄连、大枣组成。为和解剂,具有调和肝脾,寒热平调,消痞散结之功效。

2. "**二陈汤**"出自《太平惠民和剂局方》(宋·太平惠民和剂局),由半夏、橘红、茯苓、甘草组成。为祛痰剂,具有燥湿化痰,理气和中之功效。

【毒副作用】　生半夏有毒,大剂量可麻痹致死,多外用。口服生半夏可出现过敏性药疹,多见于腰背部,瘙痒难忍。口服生半夏也可对口腔及消化道黏膜有强烈的刺激作用,出现舌头麻木,继而咽喉及舌肿胀、流涎、言语不清、剧烈呕吐、腹痛、腹泻、心悸、面色苍白、呼吸困难,严重者抽搐,最后呼吸麻痹而死亡。因生半夏对皮肤黏膜和胃肠道黏膜有较强的刺激作用和腐蚀性,生品内服宜慎。此外,治疗半夏中毒可用生姜捣汁服下,解其毒。

半夏不宜与川乌、制川乌、草乌、制草乌、附子等乌头类药材同用。其性温燥,阴虚燥咳、血证、热痰、燥痰者应慎用。

【附】　水半夏:本品为同科植物水半夏 *Typhonium flagelliforme* (Lodd.) Bl. 的块茎,在广东、广西、福建等地作药用。块茎呈纵长的椭圆形、圆锥形或半圆形,高 0.8~3cm,直径 0.5~1.5cm。表面类白色或淡黄色,不平滑,有多数隐约可见的点状根痕,上端类圆形,无凹陷的茎痕,下端略尖。质坚实,断面白色,粉性。气微,味辛辣、麻舌而刺喉。本品与半夏不同,虽有化痰止咳之功,却无降逆止呕之效,故不可代半夏使用。

天南星　Arisaematis Rhizoma

本品为天南星科植物天南星 *Arisaema erubescens* (Wall.) Schott、异叶天南星 *Arisaema heterophyllum* Bl. 或东北天南星 *Arisaema amurense* Maxim. 的干燥块茎。主产于陕西、甘肃、四川、贵州、云南等省。块茎呈扁球形,高 1~2cm,直径 1.5~6.5cm。表面类白色或淡棕色,较光滑,顶端有凹陷的茎痕,周围有麻点状根痕,有的块茎周边有小扁球状侧芽;质坚硬,不易破碎,断面不平坦,白色,粉性。气微辛,味麻辣。照紫外 - 可见分光光度法,本品按干燥品计算,含总黄酮以芹菜素($C_{15}H_{10}O_5$)计不得少于 0.050%。本品含有刺激性辛辣物质,此物质和明矾作用可消除其刺激性。其中,含白矾以含水硫酸铝钾 [$KAl(SO_4)_2 \cdot 12H_2O$] 计不得过 12.0%。一般炮制后内服,具有镇静、抗惊厥、镇痛、祛痰作用。本品性温,味苦、辛;有毒。生品能散结消肿,外用生品适量,研末以酒或醋调敷患处,能治痈肿、蛇虫咬伤。孕妇慎用;生品内服宜慎。炮制品能燥湿化痰、祛风止痉、散结消肿,用于顽痰咳嗽、风痰眩晕、中风痰壅、口眼㖞斜、半身不遂、癫痫、惊风、破伤风。制天南星用量 3~9g。

（马骁驰）

四十八、百部科　Stemonaceae

多为草本,稀亚灌木。常具肉质块根。单叶互生、对生或轮生,多全缘;花两性,辐射对称,单生于叶腋或花梗贴生于叶片中脉上;花被片 4,花瓣状,排成 2 轮;雄蕊 4,花丝短,分离或基部合生,花药 2 室,药隔通常延伸于药室之上成细长的附属物;雌蕊子房上位,2 心皮,1 室,胚珠 2 至多数;柱头单一或 2~3 浅裂。蒴果开裂为 2 瓣。共 3 属 30 种,分布于亚洲、美洲和大洋洲。我国有 2 属 6 种,产于西南至东南部。本科的重要生药为百部。本科植物主要含生物碱类成分。

百部　Stemonae Radix

本品为百部科植物直立百部 *Stemona sessilifolia* (Miq.) Miq.、蔓生百部 *Stemona japonica* (Bl.) Miq. 或对叶百部 *Stemona tuberosa* Lour. 的干燥块根。主产于安徽、江苏、湖北、浙江、湖南。直立百部呈纺锤形,上端较细长,皱缩弯曲,长 5~12cm,直径 0.5~1cm。表面黄白色或淡棕黄色,有不规则深纵沟,间或有横皱纹。质脆,易折断,断面平坦,角质样,淡黄棕色或黄白色,皮部较宽,中柱扁缩。气微,味甘、苦。蔓生百部两端稍狭细,表面多不规则皱褶和横皱纹。对叶百部呈长纺锤形或长条形,长 8~24cm,直径 0.8~2cm。表面淡黄棕色至灰棕色,具浅纵皱纹或不规则纵槽。质坚实,断面黄白色至暗棕色,中柱较大,髓部类白色。本品主要含有生物碱,以吡咯并氮杂䓬类生物碱(pyrroloazepine alkaloid)为主,如直立百部碱(sessilistemonine)、百部碱(stemonine)、对叶百部碱(tuberostemonine)、蔓生百部碱(stemonamine)、斯替宁碱(stenine)等。本品对多种致病细菌、皮肤真菌及流行性感冒病毒有抑制作用;对蚊蝇幼虫、头虱、衣虱、臭虫等有杀灭作用;百部碱有镇咳作用,能降低呼吸中枢的兴奋性,抑制咳嗽反射。本品性微温,味甘、苦。能润肺下气止咳、杀虫灭虱,用于新久咳嗽、肺痨咳嗽、顿咳;外用于头虱、体虱、蛲虫病、阴痒。蜜百部润肺止咳,用于阴虚劳嗽。用量 3~9g;外用适量,水煎或酒浸。

（马骁驰）

四十九、百合科　Liliaceae*

多年生草本,稀灌木或亚灌木,常具鳞茎或根茎。叶基生或茎生,后者多为互生,少对生或轮生。花两性,辐射对称;花被片 6,花瓣状,排成两轮,分离或合生;雄蕊 6;子房上位,3 心皮合生成 3 室,中轴胎座,每室具 1 至多数胚珠。蒴果或浆果。

本科约 230 属 3 500 余种,广布于全球,以温带及亚热带地区较多。我国有 60 属约 560 种。本科的重要生药有川贝母、浙贝母、芦荟、知母、麦冬、重楼和薤白等。

本科植物的化学成分主要有甾体生物碱、强心苷、甾体皂苷等。

川贝母

川贝母*　Fritillariae Cirrhosae Bulbus
（英）Tendrilleaf Fritillary Bulb　（日）センバイモ

【基源】 本品为百合科植物川贝母 *Fritillaria cirrhosa* D. Don.、暗紫贝母 *Fritillaria unibracteata* Hsiao et K. C. Hsia、甘肃贝母 *Fritillaria przewalskii* Maxim.、梭砂贝母 *Fritillaria delavayi* Franch.、太白贝母 *Fritillaria taipaiensis* P. Y. Li 或瓦布贝母 *Fritillaria unibracteata* Hsiao et K. C. Hsia var. *wabuensis* (S. Y. Tang et S. C. Yue) Z. D. Liu, S. Wang et S. C. Chen 的干燥鳞茎。

【植物形态】　川贝母:多年生草本,鳞茎圆锥形。叶通常对生,少数在中部兼有散生或轮生,条形至条状披针形,先端稍卷曲或不卷曲;花通常单朵,紫色至黄绿色,通常有小方格,少数仅具斑点或条纹;每花有 3 枚叶状苞片,苞片狭长;蜜腺窝在背面明显凸出;雄蕊长约为花被片的 3/5,花药近基着,花丝稍具或不具小乳突;柱头裂片长 3~5mm。蒴果棱上有狭翅。

暗紫贝母:叶在下面的 1~2 对为对生,上面的 1~2 枚散生或对生;先端不卷曲。花单朵,深紫色,有黄褐色小方格;叶状苞片 1 枚,先端不卷曲;蜜腺窝稍凸出或不很明显;雄蕊长约为花被片的一半;柱头裂片很短,长 0.5~1mm。

甘肃贝母:叶通常最下面的 2 枚对生,上面的 2~3 枚散生,条形,先端通常不卷曲。花通常单朵,浅黄色,有黑紫色斑点;叶状苞片 1 枚,先端稍卷曲或不卷曲;蜜腺窝不很明显;花丝具小乳突;柱头裂片长不及 1mm。

梭砂贝母:叶生于植株中部或上部,全部散生或最上面 2 枚对生,狭卵形至卵状椭圆形,先端不卷曲。花单朵,浅黄色,具红褐色斑点或小方格;花丝不具小乳突;柱头裂片长不及 1mm。

太白贝母:很接近川贝母,主要区别点为本种内花被片匙形,最宽的地方在上部约 4/5~5/6 处,宽 12~17mm,近基部宽 3~5mm(川贝母则最宽在中部或上部 2/3 处,上部比下部宽度相差不超过 1 倍);在先端两侧边缘有紫色斑带。

瓦布贝母:花通常单朵,黄绿色或黄色,内面具黑紫色斑点或无;密腺长 5~8mm;花柱裂片长 3mm。据此可与暗紫贝母相区分。

【产地】　川贝母主产于西藏南部至东部、云南西北部、四川西部;暗紫贝母主产于四川西北部、青海东南部;甘肃贝母主产于甘肃南部、青海东部和中部;梭砂贝母主产于四川西部、青海南部;太白贝母主产于陕西秦岭及其以南地区、甘肃东南部、湖北西北部;瓦布贝母主产于四川岷江上游山区。按性状不同,分别习称"松贝""青贝""炉贝""栽培品"。

【采制】　夏、秋两季或积雪融化后采挖,除去须根、粗皮及泥沙,晒干或低温干燥。

【性状】　松贝:呈类圆锥形或近球形,高 0.3~0.8cm,直径 0.3~0.9cm。表面类白色。外层鳞叶 2 瓣,大小悬殊,大瓣紧抱小瓣,未抱部分呈新月形,习称"怀中抱月";顶端闭合,内有类圆柱形、顶端稍尖的心芽和小鳞叶 1~2 枚;先端钝圆或稍尖,底部平,微凹入,中心有 1 灰褐色的鳞茎盘,偶有残存须根。质硬而脆,断面白色,富粉性。气微,味微苦(图 13-94;彩图 80)。

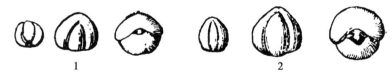

1. 暗紫贝母;2. 甘肃贝母。

图 13-94　川贝母药材图

青贝:呈类扁球形,高 0.4~1.4cm,直径 0.4~1.6cm。外层鳞叶 2 瓣,大小相近,相对抱合,顶部开裂,内有心芽和小鳞叶 2~3 枚及细圆柱形的残茎。

炉贝:呈长圆锥形,高 0.7~2.5cm,直径 0.5~2.5cm。表面类白色或浅棕黄色,有的具棕色斑点,习称"虎皮斑"。外层鳞叶 2 瓣,大小相近,顶端开裂而略尖,基部稍尖或较钝。

栽培品:呈类扁球形或短圆柱形,高 0.5~2cm,直径 1~2.5cm。表面类白色或浅棕黄色,稍粗糙,有的具浅黄色斑点。外层鳞叶 2 瓣,大小相近,顶部多开裂而较平。

【显微特征】　粉末:类白色或浅黄色。松贝、青贝及栽培品　①淀粉粒甚多,广卵形、长圆形或不规则圆形,有的边缘不平整或略作分枝状,直径 5~64μm,脐点短缝状、点状、人字状或马蹄状,层纹隐约可见;②表皮细胞类长方形,垂周壁微波状弯曲,偶见不定式气孔,圆形或扁圆形;③螺纹导管直径

5~26μm(图 13-95)。

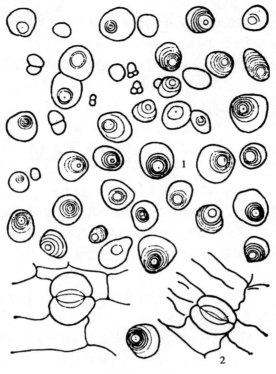

1. 淀粉粒;2. 气孔。

图 13-95　川贝母(*F. cirrhosa*)粉末图

炉贝　①淀粉粒广卵形、贝壳形、肾形或椭圆形,直径约至 60μm,脐点人字状、星状或点状,层纹明显;②螺纹导管和网纹导管直径可达 64μm。

【化学成分】　主要含有甾体生物碱类成分。川贝母(*F. cirrhosa*)含西贝母碱(imperialine,sipeimine)、川贝母碱(fritimine);暗紫贝母含松贝甲素(songbeinine)、松贝乙素(songbeinone)、贝母辛(peimisine);甘肃贝母含岷贝碱甲(minpeimine)、岷贝碱乙(minpeiminine)及西贝母碱;梭砂贝母含梭砂贝母碱甲(delavine)、梭砂贝母碱乙(delavinone);太白贝母含贝母素乙(peiminine);瓦布贝母含西贝母碱、贝母素乙、贝母辛。

imperialine　R=β-H
peiminine　R=α-H

peimisine

【理化鉴定】　鉴别:采用薄层色谱法。取本品粉末,加浓氨水浸泡后,用二氯甲烷超声提取,滤液蒸干,残渣以甲醇溶解,点于硅胶 G 薄层板上,以乙酸乙酯 - 甲醇 - 浓氨试液 - 水(18∶2∶1∶0.1)为展开剂展开,依次喷以稀碘化铋钾溶液和亚硝酸钠乙醇溶液。在与贝母素乙对照品色谱相应的位置上显相同颜色的斑点。

含量测定:采用 UV-Vis 法测定,药材含总生物碱以西贝母碱计不得少于 0.050%。

【DNA 分子鉴定】 采用聚合酶链反应-限制性内切酶长度多态性(PCR-RFLP)法。取本品粉末 0.1g,置乳钵中研磨成极细粉,采用新型广谱植物基因组 DNA 快速提取试剂盒提取 DNA,以 5′CGTAACAAGGTTTCCGTAGGTGAA3′ 和 5′GCTACGTTCTTCATCGAT3′ 为引物进行 PCR-RFLP 反应后得酶切反应溶液,用琼脂糖凝胶电泳检测,供试品凝胶电泳图谱在与川贝母对照药材凝胶电泳图谱相应的位置上,在 100~250bp 应有 2 条 DNA 条带,空白对照无条带。

【药理作用】

1. **镇咳、祛痰作用** 川贝母常用于镇咳、祛痰,是复方川贝母片、复方贝母氯化铵片、川贝枇杷糖浆等药物的主要组分。川贝母生物碱类成分可有效缓解浓氨水引发的小鼠咳嗽,还可增加小鼠气管的酚红排泌量,从而发挥祛痰作用。主要有效成分包括西贝母碱、川贝母碱等。

2. **平喘作用** 川贝母可有效松弛气管、支气管平滑肌,防治复发性哮喘。

【功效与主治】 性微寒,味苦、甘。清热润肺,化痰止咳,散结消痈。用于肺热燥咳,干咳少痰,阴虚劳嗽,咳痰带血,瘰疬,乳痈,肺痈。用量 3~10g;研末冲服,一次 1~2g。不宜与川乌、制川乌、草乌、制草乌、附子同用。

【附】 贝母类药材基源复杂,《中国药典》(2020 年版)收载了川贝母、浙贝母、平贝母、伊贝母和湖北贝母。

1. **浙贝母** 本品为百合科植物浙贝母 *Fritillaria thunbergii* Miq. 的干燥鳞茎。主产于浙江,大量栽培。商品药材按规格分为大贝(元宝贝)和珠贝。含甾体生物碱类成分,如贝母素甲(浙贝碱,verticine,peimine)、贝母素乙(verticinone,peiminine)、浙贝宁(zhebeinine)、浙贝丙素(zhebeirine)、浙贝酮(zhebeinone)等。采用 HPLC 法测定,药材含贝母素甲和贝母素乙的总量不得少于 0.080%。本品性寒,味苦。清热化痰止咳,解毒散结消痈。用于风热咳嗽,痰火咳嗽,肺痈,乳痈,瘰疬,疮毒。用量 5~10g。

2. **平贝母** 本品为百合科植物平贝母 *Fritillaria ussuriensis* Maxim. 的干燥鳞茎。主产于辽宁、吉林、黑龙江等地。含甾体生物碱类成分。采用 UV-Vis 法测定,药材含总生物碱以贝母素乙计不得少于 0.050%。本品性微寒,味苦、甘。清热润肺,化痰止咳。用于肺热燥咳,干咳少痰,阴虚劳嗽,咳痰带血。用量 3~9g;研粉冲服,一次 1~2g。

3. **伊贝母** 本品为百合科植物新疆贝母 *Fritillaria walujewii* Regel. 或伊犁贝母 *Fritillaria pallidiflora* Schrenk 的干燥鳞茎。主产于新疆西北部(伊宁、绥定、霍城等)。含甾体生物碱及其苷类成分。采用 HPLC 法测定,药材含西贝母碱苷和西贝母碱的总量不得少于 0.070%。本品性微寒,味苦,平。清热润肺,化痰止咳。用于肺热燥咳,干咳少痰,阴虚劳嗽,咳痰带血。用量 3~9g。

4. **湖北贝母** 本品为百合科植物湖北贝母 *Fritillaria hupehensis* Hsiao et K. C. Hsia 的干燥鳞茎。主产于湖北等地。含甾体生物碱类成分。采用 HPLC 法测定,药材含贝母素乙不得少于 0.16%。本品性凉,味微苦。清热化痰,止咳,散结。用于热痰咳嗽,瘰疬痰核,痈肿疮毒。用量 3~9g。

【附注】 "蜜炼川贝枇杷膏":收载于《部颁标准》(标准编号:WS3—B—3121—98),由川贝母、枇杷叶、桔梗、陈皮、水半夏、北沙参、五味子、款冬花、杏仁水和薄荷脑组成,具有清热润肺,止咳平喘,理气化痰的功效。

麦冬* **Ophiopogonis Radix**

(英)**Dwarf Lilyturf** (日)バクモンドウ

麦冬

【基源】 百合科植物麦冬 *Ophiopogon japonicus*(L. f)Ker-Gawl. 的干燥块根。

【植物形态】　多年生草本。地下茎匍匐细长,有多数须根,须根中部或先端有膨大的纺锤形块根。叶丛生,线形。总状花序,花被片披针形,淡紫色或白色。浆果成熟后紫蓝色至蓝黑色。

【产地】　主产于浙江慈溪、余姚等地,生长周期2~3年,习称杭麦冬;产于四川绵阳、三台等地,生长周期1年,习称川麦冬;多为栽培。

【采制】　夏季采挖,洗净,反复暴晒,堆置,至七八成干,除去须根,干燥。

【性状】　①呈纺锤形,扁圆不一,两端略尖,长1.5~3cm,直径0.3~0.6cm。②表面淡黄色或灰黄色,具细纵纹,一端常有细小中柱外露。③质柔韧,干后质硬脆。④断面黄白色,半透明,皮部宽阔,中心有细小中柱。⑤气微香,味甘、微苦,嚼之有黏性。以个大、饱满、皮细、糖性足、木心细、内外淡黄白色、不泛油者为佳(彩图81)。

川麦冬较杭麦冬略短小,嚼之黏性差。

【显微特征】　横切面:①表皮细胞1列或脱落;根被为3~5列木化细胞。②皮层宽广,外皮层由长方形薄壁细胞组成,细胞外壁及侧壁微木化。③皮层可见类长圆形黏液细胞,形体较小,细胞中含草酸钙针晶束。④内皮层外侧有1(偶见2)层石细胞,内壁及侧壁增厚,纹孔细密;内皮层细胞壁木化增厚,通道细胞壁薄,非木化。⑤中柱占根的1/8~1/5;中柱鞘为1~2层薄壁细胞;韧皮部束15~24个,与木质部束相间排列,各束木质部内侧由木化组织连接成环层(图13-96)。

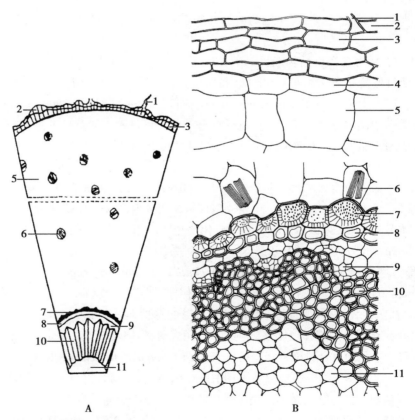

A. 横切面简图;B. 横切面详图。
1. 根毛;2. 表皮;3. 根被;4. 外皮层;5. 皮层;6. 黏液细胞和草酸钙针晶;7. 石细胞;8. 内皮层;9. 韧皮部;10. 木质部;11. 髓。

图13-96　麦冬横切面组织图

粉末：淡黄棕色。①草酸钙针晶成束或散在，长24~50μm；②石细胞类方形或长方形，常成群存在，直径30~64μm，长约180μm，壁厚至16μm，有的一边甚薄，纹孔甚密，孔沟较粗；③内皮层细胞长方形或长条形，壁增厚，木化，孔沟明显；④木纤维细长，末端倾斜，壁稍厚，微木化；⑤导管及管胞多为单纹孔或网纹，少数为具缘纹孔导管，常与木纤维相连（图13-97）。

【**化学成分**】 含多种甾体皂苷。皂苷元可分为假叶树皂苷元（鲁斯可皂苷元，ruscogenin），如麦冬皂苷（ophiopogonin）A、B、C、D 和薯蓣皂苷元（diosgenin），如麦冬皂苷 B′、C′、D′。其中，麦冬皂苷 A 的含量最高，约为0.05%；麦冬皂苷 B 次之，约为0.01%。另含多种特征性高异黄酮（homoisoflavonoid），如甲基麦冬二氢黄酮（methylophiopogonanone）A、B，甲基麦冬黄酮 A（methylophiopogonone A）等。此外，尚含麦冬多糖。

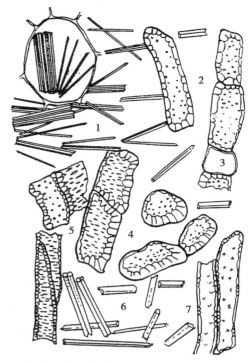

1. 黏液细胞和草酸钙针晶；2. 内皮层；3. 通道细胞；4. 石细胞；5. 导管；6. 柱晶；7. 木纤维。

图 13-97　麦冬粉末图

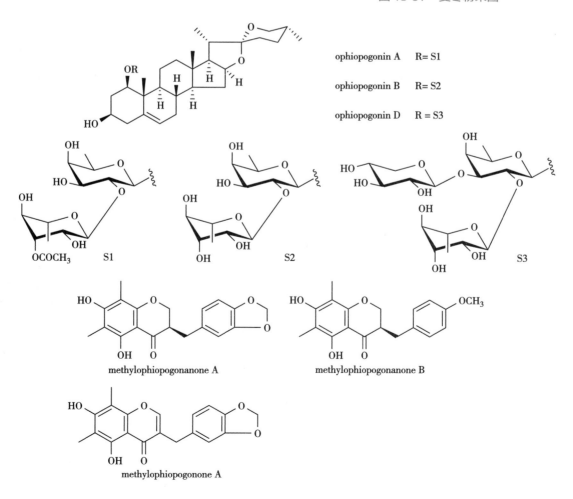

ophiopogonin A　　R= S1

ophiopogonin B　　R= S2

ophiopogonin D　　R = S3

methylophiopogonanone A

methylophiopogonanone B

methylophiopogonone A

【理化鉴定】　鉴别:采用薄层色谱法。取本品粉末 2g,加三氯甲烷 - 甲醇(7:3)超声提取,点于硅胶薄层板上,以甲苯 - 甲醇 - 冰醋酸(80:5:0.1)为展开剂展开,置紫外线灯(254nm)下检视。供试品色谱中,在与对照药材色谱相应的位置上显相同颜色的斑点。

含量测定:采用紫外 - 可见分光光度法。样品细粉以甲醇提取,用正丁醇萃取浓缩至干,复溶于甲醇,溶液以高氯酸加温处理,397nm 波长处测定吸收度。本品含麦冬总皂苷以鲁斯可皂苷元计不得少于 0.12%。

【药理作用】

1. **降血糖作用**　麦冬多糖可显著降低糖尿病大鼠的空腹血糖值和糖化血红蛋白值,且能显著改善糖耐量,从而发挥降血糖作用。

2. **对心血管系统的作用**　麦冬总皂苷或多糖能抗心肌细胞损伤,促进血管新生,通过影响丙二醛、一氧化氮合酶、蛋白激酶 B 等发挥心血管保护作用。麦冬的乙醇提取物可通过保护内皮细胞和抗细胞黏附抑制静脉血栓形成。

3. **调节免疫**　麦冬多糖是麦冬发挥免疫调节的主要物质基础。麦冬多糖通过诱导型一氧化氮合酶(iNOS)、白细胞介素 -6(IL-6)、白细胞介素 -12(IL-12)分泌,同时促进巨噬细胞吞噬和分泌,提高淋巴细胞增殖和抗体浓度,从而发挥免疫调节作用。

4. **抗氧化和延缓皮肤衰老**　麦冬能清除体内的自由基,促进皮肤胶原蛋白合成,达到延缓皮肤衰老的目的。

【功效与主治】　性微寒,味甘、微苦。能养阴生津,润肺清心。用于肺燥干咳,阴虚劳嗽,喉痹咽痛,津伤口渴,内热消渴,心烦失眠,肠燥便秘。用量 6~12g。

经典名方:"麦门冬汤"出自《金匮要略》(汉·张仲景),由麦冬、半夏、人参、甘草、粳米、大枣组成。为治燥剂,具有清养肺胃、降逆下气之功效。

【附】　山麦冬:本品为百合科植物湖北麦冬 *Liriope spicata* (Thunb.) Luor. var. *prolifera* Y. T. Ma 或短葶山麦冬 *Liriope muscari* (Decne.) Baily 的干燥块根。湖北麦冬主产于湖北,块根长 1.2~3cm,直径 0.4~0.7cm,韧皮部束各 8~14 个;短葶山麦冬主产于华东、福建,块根呈长梭形或长矩圆形,长 2~5cm,直径 0.3~0.8cm,韧皮部束 8~17 个。功效与主治同麦冬,用量 9~15g。单独收载于《中国药典》(2020 年版)。

芦荟　Aloe

本品为百合科植物库拉索芦荟 *Aloe barbadensis* Miller、好望角芦荟 *Aloe ferox* Miller 或其他同属近缘植物叶的汁液浓缩干燥物。前者习称"老芦荟",后者习称"新芦荟"。我国南部有栽培。库拉索芦荟呈不规则块状,常破裂为多角形,大小不一。表面呈暗红褐色或深褐色,无光泽。体轻,质硬,不易破碎,断面粗糙或显麻纹。富吸湿性。有特殊臭气,味极苦。好望角芦荟表面呈暗褐色,略显绿色,有光泽。体轻,质松,易碎,断面玻璃样而有层纹。含羟基蒽醌苷类成分,如芦荟苷(barbaloin),异芦荟苷(isobarbaloin),芦荟大黄素(aloe-emodin),芦荟糖苷 A、B(aloinoside A、B),后莫那特芦荟苷(homonataloin)等。本品性寒,味苦。泻下通便,清肝泻火,杀虫疗疳。用于热结便秘,惊痫抽搐,小儿疳积;外治癣疮。用量 2~5g。孕妇慎用。

知母　Anemarrhenae Rhizoma

本品为百合科植物知母 *Anemarrhena asphodeloides* Bge. 的干燥根茎。不去外皮晒干者,习称"毛知母";或除去外皮晒干者,习称"知母肉"(光知母)。主产于河北。根茎呈长条状,微弯曲,略扁,偶有分枝,长 3~15cm,直径 0.8~1.5cm,一端有浅黄色的茎叶残痕。表面黄棕色至棕色,上面有一凹沟,具紧密排列的环状节,节上密生黄棕色的残存叶基,由两侧向根茎上方生长;下面隆起而略皱缩,并有凹陷或突起的点状根痕。质硬,易折断,断面黄白色。气微,味微甜、略苦,嚼之带黏性。主要含皂苷类和黄酮类成分,皂苷类成分包括知母皂苷 B Ⅱ(timosaponin B Ⅱ)、知母皂苷 A Ⅲ(timosaponin A Ⅲ)等;黄酮类成分包括芒果苷(mangiferin)、异芒果苷(isomangiferin)等。本品性寒,味苦、甘。清热泻火,滋阴润燥。用于外感热病,高热烦渴,肺热燥咳,骨蒸潮热,内热消渴,肠燥便秘。用量 6~12g。

(杨　华)

五十、薯蓣科　Dioscoreaceae

多年生缠绕性草质藤本,具根茎或块茎。单叶或掌状复叶。花单性异株或同株,辐射对称;花被片 6,基部常合生;雄花雄蕊 6,有时 3 枚退化;雌花有时有退化雄蕊 3~6,子房下位。蒴果具三棱形翅。本科共 10 属约 600 种。我国仅 1 属约 60 种,已知药用的有 37 种。本科的重要生药有山药、穿山龙、黄独、萆薢等。

本科植物的特征性活性成分为甾体皂苷,如薯蓣皂苷(dioscin)、纤细薯蓣皂苷(gracillin)、山萆薢皂苷(tokorin)。

穿山龙　Dioscoreae Nipponicae Rhizoma

本品为薯蓣科植物穿龙薯蓣 *Dioscorea nipponica* Makino 的干燥根茎。主产于东北、华北。根茎呈类圆柱形,稍弯曲,长 15~20cm,直径 1.0~1.5cm。表面黄白色或棕黄色,有不规则纵沟、刺状残根及偏于一侧的突起茎痕。质坚硬,断面平坦,白色或黄白色,散有淡棕色维管束小点。气微,味苦涩。含薯蓣皂苷(dioscin)。薯蓣皂苷元的含量为 1.5%~2.6%,是合成激素类药物的重要原料。此外,含甾醇、尿囊素(allantoin)、对-羟基苄基酒石酸(piscidic acid)等。水溶性苦味部分有镇咳、祛痰及平喘作用;水煎剂对流感病毒、金黄色葡萄球菌、大肠埃希菌、甲型链球菌等有明显的抑制作用;总皂苷有强心、增加冠状动脉流量、增强耐缺氧能力及抗凝作用。本品性温,味甘、苦。祛风除湿,舒筋通络,活血止痛,止咳平喘。用于风湿痹病,关节肿胀,疼痛麻木,跌打损伤,闪腰岔气,咳嗽气喘。用量 9~15g。粉碎加工时需注意防护,以免发生过敏反应。

山药　Dioscoreae Rhizoma

本品为薯蓣科植物薯蓣 *Dioscorea opposita* Thunb. 的干燥根茎。主产于河南,为"四大怀药"之一。冬季茎叶枯萎后采挖,切去根头,洗净,除去外皮和须根,干燥,习称"毛山药";也有选择肥大顺直的干燥山药,置清水中,浸至无干心,闷透,切齐两端,用木板搓成圆柱状,晒干,打光,习称"光山药"。"毛山药"略呈圆柱形,弯曲而稍扁,长 15~30cm,直径 1.5~6cm。表面黄白色或淡黄色,有纵沟、纵皱纹及须根痕,偶有浅棕色外皮残留。体重,质坚实,不易折断,断面白色,粉性。气微,味淡、微酸,嚼之发黏。"光山药"呈圆柱形,表面光滑,白色或黄白色。含淀粉、多糖、薯蓣皂苷元、甾醇、山药素、尿囊素、胆碱、多巴胺(dopamine)及多种氨基酸。本品性平,味甘。能补脾养胃,生津益肺,补肾涩精。用于脾虚食少,久泻不止,肺虚喘咳,肾虚遗精,带下,尿频,虚热消渴。麸炒山药补脾健胃,用于脾虚食少、泄泻便溏、白带过多。用量 15~30g。

(向　兰)

五十一、鸢尾科　Iridaceae

多年生草本,有根茎、块茎或鳞茎。叶片条形或剑形,基部对折,成 2 列状套叠排列。花被片 6,排列成 2 轮,基部常合生成管;雄蕊 3,子房下位,柱头 3 裂,有时呈花瓣状或管状。蒴果。本科约 60 属 800 种。我国有 11 属 80 多种及变种,已知药用的有 8 属 39 种。本科的重要生药有射干、西红花(藏红花)、鸢尾、马蔺等。

本科植物的特征性化学成分为异黄酮类和𠮷酮类。异黄酮类:如鸢尾苷(shekanin)、野鸢尾苷(iridin),具抗菌消炎作用;𠮷酮类:如芒果苷(mangiferin),具有抗炎、抗病毒等作用。此外,番红花柱头中含西红花苷(crocin)等类胡萝卜素类化合物。

西红花

西红花 *　Croci Stigma
(英)Saffron　(日)サフラン

【基源】 本品为鸢尾科植物番红花 *Crocus sativus* L. 的干燥柱头。

【植物形态】 多年生草本,高 10~15cm。球茎扁圆球形,直径约 3cm。叶基生,条形。花顶生;花被裂片 6,倒卵形,淡紫色,长 4~6cm;雄蕊 3,雌蕊 1,子房下位,花柱细长,黄色,柱头 3,伸出花被筒外后下垂,深红色,顶端略膨大。蒴果。

【产地】 原产于西班牙、希腊、欧洲南部及伊朗等地。我国浙江、江苏、上海、北京等地均有引种栽培。

【采制】 开花期在天晴的早晨采花,摘取柱头,摊放在竹匾内,上盖一张吸水纸后晒干,或40~50℃烘干或在通风处晾干。

【性状】 ①柱头呈线形,3 分枝,长约 3cm。暗红色,上部较宽而略扁平,顶端边缘呈不整齐的齿状,内侧有一短裂隙,下端有时残留一小段黄色花柱。②体轻,质松软,无油润光泽,干燥后质脆易断。③气特异,微有刺激性,味微苦。④取本品浸于水中,可见橙黄色成直线下降,并逐渐扩散,水被染成黄色,无沉淀。柱头呈喇叭状,有短缝;在短时间内,用针拨之不破碎。以柱头暗红色、黄色花柱少者为佳(彩图 82)。

【显微特征】 粉末:橙红色。①表皮细胞表面观长条形,壁薄,微弯曲,有的外壁凸出呈乳头状或绒毛状,表面隐约可见纤细纹理;②柱头顶端表皮细胞绒毛状,直径 26~56μm;③草酸钙结晶聚集于薄壁细胞中,呈颗粒状、圆簇状、梭形或类方形,直径 2~14μm。

【化学成分】 类胡萝卜素类化合物:主要成分有西红花酸(crocetin),含龙胆二糖(*β*-D-gentiobiosyl)的西红花苷 - Ⅰ、Ⅱ(crocin-Ⅰ、Ⅱ)等,*α*-、*β*- 胡萝卜素(*α*-、*β*-carotene),玉米黄素(zeaxanthin),苦番红花素(picrocrocin,又称西红花苦苷)等。挥发油:油中主要含西红花醛(safranal),为苦番红花素的分解产物。此外,还含有桉脑、蒎烯等。

R_1OOC　　　　　　　　$COOR_2$

crocetin　　　$R_1=R_2=H$
crocin-Ⅰ　　 $R_1=R_2=\beta\text{-D-gentiobiosyl}$
crocin-Ⅱ　　 $R_1=Glu$　　$R_2=\beta\text{-D-gentiobiosyl}$

β-D-gentiobiosyl　　　　picrocrocin　　　　safranal

【理化鉴定】 鉴别:1. 取本品少许,置白瓷板上,滴加硫酸 1 滴,酸液显蓝色经紫色缓缓变为红褐色或棕色(检查西红花苷和苷元)。

2. 采用薄层色谱法。取本品与西红花对照药材的甲醇提取液共薄层展开,展开剂为乙酸乙酯 -甲醇 - 水(100∶16.5∶13.5),在日光和紫外线灯(365nm)下检视。供试品色谱与对照药材色谱在相应的位置上显相同颜色的斑点或荧光斑点(避光操作)。

含量测定: 避光操作,采用 HPLC 法测定。本品含西红花苷 - Ⅰ 和西红花苷 - Ⅱ 的总量不得少于 10.0%,含苦番红花素不得少于 5.0%。

【药理作用】

1. 对子宫平滑肌的作用　西红花水煎剂对动物的离体子宫表现有明显的兴奋作用。

2. 对心血管系统的作用　西红花提取物具有抗氧化、降血脂和降血压作用,可缓解动脉粥样硬化,对心肌损伤和心脏毒性具有保护作用,对血小板聚集、血液凝固和血栓形成具有抑制作用。其主要有效成分为西红花苷和西红花酸。

3. 对神经系统的作用　动物实验表明,西红花具有镇痛、抗炎、抗抑郁、抗焦虑、催眠等作用,其中西红花醛是镇痛、抗焦虑和催眠的活性成分,西红花苷和西红花酸是抗炎的活性成分;西红花对缓解阿片类急性戒断综合征、癫痫、脑缺血、帕金森病和记忆损伤均具有保护作用,其中西红花苷具有神经保护活性。临床研究表明,西红花对轻度和中度抑郁具有治疗作用,可改善轻度和中度阿尔茨海默病患者的认知功能,对早期老年性黄斑病变患者的视网膜功能具有显著的改善作用。

【功效与主治】　性平,味甘。活血化瘀,凉血解毒,解郁安神。用于经闭癥瘕,产后瘀阻,温毒发斑,忧郁痞闷,惊悸发狂。用量 1~3g,煎服或沸水泡服。孕妇慎用。

【资源利用】　由西红花提取物制成的“西红花总苷片”能活血化瘀,通脉,止痛,用于胸痹心痛、心血瘀阻证。症见胸痛、胸闷、憋气、心悸、舌紫暗或有瘀点、瘀斑。

【附注】　本品为进口药材,价格昂贵,曾发现伪品,包括以其他植物的花丝、花冠狭条或纸浆条片等染色后伪充,可于显微镜下检识;掺有合成染料或其他色素,其水溶液常呈橙黄色或红色,而不是黄色;掺有淀粉等,可用碘试液检识;掺有矿物油或植物油,则在纸上留有油渍;掺有甘油、硝酸铵等水溶性物质等,则水溶性浸出物的含量增高;掺有不挥发性盐类等,则灰分的含量增高。

(向　兰)

五十二、姜科　Zingiberaceae*

多年生草本,具块茎或根茎,通常有芳香或辛辣味。单叶互生,常 2 列状排列;多有叶鞘和叶舌。花两性,稀单性,两侧对称;花被片 6 枚,2 轮;退化雄蕊 2 或 4 枚,外轮 2 枚称侧生退化雄蕊,呈花瓣状,内轮 2 枚联合成显著而美丽的唇瓣,能育雄蕊 1;雌蕊子房下位,3 心皮,3 室;花柱细长,被能育雄蕊花丝的槽包住,柱头头状。蒴果。种子具假种皮。本科有 50 属 1 500 多种,分布于热带、亚热带地区。我国约 20 属近 200 种,主产于西南、华南至东南部。常见的药用属有姜属(*Zingiber*)、砂仁属(*Amomum*)、姜黄属(*Curcuma*)、山姜属(*Alpinia*)、山奈属(*Kaempferia*)、闭鞘姜属(*Costus*)、小豆蔻属(*Elettaria*)等。

本科的重要生药主要有生姜、砂仁、白豆蔻、草果、郁金、姜黄、莪术、草豆蔻、高良姜等。

本科植物的组织内均有油细胞。种子有种皮表皮细胞,外被厚角质层;常有油细胞层与色素层;内种皮常为径向延长的厚壁细胞,内含硅质块。根茎或块根的薄壁细胞内常含众多淀粉粒;螺纹导管、梯纹导管常见,木化;可见木化的杆状纤维。

本科植物普遍含挥发油,姜属、姜黄属、山奈属、山姜属、豆蔻属、小豆蔻属等属植物中均含有。挥发油类成分主要为单萜,如柠檬烯、龙脑、樟烯、1,8- 桉油精等;另有倍半萜类,如姜烯(zingiberene)、松油烯、松油醇、β- 榄香烯(β-elemene)等。姜科植物所含的挥发油多具有解表散寒,理气健胃作用;姜黄挥发油有抗炎镇痛作用;莪术、温郁金挥发油有抗肿瘤作用,后者的抗肿瘤活性成分为 β- 榄香烯。山姜属、山奈属的某些植物中尚有黄酮类成分,如山姜素(alpinetin)、山姜素酮(alpinone)、高良姜素(galangin)等。此外,有些山奈属植物含生物碱;姜与姜黄分别含姜酮(zingerone)与姜黄素(curcumin)等酚类成分;闭鞘姜含薯蓣皂苷元等。

砂仁

砂仁 *　Amomi Fructus
（英）Amomum Fruit　（日）サニン

【基源】　本品为姜科植物阳春砂 *Amomum villosum* Lour.、绿壳砂 *Amomum villosum* Lour. var. *xanthioides* T. L. Wu et Senjen 或海南砂 *Amomum longiligulare* T. L. Wu 的干燥成熟果实。

【植物形态】　**阳春砂**:多年生常绿草本,株高 1.5~3m,根茎匍匐地面。叶排为 2 列,叶长披针形,叶舌半圆形,长 3~5mm,叶鞘抱茎。穗状花序成疏松的球形,具花 8~12 朵;花萼筒状,先端 3 浅裂,花冠管细长,先端 3 裂,白色,唇瓣倒卵状,中间有淡黄色及红色斑点。蒴果椭圆形,成熟时紫红色,表面被分裂或不分裂的柔刺。种子多数,芳香。

绿壳砂:蒴果成熟时绿色,果皮上的柔刺较扁。

海南砂:株高 1~1.5m。叶舌披针形,极长(2~4.5cm)。蒴果卵圆形,具钝三棱,被片状、分裂的短柔刺,刺长不逾 1mm。

【产地】　阳春砂主产于广东阳春,故名"阳春砂";在广西、云南、四川、福建也分布,多栽培。绿壳砂主产于云南南部。海南砂主产于海南、广东。

【采制】　夏、秋两季果实成熟时采收,晒干或低温干燥。临用时取种子捣碎;果皮亦入药。

【性状】　**阳春砂、绿壳砂**:①呈椭圆形或卵圆形,有不明显的三棱,长 1.5~2cm,直径 1~1.5cm。②表面棕褐色,密生刺状突起,顶端有花被残基,基部常有果梗。果皮薄而软。③种子集结成团,具三钝棱,中有白色隔膜,将种子团分成 3 瓣,每瓣有种子 5~26 粒。④种子为不规则多面体,直径 2~3mm;表面棕红色或暗褐色,有细皱纹,外被淡棕色膜质假种皮;质硬,胚乳灰白色。⑤气芳香而浓烈,味辛凉、微苦。以种子饱满、色紫红、有光泽、香气浓者为佳(图 13-98,图 13-99;彩图 83)。

海南砂:①呈长椭圆形或卵圆形,有明显的三棱,长 1.5~2cm,直径 0.8~1.2cm。②表面被片状、分枝的软刺,基部具果梗痕。果皮厚而硬。③种子团较小,每瓣有种子 3~24 粒;种子直径 1.5~2mm。④气味稍淡。

【显微特征】　**阳春砂种子横切面**:①假种皮有时残存。②种皮表皮细胞 1 列,径向延长,壁稍厚;下皮细胞 1 列,含棕色或红棕色物。③油细胞层为 1 列油细胞,切向延长,含黄色油滴。④色素层为数列棕色细胞,细胞多角形,排列不规则。⑤内种皮为 1 列栅状厚壁细胞,黄棕色,内壁及侧壁极厚,非木化,胞腔偏上端,内含硅质块。⑥外胚乳细胞略呈圆柱形,辐射状排列;内胚乳细胞略小,多角形,排列不规则,均含淀粉粒。⑦胚位于中央,细胞多角形而小,内含油状物与糊粉粒(图 13-100,图 13-101)。

阳春砂种子粉末:灰棕色。①种皮表皮细胞淡黄色,表面观长条形,常与下皮细胞上下层垂直排列,直径 9~54μm,长约至 216μm,末端渐尖或钝圆。②下皮细胞类

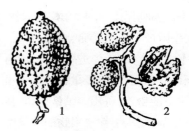

1. 果实;2. 果序。

图 13-98　砂仁药材图

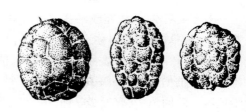

图 13-99　砂仁种子团

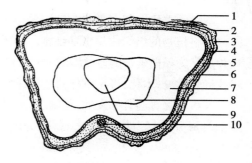

1. 假种皮;2. 表皮;3. 下皮(色素层);4. 油细胞层;5. 色素层;6. 内种皮;7. 外胚乳;8. 内胚乳;9. 胚;10. 种脊维管束。

图 13-100　砂仁(种子)横切面组织简图

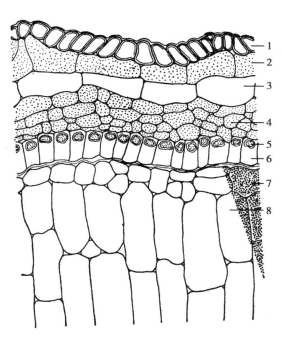

1. 表皮;2. 下皮(色素层);3. 油细胞层;4. 色素层;
5. 硅质块;6. 内种皮厚壁细胞;7. 淀粉粒;8. 外胚乳。

图 13-101　砂仁(种子)横切面组织详图

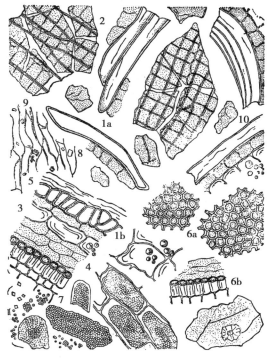

1. 种皮表皮细胞(a. 表面观;b. 断面观);2. 下皮细
胞;3. 油细胞;4. 色素层细胞;5. 草酸钙小簇晶;
6. 内种皮厚壁细胞(a. 表面观;b. 断面观);7. 外胚
乳细胞;8. 草酸钙方晶;9. 假种皮细胞;10. 色素块。

图 13-102　砂仁(*A. villosum* 种子)粉末图

长方形,充满棕色或红棕色物,易碎裂成色素块。③油细胞 1 层,断面观类长方形,有的含油滴。④内种皮厚壁细胞成片,表面观多角形,壁厚,非木化;断面观为 1 列栅状细胞,外壁薄,内壁及侧壁极厚,胞腔偏外侧,内含硅质块。⑤外胚乳细胞类长方形或不规则形,充满细小淀粉粒集结成的淀粉团,有的包埋有细小草酸钙方晶。此外,可见细小草酸钙簇晶、假种皮细胞及色素层细胞(图 13-102)。

【化学成分】 种子含**挥发油**(2.5%~3.9%),油中的主成分为乙酸龙脑酯(borneol acetate,53.9%)、樟脑(camphor,16.55%)、樟烯(9.55%)、柠檬烯(8.78%)、β- 蒎烯(4.13%)、苦橙油醇及 α- 蒎烯、莰烯、桉油精、芳樟醇、α- 胡椒烯、愈创木醇等。另含黄酮类成分。

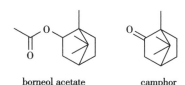

borneol acetate　　　camphor

【理化鉴定】 鉴别:采用薄层色谱法。取本品挥发油的乙醇液与乙酸龙脑酯对照品溶液共薄层展开,展开剂为环己烷 - 乙酸乙酯(22：1),喷以 5% 香草醛硫酸溶液,加热至斑点显色清晰。供试品色谱与对照品色谱在相应的位置上显相同的紫红色斑点。

含量测定:1. 采用挥发油测定法测定。阳春砂、绿壳砂种子团含挥发油不得少于 3.0%(ml/g),海南砂种子团含挥发油不得少于 1.0%(ml/g)。

2. 采用 GC 法测定,本品含乙酸龙脑酯不得少于 0.90%。

【药理作用】

1. 对胃肠功能的影响 砂仁煎剂对豚鼠离体肠管低浓度兴奋,高于 1% 的浓度及挥发油饱和水溶液则均呈抑制作用;乙酸龙脑酯有显著的抑制番泻叶所致的小鼠腹泻、冰醋酸所致的小鼠疼痛和离体家兔小肠平滑肌运动的作用。临床研究表明,砂仁能使胃术后患者较快地恢复胃肠功能,其机制与促进体内外周血胃动素和 P 物质的分泌释放有关。挥发油是其主要药效物质,具有促进胃肠运动、保护胃黏膜、抗炎止痛、促进消化液分泌、排出消化道积气等多重作用。

2. 抑制血小板聚集作用　砂仁对 ADP 诱导的家兔血小板聚集有明显的抑制作用。

3. 抑菌、调节菌群作用　砂仁挥发油对部分真菌及细菌有一定的抑制作用;砂仁水提取液对抗生素所致的肠道菌群失调有明显的恢复作用。

【功效与主治】　性温,味辛。化湿开胃,温脾止泻,理气安胎。用于湿浊中阻,脘痞不饥,脾胃虚寒,呕吐泄泻,妊娠恶阻,胎动不安。用量 3~6g,后下。

【资源利用】　砂仁是药食两用品种,以砂仁组方的改善胃肠道等功能的保健食品也得到一定程度的开发。砂仁壳为砂仁的果皮,含挥发油 0.34%,供药用,功效同种子而稍弱。此外,砂仁的地上部分可用于大量提取精油,代替砂仁作为化妆品行业的添加物。

莪术 *　Curcumae Rhizoma
（英）Zedoary　（日）ガジュツ

【基源】　本品为姜科植物蓬莪术 *Curcuma phaeocaulis* Val.、广西莪术 *Curcuma kwangsiensis* S. G. Lee et C. F. Liang 或温郁金 *Curcuma wenyujin* Y. H. Chen et C. Ling 的干燥根茎。温郁金的根茎习称"温莪术"。

【植物形态】蓬莪术:多年生草本,主根茎圆柱形,肉质;根细长,末端膨大成肉质纺锤状,断面黄绿或近白色。叶片椭圆状长圆形至长圆状披针形,叶片上面沿中脉两侧有 1~2cm 宽的紫色晕,无毛;穗状花序,上部苞片粉红色至紫红色,中、下部苞片淡绿色至白色,腋内有花 2至数朵;萼筒白色,先端具 3 齿;花冠近漏斗状,花瓣 3,淡黄色(图 13-103)。

广西莪术:主根茎卵球形,断面白色。叶片椭圆状披针形,两面被柔毛。穗状花序,上部苞片先端粉红色至淡紫色,中下部苞片淡绿色;花冠粉红色。

温郁金:叶片约比广西莪术大 1 倍,无毛。穗状花序先叶抽出,上部苞片红色较深;花冠白色。

【产地】　蓬莪术主产于四川,广东、广西、云南也有分布;广西莪术主产于广西,云南也有分布,野生或栽培;温郁金主产于浙江,栽培或野生。

【采制】　冬季茎叶枯萎后采挖,洗净,蒸或煮至透心,晒干或低温干燥后除去须根和杂质。

【性状】蓬莪术:①呈卵圆形、长卵形、圆锥形或长纺锤形,顶端多钝尖,基部钝圆,长 2~8cm,直径 1.5~4cm;②表面灰黄色至灰棕色,上部环节突起,有圆形微凹的须根痕或残留的须根,有的两侧各有 1 列下陷的芽痕和类圆形的侧生根茎痕,有的可见刀削痕;③体重,质坚实,断面灰褐色至蓝褐色,蜡样,常附有灰棕色粉末,皮层易与中柱分离,内皮层环纹棕褐色;④气微香,味微苦而辛。以个均匀、质坚实、光滑、香气浓者为佳(彩图 84)。

广西莪术:环节稍突起,断面黄棕色至棕色,常附有淡黄色粉末,内皮层环纹黄白色。

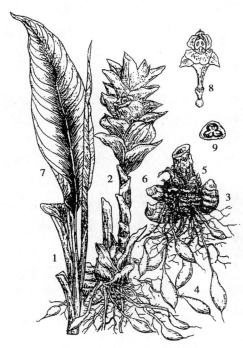

1. 植株上部分;2. 着花植株;3. 根茎;4. 块根;
5. 芽;6. 侧根茎;7. 叶;8. 花;9. 子房横切面。

图 13-103　蓬莪术原植物图

温莪术：断面黄棕色至棕褐色，常附有淡黄色至黄棕色粉末。气香或微香。

【显微特征】　横切面：广西莪术　①木栓细胞数列，有时已除去。②皮层散有叶迹维管束；内皮层明显。③中柱较宽，维管束外韧型，散在，沿中柱鞘部位的维管束较小，排列较密，常伴有木化纤维。④油细胞散在。⑤薄壁细胞充满糊化的淀粉粒团块（图13-104）。

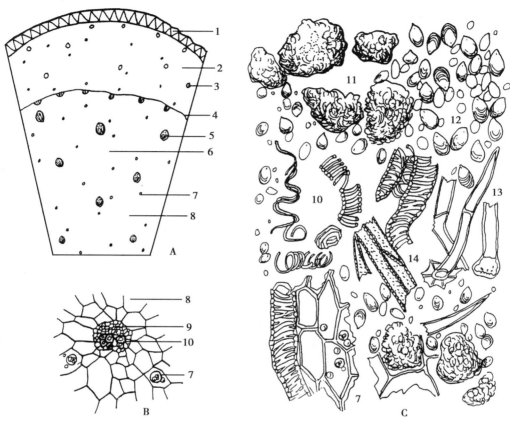

A. 根茎横切面简图；B. 维管束详图；C. 粉末图。

1. 木栓层；2. 皮层；3. 叶迹维管束；4. 内皮层；5. 中柱维管束；6. 中柱；7. 油细胞；8. 薄壁细胞；9. 韧皮部；10. 木质部（导管）；11. 糊化淀粉粒团块；12. 未糊化的淀粉粒；13. 非腺毛；14. 纤维。

图 13-104　莪术组织和粉末图

蓬莪术　根茎维管束木化纤维较少。

温莪术　木栓层外常有皮层薄壁细胞和表皮存在。

广西莪术根茎粉末：黄色或棕黄色。①非腺毛多已成碎片，完整者极少。②油细胞多破碎，完整者直径62~110μm，内含黄色油状分泌物。③淀粉粒大多糊化为团块状；未糊化的淀粉多为单粒，卵圆形，长25~40μm，宽15~24μm，具明显的层纹，脐点位于狭窄的一端。④螺纹导管、梯纹导管常见，木化。⑤可见木化的纤维（图13-104）。

【化学成分】　蓬莪术：含挥发油，以莪术酮（curzerenone）的含量最高，其次为莪术醇（curcumol）、莪术烯醇（curcumenol）、原莪术烯醇（procurcumenol）、莪术二醇（curcumadiol）、β- 蒎烯、姜烯、樟脑、桉油精、芳姜酮、芳姜黄烯等。

广西莪术：含挥发油，以樟脑和1,8- 桉油精的含量较高，并含姜烯、莪术醇、芳姜黄烯（ar-curcumene）、芳姜酮（arzingiberone）、莪术双酮（curdione）、龙脑、樟烯、α- 蒎烯、乌药薁（linderazulene）、吉马酮（germacrone）、异莪术烯醇（isocurcumenol）等。

温莪术：含挥发油，以吉马酮的含量最高，其次为莪术醇、莪术双酮、异呋喃吉马烯（isofuranogermacrene)、吉马烯、樟脑、龙脑、异樟脑、樟烯、α- 和 β- 蒎烯及川芎嗪(tetramethylpyrazine)等。尚含 α-、β-、δ- 榄香烯(elemene),其中 β- 榄香烯为抗癌的主要活性成分。

curzerenone　　　　curcumol　　　　curcumenol　　　　procurcumenol

curdione　　　　germacrone　　　　β-elemene　　　　isocurcumenol

【理化鉴定】　鉴别:采用薄层色谱法。取本品粉末的石油醚提取液与吉马酮对照品溶液共薄层展开,展开剂为石油醚(30~60℃)- 丙酮 - 乙酸乙酯(94∶5∶1),喷以 1% 香草醛硫酸溶液。供试品色谱与对照品色谱在相应的位置显相同颜色的斑点。

含量测定:采用挥发油测定法测定,本品含挥发油不得少于 1.5%(ml/g)。

【药理作用】

1. **活血作用**　莪术挥发油可对抗由 ADP 和肾上腺素诱导的血小板凝聚。

2. **对胃肠道的影响**　莪术水煎剂可增强模型大鼠的胃排空率,增加胃动力,改善功能性消化不良。

3. **抗癌作用**　莪术挥发油对小鼠肉瘤及小鼠腹水瘤均有明显的抑制效果,其抗癌的有效成分主要为 β- 榄香烯、莪术醇、莪术双酮。莪术的有效成分可通过抑制肿瘤细胞增殖抗原的表达、抑制 mTOR 信号通路的激活,以及调控 miRNA 的表达等途径影响肿瘤细胞的生长、增殖、凋亡和转移,进而阻断肿瘤的发生和发展。

4. **抗炎镇痛作用**　莪术挥发油对乙酸致小鼠腹膜炎有抑制作用,对巴豆油引起的小鼠耳部炎症有抑制作用,对大鼠棉球肉芽肿增生有抑制作用。莪术的乙酸乙酯提取部位对角叉菜胶诱导的小鼠爪水肿和乙酸诱导的小鼠扭体具有抑制作用,莪术烯醇和二氢原莪术烯醇为其抗炎镇痛的活性成分。

5. **抗早孕作用**　莪术挥发油对大鼠、小鼠有显著的抗早孕作用,对犬也有抗着床作用。

【功效与主治】　性温,味辛、苦。行气破血,消积止痛。用于癥瘕痞块,瘀血经闭,胸痹心痛,食积胀痛。用量 6~9g。孕妇禁用。

【资源利用】　以莪术挥发油制成的"莪术油注射液"具有抗病毒作用,用于病毒引起的感冒、上呼吸道感染、小儿病毒性肺炎、消化性溃疡、甲型病毒性肝炎、小儿病毒性肠炎及病毒性心肌炎、脑炎等。从温莪术挥发油中提取制备的"榄香烯注射液"的主要成分为 β-、γ-、δ- 榄香烯混合液,1994 年作为我国自主研发的国家二类非细胞毒性抗肿瘤新药上市,本品合并放、化疗常规方案对肺癌、肝癌、食管癌、鼻咽癌、脑瘤、骨转移癌等恶性肿瘤可以增强疗效,降低放、化疗的毒副作用,并可用于介入、腔内化疗及癌性胸腔积液和腹水的治疗。

【附】　郁金:本品为温郁金、姜黄、广西莪术或蓬莪术的干燥块根。前两者分别习称"温郁金"和"黄丝郁金",其余按性状不同习称"桂郁金"或"绿丝郁金"。块根均膨大。本品性寒,味辛、苦。能活血止痛,行气解郁,清心凉血,利胆退黄。用于胸胁刺痛,胸痹心痛,经闭痛经,乳房胀痛,热病神昏,癫痫发狂,血热吐衄,黄疸尿赤。用量 3~10g。不宜与丁香、母丁香同用。

姜黄　Curcumae Longae Rhizoma

姜黄

本品为姜科植物姜黄 *Curcuma longa* L. 的干燥根茎。主产于四川、福建、广东、江西。根茎呈不规则卵圆形、圆柱形或纺锤形,常弯曲,有的具短叉状分枝,长 2~5cm,直径 1~3cm。表面深黄色,粗糙,有皱缩纹理和明显环节,并有圆形分枝痕及须根痕。质坚实,不易折断,断面棕黄色至金黄色,角质状,有蜡样光泽,内皮层环纹明显,维管束呈点状散在。气香特异,味苦、辛。本品含姜黄素(curcumin)、去甲氧基姜黄素(demethoxycurcumin)、去二甲氧基姜黄素(bisdemethoxycurcumin)等酚类成分;含挥发油 1%~5%,油中的主成分为姜黄酮(turmerone)、芳姜黄酮(arturmerone)、姜烯(zingiberene)等。其中姜黄素具有抗肿瘤、抗炎、抗菌、抗病毒、抗风湿、免疫调节、抗氧化、抗纤维化、抗心肌损伤等广泛的药理活性;姜黄挥发油具有抗炎镇痛等作用。本品性温,味辛、苦。能破血行气,通经止痛。用于胸肋刺痛,胸痹心痛,痛经经闭,癥瘕,风湿肩臂疼痛,跌扑肿痛。用量 3~10g。

豆蔻　Amomi Fructus Rotundus

豆蔻

本品为姜科植物白豆蔻 *Amomum kravanh* Pierre ex Gagnep. 或爪哇白豆蔻 *Amomum compactum* Soland ex Maton 的干燥成熟果实。前者称为"原豆蔻",后者称为"印尼豆蔻"。用时取种子。原产于越南、柬埔寨、泰国、印度尼西亚、缅甸等国,我国云南、广东、广西有栽培。原豆蔻呈类球形,直径 1.2~1.8cm。表面黄白色至淡黄棕色,有 3 条较深的纵向槽纹,顶端有突起的柱基,基部有凹入的果柄痕,两端均具浅棕色绒毛。果皮体轻,质脆,易纵向裂开;种子团 3 瓣,每瓣有种子 7~10 粒,纵向排成 2~3 行,易散碎;种子呈不规则多面体,背面略隆起,直径 3~4mm,表面暗棕色,外被类白色膜状假种皮。气芳香,味辛凉略似樟脑。印尼豆蔻个略小。表面黄白色,有的微显紫棕色。果皮较薄,种子瘦瘪。气味较弱。种子含挥发油 3%~6%,油中的主成分为桉油精、β-蒎烯、α-松油醇、d-龙脑等。本品性温,味辛。化湿行气,温中止呕,开胃消食。用于湿浊中阻,不思饮食,湿温初起,胸闷不饥,寒湿呕逆,胸腹胀痛,食积不消。用量 3~6g,后下。

（向　兰）

五十三、兰科　Orchidaceae

多年生草本,地生、附生或腐生。单叶互生。花两性,两侧对称;花被片 6,排成 2 轮,外轮 3 片称萼片,内轮侧生的 2 片称花瓣,中间的 1 片称唇瓣,常特化成各种形状;雄蕊与花柱合生成合蕊柱;能育雄蕊通常 1 枚,花粉粒粘连成花粉块;雌蕊子房下位,3 心皮,1 室,侧膜胎座。蒴果。种子极多,微小粉状。本科为种子植物第二大科,约 730 属 20 000 种,广布于全球,主产于热带及亚热带地区。我国有 166 属 1 000 余种,主产于南方地区,以云南、海南、台湾的种类最多。已知药用的有 76 属 289 种。

本科的重要生药主要有天麻、石斛、白及、金线兰、手参、独蒜兰、石仙桃等。

本科植物根茎或块根的组织内均有黏液细胞,草酸钙针晶成束或散在,有多糖团块或颗粒。

本科植物的主要活性成分有酚苷类,如天麻苷(gastrodin)、香荚兰苷(vanilloside);生物碱,如石斛碱(dendrobine)、毒豆碱(laburnine)、吲哚苷(indican)。此外,尚含黄酮类、香豆素、甾醇类和挥发油等。

天麻*　Gastrodiae Rhizoma
（英）Gastrodia Tuber　（日）テンマ

天麻

【基源】　本品为兰科植物天麻 *Gastrodia elata* Bl. 的干燥块茎。

【植物形态】　多年生共生植物。块茎横生,椭圆形或卵圆形,肉质。有均匀的环节,节上有膜质鳞叶。茎黄褐色,叶鳞片状,膜质,互生,下部鞘状抱茎。总状花序顶生;萼片与花瓣合生成壶状,口部偏斜,顶端5裂;唇瓣白色,先端3裂;合蕊柱长5~6mm;蒴果(图13-105)。生于腐殖质较多而湿润的林下,向阳灌丛及草坡亦有。分布于全国大部分地区。现大多为栽培。天麻须与白蘑科蜜环菌 *Armillariella mellea*(Vahl. ex Fr.)Karst. 和紫萁小菇 *Mycena osmundicola* Lange 共生,才能使种子萌发形成原球茎并生长。

【产地】 主产于四川、云南、陕西、贵州,产量大、品质好。

【采制】 冬至以后年内采挖者称为"冬麻",体重饱满质佳;立夏以前采挖者称为"春麻",体松皮多皱缩者质次。挖出块茎立即洗净,蒸透,敞开低温干燥。

【性状】 ①呈椭圆形或长条形,略扁,皱缩而稍弯曲,长3~15cm,宽1.5~6cm,厚0.5~2cm。②表面黄白色至黄棕色,有纵皱纹及多轮由潜伏芽排列而成的横环纹多轮,有时可见棕褐色菌索。③顶端有残留茎基(春麻),或为红棕色至深棕色鹦嘴状的芽(冬麻);另端有自母麻脱落后的圆脐形瘢痕。④质坚硬,不易折断,断面较平坦,黄白色至淡棕色,角质样。⑤气微,味甘。以质地坚实、断面半透明、无空心者为佳(彩图86)。

【显微特征】 横切面:①表皮有残留,下皮由2~3列切向延长的栓化细胞组成;②皮层为10数列多角形细胞,较老块茎皮层与下皮相接处有2~3列椭圆形厚壁细胞,木化,纹孔明显;③中柱占绝大部分,有小型周韧维管束散在;④薄壁细胞亦含草酸钙针晶束,并含多糖团块或颗粒(图13-106,图13-107)。

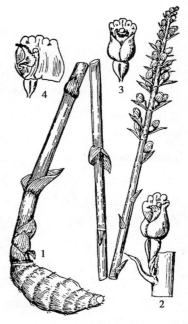

1. 植株;2. 花及苞片;3. 花;4. 花被展开(示唇瓣和合蕊柱)。

图 13-105　天麻原植物图

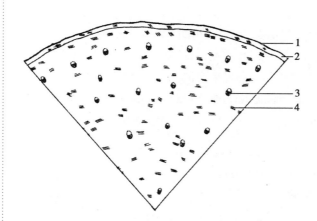

1. 表皮;2. 下皮;3. 维管束;4. 草酸钙针晶束。

图 13-106　天麻横切面组织简图

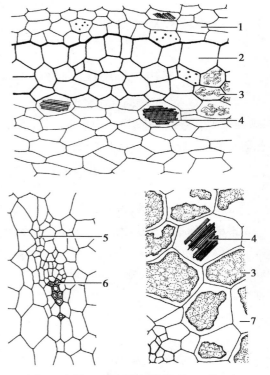

1. 下皮;2. 皮层;3. 多糖类团块状物;4. 草酸钙针晶束;5. 筛管群;6. 导管;7. 中柱薄壁组织。

图 13-107　天麻横切面组织详图

粉末:黄白色至黄棕色。①厚壁细胞椭圆形或类多角形,直径70~180μm,壁厚3~8μm,木化,纹孔明显。②草酸钙针晶成束或散在,长25~93μm。③螺纹导管、网纹导管及环纹导管直径8~30μm。④用甘油醋酸试液装片观察,含糊化多糖类物的薄壁细胞无色,有的细胞可见长卵形、长椭圆形或类圆形颗粒,遇碘液显棕色或淡棕紫色(彩图87)。

【化学成分】 酚及酚苷类:主含天麻苷(天麻素,gastrodin)及其苷元对羟基苯甲醇(p-hydroxybenzyl alcohol),天麻苷的含量为0.3%~0.6%,也有达1%以上;还含巴利森苷(parishin)、天麻醚苷(gastrodioside)、对羟基苯甲醛(p-hydroxybenzaldehyde)、香草醇(vanillyl alcohol)、香草醛等。天麻苷、对羟基苯甲醇及香草醇为活性成分。

gastrodin	$R_1=\beta$-D-Glu	$R_2=CH_2OH$
p-hydroxybenzyl alcohol	$R_1=H$	$R_2=CH_2OH$
p-hydroxybenzaldehyde	$R_1=H$	$R_2=CHO$

vanillyl alcohol

【理化鉴定】 鉴别:采用薄层色谱法。取本品粉末的甲醇滤液与天麻对照药材及天麻素对照品溶液共薄层展开,展开剂为二氯甲烷-乙酸乙酯-甲醇-水(2:4:2.5:1),喷以对羟基苯甲醛溶液,120℃加热至斑点显色清晰。供试品色谱与对照药材和对照品色谱在相应的位置上显相同颜色的斑点。

含量测定:采用HPLC法测定,本品含天麻素和对羟基苯甲醇的总量不得少于0.25%。

【药理作用】

1. 抗惊厥作用 天麻提取物可减轻红藻氨酸诱发的小鼠和大鼠癫痫、戊四氮所致的大鼠癫痫、马桑内酯诱发的家兔癫痫;延长可卡因所致的小鼠急性癫痫发作的潜伏期,降低癫痫持续时间,其抗惊厥作用与$GABA_A$受体亚型有关。主要有效成分为天麻素、香草醇和香草醛。

2. 神经保护作用 天麻提取物可显著减小短暂大脑中动脉闭塞的大鼠脑梗死体积和水肿体积,改善神经功能。天麻素可缓解Aβ1~42诱导的阿尔茨海默病大鼠模型海马CA1区的神经细胞损伤;对羟基苯甲醇和香草醛可抑制脑缺血引起的沙鼠海马CA1区的神经细胞死亡。

3. 改善学习记忆作用 天麻提取物可改善老龄大鼠和血管性痴呆大鼠的学习记忆能力,以及昼夜节律紊乱引起的小鼠学习记忆障碍。天麻素可减轻Tg2576转基因小鼠的学习记忆能力损伤,减少皮质和海马中β-淀粉样蛋白的沉积;巴利森苷可缓解东莨菪碱诱导的大鼠和小鼠学习记忆能力损伤。

4. 抗抑郁作用 天麻提取物可缓解强迫游泳实验和悬尾实验所致的小鼠和大鼠抑郁模型,以及慢性轻度应激诱发的小鼠和大鼠抑郁模型的抑郁样行为,其机制与增加中枢神经系统中的单胺类神经递质、抗氧化、抗炎、增强神经干细胞的增殖与分化有关。主要有效成分为天麻素、对羟基苯甲醇和香草醛。

【功效与主治】 性平,味甘。息风止痉,平抑肝阳,祛风通络。用于小儿惊风,癫痫抽搐,破伤风,头痛眩晕,手足不遂,肢体麻木,风湿痹痛。用量3~10g。

【资源利用】

1. 天麻素的药物开发 目前已能人工合成天麻素。以天麻素为原料制成的"天麻素片"用于治疗神经衰弱、头痛和偏头痛;"天麻素注射液"用于治疗神经衰弱、神经衰弱综合征及血管神经性头痛等症(如偏头痛、三叉神经痛、枕骨大神经痛等),亦可用于脑外伤性综合征、眩晕症如梅尼埃病、药物性眩晕、外伤性眩晕、突发性耳聋、前庭神经元炎、椎基底动脉供血不足等。

2. 天麻共生菌的药物开发　天麻共生菌蜜环菌中含有多糖、萜类、核苷类等多种活性成分,具有抗惊厥、镇静、催眠与抗眩晕等药理作用,已开发成"天麻蜜环糖片"用于治疗眩晕头痛、惊风癫痫、肢体麻木等症状,"蜜环菌糖浆"主治眩晕头痛、失眠及梅尼埃综合征。

【附注】　天麻较常见的伪品包括:

1. 紫茉莉科植物紫茉莉 *Mirabilis jalapa* L. 的干燥根　呈长圆锥形,顶端有茎基痕,有的有分枝。组织中在中柱部分可见数至十数轮异常维管束,间断排列成环。薄壁细胞中含大量的草酸钙针晶束,并有糊化的淀粉团块。

2. 菊科植物大丽菊 *Dahlia pinnata* Cav. 的干燥块根　呈纺锤形,可见明显的纤维断头,中心部有木心,表面无点状环纹,嚼之黏牙。组织中内皮层外侧有分泌腔散在,有石细胞,薄壁细胞中含有菊糖,不含淀粉粒及草酸钙结晶。

3. 茄科植物马铃薯 *Solanum tuberosum* L. 的干燥块茎　经去皮加工后形状较似天麻,顶端留有茎基痕,底部无圆形瘢痕,表面亦无点状环纹,干透后有细裂缝。薄壁细胞中不含草酸钙针晶,而含砂晶,并含大量糊化的淀粉团块。

(向　兰)

石斛　Dendrobii Caulis

本品为兰科植物金钗石斛 *Dendrobium nobile* Lindl.、霍山石斛 *Dendrobium huoshanense* C. Z. Tang et S. J. Cheng、鼓槌石斛 *Dendrobium chrysotoxum* Lindl. 或流苏石斛 *Dendrobium fimbriatum* Hook. 的栽培品及其同属植物近似种的新鲜或干燥茎。全年均可采收,鲜用者除去根和泥沙;干用者采收后,除去杂质,用开水略烫或烘软,再边搓边烘晒,至叶鞘搓净,干燥。霍山石斛 11 月至翌年 3 月采收,除去叶、根须及泥沙等杂质,洗净,鲜用,或加热除去叶鞘制成干条;或边加热边扭成螺旋状或弹簧状,干燥,称为"霍山石斛枫斗"。

鲜石斛呈圆柱形或扁圆柱形,长约 30cm,直径 0.4~1.2cm。表面黄绿色,光滑或有纵纹,节明显,色较深,节上有膜质叶鞘。肉质多汁,易折断。气微,味微苦而回甜,嚼之有黏性。金钗石斛呈扁圆柱形,长 20~40cm,直径 0.4~0.6cm,节间长 2.5~3cm。表面金黄色或黄中带绿色,有深纵沟。质硬而脆,断面较平坦而疏松。气微,味苦。霍山石斛的干条呈直条状或不规则弯曲形,长 2~8cm,直径 1~4mm。表面淡黄绿色至黄绿色,偶有黄褐色斑块。气微,味淡,嚼之有黏性且少有渣。鼓槌石斛呈粗纺锤形,中部直径 1~3cm,具 3~7 节。表面光滑,金黄色,有明显凸起的棱。质轻而松脆,断面海绵状。流苏石斛呈长圆柱形,长 20~150cm,直径 0.4~1.2cm,节明显,节间长 2~6cm。表面黄色至暗黄色,有深纵槽。质疏松,断面平坦或呈纤维性。

《中国药典》(2020 年版)规定金钗石斛含石斛碱不得少于 0.40%;霍山石斛含多糖以无水葡萄糖计不得少于 17.0%;鼓槌石斛含毛兰素不得少于 0.030%。

石斛煎剂能促进胃液分泌,并有解热、抑菌作用。本品性微寒,味甘。能益胃生津,滋阴清热。用于热病津伤,口干烦渴,胃阴不足,食少干呕,病后虚热不退,阴虚火旺,骨蒸劳热,目暗不明,筋骨痿软;可治疗萎缩性胃炎、浅表性胃炎、慢性结肠炎等。用量干品 6~12g;鲜品 15~30g。

【附】　**铁皮石斛**:本品为兰科植物铁皮石斛 *Dendrobium officinale* Kimura et Migo 的干燥茎。其茎边加热边扭成螺旋形或弹簧状,烘干,习称"铁皮枫斗";或切成段,干燥或低温烘干,习称"铁皮石斛"。铁皮枫斗通常为 2~6 个旋纹,茎拉直后长 3.5~8cm,直径 0.2~0.4cm。表面黄绿色或略带金黄色,具细纵皱纹,节明显,节上有时可见残留的灰白色叶鞘;一端可见茎基部留下的短须根。质坚实,易折断,断面平坦,灰白色至灰绿色,略角质状。铁皮石斛呈圆柱形的段,长短不等。

本品含有多糖、生物碱、黄酮类、氨基酸等成分。含多糖以无水葡萄糖计不得少于 25.0%。

(马陶陶)

白及　**Bletillae Rhizoma**

白及

本品为兰科植物白及 *Bletilla striata*（Thunb.）Reichb. f. 的干燥块茎。主产于贵州、四川、云南、湖北、安徽、江西、浙江等省。本品呈不规则扁圆形，多有 2~3 个爪状分枝，长 1.5~6cm，厚 0.5~3cm。表面灰白色至灰棕色，或黄白色，有数圈同心环节和棕褐色点状须根痕，上面有突起的茎痕，下面有连接另一块茎的痕迹。质坚硬，不易折断，断面类白色，角质样。气微，味苦，嚼之有黏性。含白及多糖，又称白及胶，含量为 56.7%~60%，主要成分为葡萄甘露聚糖。尚含 2- 异丁基苹果酸葡萄糖氧基苄酯类特征性成分，以及联苄类、菲类及二氢菲类等化合物。采用 HPLC 法测定，本品含 1,4- 二[4-（葡萄糖氧）苄基]-2- 异丁基苹果酸酯不得少于 2.0%。药理实验表明，本品水浸液对局部出血有止血作用，能使末梢血管内的红细胞凝集并形成血栓；此外，还具有调节免疫、促进伤口愈合、抗炎、抗溃疡、抗菌、抗肿瘤等作用。本品性微寒，味苦、甘、涩。收敛止血，消肿生肌。用于咯血，吐血，外伤出血，疮疡肿毒，皮肤皲裂。用量 6~15g，研末吞服 3~6g；外用适量。不宜与川乌、制川乌、草乌、制草乌、附子同用。

（向　兰）

第十四章

动物类生药

第一节 概　述

动物类生药在我国的应用历史悠久,战国时期《山海经》的"五藏山经"中就有关于麝、鹿、犀、熊、牛等药用动物的记载。《神农本草经》收载动物药 67 种(占全书 365 种的 18.4%);唐代《新修本草》记载 128 种(占全书 850 种的 15.1%);明代《本草纲目》收载 461 种(占全书 1 892 种的 24.4%),并将其分为虫部、鳞部、介部、禽部、兽部、人部 6 部。《中药大辞典》收载动物药 740 种。《中国药典》(2020年版)共收载动物类药材、饮片、提取物 51 种。据近年报道,我国现有药用动物约 2 215 种。

随着生产发展与科技进步,近年我国学者在动物药的化学成分、药理作用、质量评价等方面的研究取得了长足进步。在驯化养殖方面,已有多种药用动物由野生变为人工养殖,如人工养麝、活体取香;鹿的驯化、鹿茸的生产;还有蛤蚧、龟、鳖、金钱白花蛇、蕲蛇、全蝎、地鳖、刺猬、海马、中国林蛙、复齿鼯鼠等的养殖。加温饲养、人工饲料、疾病防治、杂交、人工授精及生物工程等一系列新技术、新方法已应用于药用动物的驯养。

一、动物体的基本结构

(一) 动物体的基本组织

动物由各种不同的组织组成,按功能可分为以下 4 类:①上皮组织;②结缔组织;③肌肉组织;④神经组织。

(二) 动物体的器官和器官系统

器官是由几种不同类型的组织综合形成的结构,具有一定的形态特征和生理功能。各个器官结合在一起,构成系统,专门执行某种共同的生理功能。越是高等的动物,器官系统的分化越完善。较高等脊椎动物的器官系统一般分为十大类:①皮肤系统;②骨骼系统;③肌肉系统;④消化系统;⑤呼吸系统;⑥循环系统;⑦排泄系统;⑧生殖系统;⑨神经系统;⑩内分泌系统。

二、动物的命名和分类

(一) 动物的命名

动物学名的命名与植物学名的命名基本相同,也采用瑞典学者林奈首创的双名法,即由属名和种加词组成,其后附命名人姓氏;属名和命名人姓氏的第一个字母大写。如林麝 *Moschus berezovskii* Flerov 等。在某些情况下,动物命名与植物命名会存在不同之处,包括:

1. 动物种以下的分类等级只用亚种,如果种内有不同的亚种,则采用三名法,亚种名紧接在种名的后面。例如中华大蟾蜍 *Bufo bufo gargarizans* Cantor,此学名中的第一个词 *Bufo* 为属名,第二个词 *bufo* 为种加词,第三个词 *gargarizans* 为亚种加词,Cantor 为亚种定名人姓氏。

2. 如有亚属,则亚属名放在属名和种加词之间,并外加括号,亚属名的第一个字母需大写。例如乌龟 *Chinemys* (*Geoclemys*) *reevesii* (Gray),第一个词为属名,第二个词为亚属名,第三个词为种加词,最后为原学名定名人,外有括号表示这一学名是重新组合而来的。

3. 如属名改变,则在定名人姓氏外加括号。如拟海龙 *Syngathoides biaculeatus*(Bloch)。

4. 动物命名一般不用变种、变型。

（二）动物分类的意义和等级

本章采用自然分类法进行分类。与植物分类相同,动物分类的基本单位是种(species),分类等级包括界、门、纲、目、科、属、种。这些等级之间还有亚门、亚纲、亚目、亚科、亚属和亚种。

目前可供药用的动物多属于以下几个门：

1. **腔肠动物门** 如生活在海中的海蜇、珊瑚等。

2. **软体动物门** 如石决明、珍珠贝、牡蛎、乌贼、蚌等。

3. **环节动物门** 如蚯蚓、水蛭等。

4. **节肢动物门** 身体两侧对称,多有头、胸、腹部的区分,附肢常分节,体外被几丁质外骨骼,消化系统完整,口器适于咀嚼或吸吮,形式多样。眼的构造特殊,有单眼和复眼 2 种。水生或陆生。是动物界最大的门,又分为 3 个亚门、7 个纲。以昆虫纲物种最多,其中药用动物有蜈蚣、中华蜜蜂、土鳖虫、家蚕等。

5. **棘皮动物门** 如海参、海胆、海星等。

6. **脊索动物门** 是动物界身体结构最复杂、进化地位最高等的门,其分布广泛、种类繁多。有脊索(或脊椎),即位于背部的 1 条支持身体纵轴的棒状结构。高等脊索动物只在胚胎期间有脊索,成长时即由分节的脊柱取代。中枢神经系统呈管状,位于脊索的背面,高等动物的神经管分化为脑和脊髓两部分。可分为尾索动物亚门、头索动物亚门和脊椎动物亚门 3 个亚门。其中以脊椎动物亚门最高级,最重要的特点是具有高度发达和集中的神经系统,出现明显的头部。此亚门又分为鱼纲(如海马、海龙)、两栖纲(如蟾蜍、林蛙)、爬行纲(如龟、鳖、银环蛇、蛤蚧)、鸟纲(如鸡、鸭)和哺乳纲(如熊、麝、梅花鹿、牛)。

三、动物类生药的分类

动物类生药可按自然分类系统、药用部位、化学成分、药理作用及功能主治等进行分类。根据药用部位常将动物类生药分类如下：

（一）全动物类

地龙、全蝎、蜈蚣、土鳖虫、斑蝥、海马、金钱白花蛇、蕲蛇、蛤蚧等。

（二）角骨类

鹿茸、鹿角、羚羊角、龟甲、鳖甲、穿山甲等。

（三）贝壳类

牡蛎、石决明、蛤壳、珍珠母、海螵蛸等。

（四）脏器类

哈蟆油、鸡内金、紫河车、桑螵蛸、海狗肾、凤凰衣、鹿鞭等。

（五）生理病理产物

珍珠、蟾酥、牛黄、麝香、僵蚕、五灵脂、蝉蜕、蜂蜜等。

（六）加工品

阿胶、鹿角胶、鹿角霜、鳖甲胶、龟甲胶、水牛角浓缩粉、血余炭等。

本书收载 15 种动物类生药,基本是以自然分类系统排列的。

四、动物类生药的活性成分

（一）氨基酸、多肽、蛋白质

1. **氨基酸** 动物类生药普遍含有各种不同的氨基酸,有的氨基酸有直接治疗作用。例如牛黄中的牛磺酸有刺激胆汁分泌和降低眼压的作用;地龙中的游离氨基酸有解热作用;紫河车中的氨基酸提取物具有增加白细胞的作用。

天然氨基酸为无色结晶,易溶于水,可溶于醇,不溶于有机溶剂。只有胱氨酸和酪氨酸难溶于水。所有氨基酸均溶于酸、碱溶液。除甘氨酸外,均有旋光性。

所有氨基酸及具有游离 α- 氨基的肽与茚三酮反应都产生紫色物质,除外脯氨酸和羟脯氨酸与茚三酮反应产生黄色物质。此反应十分灵敏,根据反应所生成的紫色的深浅,在 570nm 波长下比色就可以测定样品中氨基酸的含量,也可以在分离时作为显色剂对氨基酸进行定性或定量分析。茚三酮反应(ninhydrin reaction)的原理如下:

水合茚三酮　　　　　　　　　　　　　　　　　　　　　　紫色物质

D-脯氨酸　　　茚三酮　　　　　黄色物质　　　　　　　　　　　紫色物质

2. 多肽　一般是由 2~20 个氨基酸通过肽键共价连接形成的聚合物,具直链或环状结构。20 个以上氨基酸组成的多肽与蛋白质无明显界限。动物多肽多具有生物活性,如水蛭多肽有抗凝作用;眼镜蛇肽毒可用于晚期癌痛、神经痛、风湿性关节痛、带状疱疹等顽固性疼痛。

多肽一般可溶于水;在热水中不凝固,也不被硫酸铵沉淀。与氨基酸相似,可与茚三酮、吲哚醌试剂显色。因结构中具有 2 个相邻的肽键,可产生双缩脲反应,即在碱性溶液中与硫酸铜反应产生紫红色、红色或紫色化合物。

3. 蛋白质　是由 20 个以上的氨基酸通过肽键结合而成的大分子化合物,其水解产物为 α- 氨基酸。从蛇毒中纯化的精制蝮蛇抗栓酶注射剂属于蛋白质酶类,用于脑血栓及血栓闭塞性脉管炎。蝎毒的主要毒性成分是神经毒素,其次是细胞毒素(又称直接溶血因子),具有很强的溶血活性。蜘蛛毒主要含有蛋白毒素和酶,国外早已用于临床,主要治疗关节痛和神经痛。蜂毒具有抗炎、抗辐射、抗癌、抗凝等作用。多种动物(如鲍鱼、牡蛎、枪乌贼等)的糖蛋白有较强的抗菌、抗病毒作用。峨螺、圆蛤中的蛤素有抗肿瘤、抗病毒活性。

大多数蛋白质可溶于水,在其水溶液中加入乙醇、硫酸铵或氯化钠的浓溶液可使蛋白质析出,此性质是可逆性的。蛋白质水溶液加热煮沸或加入强酸、强碱时产生不可逆性的沉淀反应。蛋白质可与重金属盐类如汞盐、铜盐、银盐等作用生成沉淀。用生物碱试剂(如磷钼酸、苦味酸、鞣质等)也可使蛋白质沉淀。蛋白质的鉴别反应同多肽。

(二) 甾体类

甾体类成分几乎存在于所有生物体中。具有生物活性的甾体类主要有蟾蜍二烯内酯类、胆汁酸、甾体激素、蜕皮激素等。

1. 蟾蜍二烯内酯类　蟾蜍二烯内酯类(bufadienolide)是蟾蜍浆液、蟾酥的主要有效成分。此类化合物为强心甾体类化合物(乙型强心苷元),C17 位连有一个 β- 不饱和六元内酯环。根据 C_3 位羟基状态,分为游离型蟾毒配基类(bufogenin)及结合型酯类蟾蜍毒素类(bufotoxin)化合物。常见的游离型蟾蜍二烯内酯类化合物有蟾毒灵(bufalin)、脂蟾毒配基(resibufogenin)、华蟾酥毒基(华蟾毒精,cinobufagin)、蟾毒它灵(bufotalin)、日蟾毒它灵(gamabufalin)等。蟾毒配基类具有明显的强心作用,可增强心肌收缩力、增加心输出量、减慢心率;此外还有抗肿瘤等作用。脂蟾毒配基兼有兴奋呼吸、强心和升高动脉血压等多种药理作用。结合型蟾蜍毒素类化合物由 C_3 位羟基与二羧酸(琥珀酸、己二酸、海松酸等)酯化,或者羧酸进一步与氨基酸(精氨酸、组氨酸等)缩合而成,如蟾毒灵 -3- 丁二酸酯(bufalin 3-succinate)、蟾毒灵 -3- 丁二酸酯精氨酸(bufalin 3-succinate-arginine)。

2. 胆汁酸　胆汁是脊椎动物特有的肝脏分泌液。常用的胆汁类生药主要来自牛、熊、蛇、猪等动物。胆汁酸(bile acid)是肝细胞中胆固醇代谢的最终产物,在胆汁中的含量高达 50%~60%,主要存在于肝肠循环系统。根据胆汁酸在动物体内的存在形式,可以分为游离型胆汁酸和结合型胆汁酸两大类。游离型胆汁酸主要有胆酸(cholic acid,CA)、脱氧胆酸(deoxycholic acid,DCA)、鹅脱氧胆酸(chenodeoxycholic acid,CDCA)、熊脱氧胆酸(ursodeoxycholic acid,UDCA)、猪脱氧胆酸(hyodeoxycholic acid,HDCA)等;结合型胆汁酸主要是甘氨酸或牛磺酸与游离型胆汁酸以酰胺键结合形成的,包括甘氨胆酸、甘氨脱氧胆酸、牛磺胆酸、牛磺脱氧胆酸等。不同动物的胆汁中,胆汁酸的种类各不相同。胆汁酸类成分具有镇静、镇痛、解痉、解热,保肝、利胆、溶胆结石,抗癌,调节肠道功能,调节血糖等多种药理作用。

3. 甾体激素　甾体激素广泛存在于生物体中,是一类重要的内源性生理活性物质。天然存在和人工合成的有生物活性的甾体激素有上千种,按其生理作用可分为糖皮质激素、盐皮质激素、雄激素、雌激素、孕激素 5 类,它们是机体生长发育、代谢和生殖不可缺少的物质。如紫河车中的黄体酮(progesterone)、鹿茸中的雌酮(oestrone)、海狗肾中的雄甾酮(androsterone)等。

4. 蜕皮激素　蜕皮激素主要有昆虫类变态激素蜕皮素(ecdysone)和甲壳类动物变态激素蜕皮甾酮(ecdysterone)等,广泛分布于昆虫及甲壳类动物中,分布的种类和数量因动物的种属不同而异。如蚕类蜕皮激素以 α- 蜕皮酮为主,β- 蜕皮酮的含量极微;在蝗虫中则以 β- 蜕皮酮占优势。蜕皮激素对昆虫类及甲壳动物可促进细胞生长,刺激真皮细胞分裂,产生表皮并使其蜕皮。蜕皮素和蜕皮甾酮有促进人体蛋白质合成、降血脂和抑制血糖升高等作用。

5. 海洋甾体类　除基本的环戊烷并多氢菲的母核外,常见分子高度氧化且伴有碳键断裂形成的开环甾体结构。如从白斑角鲨中获得的一种甾体生物碱角鲨胺(squalamine)是有效的内皮细胞增殖抑制剂,异岩藻甾醇(isofucosterol)具有抗菌、抗癌活性。

(三) 生物碱类毒素

在动物中分布较广,多数具有类似于生物碱的性质。分子中多数具有复杂的氮环结构,但直链含氮化合物也不少。现将几类较重要而且常见的成分介绍如下。

1. 环外含氮类　例如沙海葵毒素(palytoxin,PTX)最早是从腔肠动物皮沙海葵科沙海葵属毒沙海葵 *Palythoa toxica* 中分离出来的毒性极强的化合物,分子式为 $C_{129}H_{223}N_3O_{54}$,LD_{50} 为 0.15μg/kg(小鼠,腹腔注射)。迄今为止,它是非蛋白毒素中毒性最强的化合物,具有抗癌、溶血等多种生物活性,并且具有非常强的心血管收缩作用。

2. 胍类衍生物　河鲀毒素(tetrodotoxin,TTX)最初是从红鳍东方豚 *Fugu rubripes* 的卵巢和肝脏中分离出来的具有强烈毒性的化合物,分子式为 $C_{11}H_{17}N_3O_8$,LD_{50} 为 80μg/kg(小鼠,静脉注射),有镇痛和局部麻醉作用,麻醉强度为可卡因的 1 600 倍,现多作为药理研究的工具药使用。石房蛤毒素(saxitoxin,STX)最早是从海洋贝类大石房蛤 *Saxidomus giganteus* 中分离出来的毒性化合物,LD_{50} 为 10μg/kg(小鼠,腹腔注射),也属于神经毒素,其毒性为士的宁的 50 倍、氰化钾的 1 000 倍。

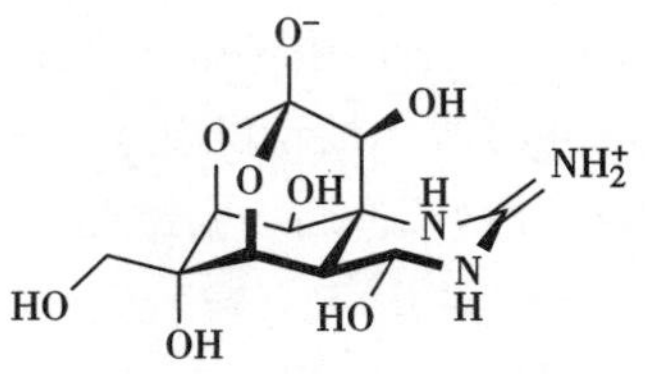

tetrodotoxin

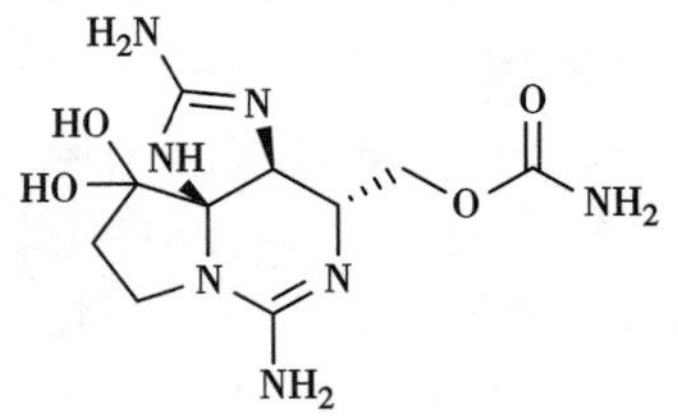

saxitoxin

3. 吡咯衍生物 此类化合物的分子中存在共轭体系,因此具有特殊的吸光能力,能够呈现各种颜色。如脊椎动物的血红蛋白、胆汁中的胆红素及其氧化产物胆绿素等,具有促进红细胞生成、解热、抗病毒、抗癌、抗衰老等作用。

4. 吲哚类 从蟾蜍皮肤分泌腺中分离出来的活性生物碱,其中主要是 5-羟色胺(serotonin,5-hydroxytryptamine,5-HT)及其衍生物。蟾蜍色胺(bufotenine,cinobufotenine)为基本骨架,有 O-甲基蟾蜍色胺、脱氢蟾蜍色胺(dehydrobufotenine)、蟾蜍色胺内盐(bufotenidine)、蟾蜍绿啶(bufoviridine)等。这些成分对肠管、血管等平滑肌有收缩作用,可引起血压上升,呼吸兴奋,并有抗利尿作用。

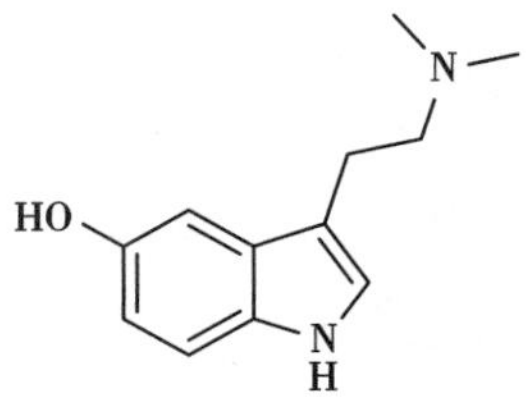

bufotenine

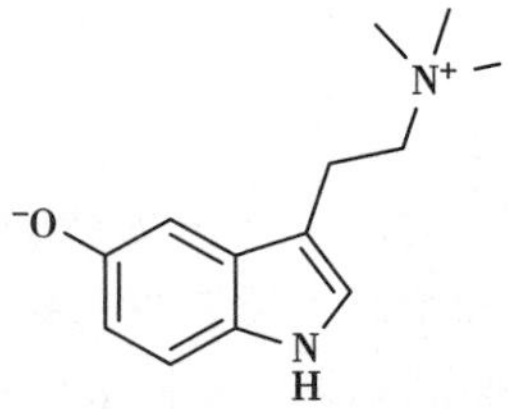

bufotenidine

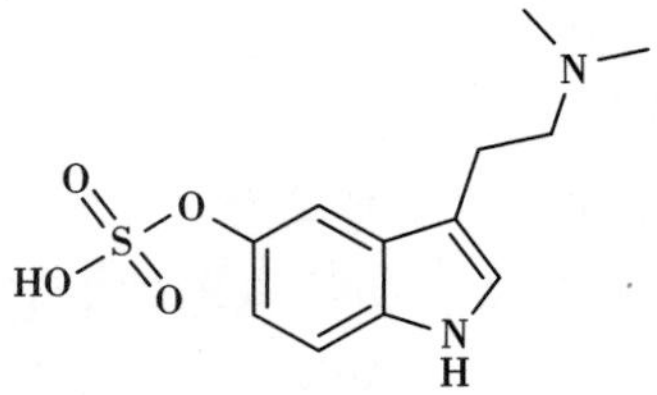

bufoviridine

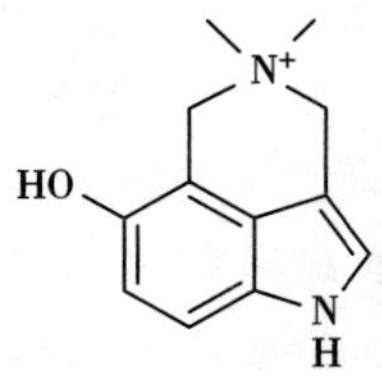

dehydrobufotenine

(四)萜类

动物中的萜类活性成分较多。如从斑蝥中提取的斑蝥素是一种单萜类细胞毒性物质,具有抗癌、抗病毒及抗真菌作用。来源于昆虫的倍半萜如保幼激素、信息素(pheromone)等分别具有保持昆虫幼虫性状、种内或种间个体传递信息等作用。海洋动物(如珊瑚)是西松烷型大环二萜(cembranoid)的主要来源。类胡萝卜素(carotenoid)是含 40 个碳的类异戊烯聚合物,即四萜类化合物,是一类由浅黄色至深红色的脂溶性色素。在动物体内通常形成酯或苷,少数以游离形式存在,多位于分枝状的结缔组织细胞内,具有抗光敏、延缓肿瘤细胞转移的作用。在海产动物中分布较广,且在两栖动物的蛙类与哺乳动物的肝脏中含量很高。

动物体内还含有大量未被开发利用的活性成分,多数都具有强烈的药效作用,特别是海洋生物中有相当一部分具有药用价值,值得深入研究,有待进一步开发与利用。

五、动物类生药的鉴定

动物类生药的鉴定方法与植物药一样,根据具体情况选用 1 种或多种方法配合进行,方可得到准确的结果。

(一)基源鉴定

对动物类生药进行来源鉴定,应具有动物的分类学知识和解剖学基础知识。以完整动物入药的,可根据其形态及解剖特征进行动物分类学鉴定,确定其品种。

(二)性状鉴定

可通过观、摸(手试)、嗅、尝、试(水试、火试)等方法识别药材。因动物类生药具有不同于其他类别生药的特殊性,特别要注意观察其专属性特征,如形状;表面特征,包括纹理、突起、附属物、裂缝等;

颜色,包括表面和断面的颜色;气,如麝香的特异香气;味,如体外培育牛黄味苦而后甘、有清凉感等。

（三）显微鉴定

对于动物类生药,尤其是贵重或破碎的药材,除进行性状鉴定外,常应用显微特征鉴别其真伪。在进行显微鉴定时,常需根据不同的鉴别对象制作显微片,包括粉末片、动物的组织切片和磨片(贝壳类、角类、骨类、珍珠等)等。

（四）理化鉴定及分子鉴定

随着科技发展,现代分析技术如光谱法、高效液相色谱法、差热分析技术、X 射线衍射法、DNA 分子标记技术、聚合酶链反应法(PCR 法)等已成为鉴别动物药真伪、评价其内在质量的重要手段,使得动物药的鉴定更科学、准确。例如《中国药典》(2020 年版)采用高效液相色谱法测定牛黄中胆红素的含量,采用超高效液相色谱 - 质谱法测定阿胶中特征多肽驴源多肽 A_1、A_2 的含量;采用聚合酶链反应法鉴别蕲蛇、乌梢蛇和金钱白花蛇的真伪。

（方进波）

第二节　重要动物类生药

鹿茸 *　**Cervi Cornu Pantotrichum**
（英）Pilose Antler　（日）ロクジョウ

鹿茸

【基源】　本品为鹿科动物梅花鹿 *Cervus nippon* Temminck 或马鹿 *Cervus elaphus* Linnaeus 的雄鹿未骨化密生茸毛的幼角。前者习称"花鹿茸",后者习称"马鹿茸"。

【动物形态】　梅花鹿:体长约 1.5m。雄鹿有角,雌鹿无角。耳大直立,颈及四肢细长,臀部有明显的白色臀斑,尾短。雄鹿第 2 年开始生角,不分叉,密被黄色或白色细茸毛,以后每年早春脱换新角,增生 1 叉,长全时共有 4~5 叉。眉叉斜向前伸,第二枝与眉叉较远,主干末端再分小枝。冬毛厚密,呈棕灰色或棕黄色,四季均有白色斑点,夏毛稀薄,无绒毛,红棕色,白斑显著(图 14-1a)。

马鹿:体型较大,身长超过 2m。冬毛灰褐色,臀部有黄赭色斑。夏毛较短无绒毛,呈赤褐色,无白色斑点。角叉多至 6 叉以上(图 14-1b)。

【产地】　花鹿茸主产于吉林、辽宁、河北等省;马鹿茸主产于黑龙江、吉林、内蒙古、新疆等省区;

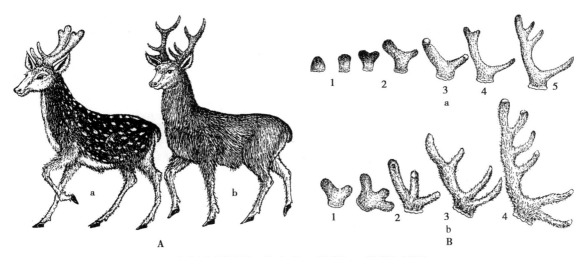

A. 鹿茸原动物图(a. 梅花鹿,b. 马鹿);B. 鹿茸生长图。
a. 花鹿茸(1. 锥角;2. 鞍子;3. 二杠;4. 三岔;5. 四岔);b. 马鹿茸(1. 单门;2. 莲花;3. 三岔;4. 五岔)。

图 14-1　鹿茸原动物图

现均有人工饲养。梅花鹿为国家一级保护动物，马鹿为国家二级保护动物。现鹿茸主要从人工饲养获取。

【采制】 夏、秋两季锯取鹿茸，经"水煮、烘烤、风干"等工序加工而成。一般从第3年的鹿开始锯取，二杠茸每年采收2次，第一次多在清明后45~50天，习称"头茬茸"，立秋前后锯第二次（二茬茸）；三岔茸只收1次，约在7月下旬。锯下的鹿茸进行排血、清洗消毒，用线在茬口处缝合数针，防止外皮滑动，然后固定于架上，置沸水中反复烫3~4次，每次20~30秒，使茸内的血液排出，至锯口处冒白沫（表明血已流净）、嗅之有蛋黄气味为止。然后晾干，次日再烫数次，挂在烘炉中40~50℃烘干，最高不能超过60℃。最后将烘好的鹿茸取出后，迅速冷却风凉，确保凉透。马鹿茸的加工方法的不同之处是煮烫时不要排血，煮烫和干燥时间比花鹿茸要长（图14-2）。

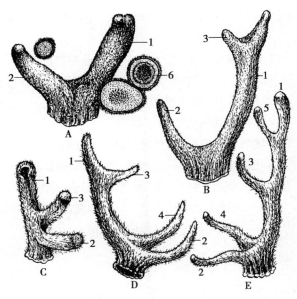

A. 二杠花鹿茸和鹿茸片；B. 三岔花鹿茸；C. 莲花马鹿茸；D. 三岔马鹿茸；E. 四岔马鹿茸。
1. 主枝（大挺）；2. 第一侧枝（门庄）；3. 第二侧枝；4. 第三侧枝；5. 第四侧枝；6. 鹿茸片。

图 14-2 鹿茸药材图

【性状】 **花鹿茸**：①呈圆柱状分枝，具1个分枝者习称"二杠"，主枝习称"大挺"，长17~20cm，锯口直径4~5cm，离锯口约1cm处分出侧枝，习称"门庄"，长9~15cm，直径较"大挺"略细。②外皮红棕色或棕色，多光润，表面密生红黄色或棕黄色细茸毛，上端较密，下端较疏。③分岔间具1条灰黑色筋脉，皮茸紧贴。锯口黄白色，外围无骨质，中部密布细孔。④具2个分枝者习称"三岔"，大挺长23~33cm，直径较二杠细，略呈弓形，微扁，枝端略尖，下部多有纵棱筋及突起疙瘩；皮红黄色，茸毛较稀而粗。⑤体轻，气微腥，味微咸（图14-2；彩图85）。

二茬茸与头茬茸相似，但挺长而不圆或下粗上细，下部有纵棱筋。皮灰黄色，茸毛较粗糙，锯口外围多已骨化。体较重。无腥气。

马鹿茸：较花鹿茸粗大，分枝较多，侧枝1个者习称"单门"，2个者习称"莲花"，3个者习称"三岔"，4个者习称"四岔"或更多。东北产者称为"东马鹿茸"，西北产者称为"西马鹿茸"。

均以茸形粗壮、饱满、皮毛完整、质嫩油润、无骨棱、无钉者为佳。

【显微特征】 **鹿茸横切面**：①外为外表层，由角质层、透明层、颗粒层和生发层组成；②下为真皮层，由乳头层、毛干、皮脂腺、动静脉小血管等组成；③其下为原胶纤维层，由网状纤维组成；④再下为骨质层，由骨小梁、骨陷窝等组成。

鹿茸纵切面：茸体自外向内由茸毛、外皮、骨密质、骨松质组成。基部为角柄。

粉末：淡黄棕色或黄棕色。①表皮角质层表面颗粒状，茸毛脱落后的毛窝呈圆洞状。②毛干中部直径13~50μm，表面由扁平细胞（鳞片）作覆瓦状排列的毛小皮所包围，细胞的游离缘指向毛尖，皮质有棕色色素，髓质断续或无。③毛根常与毛囊相连，基部膨大作撕裂状。④骨碎片表面有纵向纹理及点状孔隙；骨陷窝呈类圆形或类梭形，边缘骨小管呈放射状沟纹；横断面可见大的圆孔洞，边缘凹凸不平。⑤未骨化组织表面具多数不规则的块状突起物。⑥角化梭形细胞多散在（图14-3）。

【化学成分】 **氨基酸类**：总氨基酸中以甘氨酸（glycine）、谷氨酸（glutamic acid）、脯氨酸（proline）的含量最高。**胆固醇类**：如胆固醇肉豆蔻酸酯（cholesteryl myristate）、胆固醇油酸酯（cholesteryl oleate）等。**脂肪酸类**：如月桂酸（lauric acid）、肉豆蔻酸（myristic acid）、棕榈酸（palmitic acid）等。**多胺类**：如亚精胺（spermidine）、精胺（spermine）、腐胺（putrescine）、神经酰胺（ceramide）（约1.25%）、溶血磷脂酰

胆碱(lysophosphatidyl choline，LPC)、尿嘧啶(uracil)、次黄嘌呤(hypoxanthine)。此外，尚含硫酸软骨素 A 等酸性多糖类、雌酮(estrone)、雌二醇(estradiol)、睾酮(testosterone)等性激素，PGE_1、PGE_2 等多种前列腺素等。

鹿茸的不同部位所含的成分有较大差异，一般认为顶部浸出液的生物活性较高、基底部的生物活性较低，而中间部位的成分和含量基本上可以代表整个鹿茸的平均值。

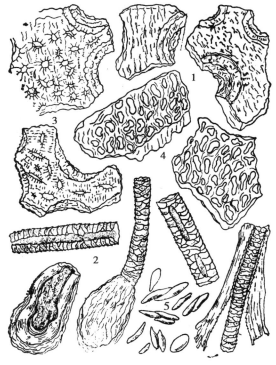

1. 表皮角质层；2. 毛茸；3. 骨碎片；4. 未骨化骨组织碎片；5. 角化梭形细胞。

图 14-3 鹿茸(*C. nippon*)粉末图

【理化鉴定】

1. 取粉末约 0.1g，加水 4ml 提取 15 分钟，取滤液 1ml，加茚三酮试液 3 滴，加热煮沸数分钟，显蓝紫色；另取滤液 1ml，加 10% 氢氧化钠液 2 滴，滴加 0.5% 硫酸铜溶液，显蓝紫色。

2. 采用薄层色谱法。取本品粉末 0.4g，加 70% 乙醇超声提取，点于硅胶 G 薄层板上，以正丁醇-冰醋酸-水(3：1：1)为展开剂展开，喷以 2% 茚三酮丙酮溶液，加热至斑点清晰。供试品色谱中，在与对照药材色谱相应的位置上显相同颜色的主斑点，在与甘氨酸对照品色谱相应的位置上显相同颜色的斑点。

【药理作用】

1. **性激素样作用** 鹿茸提取物能显著增加未成年雄性动物(大、小鼠)的睾丸、前列腺、贮精囊重量；促进雌性幼鼠的生殖系统组织发育，增加子宫和卵巢的重量。有效成分为多肽、性激素等。

2. **促进蛋白质和核酸合成** 鹿茸可促进 ^{14}C-亮氨酸和 ^{14}C-尿嘧啶核苷掺入老化小鼠的肝、肾组织，从而促进蛋白质和 RNA 合成。有效成分为多胺类。

3. **镇静、神经修复作用** 鹿茸提取物能明显延长小鼠的戊巴比妥钠睡眠时间，呈现镇静作用；并促进大鼠的坐骨神经再生及功能恢复。有效成分为鹿茸多肽。

4. **修复肝损伤** 鹿茸有对抗膜脂质过氧化、促进肝细胞再生和修复作用，抑制由于过氧化反应引起的肝损伤。有效成分为鹿茸多肽、鹿茸多糖及胺类物质。

5. **免疫调节、抗应激作用** 鹿茸有明显的免疫调节和抗应激作用，能增强免疫功能低下小鼠的巨噬细胞吞噬功能；延长小鼠的游泳时间及在低温环境中的存活时间。有效成分为鹿茸多肽、鹿茸多糖。

【功效与主治】 性温，味甘、咸。壮肾阳，益精血，强筋骨，调冲任，托疮毒。用于肾阳不足，精血亏虚，阳痿滑精，宫冷不孕，羸瘦，神疲，畏寒，眩晕，耳鸣，耳聋，腰脊冷痛，筋骨痿软，崩漏带下，阴疽不敛。用量 1~2g，研末冲服。

【资源利用】 白唇鹿 *Cervus albirostris* Przewalski 的雄鹿未骨化密生茸毛的幼角，在西藏、青海、甘肃及四川等地作鹿茸用，收录于 2009 年版《甘肃省中药材标准》。

麝香* **Moschus**

(英)**Musk** (日)ジャコウ

麝香

【基源】 本品为鹿科动物林麝 *Moschus berezovskii* Flerov、马麝 *Moschus sifanicus*

Przewalski 或原麝 *Moschus moschiferus* Linnaeus
成熟雄体香囊中的干燥分泌物。

【动物形态】　林麝:体长 70~80cm,体重
约 10kg。头部较小,雌、雄均无角;耳长直立,
耳缘、耳端多为黑褐色或棕褐色,耳内白色;
眼圆大,吻端裸露,雄性上颌犬齿特别发达,
长而尖,露出唇外。四肢细长,后肢比前肢长。
全身橄榄褐色,并有橘红色泽,幼麝背面有斑
点,成体背面无斑点。雄麝腹部在脐和阴茎
之间有麝香腺呈囊状,略隆起,习称“香囊”,
内存麝香(图 14-4B,图 14-5)。

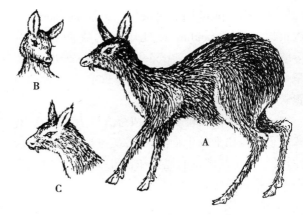

A. 马麝;B. 林麝;C. 原麝。

图 14-4　麝香原动物图

马麝:体型较大,体长 85~90cm,体重约
15kg。成体全身沙黄褐色或灰褐色,颈背部
栗色斑块,上有土黄色毛丛形成 4~6 个斑点,
排成 2 行(图 14-4A)。

原麝:体型较大,体长 85~90cm,体重约
12kg。通体棕黄褐色或黑褐色,从颈下两侧
各有白毛延至腋下成 2 条白色宽带纹,颈
背、体背上有土黄色斑点,排成 4~6 纵行(图
14-4C)。

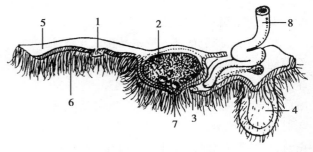

1. 肚脐;2. 香囊;3. 尿道口;4. 阴囊;5. 腹皮;6. 麝毛;7. 香囊
开口;8. 阴茎。

图 14-5　雄麝的香囊着生部位简图

【产地】　主产于四川、西藏、贵州、甘肃
等省区。野生麝类为国家保护动物。四川省
马尔康、都江堰市,陕西省镇坪,安徽省佛子
岭等养麝场均已进行家养繁殖。

【采制】　麝在 3 岁以后产香最多,每年 8—9 月为泌香盛期。取麝分猎麝取香和活体取香 2 种。
野麝捕获后将腺囊连皮割下,将毛剪短,阴干,习称“毛壳麝香”;除去囊壳,取囊中分泌物,习称“麝
香仁”。

　　家养麝可直接活体取香,目前多采用快速取香法,即将麝固定在操作者的腿上,略剪去覆盖着香
囊口的毛,乙醇消毒,用挖勺伸入囊内徐徐转动,挖出麝香。取香后除去杂质,放干燥器内,干后置棕
色密闭玻璃器内保存。活体取香后不影响麝的饲养繁殖,并能再生麝香仁,且产量比野生者高。

　　【性状】　毛壳麝香:①为扁圆形或类椭圆形的囊状体,直径 3~7cm,厚 2~4cm。②开口面的皮革
质,棕褐色,略平,密生白色或灰棕色短毛,从两侧围绕中心排列,中间有 1 小囊孔。③另一面为棕褐
色略带紫色的皮膜,微皱缩,偶显肌肉纤维,略有弹性,剖开后可见中层皮膜呈棕褐色或灰褐色,半透
明,内层皮膜呈棕色,内含颗粒状、粉末状的麝香仁和少量细毛及脱落的内层皮膜(习称“银皮”)(图
14-6;彩图 88)。

　　麝香仁:①野生者质软,油润,疏松;其中不规则圆球形或颗粒状者习称“当门子”,表面多呈紫黑
色,油润光亮,微有麻纹,断面深棕色或黄棕色;粉末状者习称“散香”,多呈棕褐色或黄棕色,并有少
量脱落的内层皮膜和细毛。②养殖者多呈颗粒状、短条形或不规则的团块;表面不平,紫黑色或深棕
色,显油性,微有光泽,并有少量毛和脱落的内层皮膜。③气香浓烈而特异,味微辣、微苦带咸。

　　传统的经验鉴定方法有多种,现将《中国药典》(2020 年版)收载的主要方法介绍如下。

　　(1) 取毛壳麝香用特制槽针从囊孔插入,转动槽针,提取麝香仁,立即检视,槽内的麝香仁应有逐
渐膨胀高出槽面的现象,习称“冒槽”。麝香仁油润,颗粒疏松,无锐角,香气浓烈。不应有纤维等异

物或异常气味。

（2）取麝香仁粉末少量,置手掌中,加水润湿,用手搓之能成团,再用手指轻揉即散,不应黏手、染手、顶指或结块。

（3）取麝香仁少量,撒于炽热的坩埚中灼烧,初则迸裂,随即融化膨胀起泡似珠,香气浓烈四溢。应无毛、肉焦臭,无火焰或火星出现。灰化后,残渣呈白色或灰白色。

【显微特征】 粉末:①棕褐色或黄棕色。②为无数不定形颗粒状物集成的半透明或透明团块,淡黄色或淡棕色。③团块中包埋或散在有方形、柱状、八面体或不规则的晶体;并可见圆形油滴,偶见毛及内皮层膜组织(图 14-7)。

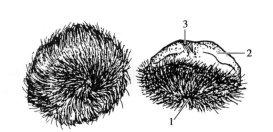

1. 香囊开口;2. 麝香囊背面皮膜;3. 皮膜残留肌纤维。

图 14-6 毛壳麝香药材图

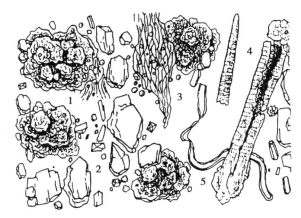

1. 分泌物团块;2. 结晶;3. 表皮组织碎片;4. 残毛;
5. 感染细菌菌丝。

图 14-7 麝香粉末图

【化学成分】 含**环酮类**:麝香酮(muscone)(香气成分,含量 0.9%~3%),麝香吡啶(muscopyridine),羟基麝香吡啶(hydroxymuscopyridine)A、B 等。另含**雄甾烷衍生物和多肽**:5α- 雄甾烷 -3,17- 二酮(5α-androstane-3,17-dione)、5β- 雄甾烷 -3,17- 二酮(5β-androstane-3,17-dione) 等 10 余种。**庚二醇亚硫酸酯类**(强心成分):麝香酯 A₁、A₂、B［(2R,5S)-musclide A₁,(2R,5R)-musclide A₁,(4S)-musclide A₂ 及 (2R,5S)-musclide B］等成分。还含有多种氨基酸、胆固醇(cholesterol)、胆酸(cholic acid)、胆固醇酯等。

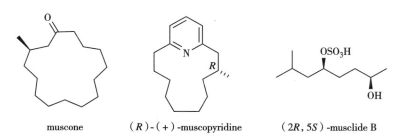

muscone　　　　　（R）-（+）-muscopyridine　　　　（2R,5S）-musclide B

【理化鉴定】 鉴别:1. 取细粉加五氯化锑共研,香气消失;再加氨水少许共研,香气恢复。

2. 取狭长滤纸条,悬挂浸入本品的乙醇提取液中,1 小时后取出,干燥,在紫外线灯(365nm)下观察,上部呈亮黄色,中间显青紫色,有时均呈亮黄色带绿黄色。加 1% 氢氧化钠液变为黄色。

含量测定:采用 GC 法测定,本品中麝香酮的含量不得少于 2.0%。

【药理作用】

1. 调节中枢神经系统作用 麝香对中枢神经功能具有双向调节作用,对处于抑制状态的中枢有明显的兴奋作用,对处于兴奋状态的中枢则起抑制作用。有效成分为麝香酮。

2. 强心作用 麝香的水溶性提取物具有强心作用,能激活豚鼠心肌中的蛋白激酶C。有效成分为麝香酯。

3. 活血作用 麝香能影响血小板收缩蛋白功能和延长凝血时间。有效成分为麝香酮。

4. 抗早孕作用 麝香有抗着床和抗早孕作用。有效成分为麝香酮。

5. 抗炎作用 麝香水提物对实验性小鼠耳部炎症、关节肿、关节炎均有显著的抑制作用。有效成分为蛋白质和多肽。

6. 抗脑缺血作用 麝香能抑制脑缺血时的脑组织损伤,减轻脑水肿,促进神经功能恢复。有效成分为麝香酮。

【**功效与主治**】 性温,味辛。开窍醒神,活血通经,消肿止痛。用于热病神昏,中风痰厥,气郁暴厥,中恶昏迷,经闭,癥瘕,难产死胎,胸痹心痛,心腹暴痛,跌扑伤痛,痹痛麻木,痈肿瘰疬,咽喉肿痛。用量 0.03~0.1g,多入丸、散用;外用适量。孕妇禁用。

【**附注**】

1. 人工合成麝香 以合成麝香酮(*dl*-muscone)为主,按规定比例配制而成。经药理实验、理化分析、临床试验证明,与天然麝香的性质和作用近似,并对心绞痛有显著的缓解作用。

2. "六神丸" 收载于《部颁标准》(标准编号:WS3-B-3374-98),是由麝香等药味经适宜加工制成的小水丸,具有清凉解毒,消炎止痛之功效。

(王梦月)

牛黄

牛黄 * Bovis Calculus
(英)Cow-Bezoar (日)ゴオウ

【**基源**】 本品为牛科动物牛 *Bos taurus domesticus* Gmelin 的干燥胆结石,习称"天然牛黄"。

【**产地**】 主产于华北、东北、西北等地,分别称京牛黄、东牛黄、西牛黄。

【**采制**】 全年均可收集,宰牛时仔细检查胆囊、胆管,如发现有硬块即滤去胆汁(胆囊不能用手挤压),小心取出结石,去净附着的薄膜,用吸湿物及时吸去胆汁,阴干。切忌风吹日晒,以防碎裂或变色。取自胆囊的牛黄习称"胆黄",取自胆管或肝管的牛黄习称"管黄"或"肝黄"。

【**性状**】 **胆黄:**①多呈卵形、类球形、三角形或四方形,大小不一,直径 0.6~3(4.5)cm,少数呈管状或碎片;②表面黄红色至棕黄色,有的表面挂有一层黑色光亮的薄膜,习称"乌金衣",有的粗糙,具疣状突起,有的具龟裂纹;③体轻,质酥脆,易分层剥落,断面金黄色,可见细密的同心层纹,有的夹有白心;④气清香,味苦而后甘,有清凉感,嚼之易碎,不黏牙;⑤其水溶液涂于指甲上,能将指甲染成黄色,习称"挂甲"(彩图 89)。

管黄:多呈短管状,表面不平或有横曲纹,或为破碎的小片,长约 3cm,直径 0.5~1.5cm。表面红棕色或黄棕色,有的呈棕褐色,较粗糙,有裂纹及小突起。断面有较少的层纹,有的中空。以完整、色黄、断面层纹清晰而细腻者为佳。

【**显微特征**】 取本品少许,用水合氯醛试液装片,不加热,置显微镜下观察,可见不规则团块由多数黄棕色或红棕色小颗粒集成,稍放置,色素迅速溶解,并显鲜明金黄色,久置后变成绿色。醋酸甘油装片还可见有不规则的片状物。

【**化学成分**】 天然牛黄中含胆色素(bile pigments)(72.0%~76.5%),包括胆红素(bilirubin)和胆绿素(biliverdin)。胆汁酸类(约 10%)分为游离型和结合型,游离型的包括胆酸(cholic acid)(0.8%~1.8%)、脱氧胆酸(deoxycholic acid)(3.3%~4.3%)、鹅脱氧胆酸(chenodeoxycholic acid)、熊脱氧胆酸(ursodeoxycholic acid)等;结合型的主要为甘氨酸结合型胆汁酸和牛磺酸结合型胆汁酸,如甘氨胆酸（glycocholic acid）、牛磺胆酸（taurocholic acid）。另含氨基酸及酸性肽类。

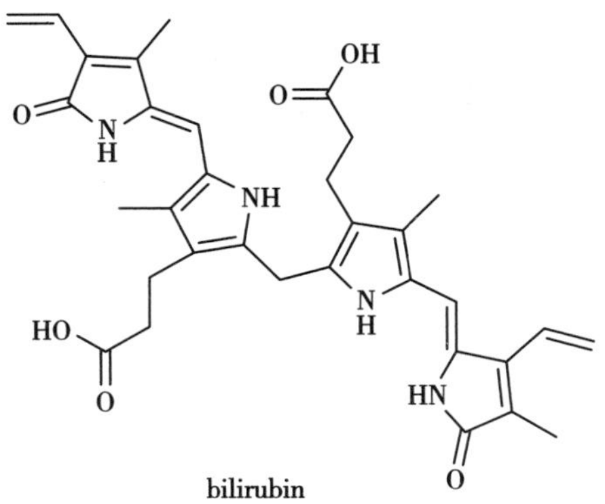

bilirubin

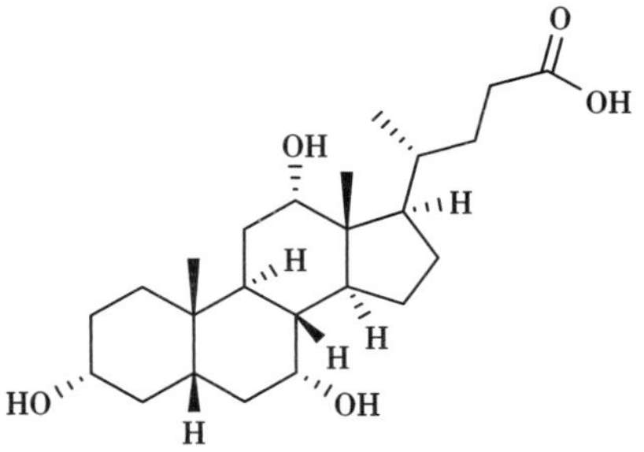

cholic acid

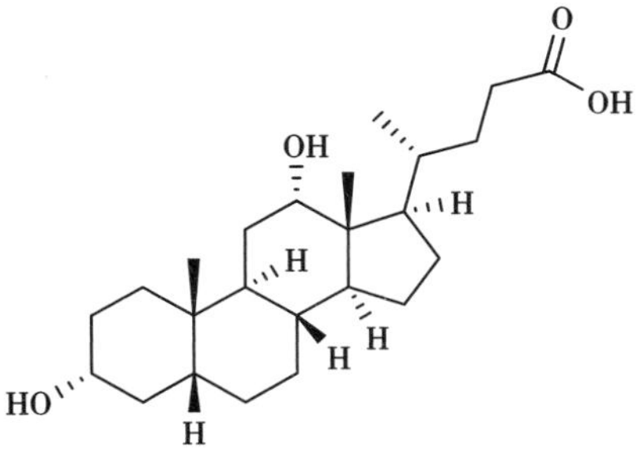

deoxycholic acid

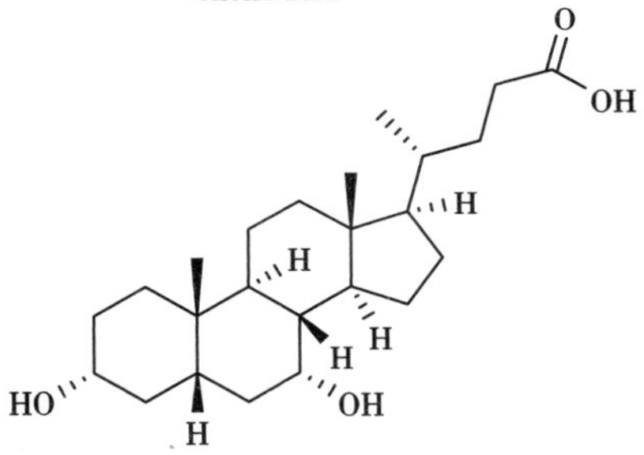

chenodeoxycholic acid

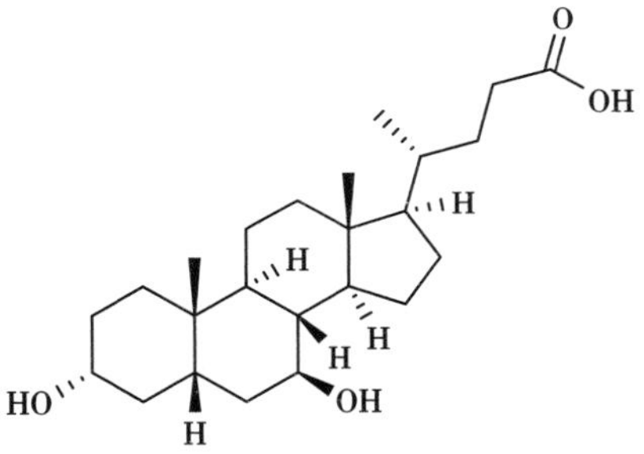

ursodeoxycholic acid

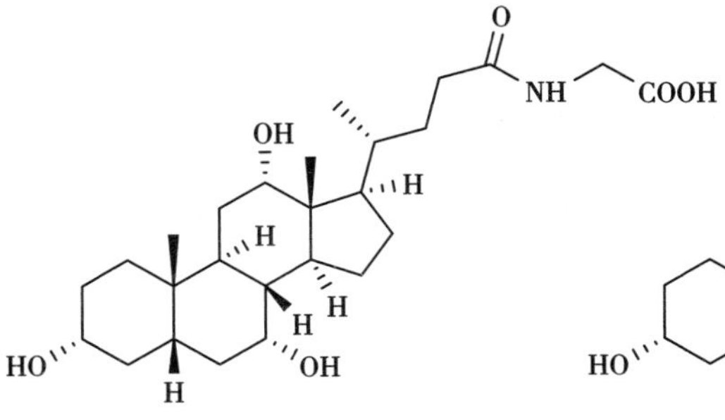

glycocholic acid

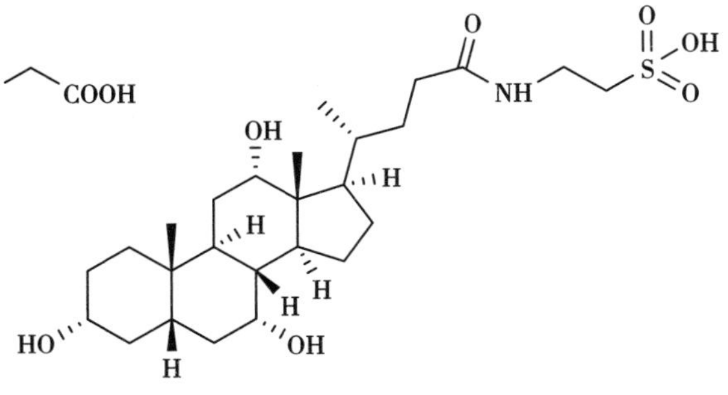

taurocholic acid

【理化鉴定】 鉴别：1. 取粉末少许置试管中，分别加下列试剂 3ml，微热，观察显色反应。加冰醋酸显绿色，冷后沿试管壁小心滴加等容积的硫酸，下层无色，上层绿色，两层相接处显红色环。加硫酸显绿色；加硝酸显红色；加氨水显黄褐色（检查胆红素和甾体类）。

2. 取粉末 0.1g，加盐酸 1ml 及三氯甲烷 10ml，振摇混合，三氯甲烷层呈黄褐色。分取三氯甲烷层，加入氢氧化钡试液 5ml，振摇后生成带绿黄褐色沉淀，分离除去水和沉淀，取三氯甲烷层约 1ml，加醋酐 5ml 与硫酸 2 滴，摇匀，放置，溶液呈绿色（检查结合型胆红素）。

3. 采用薄层色谱法。取本品粉末以三氯甲烷脱脂,用乙醇提取,以胆酸、脱氧胆酸为对照品,在硅胶 G 薄层板上,以异辛烷 - 乙酸乙酯 - 冰醋酸(15:7:5)为展开剂展开,喷以 10% 硫酸乙醇溶液,在 105℃加热至斑点显色清晰,置紫外线灯(365nm)下检视。供试品色谱中,在与对照品色谱相应的位置上显相同颜色的 2 个荧光斑点。

4. 取本品粉末,加三氯甲烷 - 冰醋酸(4:1)提取,以胆红素作为对照品同法制备,在硅胶 G 薄层板上,以环己烷 - 乙酸乙酯 - 甲醇 - 冰醋酸(10:3:0.1:0.1)为展开剂展开。供试品色谱中,在与对照品色谱相应的位置上显相同颜色的斑点。

含量测定:采用薄层色谱扫描法测定,本品含胆酸不得少于 4.0%;采用 HPLC 法测定,本品含胆红素不得少于 25.0%。

【**药理作用**】

1. **对中枢神经系统具有镇静作用**   与牛磺酸保护神经上皮细胞、抑制神经递质有关。

2. **抗炎作用**   抑制炎症渗出和肉芽组织增生,对急、慢性炎症模型均有效。

3. **保肝利胆及解痉作用**   保肝利胆作用可能与熊脱氧胆酸、胆酸、胆红素及牛磺酸等成分有关,具有解痉、刺激肠蠕动、通便等作用。

【**功效与主治**】 性凉,味甘。能清心,豁痰,开窍,凉肝,息风,解毒。用于热病神昏,中风痰迷,惊痫抽搐,癫痫发狂,咽喉肿痛,口舌生疮,痈肿疔疮。用量 0.15~0.35g,多入丸、散用;外用适量,研末敷患处。孕妇慎用。

经典名方:"安宫牛黄丸"出自《温病条辨》(清·吴瑭),由牛黄、犀牛角(水牛角浓缩粉代)、麝香(人工麝香代)、珍珠、朱砂、雄黄、黄连、黄芩、栀子、郁金、冰片组成。为开窍剂,具有清热解毒,镇惊开窍之功效。

【**附**】

1. **人工牛黄**   是参考天然牛黄的化学成分,由牛胆粉、胆酸、猪脱氧胆酸、胆红素、胆固醇、微量元素等制成。本品为黄色疏松粉末,也有呈不规则球形或块状,质轻,块状者断面无层纹;气微清香,略有腥气,味微甘而苦,入口无清凉感。水溶液也能"挂甲"。具有清热,解毒,化痰,定惊等作用。

2. **体外培育牛黄**   由牛的新鲜胆汁作母液,加入脱氧胆酸、胆酸、复合胆红素钙等制成。本品呈球形或类球形,直径 0.5~3cm。表面光滑,呈黄红色至棕黄色。体轻,质松脆,断面有同心层纹。气香,味苦而后甘,有清凉感,嚼之易碎,不黏牙。具有清心,豁痰,开窍,凉肝,息风,解毒等作用。

国家药品标准处方中含牛黄的临床急重病症用药品种,其处方中的牛黄可以培植牛黄或体外培育牛黄等量替代投料使用,但不得使用人工牛黄替代。培植牛黄系指通过外科手术在活牛的胆囊中植入核体(即埋入异物),于 1 年后取出,去除核体表面的胆汁黏液后干燥所得的牛黄,多为碎片状。

【**资源利用**】 牦牛黄在甘肃等地作牛黄用,收录于 2008 年版《甘肃省中药材标准》。

(方进波)

蟾酥

蟾酥 *   Bufonis Venenum

(英)Toad Venom (日)センソ

【**基源**】   本品为蟾蜍科动物中华大蟾蜍 *Bufo bufo gargarizans* Cantor 或黑眶蟾蜍 *Bufo melanostictus* Schneider 的干燥分泌物。

【**动物形态**】 **中华大蟾蜍**:体粗壮,长 10cm 以上,雄者略小。头顶较平滑,全体皮肤粗糙,布满大小不同的圆形瘰疣。头宽大,口阔,吻端圆,吻棱显著。上、下颌均无齿。近吻端有小形鼻孔 1 对。眼大而凸出,后方有圆形的鼓膜。头顶部两侧各有一大而长的耳后腺。躯体短而宽。在生殖季节,雄性背面多为黑绿色,雌性背面色较浅,瘰疣乳黄色,有时自眼后沿体侧有斜行的黑色纵斑;腹面乳黄色,有棕色或黑色的细花斑。前肢长而粗壮,指趾略扁,指侧微有缘膜而无蹼;后肢粗壮而短,胫跗关节前达肩部,趾侧有缘膜,蹼尚发达(图14-8)。

黑眶蟾蜍:体型较小,长7~10cm。头部有黑色骨质棱或黑色线;身体布满大小不等圆形瘰疣,背部一般为黄棕色,略具棕红色斑纹,腹面色浅;胸腹部有不规则灰色斑纹(图14-9)。

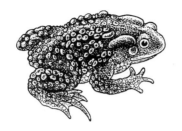 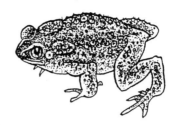

图14-8　中华大蟾蜍原动物图　　　　图14-9　黑眶蟾蜍原动物图

【产地】　主要分布于辽宁、山东、江苏、河北、广东、安徽、浙江等地。

【采制】　多于夏、秋两季捕捉蟾蜍,洗净,挤取耳后腺和皮肤腺的白色浆液。将收集的白色浆液放入圆模型中晒干,即为"团蟾酥";如将白色浆液直接涂于箬竹叶或玻璃板上晒干,即为"片蟾酥"。

【性状】　①呈扁圆形团块状或片状。②棕褐色或红棕色。③团块状者质坚,不易折断,断面棕褐色,角质状,微有光泽;片状者质脆,易碎,断面红棕色,半透明。④气微腥,味初甜而后有持久的麻辣感,粉末嗅之作嚏(图14-10;彩图90)。

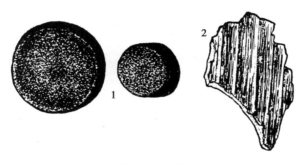

1.团蟾酥;2.片蟾酥。

图14-10　蟾酥药材图

【显微特征】　粉末:淡棕色。①用甘油水装片观察,呈半透明或淡黄色不规则形碎块,并附有砂粒状固体;②用水合氯醛液装片并加热,则碎块透明并渐溶化;③用浓硫酸装片观察,显橙黄色或橙红色透明的类圆形小块,碎块四周逐渐缩小,呈透明类圆形小块,显龟裂状纹理,稍久置渐溶解消失。

【化学成分】　含蟾蜍二烯内酯类、吲哚类生物碱等。**蟾蜍二烯内酯类**:为强心甾类化合物,包括游离型蟾毒配基类(bufogenin)、结合型蟾毒类(bufotoxin)。蟾毒配基类具有明显的强心、抗肿瘤等作用,至今已发现20多种,多为干燥加工过程中蟾毒类的分解产物。根据取代基,蟾毒配基可分为5类:①脂蟾毒配基类,如华蟾酥毒基(cinobufagin)、脂蟾毒配基(resibufogenin)、脂蟾毒精(resibufagin)等;②蟾毒灵类,如蟾毒灵(bufalin)、蟾毒它灵(bufotalin)、日蟾毒它灵(gamabufotalin)、远华蟾毒精(telocinobufagin)等;③沙蟾毒精类,如沙蟾毒精(arenobufagin)等;④假蟾毒精类,如假蟾毒精(psi-bufarenogin);⑤环氧酯蟾毒配基类,如$20S,21$-环氧脂蟾毒配基($20S,21$-epoxyresibufogenin)等。蟾毒类多存在于新鲜的蟾蜍分泌物中,常为上述蟾毒配基在C_3位与硫酸、羧酸、氨基酸等结合成酯,如蟾毒灵-3-硫酸酯(bufalin-3-sulfate)、蟾毒灵-3-半辛二酸酯(bufalin-3-hemisuberate)、蟾毒灵-3-辛二酸精氨酸酯(bufalin-3-suberoyl arginine ester)等。**吲哚类生物碱**:主要有蟾酥色胺(bufotenine)、蟾酥季铵(bufotenidine)、脱氢蟾蜍色胺(dehydrobufotenine)、蟾蜍硫堇(bufothionine)及5-羟色胺(5-hydroxytryptamine)等。此外,含有甾醇类、肾上腺素及多种氨基酸、多糖类等。

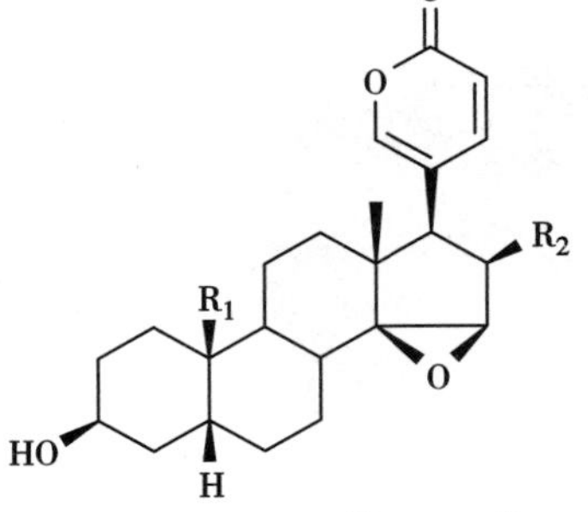

	R_1	R_2
cinobufagin	CH_3	OAc
resibufogenin	CH_3	H
resibufagin	CHO	H

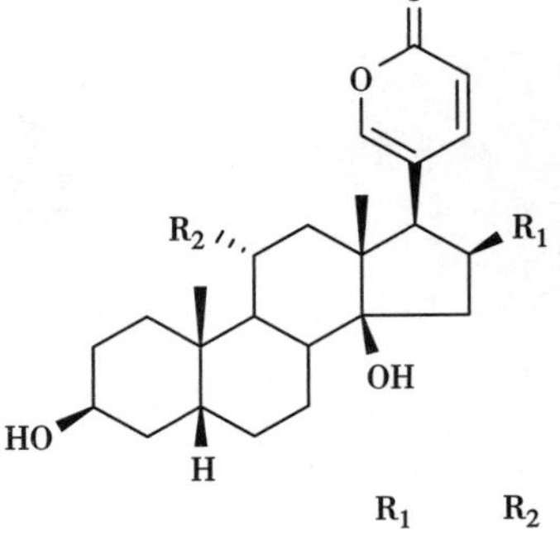

	R_1	R_2
bufalin	H	H
bufotalin	OAc	H
gamabufotalin	H	OH

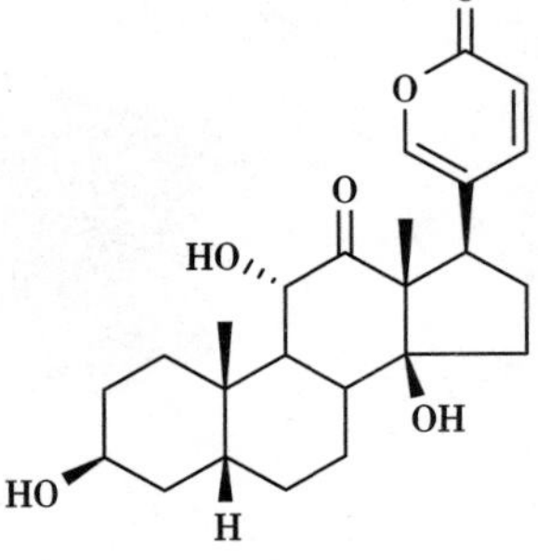

arenobufagin

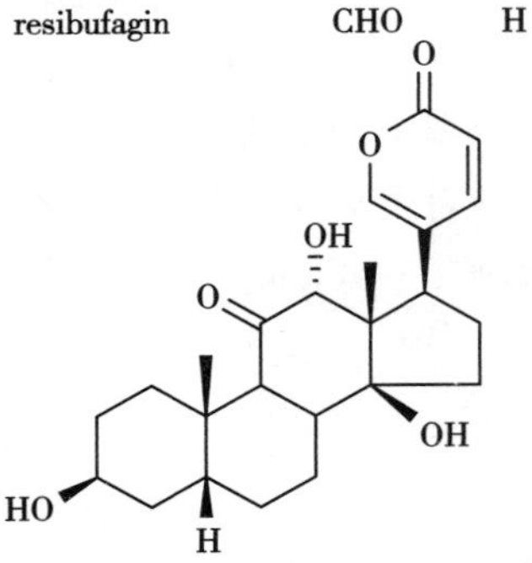

psi-bufarenogin

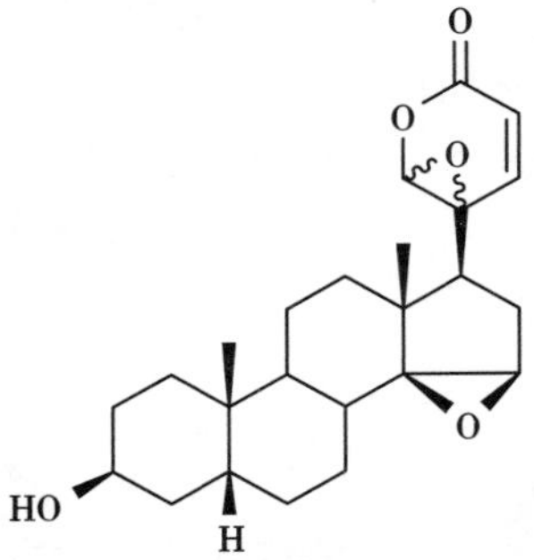

20*S*, 21-epoxyresibufogenin

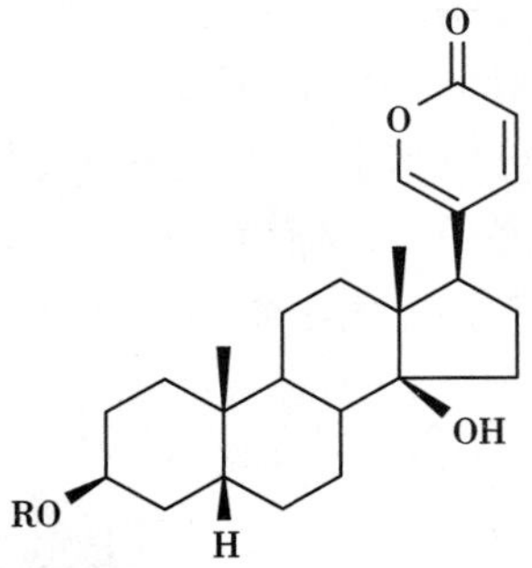

bufalin-3-sulfate
bufalin-3-hemisuberate
bufalin-3-suberoyl arginine ester

R

SO_3H

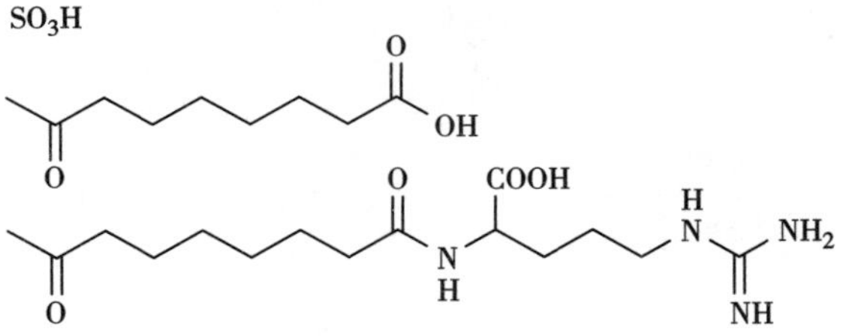

【理化鉴定】　鉴别:1. 本品断面沾水,即呈乳白色隆起。

2. 取粉末约0.1g,加甲醇5ml,浸泡1小时,滤过,滤液加对二甲氨基苯甲醛固体少许,再加硫酸数滴,显蓝紫色(检查吲哚类化合物)。

3. 取粉末0.1g,加三氯甲烷5ml,浸泡1小时,滤过,将滤液蒸干,残渣加醋酐少许使溶解,滴加浓硫酸,初显蓝紫色,渐变蓝绿色(检查甾醇类化合物)。

4. 取本品粉末25mg,用甲醇回流提取,点于硅胶G薄层板上,以环己烷-三氯甲烷-丙酮(4:3:3)为展开剂展开,喷以10%硫酸乙醇溶液,加热至斑点显色清晰,分别置日光和紫外线灯(365nm)下检视。供试品色谱中,在与对照药材色谱相应的位置上显相同颜色的斑点。

含量测定:采用HPLC法测定,本品含蟾毒灵、华蟾酥毒基和脂蟾毒配基的总量不得少于7.0%。

【药理作用】

1. 抗肿瘤作用　蟾酥对小鼠肉瘤、腹水瘤等均有抑制作用,能诱导肿瘤细胞凋亡、抑制肿瘤细胞增殖、促进肿瘤细胞分化,还有逆转耐药性、阻滞细胞周期等作用。有效成分为蟾毒配基类。

2. 对心血管系统的作用 小剂量蟾酥可增强离体蟾蜍的心脏收缩力,大剂量则使麻醉猫、犬、兔、蛙的心跳变慢;能增加心肌营养性血流量,改善微循环,增加心肌供氧量;还可升高动脉血压,与肾上腺素相似,其升血压作用主要通过收缩外周血管。有效成分为蟾毒配基、蟾蜍毒素类。

3. 镇痛、局部麻醉作用 蟾酥具有较强的局部麻醉作用。主要有效成分为蟾毒灵。

4. 抗菌、抗炎作用 蟾酥注射液对铜绿假单胞菌、葡萄球菌、变形链球菌等有抑制作用;乙醇提取物能抑制大鼠足跖肿。有效成分为蟾毒配基、蟾蜍毒素类。

【**功效与主治**】 性温,味辛;有毒。能解毒,止痛,开窍醒神。用于痈疽疔疮,咽喉肿痛,中暑神昏,痧胀腹痛吐泻。用量 0.015~0.03g,多入丸、散用;外用适量。孕妇慎用。蟾酥及其制剂对胃癌、肺癌、肝癌等有效。

静脉注射或腹腔注射蟾酥注射液,小鼠急性中毒现象为呼吸急促、肌肉痉挛、心律不齐,最后麻痹而死;阿托品对此有一定的解毒作用,肾上腺素则无解毒作用。蟾酥经煮沸后毒性减弱。患者中毒后,可按洋地黄类强心药中毒时之急救原则处理。

阿胶 * Asini Corii Colla
(英)Ass-hide Glue (日)アキョウ

阿胶

【**基源**】 本品为马科动物驴 *Equus asinus* L. 的干燥皮或鲜皮经煎煮、浓缩制成的固体胶。

【**动物形态**】 一般体重约 200kg。头大,眼圆,耳长,面部平直。鬃毛稀少,四肢粗短,蹄质坚硬,尾基部粗而末梢细,毛色有黑色、栗色、灰色 3 种。

【**产地**】 主产于山东、河南、江苏、浙江等地。

【**采制**】 将驴皮浸泡去毛,切块洗净,分次水煎,滤过,合并滤液,浓缩(可分别加入适量的黄酒、冰糖及豆油)至稠膏状,冷凝,切块,晾干,即得。

取阿胶,烘软,切成 1cm 左右的丁,照炒法(通则 0213)用蛤粉烫至成珠,内无溏心时,取出,筛去蛤粉,放凉,即为阿胶珠。

【**性状**】 药材:呈长方形块、方形块或丁状。棕色至黑褐色,有光泽。质硬而脆,断面光亮,碎片对光照视呈棕色半透明状。气微,味微甘(彩图 91)。

以色乌黑、光亮、透明、无腥臭气、经夏不软者为佳。

阿胶珠:呈类球形。表面棕黄色或灰白色,附有白色粉末。体轻,质酥,易碎。断面中空或多孔状,淡黄色至棕色。气微,味微甜。

【**化学成分**】 主要含氨基酸、蛋白质、多糖、挥发性成分及无机元素等。①氨基酸:含有 18 种氨基酸(包括 7 种人体必需氨基酸),主要有甘氨酸(glycine,13.36%~23.63%)、脯氨酸(proline,6.52%~13.50%)、羟脯氨酸(hydroxyproline,8.99%~11.23%)和丙氨酸(alanine,5.33%~9.22%)等;②蛋白质:主要为胶原蛋白,经胰蛋白酶酶解可得驴源多肽 A_1、A_2;③多糖:硫酸皮肤素(dermatan sulfate,一种氨基多糖),具抗血栓作用;④挥发性成分:含酯类(硫氰酸甲酯,isothiocyanatomethane,阿胶的主要腥味物质)、酮[(Z)-13-十八烯醛、2-乙基-环十二酮]、卤代烷烃(1-氯十八烷、1-溴二十二烷)等;⑤无机元素:含以铁、铜、锌、锰为主的 27 种无机元素。

dermatan sulfate

【理化鉴定】 鉴别:本品粉末加碳酸氢铵溶液超声处理,微孔滤膜滤过,续滤液加胰蛋白酶溶液37℃恒温酶解 12 小时,作为供试品溶液。另取阿胶对照药材,同法制成对照药材溶液。用 HPLC-MS 联用仪测定,在以质荷比(m/z)539.8(双电荷)→ 612.4 和 539.8(双电荷)→ 923.8 离子对提取的供试品离子流色谱中,应同时呈现与对照药材色谱保留时间一致的色谱峰。

含量测定:1. 采用 HPLC 法测定,本品含 L- 羟脯氨酸不得少于 8.0%、甘氨酸不得少于 18.0%、丙氨酸不得少于 7.0%、L- 脯氨酸不得少于 10.0%。

2. 采用高效液相色谱 - 质谱法测定,含特征多肽以驴源多肽 A_1 和驴源多肽 A_2 的总量计不得少于 0.15%。

【药理作用】

1. 对血液系统的作用　①补血:阿胶酶解产物能显著增加氟尿嘧啶致鼠贫血症模型血清的粒细胞 - 巨噬细胞集落刺激因子和促红细胞生成素水平,降低血清转化生长因子 -β(TGF-β)水平,从而激活未成熟的粒细胞和红细胞发挥补血作用;能增加环磷酰胺引起的小鼠白细胞减少症的白细胞数目。②止血:大剂量的阿胶能显著提高放、化疗患者的血小板水平,刺激骨髓干细胞活性;还能缩短家兔的凝血时间。③改善血液流变学和微循环:阿胶能对抗内毒素所致的血液黏度升高,扩张微血管,促进微循环。

2. 抗衰老作用　阿胶能改善铅致大鼠模型的学习和记忆功能;显著增加 D- 半乳糖诱导的衰老模型小鼠的海马抗氧化水平;增强 SOD、CAT、GSH-Px 酶的活性,清除体内的自由基。

3. 免疫调节作用　阿胶能活化放、化疗患者体内功能低下的淋巴细胞,提高 Th1 和 Th2 细胞比,以及 T 细胞和自然杀伤细胞数量;增强氢化可的松诱导低免疫小鼠模型的非特异性细胞免疫。

4. 抗疲劳作用　在小鼠负重实验中,阿胶能增加肝脏指数、促进肝糖原和血红蛋白合成、降低血乳酸和血尿氮产物。

【功效与主治】 性平,味甘。能补血滋阴,润燥,止血。用于血虚萎黄,眩晕心悸,肌痿无力,心烦不眠,虚风内动,肺燥咳嗽,劳嗽咯血,吐血尿血,便血崩漏,妊娠胎漏。用量 3~9g,烊化兑服。

经典名方:"黄连阿胶汤"出自《伤寒论》(汉·张仲景),由黄连、阿胶、黄芩、白芍、鸡子黄组成。为安神剂,具有扶阴散热之功效。

地龙　Pheretima

本品为钜蚓科动物参环毛蚓 *Pheretima aspergillum*(E. Perrier)、通俗环毛蚓 *Pheretima vulgaris* Chen、威廉环毛蚓 *Pheretima guillelmi*(Michaelsen)或栉盲环毛蚓 *Pheretima pectinifera* Michaelsen 的干燥体。前 1 种主产于广东、广西、福建,习称"广地龙";后 3 种主产于上海、河南、山东等地,习称"沪地龙"。广地龙春季至秋季捕捉,沪地龙夏季捕捉,及时剖开腹部,除去内脏和泥沙,洗净,晒干或低温干燥。**广地龙:**呈长条状薄片,弯曲,边缘略卷,长 15~20cm,宽 1~2cm。全体具环节,背部棕褐色至紫灰色,腹部淡黄棕色;第 14~16 环节为生殖带,习称"白颈",较光亮。体前端稍尖,尾端钝圆,刚毛圈粗糙而硬,色稍浅。受精囊孔 2 对。体轻,略呈革质,不易折断。气腥,味微咸。**沪地龙:**长 8~15cm,宽 0.5~1.5cm。全体具环节,背部棕褐色至黄褐色,腹部淡黄棕色。受精囊孔 3 对。**广地龙的主要显微粉末特征:**肌纤维散在或相互绞结成片状,多稍弯曲,边缘常不平整,有的局部膨大,明暗相间纹理不明显。刚毛少见,常破断散在,淡棕色或黄棕色,先端多钝圆,有的表面可见纵裂纹。主含氨基酸:赖氨酸(lysine)、亮氨酸(leucine)、缬氨酸(valine)等;蛋白及多肽:抗凝、抗血栓的蚓激酶(lumbrokinase),抗菌的多肽蚯蚓素(lumbricin)等;还含黄嘌呤(xanthine)、次黄嘌呤(hypoxanthine)、琥珀酸(succinic acid)、腺嘌呤(adenine)等。地龙具有溶血栓和抗凝、抗心律失常、抗脑缺血、降血压、抗惊厥、镇静、解热、平喘、抗癌、抑制血小板聚集、免疫增强、杀灭精子和强化精子的双向作用等作用。性寒,味咸。能清热定惊,通络,平喘,利尿。用于高热神昏,惊痫抽搐,关节痹痛,肢体麻木,半身不遂,肺热喘咳,水肿尿少。用量 5~10g。

珍珠 Margarita

本品为珍珠贝科动物马氏珍珠贝 *Pteria martensii*（Dunker）、蚌科动物三角帆蚌 *Hyriopsis cumingii*（Lea）或褶纹冠蚌 *Cristaria plicata*（Leach）等双壳类动物受刺激形成的珍珠。自动物体内取出，洗净，干燥。海水珍珠主产于广东、广西、台湾等省区；淡水养殖珍珠主产于江苏、安徽、黑龙江及上海等地。本品呈类球形、长圆形、卵圆形或棒形，直径 1.5~8mm。表面类白色、浅粉红色、浅黄绿色或浅蓝色，半透明，光滑或微有凹凸，具特有的彩色光泽。质坚硬，破碎面显层纹。气微，味淡。用火烧有爆裂声。珍珠的构成以碳酸钙为主，次为硅、钠、镁的化合物；含 17 种氨基酸；还含有牛磺酸（taurine）、类胡萝卜素等。具有延缓衰老、抗心律失常、抗肿瘤、抗炎、促进创面肉芽增生、中枢镇静、提高免疫力、改善眼球微循环等作用。性寒，味甘、咸。能安神定惊，明目消翳，解毒生肌，润肤祛斑。用于惊悸失眠，惊风癫痫，目赤翳障，疮疡不敛，皮肤色斑。用量 0.1~0.3g。

海螵蛸 Sepiae Endoconcha

本品为乌贼科动物无针乌贼 *Sepiella maindroni* de Rochebrune 或金乌贼 *Sepia esculenta* Hoyle 的干燥内壳。收集乌贼鱼的骨状内壳，洗净，干燥。主产于浙江、福建、辽宁、山东等地。无针乌贼呈扁长椭圆形，中间厚，边缘薄，长 9~14cm，宽 2.5~3.5cm，厚约 1.3cm。背面有磁白色脊状隆起，两侧略显微红色，有不甚明显的细小疣点；腹面白色，自尾端到中部有细密波状横层纹；角质缘半透明，尾部较宽平，无骨针。体轻，质松，易折断，断面粉质，显疏松层纹。气微腥，味微咸。金乌贼长 13~23cm，宽约至 6.5cm。背面疣点明显，略呈层状排列；腹面的细密波状横层纹占全体大部分，中间有纵向浅槽；尾部角质缘渐宽，向腹面翘起，末端有 1 骨针，多已断落。主含碳酸钙（80%~85%）、黏液质、壳角质，含少量磷酸钙、氯化钠、镁盐及 17 种氨基酸。具有明显的促进骨缺损修复的作用，促进骨折愈合，促进纤维细胞和成骨细胞增生与骨化。并有中和胃酸、保护黏膜、抗辐射、抗肿瘤、抗溃疡、降低血磷和钙磷沉积等作用。性温，味咸、涩。能收敛止血，涩精止带，制酸止痛，收湿敛疮。用于吐血衄血，崩漏便血，遗精滑精，赤白带下，胃痛吞酸；外治损伤出血，湿疹湿疮，溃疡不敛。用量 5~10g；外用适量，研末敷患处。

僵蚕 Bombyx Batryticatus

本品为蚕蛾科昆虫家蚕 *Bombyx mori* Linnaeus 4~5 龄的幼虫感染（或人工接种）白僵菌 *Beauveria bassiana*（Bals.）Vuillant 而致死的干燥体。多于春、秋季生产，将感染白僵菌病死的蚕干燥。本品略呈圆柱形，多弯曲皱缩。长 2~5cm，直径 0.5~0.7cm。表面灰黄色，被有白色粉霜状的气生菌丝和分生孢子。头部较圆，足 8 对，体节明显，尾部略呈二分歧状。质硬而脆，易折断，断面平坦，外层白色，中间有亮棕色或亮黑色的丝腺环 4 个。气微腥，味微咸。主含草酸铵、氨基酸、蛋白质、脂肪、蜕皮甾酮（ecdysterone）、白僵菌素（beauverician）及微量元素等成分。具有解热、祛痰、抑菌、抗惊厥、抗凝、抗血栓等作用。白僵菌素对革兰氏阴性菌和孑孓有抑制作用，对松毛虫、黏虫有致死作用。性平，味咸、辛。能息风止痉，祛风止痛，化痰散结。用于肝风夹痰，惊痫抽搐，小儿急惊风，破伤风，中风口㖞，风热头痛，目赤咽痛，风疹瘙痒，发颐疔腮。用量 5~10g。

斑蝥 Mylabris

本品为芫青科昆虫南方大斑蝥 *Mylabris phalerata* Pallas 或黄黑小斑蝥 *Mylabris cichorii* Linnaeus 的干燥体。夏、秋两季捕捉，闷死或烫死，晒干。主产于河南、安徽、江苏等地。南方大斑蝥呈长圆形，长 1.5~2.5cm，宽 0.5~1cm。头及口器向下垂，有较大的复眼及触角各 1 对，触角多已脱落。背部具革质鞘翅 1 对,黑色,有 3 条黄色或棕黄色的横纹;鞘翅下面有棕褐色薄膜状透明的内翅 2 片。胸腹部乌黑色,胸部有足 3 对。有特殊的臭气。黄黑小斑蝥蝥体型较小,长 1~1.5cm。以虫体干燥、个大完整、颜色鲜明、无败油气味者为佳。含斑蝥素(cantharidin)、结合斑蝥素、脂肪、树脂、甲酸及色素等,还含磷、镁、钙、铁、铝等多种微量元素。斑蝥素的抗癌活性显著,主要通过抑制癌细胞的蛋白质合成而影响 RNA 和 DNA 合成,从而抑制癌细胞生长、分裂、侵袭和转移,但毒性较大;半合成品羟基斑蝥胺的疗效类似、毒性小。斑蝥水浸剂对紫色毛癣菌等皮肤致病真菌有抑制作用。此外,尚有抗纤维化、抗氧化、抗病毒、抗菌、抗炎、增强免疫、促雌激素样、升高白细胞的作用。性热,味辛。能破血逐瘀,散结消癥,攻毒蚀疮。用于癥瘕,经闭,顽癣,瘰疬,赘疣,痈疽不溃,恶疮死肌。用量 0.03~0.06g,炮制后多入丸、散用。有大毒,斑蝥素口服人的致死量为 30mg,内服慎用。孕妇禁用。

全蝎　Scorpio

　　本品为钳蝎科动物东亚钳蝎 Buthus martensii Karsch 的干燥体。主产于山东、河南等省。春末至秋初捕捉,除去泥沙,置沸水或沸盐水中,煮至全身僵硬,捞出,置通风处,阴干。本品头胸部与前腹部呈扁平长椭圆形,后腹部呈尾状,皱缩弯曲,完整者体长约 6cm。头胸部呈绿褐色,前面有 1 对短小的螯肢及 1 对较长大的钳状脚须,形似蟹螯,背面覆有梯形背甲,腹面有足 4 对,均为 7 节,末端各具 2 爪钩;前腹部由 7 节组成,第 7 节色深,背甲上有 5 条隆脊线。背面绿褐色,后腹部棕黄色,6 节,节上均有纵沟,末节有锐钩状毒刺,毒刺下方无距。气微腥,味咸。以完整、色黄褐、盐霜少者为佳。主含蝎毒(katsutoxin)、生物碱、甾体、脂肪酸等。蝎毒中含多种蝎毒素,包括昆虫类神经毒素、甲壳类神经毒素、哺乳动物神经毒素、抗癫痫活性的多肽(AEP)、镇痛活性的多肽如蝎毒素(tityustoxin)Ⅲ、透明质酸酶(hyaluronidase)、磷脂酶 A$_2$ 等。尚含三甲胺(trimethylamine)、甜菜碱(betaine)、胆固醇(cholesterol)、棕榈酸(palmitic acid)、软脂酸(palmitic acid)、硬脂酸(stearic acid)、卵磷脂(lecithin)、牛磺酸(taurine)、蝎酸(katsu acid)等。具有抑菌、降血压、抗惊厥、抗癫痫、镇痛、抗凝、抗血栓、促纤溶、抗肿瘤、免疫增强等作用。性平,味辛;有毒。能息风镇痉,通络止痛,攻毒散结。用于肝风内动,痉挛抽搐,小儿惊风,中风口呙,半身不遂,破伤风,风湿顽痹,偏正头痛,疮疡,瘰疬。用量 3~6g。

龟甲　Testudinis Carapax et Plastrum

　　本品为龟科动物乌龟 Chinemys reevesii (Gray)的背甲及腹甲。主产于江苏、浙江、安徽等省。背甲呈长椭圆形拱状,外表面棕褐色或黑褐色,背棱 3 条;颈盾 1 块,前窄后宽;椎盾 5 块,第 1 椎盾长大于宽或近相等,第 2~4 椎盾宽大于长;肋盾两侧对称,各 4 块;缘盾每侧 11 块;臀盾 2 块。

　　腹甲呈板片状,近长方椭圆形,外表面淡黄棕色至棕黑色,盾片 12 块,每块常具紫褐色放射状纹理,腹盾、胸盾和股盾中缝均长,喉盾、肛盾次之,肱盾中缝最短;内表面黄白色至灰白色,有的略带血迹或残肉,除净后可见骨板 9 块,呈锯齿状嵌接;前端钝圆或平截,后端具三角形缺刻,两侧残存呈翼状向斜上方弯曲的甲桥。质坚硬。气微腥,味微咸。含天冬氨酸(aspartic acid)、苏氨酸(threonine)、丝氨酸(serine)、谷氨酸(glutamic acid)等 18 种氨基酸及锶、铬、锌、铜等 10 多种无机元素。又含胆固醇、十二烯酸胆固醇、甾醇 -4- 烯 -3- 酮、骨胶原(collagen)、角蛋白等。龟甲能有效地降低甲亢型大鼠的甲状腺功能和肾上腺皮质功能,提高细胞免疫及体液免疫功能,对细胞具有延缓衰老的作用。性微寒,味咸、甘。能滋阴潜阳,益肾强骨,养血补心,固经止崩。用于阴虚潮热,骨蒸盗汗,头晕目眩,虚风内动,筋骨痿软,心虚健忘,崩漏经多。用量 9~24g,先煎。

蛤蚧　Gecko

　　本品为壁虎科动物蛤蚧 Gekko gecko Linnaeus 的干燥体。主产于广西、云南、广东,可人工养殖。药材呈扁片状,头颈部及躯干部长 9~18cm,头颈部约占 1/3,腹背部宽 6~11cm,尾长 6~12cm。头略呈扁三角状,两眼多凹陷成窟窿,口内有细齿,生于颚的边缘。无异型大齿。吻部半圆形,吻鳞不切鼻孔,与鼻鳞相连。上鼻鳞左、右各 1 片,上唇鳞 12~14 对,下唇鳞(包括颏鳞)21 片。腹背部呈椭圆形,腹薄。背部呈灰黑色或银灰色,有黄白色、灰绿色或橙红色斑点散在或密集成不显著的斑纹,脊椎骨和两侧肋骨突起。四足均具 5 趾;趾间仅具蹼迹,足趾底有吸盘。尾细而坚实,微现骨节,与背部颜色相同,有 6~7 个明显的银灰色环带。全身密被圆形或多角形微有光泽的细鳞。气腥,味微咸。含肌肽(carnosine)、胆碱(choline)、肉碱(carnitine)、鸟嘌呤(guanine)、蛋白质、多种磷脂和脂肪酸成分等。另含甘氨酸等 14 种氨基酸,钙、磷、锌、镁、铁等 18 种无机元素。具有抗应激、抗炎、增强免疫、平喘、抗衰老、调节人体性功能、兴奋造血器官等作用,还具有雄、雌 2 种性激素样作用。性平,味咸。能补肺益肾,纳气定喘,助阳益精。用于肺肾不足,虚喘气促,劳嗽咳血,阳痿,遗精。用量 3~6g,多入丸、散或酒剂。

哈蟆油　Ranae Oviductus

本品为蛙科动物中国林蛙 *Rana temporaria chensinensis* David 雌蛙的输卵管,经采制干燥而得。主产于辽宁、黑龙江、吉林、内蒙古等地。呈不规则块状,弯曲而重叠,长 1.5~2cm,厚 1.5~5mm。表面黄白色,呈脂肪样光泽,偶带灰白色薄膜状干皮。摸之有滑腻感,在温水中浸泡体积可膨胀。气腥,味微甘,嚼之有黏滑感。以色黄白、有光泽、片大肥厚、无皮膜者为佳。主含蛋白质和氨基酸、1- 甲基海因(1-methylhydantoin)、脂肪、糖,还含钾、钙、钠、镁、铁、硒、磷等元素,维生素 A、维生素 B、维生素 C,以及多种性激素如雌二醇(estradiol)、睾酮(testosterone)、孕酮(progesterone)等。哈蟆油有显著的强壮作用,对小鼠发育有良好影响,能延长小鼠的游泳时间及提高耐高温能力,延长雌性小鼠的兴奋期;并有抑制血小板聚集活性及降血脂作用。性平,味甘、咸。能补肾益精,养阴润肺。用于病后体弱,神疲乏力,心悸失眠,盗汗不止,劳嗽咳血。用量 5~15g,用水浸泡,炖服,或作丸剂服。

蕲蛇　Agkistrodon

本品为蝰科动物五步蛇 *Agkistrodon acutus* (Guenther) 的干燥体。本品卷呈圆盘状,盘径 17~34cm,体长可达 2m。头在中间稍向上,呈三角形而扁平,吻端向上,习称"翘鼻头"。上腭有管状毒牙,中空尖锐。背部两侧各有黑褐色与浅棕色组成的"V"形斑纹 17~25 个,其"V"形的两上端在背中线上相接,习称"方胜纹",有的左右不相接,呈交错排列。腹部撑开或不撑开,灰白色,鳞片较大,有黑色类圆形的斑点,习称"连珠斑";腹内壁黄白色,尾部骤细,末端有三角形深灰色的角质鳞片 1 枚。气腥,味微咸。主要含蛋白、酶类、磷脂类、胆固醇、氨基酸等成分。采用聚合酶链反应法,供试品凝胶电泳图谱中,在与对照药材图谱相应的位置上,在 300~400bp 应有单一 DNA 条带。蕲蛇酶具有抗血栓作用;蛇毒能引起毛细血管通透性增加,延长凝血时间;静脉注射蛇毒可使血压下降。性温,味甘、咸;有毒。祛风,通络,止痉。用于风湿顽痹,麻木拘挛,中风口眼㖞斜,半身不遂,抽搐痉挛,破伤风,麻风,疥癣。用量 3~9g;研末吞服,一次 1~1.5g,一日 2~3 次。

(王梦月)

第十五章

矿物类生药

第一节　概　述

矿物类生药(mineral drug)包括可供药用的天然矿物(如朱砂、炉甘石等)、矿物加工品(如轻粉、芒硝等)及动物或动物骨骼的化石(如龙骨、石燕等),是以无机化合物为主要成分的药物。

矿物类生药在我国具有悠久的药用历史。在春秋战国时代,《山海经》中记载用于治病的122种药物中,有2种是矿物药。《五十二病方》是我国现存的最早医学著作,其中记载了临床应用的20种矿物药。《神农本草经》收载了46种矿物药,《新修本草》增加了14种,《本草拾遗》又增加了17种。矿物药的种类在唐代已经达到104种。宋代《证类本草》记载了139种矿物药。《本草纲目》收载了161种矿物药,对矿物药比较全面地进行了阐述。《本草纲目拾遗》增加38种。可见,我们的祖先对矿物药的认识和使用是不断发展的。

矿物类生药在临床上有多个方面的医疗作用,其中镁、钾、钠等盐类矿物药作为泻下药、利尿药;用硫、砷、汞化合物治疗梅毒及疥癣等;含铜、铁、钙、磷、锰等成分的矿物药可作为滋养性和兴奋性强壮药;用铝、铅、锌盐作为收敛药等。

有些无机盐类具有重要的生理功能,例如构成骨骼、牙齿(如 Ca^{2+}、Mg^{2+}、PO_4^{3-}、CO_3^{2-} 等);调节组织与体液间的正常渗透压和酸碱平衡(如 K^+、Na^+、Cl^-、HPO_4^{2-} 等);维持神经肌肉的正常应激性[如 $(Na^++K^++OH^-)/(Ca^{2+}+Mg^{2+}+H^+)$,分子部分的离子浓度增高时神经肌肉的应激性增高,反之则降低];维持或影响酶的活性(如磷酸化酶和各种磷酸激酶需要 Mg^{2+}、碳酸酐酶需要 Zn^{2+}、细胞色素氧化酶需要 Fe^{2+} 和 Cu^{2+}、凝血酶需要 Ca^{2+} 等);构成体内有特殊功能的化合物(如血红蛋白和细胞色素中的铁,维生素 B_{12} 中的钴,甲状腺中的碘、磷脂和核酸中的磷等);用砒霜治疗白血病、晚期肝癌研究取得新的突破,可抑制肿瘤和延长生命,具有重要的临床应用价值。由于多含有砷、汞及重金属,近年来矿物药的应用越来越少。随着矿物药如雄黄等砷制剂抗癌机制的深入研究,毒效关系进一步被揭示,对指导临床用药具有重要意义。我国矿物类生药资源极其丰富,深入研究和充分利用矿物类生药是药学工作者的重要任务之一。

一、矿物的性质

矿物是由地质作用形成的天然单体或化合物。大多数矿物呈固态(如辰砂、石膏),少数呈液态(如水银)或气态(如硫化氢)。每种固体矿物具有一定的物理和化学性质,这些性质取决于矿物的内部结构(尤其是结晶物质)和化学成分。我们常利用这些性质的差异来鉴定不同种类的矿物,具有鉴定意义的特性如下。

1. 结晶形状　由结晶质(晶体)组成的矿物都具有固定的结晶形状。凡是质点呈规律排列的为晶体;无论其形态、大小是否相同,在同一温度时,同一物质的最小单位晶胞三维空间的棱长和晶面夹角都是相同的,一般称其为晶体常数。根据晶体常数的特点,可将晶体分为七大晶系:等轴晶系、四方晶系、三方晶系、六方晶系、斜方晶系、单斜晶系及三斜晶系。通过结晶形状及 X 射线衍射手段,可以准确地辨认不同的晶体。矿物除单体的形态外,常以许多单体聚集出现,这种聚集的整体称为集合体。

集合体形态多样,如粒状、晶簇状、放射状、结核状等。

2. 结晶习性　在含水矿物中,水的存在形式直接影响矿物的性质。矿物中的水按其存在形式分为两大类:一类是不加入晶格的吸附水或自由水;另一类是加入晶格组成的,包括以水分子(H_2O)形式存在的结晶水,例如石膏($CaSO_4 \cdot 2H_2O$)、胆矾($CuSO_4 \cdot 5H_2O$)和以H^+、OH^-等离子形式存在的结晶水,如滑石$[Mg_3(Si_4O_{10})(OH)_2]$。各种含水固体矿物的失水温度因水的存在形式不同而不同,这种性质可用来鉴定矿物。

3. 透明度　矿物透光能力的大小称为透明度。按矿物磨至0.03mm的标准厚度时比较其透明度,分为3类:透明矿物(如石英、云母等)、半透明矿物(如辰砂、雄黄等)、不透明矿物(如代赭石、滑石等)。透明度是鉴定矿物的特征之一。显微鉴定时,通常透明矿物利用偏光显微镜鉴定,不透明矿物利用反光显微镜鉴定。

4. 颜色　矿物的颜色是矿物对光线中不同波长的光波均匀吸收或选择性吸收表现的性质。一般分为3类:①本色(idiochromatic color),为矿物的成分和内部构造所决定的颜色,如朱红色的辰砂;②外色(allochromatic color),由混入的有色物质染成的颜色,外色的深浅除与带色杂质的量有关外,还与分散的程度有关,如紫石英、大青盐等;③假色(pseudochromatism),在某些矿物中有时可见变彩现象,这是由于投射光受晶体内部裂缝面、解理面及表面的氧化膜反射所引起光波的干涉作用而产生的颜色,如云母、方解石等(在石决明等一些动物类药材中也能见到)。

矿物在白色毛瓷板上划过后所留下的粉末痕迹称为"条痕(streak)",粉末的颜色称为条痕色。在矿物学上,条痕色比矿物表面的颜色更为固定,具有鉴定意义。有的矿物的条痕色与其本身的颜色相同,如辰砂。也有不同色的,如自然铜(黄铁矿)本身为亮黄色,其粉末则为黑色。磁石(磁铁矿)和赭石(赤铁矿)两者表面均为灰黑色,不易相区分;但磁石条痕为黑色,赭石条痕为樱桃红色,容易相区分。

用二色法描述矿物的颜色时,应将主要的、基本的颜色放在后面,次要的颜色作为形容词放在前面。有时也可以这样形容,如红中微黄、绿色中略带蓝色色调等。观察矿物的颜色常需要注意2点:一是以矿物的新鲜面为准;二是排除外来带色杂质的干扰。

5. 光泽　矿物表面对于投射光线的反射能力称为光泽。反射能力的强弱就是光泽的强度。矿物的光泽由强至弱分为金属光泽(如自然铜等)、金刚光泽(如朱砂等)、玻璃光泽(如硼砂等)。有的矿物断口或集合体由于表面不平滑、有细微的裂缝及小孔,引起一部分反射光散射或相互干扰,则可形成特殊的光泽,如珍珠光泽(云母等)、绢丝光泽(石膏等)、油脂光泽(硫黄等)、土状光泽(高岭石等)。

6. 硬度　矿物抵抗某种外力机械作用特别是刻划作用的程度称为硬度。不同的矿物硬度不同,普通鉴别矿物硬度所用的标准为摩斯硬度计。不同硬度的矿物按其硬度分为10级(表13-1)。

表13-1　矿物硬度的等级及实例

矿物	滑石	石膏	方解石	氟石	磷灰石	正长石	石英	黄玉石	刚玉石	金刚石
硬度/级	1	2	3	4	5	6	7	8	9	10
绝对硬度	2.4	36	109	189	536	759	1 120	1 427	2 060	10 060

鉴别硬度时,可取样品矿石互相刻划,使样品受损的最低硬度等级为该样品的硬度。在实际工作中通常用手指(约为2)、铜钥匙(3.5)、小刀(5.5)、石英或钢锉(约为7)等刻划矿石,粗略估计矿物药的硬度。矿物药的硬度一般不大于7。精密测定矿物的硬度可用测硬仪和显微硬度计等。测定硬度时,必须在矿物单体和新解理面上试验。

7. 脆性、延展性和弹性　指矿物遇到压轧、锤击、弯曲、拉引等外力作用时呈现的3种力学性质。脆性是指矿物容易被击破或压碎的性质,如自然铜、方解石等。延展性是指矿物能被压成薄片或拉伸成细丝的性质,如各种金属。弹性是指矿物在外力作用下变形,除去外力后能恢复原状的性质,如云母等。

8. 磁性　指矿物本身可以被磁铁或电磁铁吸引或其本身能吸引铁物体的性质,如磁石(磁铁矿)等。矿物的磁性与其化学成分中含有磁性元素 Fe、Co、Ni、Mn、Cr 等有关。

9. 比重　指在温度 4℃时,矿物与同体积水的重量比。各种矿物的比重在一定条件下为一常数,有鉴定意义。如石膏的比重为 2.3,辰砂为 8.09~8.20,水银为 13.6。

10. 解理、断口　矿物受力后沿一定的结晶方向裂开成光滑平面的性质称为解理(cleavage)。解理是某些结晶物质特有的性质,其形成与晶体构造的类型有关。如云母、方解石等完全解理,石英没有解理。矿物受力后不是沿着一定的结晶方向断裂而形成的断裂面称为断口(fracture)。断口形状有锯齿状、平坦状、贝壳状、参差状等。

11. 气味　有些矿物有特殊的气味,如雄黄灼烧有砷的蒜臭、胆矾具涩味、食盐具咸味等。有些矿物的气味可借助理化方法加以鉴别。少数矿物类药材具有吸水的能力,因而可以吸、黏舌头或润湿的双唇,有助于鉴别。如龙骨、龙齿、软滑石(高岭土)等。

二、矿物类生药的鉴定

矿物类生药的鉴定一般采用以下方法。

1. 性状鉴定　根据矿物的一般性质进行鉴定。除检查外形、颜色、质地、气味外,还应注意其硬度、条痕、透明度、解理、断口、有无磁性及比重等。矿物药大多加工成粉末用于制剂和临床,很多矿物类中药粉末的性状和颜色相似,极易相混淆。可采用体视显微镜,直接观察原药材表面的颜色、纹理和起伏结构等细微性状特征,这种细微性状鉴定的方法可以提高矿物类药材鉴定的准确性。

2. 显微鉴定　进一步鉴定和研究矿物药,常使用透射偏光显微镜研究透明非金属矿物的晶形、解理和化学性质如折射率、双折射率等;用反射偏光显微镜对不透明与半透明的矿物进行形态、光学性质和某些必要的物理常数的测试。矿物药除少数为不透明者外,绝大多数属透明矿物。以下着重介绍矿物药的透射偏光显微镜鉴定。

利用偏光显微镜的不同偏光组合(单偏光、正交偏光、正交偏光加聚光)及附件(检板等),观察和测定折射率和晶体对称性所表现的光学特征和常数,可用来鉴定和研究晶质矿物药。单偏光镜下观测的特征:在单偏光镜下,观测的是矿物的某些外表特征,如形态、解理、颜色、多色性、突起、糙面、边缘、贝克线等。正交偏光镜下观测的特征:用上下偏光镜,使其振动方向互相垂直,可观测到消光(视域内矿物呈现黑暗)及消光位、干涉色及色级、双晶特征等。锥光镜下观测的特征:用正交偏光加上聚光镜的组合来观察干涉图,确定矿物的轴性、光性正负,估计光轴角(2V)大小。油浸法测定折射率:将矿物粉末浸于已知折射率的浸油中,通过偏光显微镜一系列的变换,能观察到矿物的折射率与浸油的折射率相近或相等;能观察到粉末矿物的均质体或非均质体。

偏光显微镜下鉴定矿物药是用薄片和碎屑进行。用碎屑时将矿物药的细小颗粒置于载玻片上,盖上盖玻片,再往载玻片与盖玻片之间滴入水或浸油,即可观察有关光学性质。若利用薄片进行鉴定,需要专门磨制薄片。但应注意,由于磨制薄片用的是金刚砂,无论金刚砂多么细,薄片表面总会被磨出许多沟痕,而不是绝对平滑的表面。对于一些特殊的矿物药,特别是炮制后的样品,在磨制薄片时必须进行一些特殊处理。例如松散(土状、多孔状等)的样品须先将样品浸在加拿大树胶中煮过,加以黏结,然后切磨制成薄片。对于那些溶于水的样品(如大青盐),在研磨时不能用水;在制片过程中,可用机油或松节油代替水。

3. 理化鉴定　利用物理和化学分析方法,对矿物药所含的主要化学成分进行定性和定量分析,以鉴定矿物类生药的品质优良度。对外形和粉末无明显特征的生药或剧毒的矿物类生药(如玄明粉、信石等)进行物理和化学分析尤为重要。例如《中国药典》(2020 年版)规定金礞石为变质岩类蛭石片岩或水黑云母片岩,青礞石为变质岩类黑云母片岩或绿泥石化云母碳酸盐片岩。由于基源较多,在自然地质作用形成过程中受诸多因素影响,其成分变得较为复杂,依靠性状鉴定难以分辨。采用傅里叶变换红外光谱仪,根据特征峰可以准确地鉴别金礞石和青礞石生药。

4. 含量测定 矿物药中的主要成分多采用经典的化学分析方法测定。例如用二甲酚橙法测定白矾中含水硫酸铝钾的含量;用氯化亚锡 - 三氯化钛 - 重铬酸钾法测定自然铜中全铁的含量等。

随着现代科学技术的迅速发展,国内外对矿物药的鉴定已采用了许多新技术。例如采用扫描电子显微镜及 X 射线衍射技术可用于白矾、枯矾及其相应伪品的鉴别。用 X 射线衍射(XRD)、近红外(NIRS)和拉曼(Raman)光谱技术构建硼砂的鉴别方法。采用 X 射线荧光光谱(XRF)分析技术分析矿物药中的元素。用 X 射线衍射、差热分析和 X 射线荧光分析滑石的成分;用原子荧光光谱法(AFS)测定雄黄配伍中砷元素的含量;用固体荧光法和比色法测定龙骨中放射性元素铀的含量等,能快速、准确地进行定性和定量鉴别。

光谱分析包括发射光谱和吸收光谱 2 种。最常用的是使用粉末样品的原子发射光谱分析,主要用于鉴定矿物药组成元素的种类和半定量地测定其含量。矿物药中的每种元素不论呈现什么状态,存在于 1 种矿物中还是几种矿物中,当受到足够的热能激发后,都能发出该元素原子特有的光谱。根据谱线位置的不同,可定性分析存在何种元素;根据谱线的强度,可进行对应元素的半定量或定量分析。X 射线分析是研究结晶物质的重要手段之一。矿物药绝大多数由晶质矿物组成,因此,采用 X 射线分析法鉴定和研究矿物药对提高矿物药的研究水平是十分必要的。例如用 X 射线衍射分析大青盐的晶体结构,证明大青盐的包裹物中含有高岭石、水云母、斜长石、绿泥石、石英、石膏等。

热分析法是测量物质在等速变温条件下,其物理性能与温度的关系的一种技术,为矿物药的鉴别、炮制、应用研究提供科学依据。在矿物药的鉴定和研究中,热分析研究主要采用差热分析和热重分析。差热分析是以某种在一定实验温度下不发生任何化学反应和物理变化的稳定物质(参比物)与等量的未知物在相同环境中等速变温的情况下相比较,未知物任何化学和物理上的变化与它处于同一环境中的标准物的温度相比较,都会出现暂时的增高或降低,用图谱记录差热来研究和鉴别矿物药。热重法是测量物质在等速升温情况下,其质量(重量)随温度变化的一种方法。热分析主要用于以下 2 个方面:一是与已知的原矿物热分析曲线对比来判断矿物药中矿物组分的种类与量比;二是利用热分析资料研究炮制矿物药的合理温度,以及在炮制过程中矿物组分变化的细节。

在矿物药的理化鉴定中,还常应用极谱分析、火焰光度法、物相分析、等离子体光谱分析、核磁共振、原子吸收光谱、原子荧光光谱、红外光谱、电感耦合等离子体质谱(ICP-MS)、高效液相色谱 - 电感耦合等离子体质谱联用技术(HPLC-ICP-MS)等分析方法来研究矿物的成分及其化学性质。个别样品中元素的测定还利用了中子活化手段测试。有研究者提出测试煎煮液和固体样的方案,从而探索人体吸收微量元素的机制及其作用,达到定性鉴别矿物药及其组分中的元素种类和含量测定的目的。

三、矿物类生药的分类

矿物在矿物学上的分类通常是以阴离子为依据,即氧化物类(磁铁矿、赤铁矿等)、硫化物类(雄黄、辰砂等)、卤化物类(大青盐等)、硫酸盐类(石膏、芒硝等)、碳酸盐类(菱锌矿、钟乳石等)、硅酸盐类(滑石等)。根据现代医学的观点,矿物类生药中通常阳离子对药效起重要作用,故以主要阳离子进行分类。常见的矿物类生药分为以下几类:

1. 钠化合物类 芒硝($Na_2SO_4 \cdot 10H_2O$)、硼砂($Na_2[B_4O_5(OH)_4] \cdot 8H_2O$)、大青盐($NaCl$)等。

2. 钙化合物类 石膏($CaSO_4 \cdot 2H_2O$)、寒水石($CaCO_3$)、龙骨[$CaCO_3$、$Ca_3(PO_4)_2$ 等]、钟乳石、方解石、紫石英(CaF_2)等。

3. 钾化合物类 硝石(KNO_3)等。

4. 汞化合物类 朱砂(HgS)、轻粉(Hg_2Cl_2)、红粉(HgO)等。

5. 铜化合物类 胆矾($CuSO_4 \cdot 5H_2O$)、铜绿等。

6. **锌化合物类** 炉甘石（$ZnCO_3$）等。

7. **铁化合物类** 赭石（Fe_2O_3）、磁石（Fe_3O_4）、自然铜（FeS_2）等。

8. **镁化合物类** 滑石[$Mg_3(Si_4O_{10})(OH)_2$]等。

9. **铅化合物类** 铅丹（Pb_3O_4）、密陀僧（PbO）等。

10. **铝化合物类** 白矾[$KAl(SO_4)_2 \cdot 12H_2O$]、赤石脂[$Al_4(Si_4O_{10})(OH)_8 \cdot 4H_2O$]等。

11. **砷化合物类** 雄黄（As_2S_2）、雌黄（As_2S_3）、信石（As_2O_3）等。

12. **硅化合物类** 白石英、玛瑙、浮石（SiO_2）、青礞石、滑石等。

13. **铵化合物类** 白硇砂（NH_4Cl）等。

14. **其他类** 硫黄（S）、琥珀等。

第二节 重要矿物类生药

朱砂

朱砂 * Cinnabaris

（英）Cinnabar （日）シユシャ

【基源】 本品为硫化物类矿物辰砂族辰砂,亦有人工合成品。

【采制】 采挖后,选取纯净者,用磁铁吸净含铁的杂质,再用水淘去杂石和泥沙。

【产地】 主产于湖南、四川、广西等地。

【性状】 本品为粒状或块状集合体,呈颗粒状或块片状。鲜红色或暗红色,条痕红色至褐红色,具光泽。体重,质脆;硬度2~2.5,比重8.09~8.20。气微,味淡。商品依据不同性状分为朱宝砂、镜面砂、豆瓣砂。呈细小颗粒或粉末状,色红明亮,触之不染手者,习称"朱宝砂";呈不规则板片状、斜方形或长条形,大小厚薄不一,边缘不整齐,色红而鲜艳,光亮如镜面而微透明,质较松脆者,习称"镜面砂";块较大,方圆形或多角形,色发暗或呈灰褐色,质重而坚,不易碎者,习称"豆瓣砂"（图15-1;彩图92）。

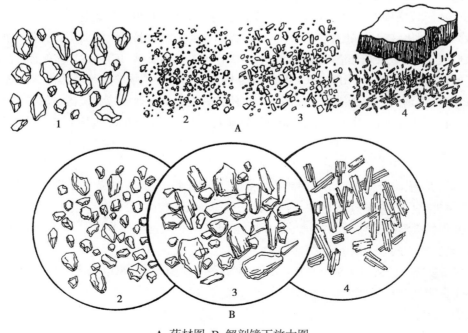

A. 药材图;B. 解剖镜下放大图。

1. 豆瓣砂;2. 朱宝砂;3. 镜面砂;4. 灵砂（人工合成）。

图15-1 朱砂药材和放大图

【显微特征】　粉末：朱红色。在普通显微镜下观察，呈不规则颗粒状，大小不一，红棕色，边缘常不透明而呈现暗黑，较不平整，微小颗粒呈黑色。

反射偏光镜下，反射光为蓝灰色，内反射为鲜红色，偏光性显著，偏光色常被反射掩盖，反射率为 27%（伏黄）。透射偏光镜下为红色，透明，平行消光，干涉色鲜红色，一轴晶，正光性。折射率为 $No=2.913$，$Ne=3.272$；双折射率较高，$Ne-No=0.359$。

【化学成分】　天然品主含硫化汞（HgS），尚含少量锌、锑、镁、铁、磷、硅等元素；常含微量砷及硒等无机元素。人工制品较纯，一般含 HgS 可达 99.9% 以上。

【理化鉴定】　鉴别：1. 粉末用盐酸湿润后，在光洁的铜片上摩擦，铜片表面显银白色光泽，加热烘烤后，银白色消失。

$$原理：HgS+2HCl \longrightarrow HgCl_2+H_2S\uparrow$$
$$\Big\downarrow Cu$$
$$\longrightarrow CuCl_2+Hg（银白色）$$

2. 取粉末 2g，加盐酸 - 硝酸（3：1）的混合溶液 2ml 使溶解，蒸干，加水 2ml 使溶解，滤过，滤液显汞盐与硫酸盐的鉴别反应。

3. 朱砂与人工制品的 X 射线衍射表明，两者的特征衍射线的峰位和强度相同，都是由较纯的三方晶系 HgS 组成的。

含量测定：取本品粉末约 0.3g，加硫酸 10ml 与硝酸钾 1.5g，加热使溶解，加水 50ml，并加 1% 高锰酸钾溶液至显粉红色；再滴加 2% 硫酸亚铁溶液至红色消失后，加硫酸铁铵指示液 2ml，用硫氰酸铵滴定液（0.1mol/L）滴定。每 1ml 硫氰酸铵滴定液（0.1mol/L）相当于 11.63mg 的硫化汞（HgS）。本品含硫化汞（HgS）不得少于 96.0%。

【药理作用】　本品有**镇静、催眠、抗惊厥作用**；外用能抑杀皮肤细菌及寄生虫。本品有毒，不宜大量服用，也不宜少量久服，以免造成积蓄中毒。特别是孕妇及肝、肾功能不全患者应禁用，避免病情加重，可能造成汞中毒。急性中毒主要表现为急性胃肠炎和肾脏损害的症状；慢性中毒者表现为黏膜损伤、胃肠炎、神经损害、肾功能损害等。

【功效与主治】　性微寒，味甘；有毒。能清心镇惊，安神，明目，解毒。用于心悸易惊，失眠多梦，癫痫发狂，小儿惊风，视物昏花，口疮，喉痹，疮疡肿毒。用量 0.1~0.5g，多入丸、散服，不宜入煎剂；外用适量。朱砂火煅析出水银，有大毒，应忌火煅。

经典名方："磁朱丸"出自《备急千金要方》（唐·孙思邈），由神曲、磁石、朱砂组成。为安神剂，具有摄纳浮阳，镇心明目之功效。

【附】　人工合成朱砂：取适量汞置反应罐内，加水 1.3~1.4 倍量（重量比），硝酸（比重 1.4），任其自然反应，至无汞后，加 1 倍量的水稀释，在搅拌的同时逐渐加入按汞量计算 1.21 倍量的含结晶水硫酸钠（化学纯）或 0.7~0.8 倍量的硫化钠水溶液至完全生成黑色硫化汞，反应结束时，溶液控制在 pH 9 以下。黑色硫化汞用倾泻法反复洗涤 3~4 次，布袋滤过，滤液烘干，加入 4% 量的升华硫，混匀后，加热升华，即得紫红色的块状朱砂。其反应式如下：

$$Hg+4HNO_3 \rightarrow Hg（NO_3）_2+2NO_2\uparrow+2H_2O$$
$$3Hg+8HNO_3 \rightarrow 3Hg（NO_3）_2+2NO\uparrow+4H_2O$$
$$Hg（NO_3）_2+Na_2S \rightarrow HgS\downarrow+2NaNO_3$$
$$（黑色）$$
$$\Big\downarrow 升华$$
$$加热 \longrightarrow HgS（紫红色）$$

雄黄

雄黄 * Realgar

（英）Realgar （日）ユウオウ

【基源】 本品为硫化物类矿物雄黄族雄黄。在金属矿脉中多见,常与雌黄共生;在锑-汞或汞矿中也经常出现,与辉锑矿、辰砂共生。

【采制】 本品在矿中质软如泥,遇空气后变硬;采挖后,除去杂质、泥土,研磨成细粉或水飞后使用。

【产地】 主产于湖南、湖北、贵州、甘肃、云南等地。

【性状】 本品为块状或粒状集合体,呈不规则块状,深红色或橙红色,条痕淡橘红色。晶体为柱状,晶面具金刚石样光泽。质脆,易碎,断面具树脂样光泽;硬度 1.5~2.0,比重 3.4~3.6。微有特异的臭气,味淡。精矿粉为粉末状或粉末集合体,质松脆,手捏即成粉,橙黄色,无光泽。本品燃烧易熔融成红紫色液体,产生黄白色烟和强烈的蒜臭气(彩图 93)。

【显微特征】 本品在反射偏光镜下,反射色为灰色略带紫色,内反射橙色;偏光性清楚;反射率为 20%(伏黄)。透射偏光镜下,多色性明显,Ng=Nm 淡金黄色至朱红色,Np 几乎无色至浅橙黄色,干涉色橙红色,斜消光,负光性。折射率:Ng=2.704,Nm=2.684,Np=2.538;双折射率:Ng–Np=0.166。

【化学成分】 主含二硫化二砷(As_2S_2),其中含硫 24.9%、砷 75%;尚含有少量的钙、铝、硅、铁、钡、镁及微量的锰、铅、铜等元素。

【理化鉴定】 鉴别:1. 取本品粉末 10mg,加水润湿后,加氯酸钾饱和的硝酸溶液 2ml,溶解后,加氯化钡试液,生成大量白色沉淀。放置后,倾出上层酸液,再加水 2ml,振摇,沉淀不溶解。

2. 取本品粉末 0.2g,置坩埚内,加热熔融,产生白色或黄白色火焰,伴有白色浓烟。取玻片覆盖后,有白色冷凝物,刮取少量,置试管内加水煮沸使溶解,必要时滤过,溶液加硫化氢试液数滴,即显黄色,加稀盐酸后生成黄色絮状沉淀,再加碳酸铵试液,沉淀复溶解。

含量测定:取本品粉末约 0.1g,加硫酸钾 1g、硫酸铵 2g 与硫酸 8ml,用直火加热至溶液澄明,放冷,缓缓加水 50ml,加热微沸 3~5 分钟,放冷加酚酞指示液 2 滴,用氢氧化钠溶液中和至显微红色,用 0.25mol/L 硫酸溶液中和至褪色,加碳酸氢钠 5g,摇匀后,用碘滴定液(0.05mol/L)滴定,至近终点时,加淀粉指示液 2ml,滴定至溶液显紫蓝色。每 1ml 碘滴定液(0.05mol/L)相当于 5.348mg 的二硫化二砷(As_2S_2)。本品含砷量以二硫化二砷(As_2S_2)计不得少于 90.0%,含三价砷和五价砷的总量以砷(As)计不得过 7.0%。

【药理作用】

1. **抗菌、抗病毒作用** 体外试验对化脓性球菌、肠道致病菌、结核分枝杆菌及常见的致病性皮肤真菌有抑制作用;能明显刺激非特异性免疫功能。

2. **抗肿瘤作用** 治疗肿瘤的作用机制为诱导肿瘤细胞凋亡、分化,抑制癌细胞增殖,影响肿瘤血管生成等。在诱导肿瘤细胞凋亡的同时,雄黄还可通过抑制肿瘤细胞的核酸合成、降低肿瘤细胞迁移、直接毒杀肿瘤等途径实现抗肿瘤作用。

3. **毒性** 雄黄中的可溶性砷化物为一种细胞原浆毒,进入机体后作用于酶系统,可抑制酶蛋白的巯基,特别易与丙酮酸氧化酶的巯基结合,使之失去活性,从而减弱酶的正常功能,阻止细胞的氧化和呼吸,严重干扰组织代谢,造成胃肠道不适、呕吐、血尿、抽搐、昏迷乃至死亡,除去可溶性砷盐可降低其毒性。本品有毒,可经呼吸道、消化道或皮肤吸入人体,对血液系统、神经系统、肝脏、皮肤等都有损伤,还可诱发肿瘤。雄黄遇热易分解,生成剧毒的三氧化二砷,忌用火煅。

【功效与主治】 性温,味辛;有毒。能解毒杀虫,燥湿祛痰,截疟。用于痈肿疔疮,蛇虫咬伤,虫积腹痛,惊痫,疟疾。用量 0.05~0.1g,入丸、散用;外用适量,熏涂患处。

【附】 雌黄:常与雄黄共生,为柠檬黄色块状或粒状体,条痕鲜黄色,主含三硫化二砷(As_2S_3),功用与雄黄类同。

芒硝　*Natrii Sulfas*

本品为硫酸盐类矿物芒硝族芒硝,经加工精制而成的结晶体。秋冬取天然不纯硝(土硝)加水溶解,滤过,滤液浓缩、冷却后析出结晶,称为"皮硝"或"毛硝";有的与萝卜片共煮,滤液冷却后析出结晶,晾干。全国沿海各产盐区,山东、江苏、安徽的盐碱地带及四川、内蒙古、新疆的内陆盐湖等地均产。本品为棱柱状、长方形或不规则块状及粒状,两端不整齐,大小不一。无色透明或类白色半透明,暴露在空气中经风化而覆盖一层白色粉末(Na_2SO_4)。通常为集合体,质脆、易碎,断面呈玻璃样光泽;硬度1.5~2,比重1.84,条痕白色。气微,味咸。主含含水硫酸钠($Na_2SO_4 \cdot 10H_2O$),尚含镁、钙、铁、硅、铝等多种元素。芒硝常夹杂硫酸钙、食盐等杂质。本品按干燥品计算,含硫酸钠(Na_2SO_4)不得少于99.0%;含重金属不得过10mg/kg,含砷量不得过10mg/kg。芒硝内服后其硫酸根离子较难被肠黏膜吸收,使肠内成为高渗溶液,导致肠内水分增加,引起机械性刺激,可促进肠蠕动。本品性寒,味咸、苦。能泻下通便,润燥软坚,清火消肿;用于实热积滞,腹满胀痛,大便燥结,肠痈肿痛;外治乳痈,痔疮肿痛。用量6~12g,一般不入煎剂,待汤剂煎得后,溶入汤液中服用;外用适量。不宜与硫黄、三棱同用。如口服剂量过大,可导致恶心、呕吐、腹痛、腹泻、虚脱等症。孕妇慎用。贮藏时应密闭,防风化。

【附】**玄明粉:**本品为芒硝溶于水中,加5%~20%的萝卜共煮,滤过,滤液冷却后结晶,经风化干燥而得。为白色粉末,有吸湿性。气微,味咸。主含硫酸钠(Na_2SO_4)。功效与芒硝同;外治咽喉肿痛,口舌生疮,牙龈肿痛,目赤,痈肿,丹毒。孕妇慎用。贮藏时应密封,防潮。

石膏　*Gypsum Fibrosum*

本品为硫酸盐类矿物石膏族石膏。主产于湖北、甘肃、四川、安徽等地。为纤维状的集合体,呈长块状、板块状或不规则块状。白色、灰白色或淡黄色,有的半透明。体重,质软;硬度1.5~2,比重2.5,纵断面具绢丝样光泽。气微,味淡。主含含水硫酸钙($CaSO_4 \cdot 2H_2O$),常夹有有机物、硫化物等,并含有少量铝、硅、镁、铁及微量锶、钡等元素。本品含含水硫酸钙($CaSO_4 \cdot 2H_2O$)不得少于95.0%;含重金属不得过10mg/kg,含砷量不得过2mg/kg。具有解热、抗病毒作用。本品性大寒,味甘、辛。能清热泻火,除烦止渴。用于外感热病,高热烦渴,肺热喘咳,胃火亢盛,头痛,牙痛。用量15~60g,先煎。石膏多用于制造石膏绷带、牙模等医用材料。生石膏加热至108℃失去部分结晶水成为煅石膏,为白色粉末或酥松块状物,遇水又可变成生石膏,含硫酸钙($CaSO_4$)不得少于92.0%。煅制外用,能收敛黏膜、减少分泌。煅石膏具有收湿、生肌、敛疮、止血等作用;外治溃疡不敛、湿疹瘙痒、水火烫伤、外伤出血。

滑石　*Talcum*

本品为硅酸盐类矿物滑石族滑石,习称硬滑石。主产于山东、辽宁、江西。多为块状集合体,呈不规则的块状。白色、黄白色或淡蓝灰色,有蜡样光泽。质软,细腻,手摸有润滑感,无吸湿性,置水中不崩散。气微,味淡。主含含水硅酸镁[$Mg_3(Si_4O_{10})(OH)_2$ 或 ($3MgO \cdot 4SiO_2 \cdot H_2O$)],其中$SiO_2$ 63.5%、MgO 31.7%、H_2O 4.8%;并常含氧化铁、氧化铝等杂质;尚含铝、镍、锰、钙、钾、铜、钡等元素。滑石粉因颗粒小、总面积大,能吸附大量毒物或化学刺激物;散布于疮面、黏膜后能形成被膜,可防止局部摩擦,减少外来刺激;同时又能吸收分泌物,促进干燥结痂,对皮肤、黏膜具有保护作用。本品性寒,味甘、淡。能利尿通淋,清热解暑;外用祛湿敛疮。用于热淋,石淋,尿热涩痛,暑湿烦渴,湿热水泻;外治湿疹,湿疮,痱子。用量10~20g,先煎;外用适量。滑石粉常作为药用辅料。

【附】**软滑石:**来源于天然的硅酸盐类黏土矿物高岭石,主产于四川和江西。呈不规则土块状,大小不一。白色或杂有浅红色、浅棕色、灰色,无光泽或稍有光泽。质松软,手摸有滑腻感。硬度1,比重2.58~2.60。微有泥土样气,无味、有黏舌感。主含含水硅酸铝($Al_2O_3 \cdot 2SiO_2 \cdot 2H_2O$)。功效类同滑石。

信石　Arsenicum

　　信石又名砒石,为氧化物类矿物砷华矿石或由雄黄、毒砂(硫砷铁矿,FeAsS)等矿物经加工制得。主产于江西、湖南、广东及贵州等地。有红信石(红砒)和白信石(白砒)2种,但白信石极少见,药用以红信石为主。红信石呈不规则块状,粉红色,具黄色与红色彩晕,略透明或不透明,质较脆,断面凹凸不平或呈层状,稍加热有蒜臭气或硫黄臭气;白信石无色或白色,有的透明,毒性较红信石剧烈。主含三氧化二砷(As_2O_3),常含硫、铁等杂质,故呈红色,尚含少量的锡、铁、锑、钙等元素。本品于闭口管中加热,产生白色升华物(纯品137℃升华);水溶液为弱酸性,通硫化氢后产生三硫化二砷(As_2S_3)黄色沉淀。信石有抗肿瘤作用,可抑制癌细胞氧化过程,干扰其代谢。此外,对疟原虫、阿米巴原虫及其他微生物均有杀灭作用。对皮肤黏膜有强烈的腐蚀作用。本品性大热,味辛、酸;有大毒。能祛痰平喘,截疟。用于哮喘、疟疾;外用能杀虫、蚀疮去腐,用于溃疡腐肉不脱、疥癣、瘰疬、牙疳、痔疮。用量1~3mg,多入丸、散,不可持续久服;本品有大毒,用时宜慎,服用时稍有不慎即可过量,经口服中毒剂量以三氧化二砷(As_2O_3)计为5~50mg,致死量为60~200mg,在体内代谢很慢,故易蓄积。孕妇禁用。

　　【附】　砒霜:本品系信石升华精制而成的三氧化二砷(As_2O_3),为白色粉末,功效与信石同。现代药理研究表明,三氧化二砷为良好的抗肿瘤药,能阻止肿瘤细胞的核酸代谢,干扰RNA、DNA合成,从而抑制肿瘤细胞增殖。此外,还能抑制肿瘤细胞端粒酶的活性,诱导肿瘤细胞产生凋亡和分化,从而发挥抗癌作用。近年来,砒霜在临床治疗急性早幼粒细胞白血病中取得突出成绩,疗效显著,毒副作用轻,易于耐受。

(周　晔)

参 考 文 献

［1］国家药典委员会.中华人民共和国药典:一部.2020年版.北京:中国医药科技出版社,2020.

［2］郑俊华.生药学.3版.北京:人民卫生出版社,2002.

［3］蔡少青,秦路平.生药学.7版.北京:人民卫生出版社,2016.

［4］李家实.中药鉴定学.上海:上海科学技术出版社,1996.

［5］康廷国.中药鉴定学(新世纪第四版).北京:中国中医药出版社,2019.

［6］肖培根.新编中药志.北京:化学工业出版社,2002.

［7］艾铁民.药用植物学.北京:北京大学医学出版社,2004.

［8］赵玉英.天然药物化学.北京:北京大学医学出版社,2012.

［9］裴月湖,娄红祥.天然药物化学.7版.北京:人民卫生出版社,2016.

［10］彭成.中药药理学(新世纪第四版).北京:中国中医药出版社,2016.

［11］陆茵,戴敏.中药药理学.北京:人民卫生出版社,2020.

［12］黄璐琦,刘昌孝.分子生药学.3版.北京:科学出版社,2016.

［13］李冀,连建伟.方剂学.10版.北京:中国中医药出版社,2018.

［14］彭怀仁,王旭东,吴承艳,等.中医方剂大辞典.2版.北京:人民卫生出版社,2015.

［15］龚千锋.中药炮制学.10版.北京:中国中医药出版社,2016.

［16］Christopher T. Walsh,唐奕.天然产物生物合成:化学原理与酶学机制.胡友财,译.北京:化学工业出版社,2020.

［17］Paul M. Dewick.药用天然产物的生物合成:第2版.娄红祥,主译.北京:化学工业出版社,2008.

［18］辛海量,秦路平,顺庆生.新版中国药典收载中药彩色图集.北京:世界图书出版公司,2022.

［19］乔雪,张亚群,果德安,等.中药药效物质研究方法及进展.中国科学:生命科学,2022,52(06):908-919.

［20］万德光.药用动物学.上海:上海科学技术出版社,2009.

生药中文名索引

生药原植（动）物学名索引

重要生药彩图

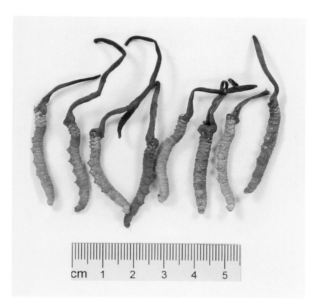

彩图 1　冬虫夏草

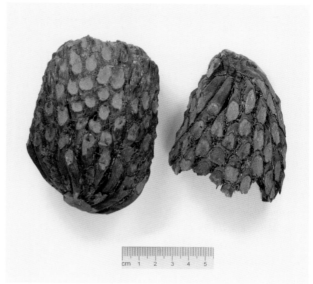

彩图 2　绵马贯众

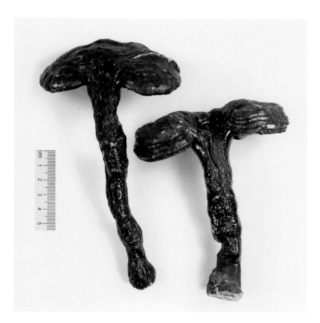

彩图 3　灵芝

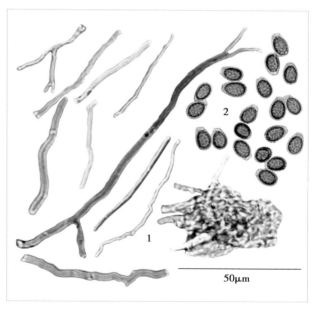

1. 菌丝；2. 孢子。

彩图 4　灵芝粉末图

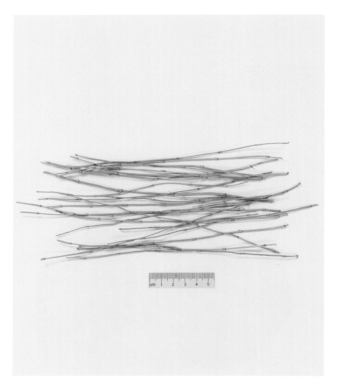

彩图 5　麻黄

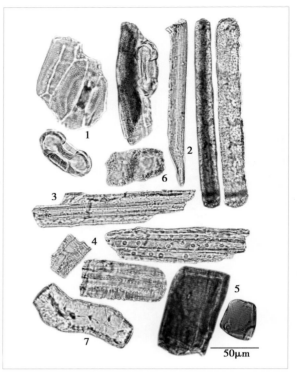

1. 表皮细胞及气孔；2. 嵌晶纤维；3. 木纤维；4. 导管；
5. 棕色块；6. 草酸钙砂晶；7. 石细胞。

彩图 6　麻黄（*E.sinica*）粉末图

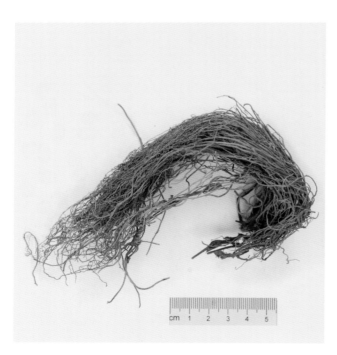

彩图 7　细辛

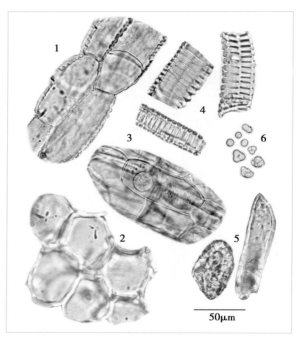

1. 根外皮层细胞；2. 皮层薄壁细胞；3. 油细胞；4. 导管；
5. 石细胞；6. 淀粉粒。

彩图 8　细辛（*A.heterotropoides* var.*mandshuricum*）
粉末图

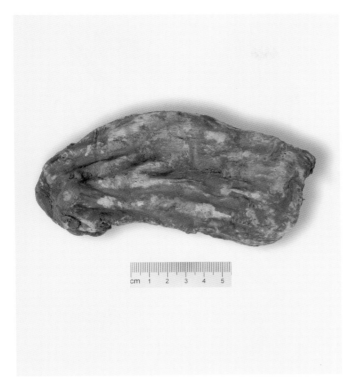

彩图 9　大黄

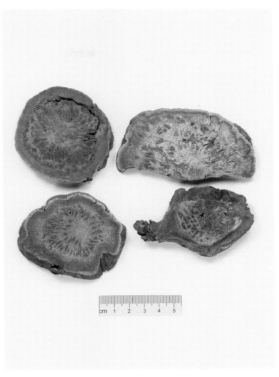

根茎横切面(示星点)

彩图 10　大黄

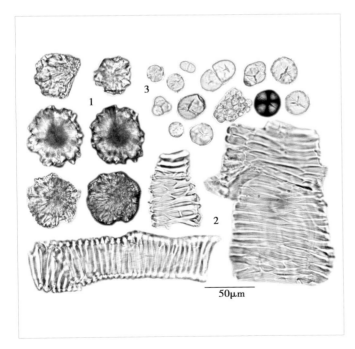

1. 簇晶；2. 导管；3. 淀粉粒。

彩图 11　大黄(*R.palmatum*,根茎)粉末图

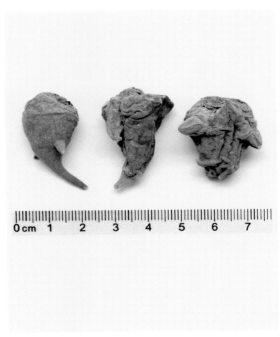

彩图 12　川乌

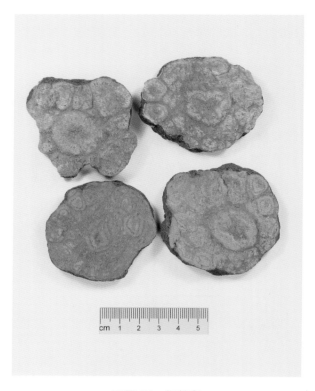

彩图13　何首乌

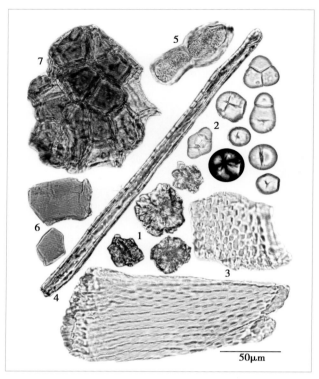

1. 草酸钙簇晶；2. 淀粉粒；3. 导管；4. 木纤维；5. 棕色细胞；
6. 棕色块；7. 木栓细胞。

彩图14　何首乌粉末图

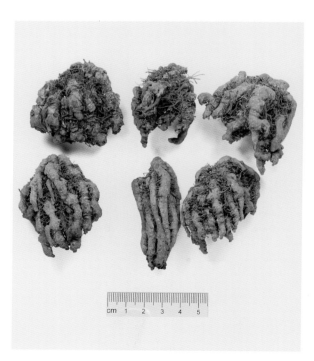

彩图15　黄连

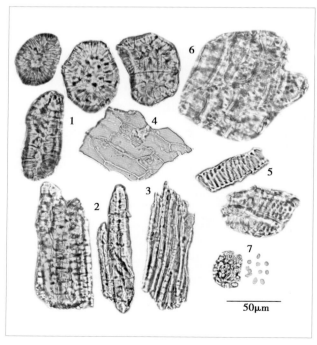

1. 石细胞；2. 韧皮纤维；3. 木纤维；4. 鳞叶表皮细胞；5. 导管；
6. 木薄壁细胞；7. 淀粉粒。

彩图16　味连粉末图

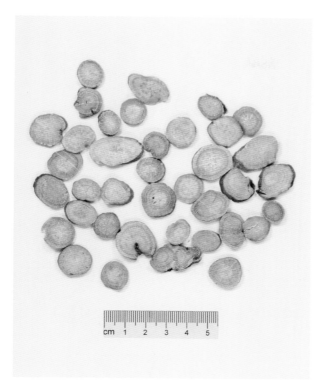

彩图 17　白芍

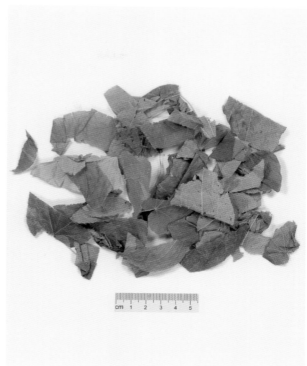

彩图 18　淫羊藿

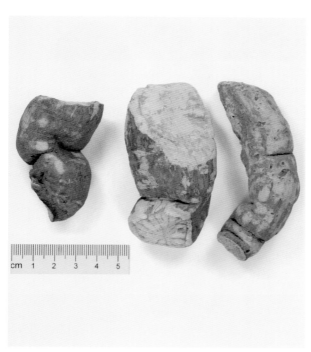

彩图 19　防己

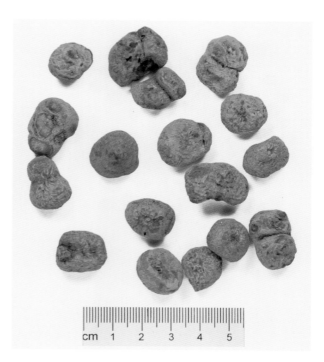

彩图 20　延胡索

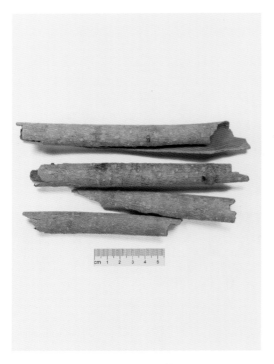

彩图 21 厚朴

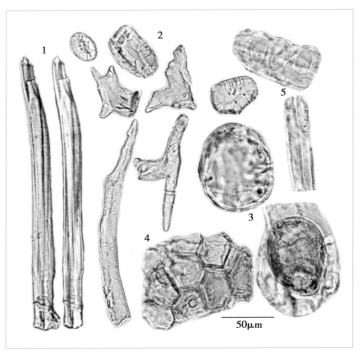

1. 纤维；2. 石细胞；3. 油细胞；4. 木栓细胞；5. 筛管分子。

彩图 22 厚朴（*M. officinalis*）粉末图

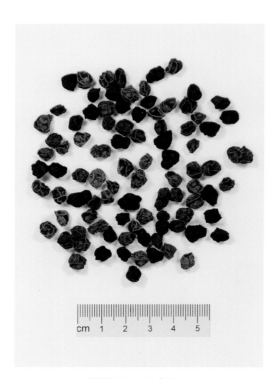

彩图 23 五味子

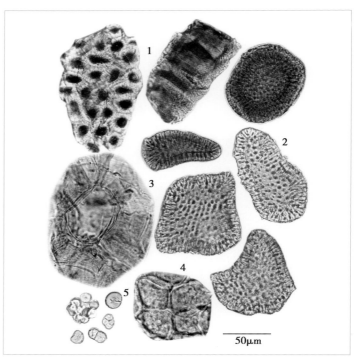

1. 种皮外层石细胞；2. 种皮内层石细胞；3. 油细胞；4. 胚乳细胞；
5. 淀粉粒。

彩图 24 五味子粉末图

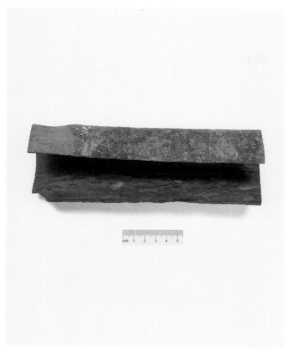

彩图 25　肉桂

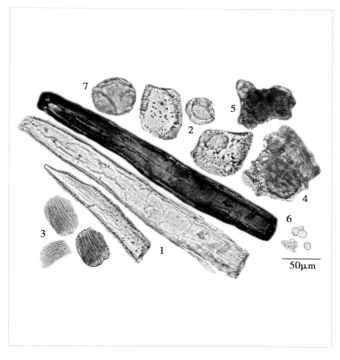

1. 纤维；2. 石细胞；3. 草酸钙针晶；4. 油细胞；5. 木栓细胞；
6. 淀粉粒；7. 黏液细胞。

彩图 26　肉桂粉末图

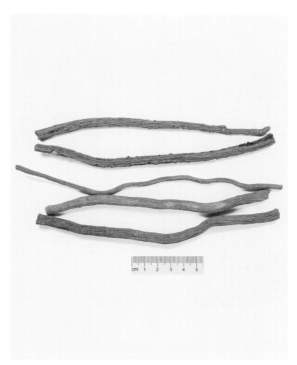

彩图 27　板蓝根

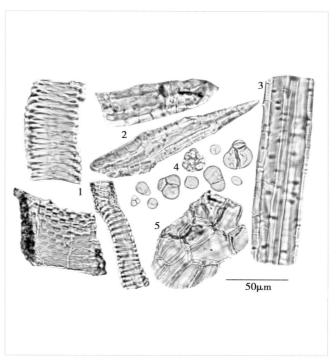

1. 导管；2. 石细胞；3. 木纤维；4. 淀粉粒；5. 木栓细胞。

彩图 28　板蓝根粉末图

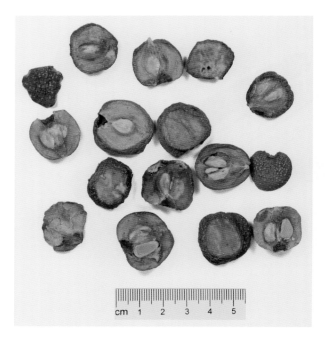

彩图 29　山楂

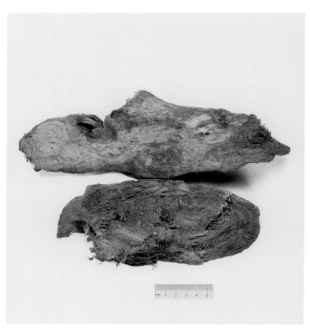

彩图 30　葛根

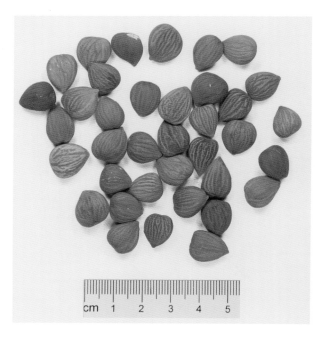

彩图 31　苦杏仁

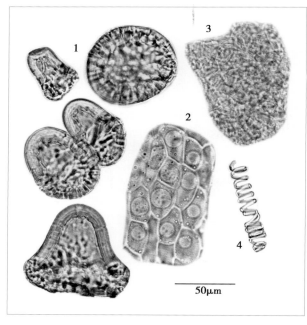

1.石细胞；2.胚乳细胞；3.种皮表皮细胞；4.导管。

彩图 32　苦杏仁粉末图

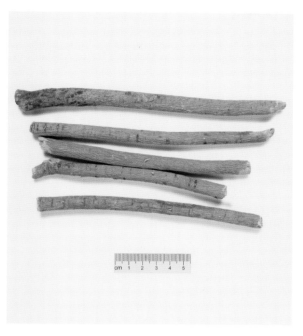

彩图 33　黄芪

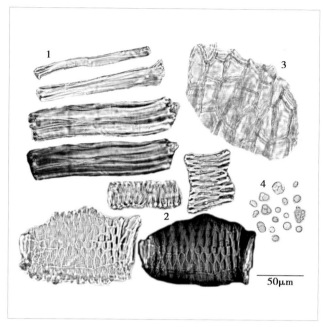

1. 纤维；2. 导管；3. 木栓细胞；4. 淀粉粒。

彩图 34　黄芪（*A.membranaceus*）粉末图

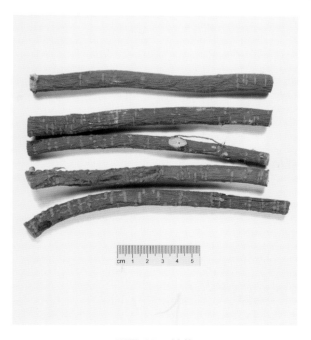

彩图 35　甘草

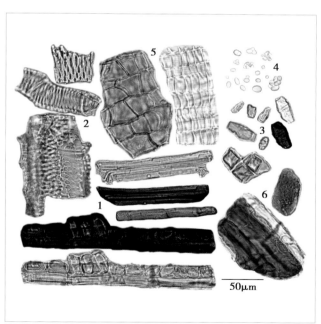

1. 纤维及晶纤维；2. 导管；3. 草酸钙方晶；4. 淀粉粒；5. 木栓细胞；6. 色素块。

彩图 36　甘草（*G.uralensis*，根及根茎）粉末图

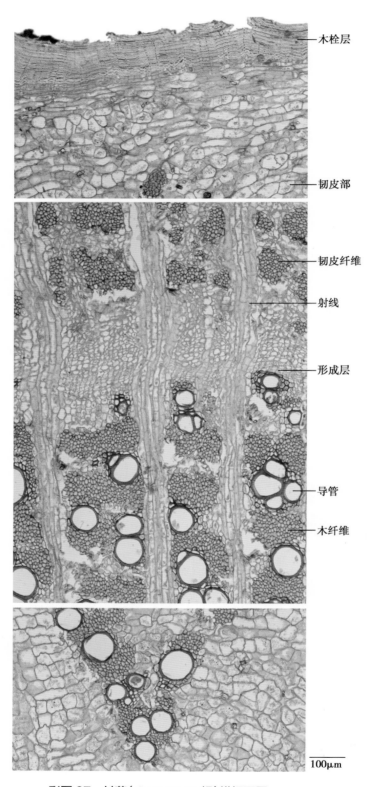

木栓层

韧皮部

韧皮纤维

射线

形成层

导管

木纤维

100μm

彩图 37　甘草（*G.uralensis*，根）横切面图

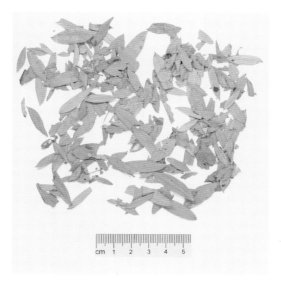

彩图 38　番泻叶

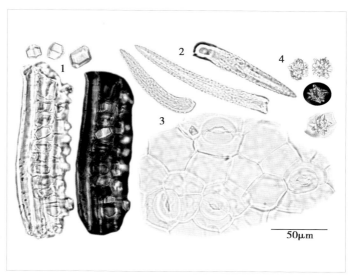

1. 晶纤维及草酸钙方晶；2. 非腺毛；3. 表皮细胞及气孔；4. 草酸钙簇晶。

彩图 39　番泻叶粉末图

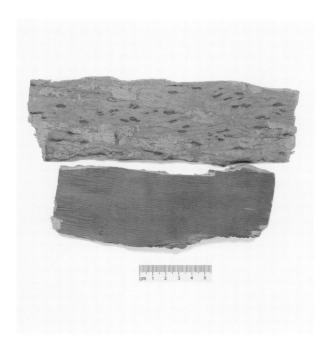

彩图 40　黄柏

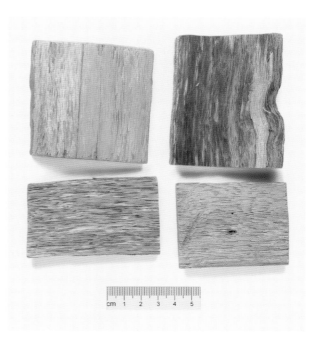

彩图 41　沉香

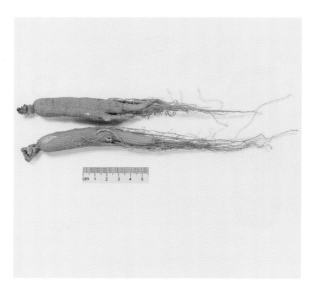

彩图 42　人参

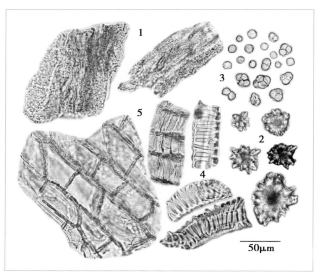

1. 树脂道；2. 草酸钙簇晶；3. 淀粉粒；4. 导管；5. 木栓细胞。

彩图 43　人参粉末图

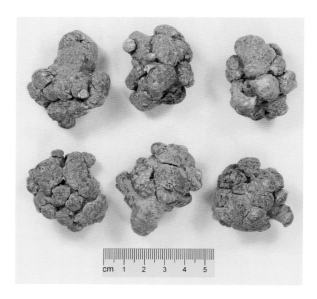

彩图 44　三七

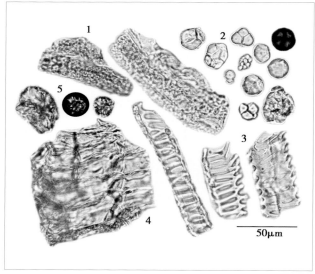

1. 树脂道；2. 淀粉粒；3. 导管；4. 木栓细胞；5. 草酸钙簇晶。

彩图 45　三七粉末图

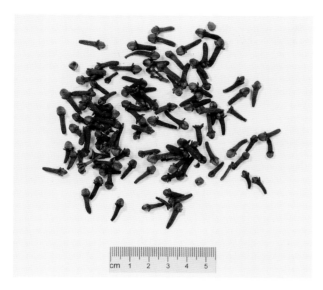

彩图 46　丁香

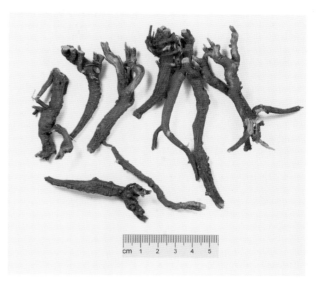

彩图 47　柴胡

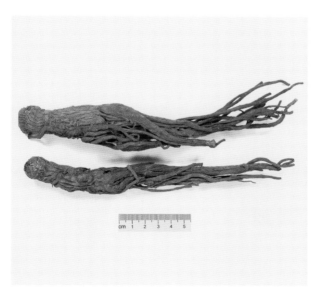

彩图 48　当归

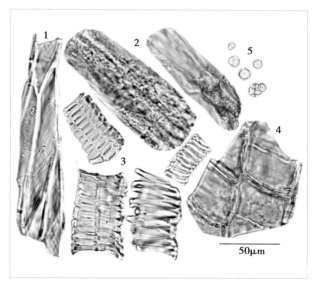

1. 纺锤形韧皮薄壁细胞;2. 油室及油管碎片;3. 导管;
4. 木栓细胞;5. 淀粉粒。

彩图 49　当归粉末图

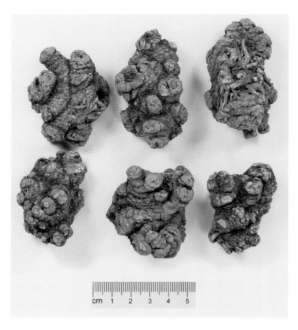

彩图 50　川芎

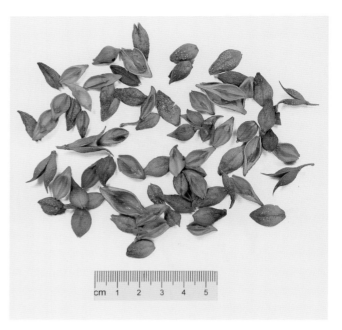

彩图 51　连翘

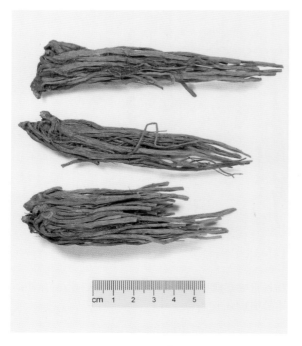

彩图 52　龙胆

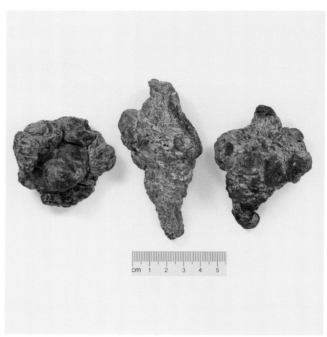

彩图 53　地黄

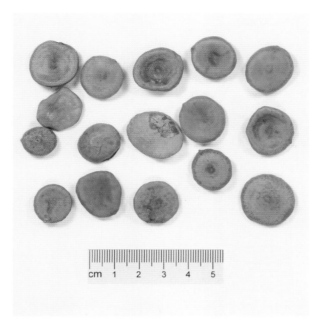

彩图 54　马钱子

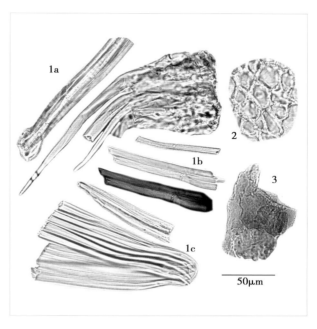

1. 非腺毛（a. 基部；b. 中部裂片；c. 顶部）；2. 内胚乳细胞；
3. 色素层。

彩图 55　马钱子粉末图

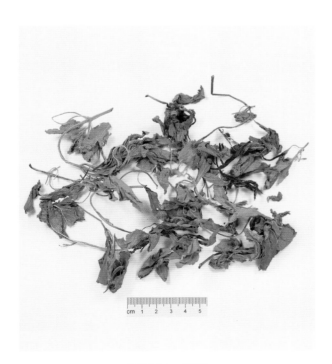

彩图 56　薄荷

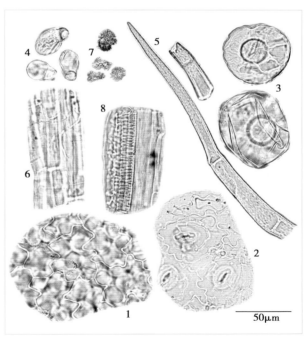

1. 叶上表皮细胞；2. 叶下表皮细胞及气孔；3. 腺鳞；4. 腺
毛；5. 非腺毛；6. 茎表皮细胞；7. 橙皮苷结晶；8. 导管及木
纤维。

彩图 57　薄荷（叶和茎）粉末图

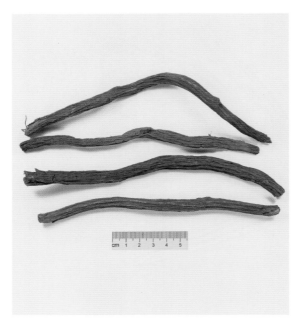

彩图 58 丹参

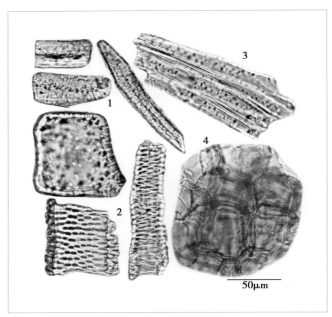

1. 石细胞；2. 导管；3. 木纤维；4. 木栓细胞。

彩图 59 丹参粉末图

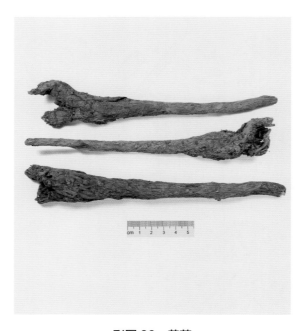

彩图 60 黄芩

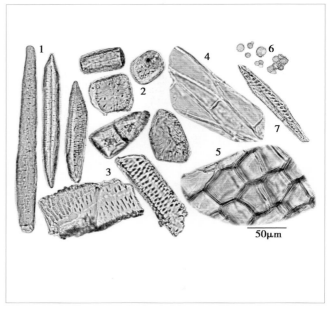

1. 韧皮纤维；2. 石细胞；3. 导管；4. 纺锤形木薄壁细胞；5. 木栓细胞；6. 淀粉粒；7. 木纤维。

彩图 61 黄芩粉末图

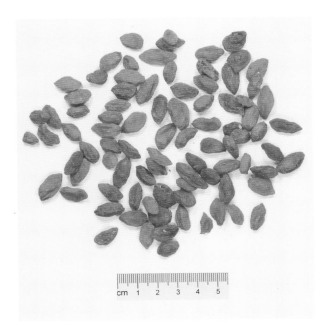

彩图 62　枸杞子

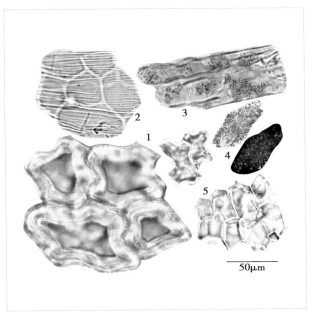

1. 种皮石细胞；2. 外果皮细胞；3. 中果皮细胞；4. 砂晶；
5. 内胚乳细胞。

彩图 63　枸杞子粉末图

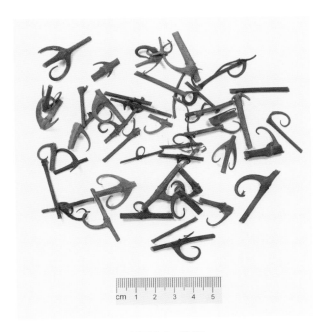

彩图 64　钩藤

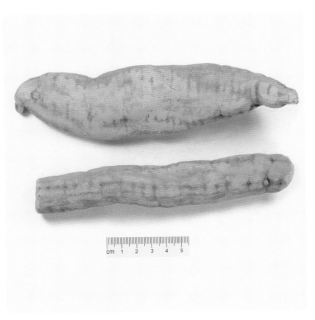

彩图 65　天花粉

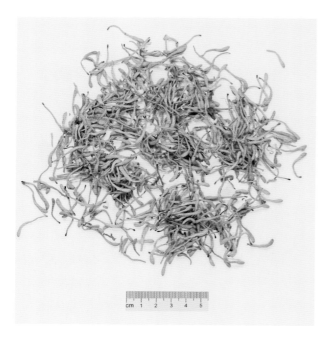

彩图66　金银花

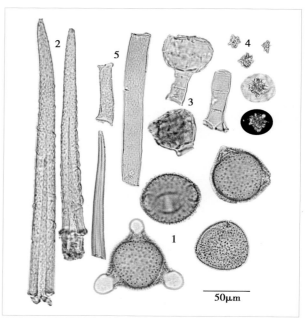

1.花粉粒;2.厚壁非腺毛;3.腺毛;4.草酸钙簇晶;5.薄壁非腺毛。

彩图67　金银花粉末图

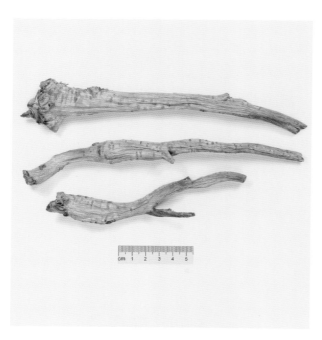

彩图68　桔梗

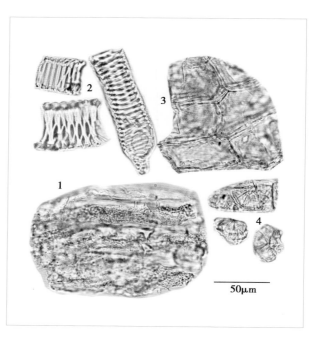

1.乳汁管;2.导管;3.木栓细胞;4.菊糖。

彩图69　桔梗粉末图

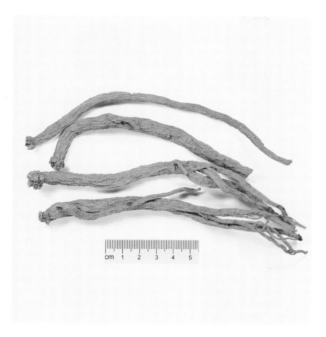

彩图 70　党参

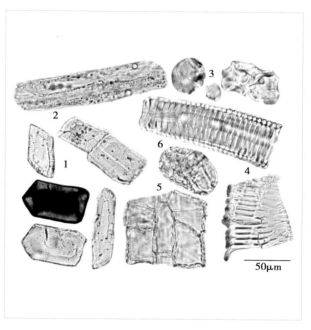

1. 石细胞；2. 乳汁管；3. 菊糖；4. 导管；5. 木栓细胞；6. 淀粉粒。

彩图 71　党参（*C. pilosula*）粉末图

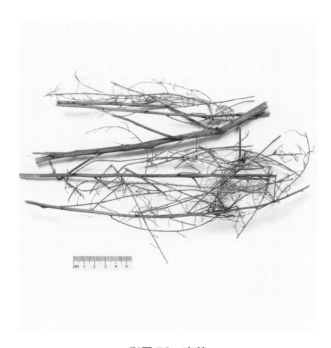

彩图 72　青蒿

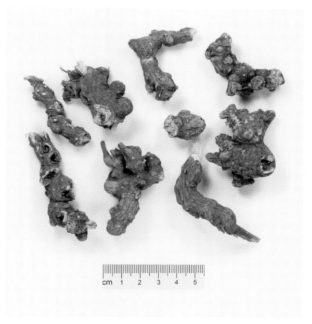

彩图 73　苍术

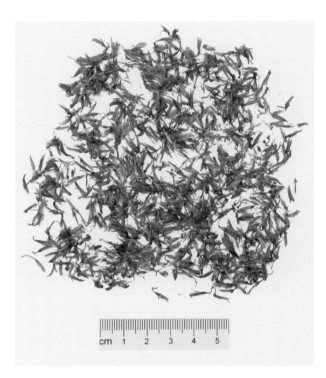

彩图 74　红花

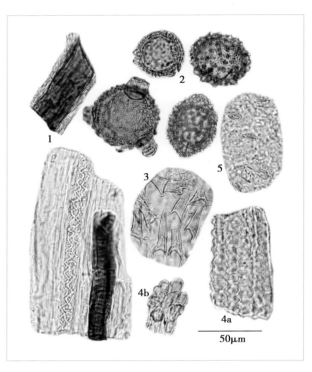

1. 分泌细胞及导管;2. 花粉粒;3. 花柱碎片;4. 花冠裂片表皮细胞(a. 表面观;b. 顶端);5. 草酸钙方晶。

彩图 75　红花粉末图

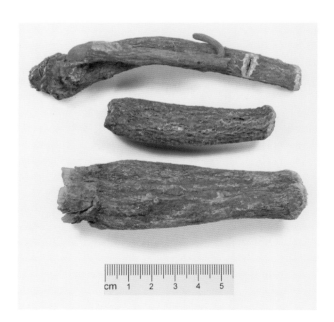

彩图 76　木香

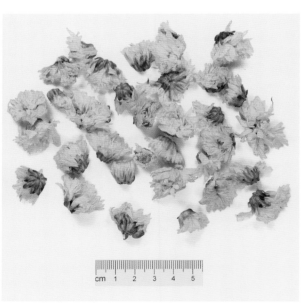

彩图 77　菊花

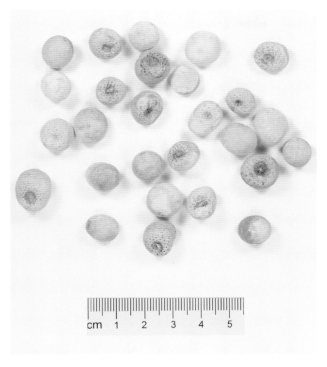

彩图 78　半夏

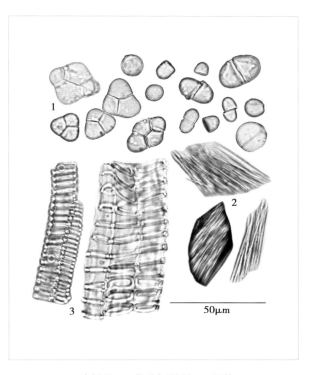

1. 淀粉粒；2. 草酸钙针晶；3. 导管。

彩图 79　半夏粉末图

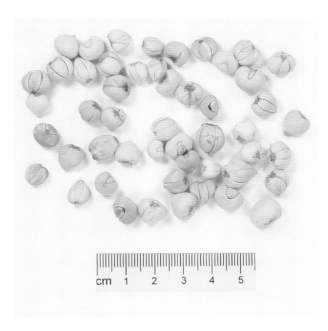

彩图 80　川贝母

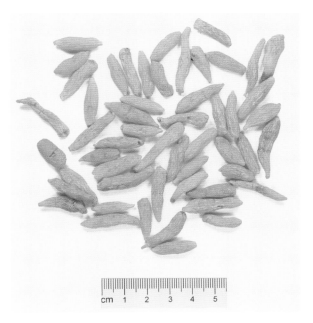

彩图 81　麦冬

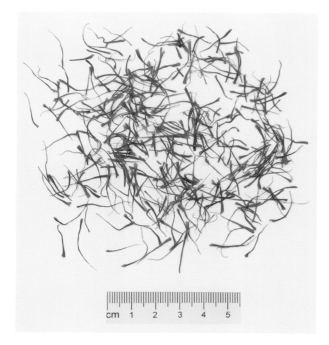

彩图 82 西红花

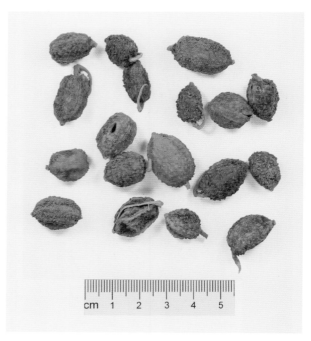

彩图 83 砂仁

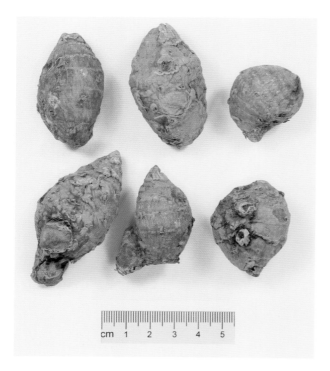

彩图 84 莪术

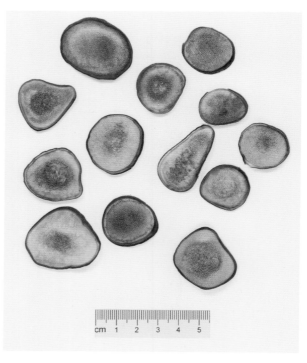

彩图 85 鹿茸

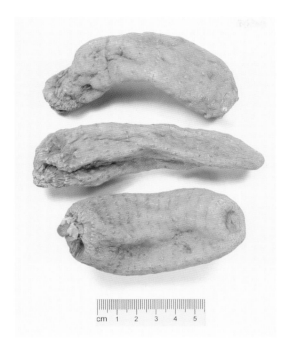

彩图 86　天麻

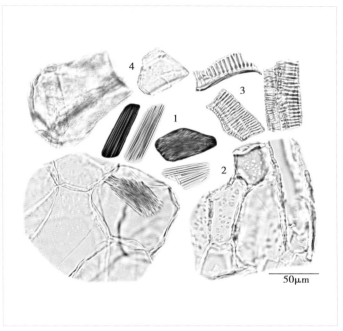

1. 草酸钙针晶；2. 厚壁细胞；3. 导管；4. 团块状物。

彩图 87　天麻粉末图

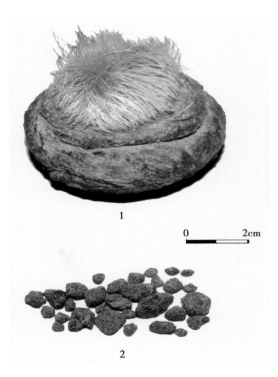

1. 毛壳麝香；2. 麝香仁。

彩图 88　麝香

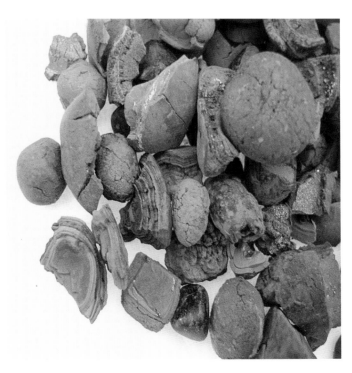

彩图 89　牛黄

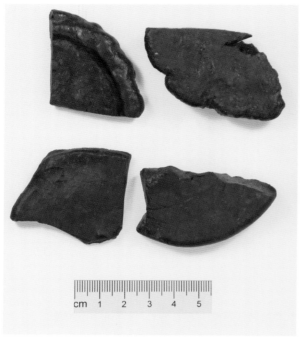

彩图 90　蟾酥

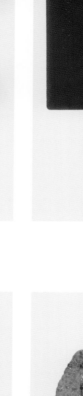

彩图 91　阿胶

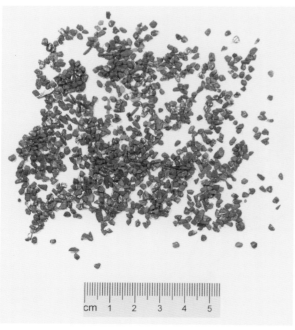

彩图 92　朱砂

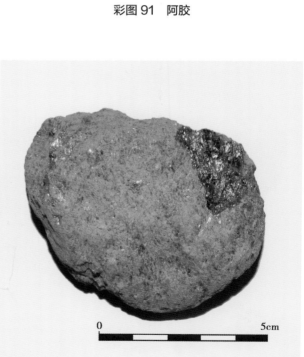

彩图 93　雄黄